# 医学统计学及 SAS 应用

## （修订版）

主　编　王炳顺
副主编　宋艳艳

上海交通大学出版社

## 内 容 提 要

本书基于医学资料实例,介绍了常见的统计学分析方法,着重于统计学基本理论的领悟和统计学思维训练。目标是促进读者理解医学研究资料的数据处理过程和统计学技术的应用,将统计学原理和技术运用到医学科研工作中。本书在介绍常用医学统计方法的基础上,淡化统计计算的复杂过程,使用 SAS 统计软件包实现统计分析,其中包括运用 SAS 软件包组织数据,输入数据,建立数据文件,进行统计分析,并正确阅读、解释软件包的输出结果。

本书面向医学生、医生、医学研究者及医药学相关工作人员,体现了实用性的特点,最终目的是促进读者能够对医学科研的实际资料进行综合的统计分析。

**图书在版编目(CIP)数据**

医学统计学及 SAS 应用/王炳顺主编. —修订版.
—上海:上海交通大学出版社,2009(2021重印)
ISBN 978-7-313-04844-8

Ⅰ. 医… Ⅱ. 王… Ⅲ. 医学统计—统计分析—应用软件,SAS Ⅳ. R195.1—39

中国版本图书馆 CIP 数据核字(2007)第 083961 号

**医学统计学及 SAS 应用**

**(修订版)**

王炳顺 主编

上海交通大学出版社出版发行

(上海市番禺路 951 号 邮政编码 200030)

电话:64071208

江苏凤凰数码印务有限公司 印刷 全国新华书店经销

开本:787mm×1092mm 1/16 印张:29 字数:719 千字

2007 年 8 月第 1 版 2009 年 9 月第 2 版 2021 年 8 月第 8 次印刷

ISBN 978-7-313-04844-8 定价:78.00 元

主　编　王炳顺

**副主编**　宋艳艳

审　阅　苏炳华　何清波

编　者（**按汉语拼音顺序排列**）

刘丹萍（四川大学华西公共卫生学院）

罗剑锋（复旦大学公共卫生学院）

宋艳艳（上海交通大学基础医学院）

王柏松（上海交通大学基础医学院）

王炳顺（上海交通大学基础医学院）

王筱金（上海交通大学基础医学院）

张莉娜（上海交通大学基础医学院）

**学术秘书**　王筱金

# 前　言

　　生命现象最突出的特征是它几乎无限的多样性,在有性繁殖的种群中没有两个个体完全相同。由于生物体都存在个体差异,生物医学研究中变异无处不在,而在外在因素的影响下,医学现象更加变化万端,相互关系错综复杂。例如,某病的发生或流行是什么因素所致? 可能涉及的多种因素中哪些是确实无关的? 哪些是真正相关的? 其中又以何者为主? 何者为次? 又如用某种临床新疗法治疗某种疾病,有的患者治愈了而有的患者却无效? 如何客观判断该疗法究竟是否有效? 或者与常规疗法相比较时新疗法是否有优势? 对于诸如此类医学问题如何正确地开展研究? 如何去获取确切而必需的资料? 如何对这些资料科学地进行分析,从而得出可靠的判断和结论? 医学统计学就是帮助解决这类问题的一个强有力工具。

　　数理统计学作为数学的一个分支,是公理和定理紧密结合的一个完整的数学系统,涉及概率论、微积分和高等代数等领域。为了使这些理论也适用于医学研究工作者,加强概率论和数理统计方法在各种医学具体问题中的应用,将统计学理论和方法进行简化,在相对简单的水平与医学研究相结合就产生了医学统计学。为此,笔者试图以直观的风格编写此教材,强调的是统计学概念而不是数学细节,不注重这些方法的理论根据、数学论证,不从数学上讨论统计概念和方法,而尽量从直觉水平进行表述,尽可能形象直观地展示统计理论方法。本书编者多为生物医学统计工作者,书中的表述自然反映了我们的医学专业背景。

　　统计学不是干巴巴的学术理论,不是冷冰冰的复杂公式和数据处理,而是应该渗入到医学研究等各方面的一种思维方式。本教材不是为了使读者成为专业统计学工作者,而是在于促进读者如何从不确定性或概率的角度来思考问题,在开展医学相关研究设计,进行数据的搜集、整理、分析时具备清晰的思路。编者尽其所能帮助读者排除形成这种思维方式时的障碍、减少学习医学统计学时的困难,目的是给读者提供如何面对不确定性的一种思考方法,建立以科学方法开展实验与分析的逻辑观念。

　　可以说正确使用统计学方法可以使医学研究的结果更真实可信,而且统计学思维至少有助于医学工作者批判性地阅读医学文献,更好地理解文献资料中的数据。

　　在试图掌握复杂的统计学方法以前,必须先理解简单的方法。我们并不试图囊括全部统计学方法(事实上也不可能),而是介绍一些医学研究中常用且经典的统计学方法与技术。假若将那些受人尊敬的前辈所著的大部头名作比作统计学习的"大餐",那么这本小书仅仅是一碟"素菜",编者本着让医学专业读者开胃、易消化的原则,着重介绍统计学基本概念及其思想原理,掌握常用统计方法的实质、特点及应用条件,强调的是实际问题的处理,使统计分析切合问题的重心,进行有效、足够的分析,而不是去追求统计分析的复杂性。

　　医学专业读者如何将学到的统计学方法应用到实际问题当中? 统计学方法的应用需要理解医学研究资料的数据处理过程和统计学相关软件的实际应用。我们不主张死记公式,应淡化统计方法的推导和计算。统计学繁杂的计算不应成为统计学方法应用的障碍,为此掌握必要的统计软件的使用技能已成为必不可少的重要环节。本教材各章节内容的统计计算都交付给权威的 SAS 统计软件去完成,本教材所用 SAS 参考程序可以发 Email 到 sas4biostart@gmail. com 获取下载链接。

本教材是在前辈史秉璋、苏炳华、何清波等教授所编写的《医学统计学及其软件包》等系列教材基础上,结合各位青年教师"医学统计学"相关课程教学实践和实际教学需要汇编而成。参加编写的教师参阅了大量中外文书籍、借鉴了许多(医学)统计学界前辈、同道学者出版的有关文献以及网络共享的一些学术资源,并直接引用了一些经典性论述和例子。我们尽量标注参考文献出处,然而难免挂一漏万,所标注的参考文献只是其中的一小部分,编者向本教材引用材料的所有作者、编者、译者表示诚挚谢意。

本教材编写(包括 SAS 软件版权的购买)得到了上海交通大学医学院研究生课程建设项目(编号:YKC0506,"211 工程"建设经费)的大力资助,同时这项工作也得到了上海高校选拔培养优秀青年教师科研专项基金、上海市教育委员会科研项目(编号:06BZ007)、上海交通大学医学院基金(编号:05XJ21003)的支持,特此致谢。

衷心感谢所有参与编写的各位教师,大家为本教材的编写付出了辛勤的劳动、贡献了智慧和经验。教材各章节的后面都附了编者姓名,其余由主编统筹完成,其中张莉娜老师核对验证了全部 SAS 程序,王筱金老师作为学术秘书做了大量细致工作。

还要特别感谢苏炳华教授、何清波教授,两位前辈在百忙中为审阅本书稿付出了大量心血。

可以说我们是怀抱着编好一本教材的良好愿望,尽最大努力完成了书稿,然而学识所限,书中谬误在所难免(勘误表将会放在前述网站),同行和读者的批评指正将是我们最大的礼物,由此将鞭策我们不断再版加以充实、完善。

编者  谨识

2009 年 8 月

# 目　　录

# 第一章　绪　论

## 第一节　医学统计学概述

统计学(statistics)是研究如何有效地搜集、整理和分析带有随机性的数据,以对所考察的问题作出推断和预测,直至为采取一定的决策和行动提供依据和建议的科学。统计学方法已成为科学研究和管理工作的重要工具。医学统计学是结合医学实际需要,运用概率论和数理统计学的原理和方法,开展医学研究设计,进行数据资料的搜集、整理、分析和推断的一门学科。

医学研究的对象是功能复杂的有机生命体。不同的个体在相同的条件下,对外界环境因素可以发生不同的反应,这种同质基础上个体特征值之间的差异,称为变异(variation)。而存在变异的现象正是统计学研究的对象。医学及其相关学科实践性极强,不可能完全脱离实验而仅仅依靠逻辑推理去获取新的知识,而单个实验所得到的结果几乎都带有或多或少的不确定性。统计学的介入可以帮助解决如何从这样一些不确定性中得出科学可靠、相对确切结论的问题。而且在科研工作中,常常必须根据有限的、不完全的信息作出评价或决策。例如,评价某年某地区儿童发育情况、某种新药对某病疗效如何等。限于人力、物力、时间等条件,研究人员不太可能调查到该地区所有儿童的发育情况,也不可能接收患该病的所有患者来研究该新药的疗效,仅仅能抽取有代表性的个体组成的集合来深入研究,这样获得的信息显然是有限、不完全的,这类问题需要用抽样研究(sampling research)来加以解决。统计学提供了理论和方法支持,使我们不仅能做出合理的判断与决策,而且知道判断与决策所承担风险的大小。

医学统计学的主要内容有统计研究设计、统计描述、统计推断、研究联系、分类和检测等。本章将就医学统计学作一概要性介绍,后续章节将会陆续介绍医学科研实践中常用的统计学方法,届时可以回顾本章以加深对统计学基本思想及相关概念的理解和领会。

统计工作一般经历以下几个主要步骤:

研究设计 → 搜集资料 → 整理资料 → 分析资料

(1) 研究设计:对于研究全过程,如资料搜集、整理和分析等步骤作出总的设想和安排,是开展研究工作应遵循的依据和获得科学研究结论的前提。

(2) 搜集资料:按照统计研究设计的要求搜集资料,取得准确可靠的原始数据。需注意选择合适的指标,资料应尽可能保持完整,对于缺失值(missing)须有合理的说明等。

(3) 整理资料:根据研究设计的规定对原始资料进行检查整理、分组列表等。

(4) 分析资料:对资料进行统计分析,包括统计描述和统计推断两方面内容。

### 一、统计研究设计

医学研究开始阶段要制定研究计划。良好的研究计划除了要从所研究问题的专业特点考虑之外,还要从统计学角度进行考虑。即先理清专业问题,形成研究假说,再经过合理选择量化指标等过程将研究假说转化为统计假设,围绕假设,以较少的人力、物力和时间取得较多的、可靠的信息,使得搜集的资料和统计学检验能够回答所研究的问题。统计研究设计应当遵循3 个基本原则:对照原则、重复原则和随机化原则。统计研究设计具体可分为两大类:调查研究设计和实验研究设计。调查研究又称观察性研究,只能对随机抽取的研究对象作被动观察,而不能对观察对象施加干预。例如,调查某地高血压的患病率及其影响因素。实验研究则人为设置处理因素或水平,受试对象接受何种处理因素或水平是由随机分配而定的。例如,比较两种药物治疗某疾病的疗效和安全性的临床试验,将研究对象随机分配到不同药物治疗组,观察比较各处理组的结果。

### 二、资料类型与搜集整理

#### (一) 资料分类

资料一般可分成三大类,即计量资料、计数资料和等级资料。

1. 计量资料(measurement data)

计量资料又称为定量资料(quantitative data),它是用度、量、衡等计量工具直接测定获得的每个观察单位某项指标值的大小,它有计量单位。根据各个观测值之间的变异是否连续性,分为连续型资料(continuous data)或离散型资料(discrete data)两类。连续型资料包括身高、体重、体温等;离散型资料包括正常人每分钟的心脏跳动次数、每个家庭现有的人口数、一年内的死亡人数等。

2. 计数资料(enumeration data)

计数资料又称为定性资料(qualitative data),将观察单位按某种属性或类别用计数方式得到的资料,这些观察值只能以整数来表示。如调查 1 483 例居民,发现钩虫感染者 144 例、未感染者 1 339 例,这就是一个计数资料。

3. 等级资料(ranked data)

等级资料又称为半定量资料(semi-quantitative data),它是将观察单位按某种属性的不同程度分组计数的资料。这类资料既有计数资料的特点,又有程度或量的不同。例如,用某药治疗慢性肾炎 102 例,其中无效 49 例,好转 30 例,显效 23 例,这就是一个等级资料。

不同的资料类型有其相应的统计学处理方法。有时可根据研究目的和统计处理的需要可以进行资料类型的转换。例如,年龄是计量资料,有时需将年龄划分成几个年龄段,这时就成为等级资料,而当需要划分为两个组别如老年组与非老年组时又成了计数资料。

#### (二) 资料搜集

根据研究目的,按照研究设计开展相关的信息搜集,其中所确定的结局指标与研究目的应有本质的联系。例如,该指标能够确切反映处理因素的作用。资料搜集一般借助于调查表、报告卡、统计报表等原始记录用表格,原始数据应尽可能获取细致的信息。项目具体开展时要争取在较短的时间内、用尽可能少的投入获取高质量的研究资料,同时要开展质量控制以确保资料准确、完整,保证所收集的数据能充分反映研究对象的真实情况。

（三）资料整理

对于所获取的原始数据要进行审核,进行数据清理、检查、核对与纠错,通过归纳汇总使之系统化、条理化。数据量小时可以手工处理,当记录多、数据量大时需要借助计算机工具将原始数据数量化编码录入数据库。数据量大且要求严格时则一般要进行独立双遍录入,核对两遍录入的数据,找出不一致者,根据原始资料进行数据库修改确认。经核对后进行逻辑检查,以保证数据的准确可靠。

### 三、统计描述

统计描述(statistical description)是指将研究数据加工提取,用统计指标、统计表、统计图等方法,对资料的数量特征及其分布规律进行测定和描述。一个统计问题所涉及的对象的全体称为总体(population),总体中每一个研究对象即观察单位(observed unit)称为个体(individual)。开展研究的最终目的是要了解总体的数量特征及其规律性,如果在研究中可以得到总体中的每个个体资料,那么只进行统计描述就够了。

### 四、统计推断

实际研究工作中,受条件所限,在研究中很难得到整个总体,往往只能得到总体中的一个子集。即实际工作中往往按随机的方式从总体中抽取若干有代表性的同质个体所构成的一个样本(sample)进行研究[①],这就需要通过样本有限的、不确定的信息来推论有关总体的特征,这就是统计推断(statistical inference)。简言之,统计推断是指由样本所提供的信息对总体数量规律性做出推断。

为了描述总体和样本的数量特征,需要计算出几个特征量。由总体计算所得的特征量称为参数(parameter);由样本资料计算所得的特征量叫统计量(statistic)。总体参数一般是未知的,参数常用希腊字母表示,例如后续章节将要学习的总体均数 $\mu$、总体标准差 $\sigma$、总体率 $\pi$、总体回归系数 $\beta$、总体相关系数 $\rho$ 等。统计量常用拉丁字母表示。例如样本均数 $\bar{x}$、样本标准差 $s$、样本率 $p$、样本回归系数 $b$、样本相关系数 $r$ 等。在总体确定的情况下,总体参数是固定的常数,而样本统计量是样本观测值的函数,在总体参数附近波动。

统计推断主要是通过统计量来实现的。统计推断分为两个部分:参数估计和假设检验。

1. 参数估计(estimation of parameter)

根据研究目的从相应总体中随机抽取样本进行研究,由样本统计量估计总体分布中的未知参数。参数估计可分为点估计和区间估计。

选择一个适当的样本统计量作为总体参数的估计值称为点估计(point estimation)。点估计方法是用一个确定的值去估计未知的参数。由于估计量是来自一个随机抽取的样本,不同的样本就会有不同的估计量,一个样本估计量恰好等于总体参数(某未知的常数)的可能性极小。由于个体间存在变异性,在抽样研究中样本统计量与总体参数的差别称为抽样误差(sampling error)。

由于抽样误差不可避免,或者说估计值(统计量)不可能正好等于真值(参数)。估计值与

---

① 样本中所包含的同质个体的数目称为样本含量(sample size),简称样本量,一般在研究设计阶段根据相关设定条件进行估计。

真值近似程度到底是多少,点估计中没有提供任何信息,因此,在点估计之外最好能给出估计精度,即将抽样误差考虑在内。在一定把握程度下估计出总体参数处于某一个小区间内,则更能说明问题。因而,根据一定的正确度和精确度要求,确定一个概率水平,由样本统计量计算出一个适当的区间作为未知总体参数真值所在的范围,称为区间估计(interval estimation),称此概率水平为置信度,简称信度,也可称为置信水平( confidence level)。所估计的区间称为置信区间 (confidence interval)。也有人将置信区间称为可信区间。区间的端点称为可信限(confidence limit),有上限、下限之分。

区间估计给出的信息显然多于点估计。例如,从患某病的患者总体中随机抽得 $n$ 例患者进行治疗,治愈 $x$ 例,则可得样本治愈率,对于总体治愈率的点估计、区间估计结果如表 1.1 所示(具体的计算,详见第八章)。

**表 1.1 从样本率对其总体率的估计**

| | 样本含量 $n$ | 治愈例数 $x$ | 样本治愈率/% | 总体治愈率/% | | |
| --- | --- | --- | --- | --- | --- | --- |
| | | | | 点估计 | 95%置信区间 | 99%置信区间 |
| 样本 1 | 10 | 5 | 50 | 50 | 19～81 | 13～87 |
| 样本 2 | 100 | 50 | 50 | 50 | 40～60 | 37～63 |
| 样本 3 | 1000 | 500 | 50 | 50 | 47～53 | 46～54 |

由表 1.1 可见,置信区间的大小与样本含量及置信度的大小有关,随着置信度的加大,置信区间也加大,随着样本含量的加大,置信区间缩小。

2. 假设检验(hypothesis testing)

假设检验又称显著性检验(significance testing),是统计推断的另一种基本形式,是统计分析中的主要内容。假设检验先对总体的参数或分布作出某种假设,然后用适当的方法,根据样本对总体提供的信息推断是否拒绝该假设。其结果将有助于研究者作出具体判断和选择。例如,一项临床实验要比较两种药物治疗某疾病的疗效,研究者获得的样本资料显示两种药物疗效不同。产生差异的原因是什么?①可能是由于进行比较的处理间事实上就有实质性的差异;②可能是由于无法控制的偶然因素所引起。假设检验的目的就在于承认并尽量排除这些无法控制的偶然因素的干扰,将处理间是否存在本质的差异揭示出来,那么研究者的目标就是要区分事实和偶然性,只有证实实验表现出来的效应显然不是偶然性波动所致,才能合乎逻辑地作出正确的结论。

假设检验的方法很多,常用的有 $t$ 检验、方差分析、卡方检验等,后续章节将会逐一介绍。假设检验的一般过程如下:

1) 先对总体的参数或分布作出某种假设。例如,两个总体均数相等、两总体治疗有效率相同、两总体分布相同等。假设检验中将假设分为两种:①检验假设(null hypothesis),也称为无效假设,用 $H_0$ 表示;②对立假设或备择假设(alternative hypothesis),用 $H_1$ 表示。$H_0$ 与 $H_1$ 是相互联系、相互对立的假设[①]。

———————————

① 一般情况下,无效假设 $H_0$ 是研究者期待证伪的假设,而备择假设 $H_1$ 是研究者期望证实的假设。逻辑上证实一项假设不可行,那么就通过反证法来拒绝 $H_0$,从而接受 $H_1$。

2) 然后选择适当的样本统计量,在 $H_0$ 成立的情况下计算所得概率 $P$ 值的大小($P$ 值可以理解为 $H_0$ 成立时得到目前研究结果甚至更极端情况的可能性),以此决定究竟是拒绝 $H_0$,还是不拒绝 $H_0$,完成统计推断。

假设检验的基本步骤为:

(1) 建立 $H_0$,$H_1$。

(2) 选择合适的统计检验方法,计算统计量。

(3) 根据检验统计量的分布,直接计算概率 $P$ 值,或者将检验统计量与检验水准 $\alpha$ 相应的临界值进行比较,根据 $P$ 值与 $\alpha$ 的大小关系进行判断:

如果 $P > 0.05$,则在 $\alpha = 0.05$ 水平上,不拒绝 $H_0$;

如果 $0.01 < P \leq 0.05$,则在 $\alpha = 0.05$ 水平上,拒绝 $H_0$;

如果 $P \leq 0.01$,则在 $\alpha = 0.01$ 水平上,拒绝 $H_0$。

由上述内容可知,统计学的目的是探索总体的数量规律性。统计方法的精髓是通过随机样本信息对总体特征作出科学的推断。统计方法中统计描述与统计推断的关系、统计学探索客观现象数量规律性的过程可以总结为如图 1.1 所示。

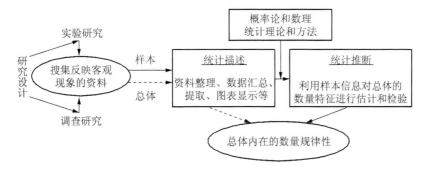

图 1.1　统计学探索现象数量规律性的过程

# 第二节　概念与术语

## 一、随机现象、随机事件与随机变量

在物质世界、社会生活中发生的现象是多种多样的,归结起来大致可分为两大类:确定性现象(又称必然现象)和不确定性现象(又称偶然现象,亦称为随机现象)。确定性现象包含必然事件和不可能事件。这类现象是在一定条件下,必定会导致某种确定的结果。例如:在标准大气压下,100℃的纯水必然沸腾。确定性现象其结果可以事先预言,这种没有变异的现象不是统计学研究的对象。

实际上,另一类客观现象即随机现象在现实生活中更为普遍。所谓随机现象,就是在基本条件不变的情况下,各次实验或观察可能会得到不同的结果,而且无法准确地预测下一次所得结果的现象。例如,用同一种药物治疗患者,由于个体差异等原因,有的患者治疗有效,而有的患者治疗无效。这种结果的不确定性,是生物个体变异性及其他一些偶然的因素影响所造成的。

对于某个现象,如果能让其条件实现一次,就是进行了一次实验。而实验的每一种可能的结果,都是一个事件,将随机现象的每种结果称为随机事件。随机事件的数值性描述称为随机变量(random variable)①,简称变量。例如,抛掷一枚硬币,其结果可用一个随机变量 $X$ 来描述,若用数值 1 表示正面朝上,0 表示反面朝上,由于实验的观察结果不能事先确定,则掷硬币之前可以说实验结果变量 $X$ 可能取 0,也可能取 1,即随机变量的数量化取值与事件相对应。随机变量分为两类(如图 1.2 所示):①离散型随机变量(discrete random variable),即仅取数轴上有限个点或可列个点;②连续型随机变量(continuous random variable),即所有可能取值充满数轴上一个区间 $[a,b]$, $a,b \in (-\infty,\infty)$。前者如某药治疗患某病的 $n$ 个患者,其治疗有效例数 $X$:随机变量 $X$ 可能的取值为 $0,1,2,3,\cdots,n$;后者如正常成年男子的身高 $Y$:随机变量 $Y$ 可能的取值处于区间 $(100\mathrm{cm},300\mathrm{cm})$。

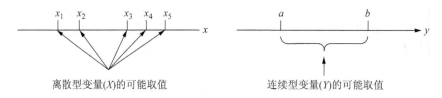

离散型变量($X$)的可能取值　　　　　连续型变量($Y$)的可能取值

图 1.2　离散型随机变量及连续型随机变量示意图

## 二、概率与频率

在一定条件下,随机事件可能发生也可能不发生,需要知道的不仅仅是可能会发生哪些结果,我们更感兴趣的是各结果即随机事件发生可能性的大小,即事件发生的概率。

概率(probability)表示一个事件在一次试验或观测中发生的可能性大小。直观上,将某事件记为 $A$,我们用一个数 $P(A)$ 来表示随机事件 $A$ 发生可能性的大小,$P(A)$ 就称为 $A$ 的概率。概率是在 0~1 之间的一个数,概率为 0 时表示事件不会发生,概率为 1 时表示事件必定发生。

在相同的条件下,独立重复做 $n$ 次试验,随机事件 $A$ 发生了 $m$ 次,则比值 $m/n$ 称为随机事件 $A$ 在 $n$ 次试验中出现的频率(freqency),计为 $f(A)=m/n$。一般情况下,当实验次数 $n$ 越来越大,直至 $n \to \infty$ 时随机事件 $A$ 发生的频率 $f(A)=m/n$ 趋向一个常数 $\pi$,我们将这个常数 $\pi$ 称为随机事件 $A$ 发生的概率 $P(A)$,即我们利用实际频率数据($m/n$)来估计概率 $P(A)$,这就是概率的统计定义。

例如:掷一枚制作均匀的硬币,抛出去之前预先并不知道结果会是什么,每实验一次有两个可能的结果:"正面"、"反面"两个不同的事件。我们掷币 10 次后可以总结"出现正面"的次数是多少,当重新再来 20 次或 100 次可以总结"出现正面"的次数是多少,历史上很多人做过掷币试验(表 1.2)。结果表明随着重复掷币次数的增加,出现正面这一随机事件($A$)的频率在 0.5 附近波动,当实验次数越多,一般波动会越小,出现正面的可能性越来越接近于一个常数:50%。因而,我们可以说在一次掷硬币实验中"出现正面"这一事件的概率为 50%。

---

① 医学应用中习惯上将随机变量称为指标。随机变量常用大写字母 $X$、$Y$、$Z$ 等表示,随机变量的取值常用小写字母 $x$($x_1$、$x_2 \cdots$)、$y$、$z$ 等表示。

表 1.2 掷币实验

| 实验者 | 掷币次数<br>$n$ | 正面次数<br>$m$ | 频率<br>$f(A) = m/n$ |
|---|---|---|---|
| 蒲 丰 | 4 040 | 2 048 | 0.506 9 |
| 皮尔逊 | 12 000 | 6 019 | 0.501 6 |
| 皮尔逊 | 24 000 | 12 012 | 0.500 5 |
| 维 尼 | 30 000 | 14 994 | 0.499 8 |

掷币实验结果很好地反映了多次重复的随机实验中的频率趋于稳定性的特点,表明了随机事件发生的可能性大小是随机事件本身固有的一种客观属性,说明随机现象有其偶然性的一面,更有其必然性的一面。这种必然性表现为大量观察或试验中随机事件发生频率的稳定性,这种规律性称为随机现象的统计规律性,即我们主要依靠频率稳定性来数量化刻画随机现象的内在规律。例如,前述例子中用同一种药物治疗患者,尽管对于不同患者疗效具有不确定性,而当观察一定数量的治疗病例后,通过有效例数($m$)与总治疗例数($n$)之比,我们可以估计该药治疗的有效率。

注意:概率是一个确定的数值,而频率是大量试验的结果。频率具有随机性,是一个随着试验次数变化而变化的数值,它随着试验次数的无限增加,以一种趋势无限接近概率。

### 三、小概率原理

随机事件的概率表示了随机事件在一次试验中出现的可能性大小。若随机事件发生的概率很小,例如 < 0.05、0.01、0.001,则称之为小概率事件。人们积累的大量实践经验表明:当事件发生的概率接近 100% 时,在一次试验中几乎一定会发生。同时,当事件发生的概率很小,那么可以认为小概率事件在一次试验中该事件实际上不可能发生,在统计学上称为小概率事件实际不可能性原理,亦称为小概率原理。如果小概率事件在一次试验中居然发生了,我们就有理由怀疑该事件是小概率事件的正确性,或者说有较充分的理由怀疑导致这一小概率事件发生的前提条件的正确性。小概率事件实际不可能性原理是统计学上进行假设检验的基本依据。

那么这个概率小到什么程度人们才能将一小概率事件接受为一次试验中实际不可能事件?即小概率的设定标准应该是多少?著名的英国统计学家 R. A. Fisher 把 1/20 作为标准,也就是 0.05,这种惯例沿袭了下来。于是,在生物医学研究中常常称 $P \leqslant 0.05$(或者 $P \leqslant 0.01$)的事件为小概率事件。

### 四、Ⅰ类错误与Ⅱ类错误

由前述假设检验内容可知,统计学假设检验是先对总体的参数或分布作出某种假设即 $H_0$,再根据检验统计量的分布,由样本信息计算概率 $P$ 值。若 $P \leqslant 0.05$,由实际原理推断:有理由怀疑导致这一小概率事件发生的前提条件有问题,即认为原假设 $H_0$ 是错误的。于是,就

拒绝 $H_0$,接受其对立的假设 $H_1$。

　　根据样本信息作出统计推断就像法官判案:先有一个无效假设 $H_0$(被告无罪),主审法官再根据现有案情及证据进行分析断案。当然,审判结果不论是拒绝 $H_0$(判有罪),还是不拒绝 $H_0$(判无罪),都存在发生错误的可能。在统计学假设检验中,根据所犯错误的性质,可以区分两类错误:Ⅰ类错误(error of the first kind,用 $\alpha$ 表示)是拒绝了实际上成立的 $H_0$,即假阳性错误;Ⅱ类错误(error of the second kind,用 $\beta$ 表示)是未拒绝实际上不成立的 $H_0$,即假阴性错误。进一步表述如表 1.3 所示。

表 1.3　假设检验中的两类错误

| 客观实际 | 主观推断 | |
| --- | --- | --- |
| | 拒绝 $H_0$ | 不拒绝 $H_0$ |
| $H_0$ 成立 | Ⅰ类错误 $\alpha$ | 推断正确 |
| $H_0$ 不成立 | 推断正确 | Ⅱ类错误 $\beta$ |

　　注意:$\alpha$ 就是前面假设检验中提及的检验水准或者显著性水平,它是作假设检验之前人为指定的;而 $P$ 值是根据检验假设 $H_0$ 及样本信息,由计算所得的检验统计量具体取值并依据特定的概率分布推算出来的实际概率。仅当 $P \leqslant \alpha$ 时,才拒绝 $H_0$,接受 $H_1$。

　　用假设检验作统计推断时,第一类错误 $\alpha$ 常常是事先确定的(生物医学研究中 $\alpha$ 常常设定为 0.05 或 0.01,限制显著性水平体现了"保护零假设"的原则),而 $\beta$ 值的大小较难确切估计,它只有与特定的 $H_1$ 结合起来才有意义。实际应用中需根据专业知识、检验的目的和犯两类错误的代价大小界定 $\alpha$、$\beta$ 之取值。例如,在研究设计阶段确定样本量时,如果有必要减小 $\beta$,就把 $\alpha$ 取大一些。当其他条件不变时,缩小 $\beta$ 的代价必将扩大 $\alpha$,反之亦然。如图 1.3 所示,要同时降低 $\alpha$、$\beta$ 值的唯一办法是在实际资源可接受限度内适当增加样本量。

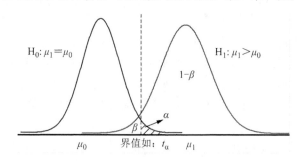

图 1.3　两类错误及其关系示意图(以样本均数与总体均数比较的单侧 $t$ 检验为例)

　　$(1-\beta)$ 称为检验效能(power of test):即 $H_0$ 实际上不成立,我们的统计检验结果拒绝 $H_0$ 的可能性。例如,若 $(1-\beta)=0.8$,则意味着当 $H_1$ 确实成立时,理论上在每 100 次抽样研究中,在 $\alpha$ 检验水准上平均有 80 次能够拒绝 $H_0$,接受 $H_1$。影响检验效能的要素有(以不同药物疗效比较为例):①客观上药物效应的组间差异越大,效能越大;②个体间变异程度越小,效能越大;③第一类错误的概率越大,效能越大;④样本量越大,效能越大。

# 第三节　概率分布与抽样分布[①]

## 一、概率分布

随机变量的取值是随机的,但隐藏在随机现象之后仍有其统计规律性,分布就是描述随机变量的取值规律,理论上每个随机变量 $X$ 都伴随着一个分布,知道了分布当然就知道了总体。分布包含两方面内容:

(1) $X$ 可能取哪些值,或者 $X$ 在哪个范围内取值?

(2) $X$ 取这些值的概率各是多少,或者 $X$ 在任一小区间上取值的概率是多少?

通常用概率分布描述离散型随机变量的取值和相应取值的概率,用概率密度函数和概率分布函数描述连续型随机变量在一个区间上取值的概率(图1.4)。

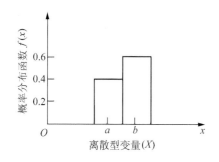
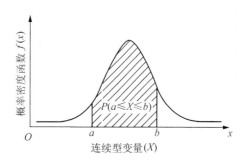

性质:

(1) 用 $X$ 表示离散型随机变量;

(2) 用 $x$ 表示随机变量的特殊值:例如 $a$ 或 $b$;

(3) 离散型概率分布(即概率分布函数)计作 $f(x)$;

(4) $P(X=x)=f(x)$;

(5) 分布可以用列表,图或公式来表示;

(6) 概率就是矩形高度:$P(X=x)=f(x)\geqslant 0$;

(7) 概率和恒为1:$\sum_{x}f(x)=P(S)=1$。

性质:

(1) 用 $X$ 表示连续型随机变量;

(2) 用 $x$ 表示连续变量的特殊值:例如 $[a,b]$;

(3) 连续型概率分布(即概率密度函数)计作 $f(x)$;

(4) $P(X=x)=0$;

(5) 分布可以用曲线或曲线相应的公式来表示;

(6) 概率就是曲线下的面积:$P(a\leqslant X\leqslant b)=\int_{a}^{b}f(x)\mathrm{d}x\geqslant 0$ (当 $f(x)\geqslant 0$);

(7) $P(-\infty\leqslant X\leqslant\infty)=\int_{a}^{b}f(x)\mathrm{d}x=P(S)=1$。

图1.4　离散型概率分布和连续型概率分布异同点示意图

一个样本中各观察值的分布,称之为经验分布,当样本含量 $n$ 逐渐增大时,样本分布逐渐接近总体的分布。总体分布(population distribution)是总体中每一个体的观察值所形成的分布,分布通常是未知的,但可以假定它服从某种分布。本节先介绍两种重要的分布:二项分布及正态分布。

### (一)二项分布

二项分布(binomial distribution)是一种重要的离散型分布。设总体中每个观察单位具有

---

[①] 本节为选读内容。理论分布的推导需要较多的数学知识,而且它们的分布函数和密度函数的数学表达式较复杂,感兴趣者可进一步参考有关概率论及数理统计的教科书。

两个相互对立的一种结果,如有效与无效、阳性与阴性、死与活、成功与失败等,已知发生某一结果(如阳性)的概率为 $\pi$,则另一结果(如阴性)的概率必为 $1-\pi$。如果每个观察单位实验结果互相独立,则在总体中随机抽取的 $n$ 个观察单位中恰有 $X$ 例是某一结果(阳性)的概率为

$$p(x) = C_n^x \pi^x (1-\pi)^{n-x} \tag{1-1}$$

它正好是 $[\pi+(1-\pi)]^n$ 的二项展开式中含有 $\pi^x$ 的一项,故称之为二项分布。

**例1.1** 用抗生素治疗小儿上呼吸道感染支气管炎有效率为 85%,问在 5 个患儿中恰有 1 个人有效的概率是多少?

这是一个二项分布的问题,有 $n=5, x=1, \pi=0.85$,代入上式有:

$$p(1) = C_5^1 85^1 (1-0.85)^4 = 0.002\,151\,563。$$

如果问至少有 4 个人有效的概率则为:

$$p(4) + p(5) = C_5^4 0.85^4 0.15^1 + C_5^5 0.85^5 0.15^0 = 0.835\,209\,999。$$

二项分布中的均数 $\mu$ 方差 $\sigma^2$ 分别为

$$\mu = n\pi \ , \ \sigma^2 = n\pi(1-\pi) \tag{1-2}$$

二项分布主要用于率的统计推断,如总体率的估计,样本率与总体率的比较,两样本率的比较,还可用于两分类变量的统计分析,如 logistic 回归等。

**(二) 正态分布**

正态分布(normal distribution)又称高斯分布,是一种最重要的连续型分布,其概率密度函数

$$f(x) = \frac{1}{\sigma\sqrt{2\pi}} e^{-\frac{(x-\mu)}{2\sigma^2}} \tag{1-3}$$

式中:$\mu, \sigma^2$ 是两个参数,$\mu$ 为总体的均数,$\sigma^2$ 为总体的方差。上述分布可简记为 $N(\mu, \sigma^2)$,特别地,当 $\mu=0$、$\sigma=1$ 时的正态分布称为标准正态分布,记为 $N(0,1)$,其概率密度函数

$$f(\mu) = \frac{1}{\sqrt{2\pi}} e^{-\frac{x^2}{2}} \tag{1-4}$$

统计学家已将标准正态分布中横坐标从 $-\infty$ 到横坐标 $u$ 的正态曲线下的面积列成表格(见附表1)。例如 $u=-1.0$ 时,$-\infty$ 到 $-1$ 的正态曲线下的面积为 0.1587。这是一侧之尾部面积。由于左右对称,两侧尾部面积就是 $2 \times 0.1587 = 0.3174$;再如 $u=-1.96$,面积为 0.025,两侧尾部相加就是 0.05。由附表1可归纳出表1.4。

**表1.4  标准正态分布的分位数简表($u$ 界值表)**

| 单侧 $P$ | 0.25 | 0.10 | 0.05 | 0.025 | 0.01 | 0.005 |
|---|---|---|---|---|---|---|
| 双侧 $P$ | 0.50 | 0.20 | 0.10 | 0.05 | 0.02 | 0.01 |
| $u$ | 0.6745 | 1.2816 | 1.6449 | 1.9600 | 2.3263 | 2.5758 |

因此:单侧检验时 $u_{0.05} = 1.6449$     $u_{0.01} = 2.3263$;

双侧检验时 $u_{0.05/2} = 1.9600$     $u_{0.01/2} = 2.5758$。

正态分布的密度函数图形见图 1.6($u$),可见正态分布的特点是:"中间大,两头小",呈对称的钟型分布。

医学生物学研究中,许多指标是服从正态分布的。这些指标的共性是:它们可以看成是许多微小的、独立的随机因素影响的总结果。而每种因素在正常情况下都不能起到压倒一切的

主导作用。具有这种特点的随机变量一般都可以认为是正态分布。

正态分布应用很广(详见第三章第五节"正态分布及其应用")。二项分布的极限分布也是正态分布,而且下述 $\chi^2$ 分布、$t$ 分布、$F$ 分布都是在正态分布的基础上得出的。这些特性提高了正态分布的重要性。

### 二、抽样分布

研究总体和样本之间的关系可以从两个不同方向进行研究。其一是从样本到总体的方向,即从总体中随机抽取样本,并用样本对总体作出推论。这就是上面提到过的统计推断问题。其二是从总体到样本的方向,其目的是要研究从总体中抽出的所有可能样本统计量的分布及其与原总体的关系,这就关系到下面要提到的抽样分布,它是统计推断的基础。

由于样本是从总体中随机抽取的,每一个样本可以看作随机实验的一个结果,由各样本计算出来的各个统计量之间存在差异,是一个随机变量,因而统计量也有一个分布;在重复选取样本含量为 $n$ 的样本时,由该统计量的所有可能取值形成的相对频数分布即为抽样分布(sampling distribution)。现实情况中,由于不可能真的进行无数次重复抽样,因而抽样分布是一种理论分布。

举例说明样本均数的抽样分布形成过程:

从一个总体进行随机抽样,可以得到许多样本(图 1.5),抽样所得到的每一个样本可以计算一个平均数,全部可能的样本都被抽取后可以得到许多平均数,如 $\bar{x}_1, \bar{x}_2, \bar{x}_3, \cdots, \bar{x}_m$ 等。这里的 $m$ 代表抽样所可能得到的所有平均数的总个数。如果将抽样所得到的所有可能的样本平均数集合起来,便构成了一个新的总体,平均数 $\bar{X}$ 就成为一个新总体的变量。这个总体是由原总体(或称为母总体)抽样得到的,每一次随机抽样所得到的平均数可能会有差异,所以由平均数构成的新总体也应该有其分布,这种分布称为平均数的抽样分布。

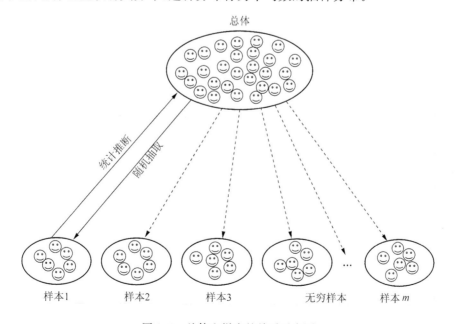

图 1.5 总体和样本的关系示意图

　　既然新总体是由母总体中通过随机抽样得到的，那么新总体与母总体间必然有关系。数理统计的推导表明，新总体与母总体在特征数量上存在着函数关系。

　　随机样本的任何一种统计量都可以是一个变量，因而统计量的抽样分布除了样本均数抽样分布外还有样本比例、样本方差的抽样分布等，只是均数的抽样分布使用最为频繁。

　　常用的 3 种抽样分布有：$\chi^2$ 分布、$t$ 分布和 $F$ 分布，它们都是在正态总体前提下导出的，它们各有其相应的构造特点。

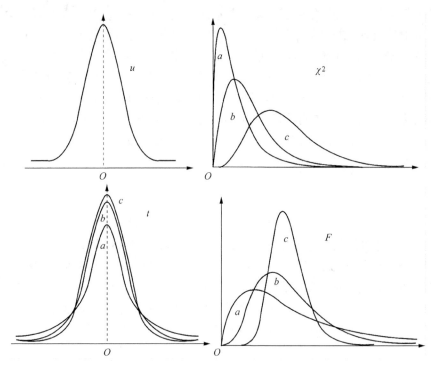

图 1.6　常用分布密度曲线示意图（对于 $\chi^2$、$t$ 和 $F$ 分布，各自的自由度：$a < b < c$）

**（一）$\chi^2$ 分布**

　　$\chi^2$ 分布（$\chi^2$ distribution）是一种连续型分布，$\chi^2$ 变量是相互独立的标准正态变量 $u$ 的平方和，即

$$\chi^2 = u_1{}^2 + u_2{}^2 + \cdots + u_v{}^2$$

如果随机变量 $X$ 的概率密度

$$f(x) = \begin{cases} \dfrac{1}{2^{\frac{\nu}{2}}\,\Gamma\left(\dfrac{\nu}{2}\right)} x^{\frac{\nu}{2}-1}\,\mathrm{e}^{-\frac{x}{2}} & ,x > 0 \\ 0 & ,x \leqslant 0 \end{cases} \tag{1-5}$$

则称随机变量 $X$ 服从自由度为 $\nu$ 的 $\chi^2$（读作卡方）分布，记作 $\chi \sim \chi^2_{(\nu)}$。

　　式中：$\Gamma$ 为 gamma 函数的记号。在 gamma 函数运算中，下列结果是很有用的：

$$\begin{aligned} &\Gamma(K) = (K-1)! \quad (K \text{ 为正整数}) \\ &\Gamma(1/2) = \sqrt{\pi} \\ &\Gamma(x+1) = x\Gamma(x) \end{aligned} \tag{1-6}$$

例如，$\Gamma(5)=4!=24$，$\Gamma(5/2)=3/2\Gamma(3/2)=3/2\times\dfrac{1}{2}\Gamma(1/2)=3/4\sqrt{\pi}$

统计学家已将 $\chi^2$ 值及其从 $\chi^2$ 到 $\infty$ 的 $\chi^2$ 分布曲线下的面积计算出来，并列成附表3。例如，$\nu=10$ 时，$\chi^2_{0.05}=18.31$，$\chi^2_{0.01}=23.21$。而 $\nu=1$ 时，$\chi^2_{0.05}=3.841$，$\chi^2_{0.01}=6.635$。它们正好是标准正态分布中，双侧 $\mu_{0.05}$，$\mu_{0.01}$ 值的平方。

即 $\chi^2_{0.05(1)}=3.841=\mu_{0.05}^2=1.9600^2$，

　$\chi^2_{0.01(1)}=6.635=\mu_{0.01}^2=2.5758^2$。

自由度是 $n-1$ 的卡方分布的密度函数图形是一个只取非负值的偏态分布[图 $1.6(\chi^2)$]。

$\chi^2$ 分布主要用于检验资料的实际观察频数 $0$ 与按某种检验理论所算得的理论频数 $T$ 是否相符，有：

$$\chi^2=\sum(0-T)^2/T \tag{1-7}$$

在计数资料的统计分析中，$\chi^2$ 分布有广泛的用处，如率的假设检验，无序 $R\times C$ 列联表分析等。

（二）$t$ 分布

$t$ 分布（$t$ distribution）是一种连续型分布，随机变量 $t$ 是标准正态分布变量与 $\nu$ 的 $\chi^2$ 分布中 $\sqrt{\chi^2/\nu}$ 的比值，即

$$t=\frac{u}{\sqrt{\chi^2/\nu}} \tag{1-8}$$

其概率密度函数为 $f(t)=\dfrac{\Gamma\left(\dfrac{\nu+1}{2}\right)}{\sqrt{\pi\nu}\Gamma\left(\dfrac{\nu}{2}\right)}\left(1+\dfrac{t^2}{\nu}\right)^{-\frac{\nu+1}{2}}$，$df=\nu$　　　　(1-9)

式中：$\Gamma$ 为 gamma 函数的记号，计算方法见上一节。

统计学家已将各种自由度下，$t$ 值与 $t$ 分布下 $t$ 值两端尾部的面积值列成附表2，如 $\nu=10$ 时，单侧 $t_{(0.05,10)}=1.812$，$t_{(0.01,10)}=2.764$；双侧 $t_{(0.05/2,10)}=2.228$，$t_{(0.01/2,10)}=3.169$。

自由度是 $n-1$ 的 $t$ 分布的密度函数图形是一个关于纵轴对称的分布[图 $1.6(t)$]。与标准正态分布的密度函数形状类似，只是尾部的概率比标准正态分布的稍大。当自由度较大时，$t$ 分布可以用 $N(0,1)$ 分布近似。

$t$ 分布主要用于 $t$ 检验，包括样本均数与总体均数之比较，两样本均数之比较，回归系数、相关系数的检验等。其基本公式为：

$$t=\frac{\bar{x}-\mu}{s/\sqrt{n}} \tag{1-10}$$

式中：$n$ 为样本含量，$\bar{x}$，$s$ 分别为样本均数与标准差，$\mu$ 为总体均数。

（三）$F$ 分布

$F$ 分布（$F$ distribution）是一种连续型分布，$F$ 是两个相互独立的 $\chi^2$ 变量除以各自的自由度之比值，即

$$F=(\chi_1^2/\nu_1)/(\chi_2^2/\nu_2) \tag{1-11}$$

其概率密度函数

$$f(F)=\begin{cases}\dfrac{\Gamma\left(\dfrac{\nu_1+\nu_2}{2}\right)}{\Gamma\left(\dfrac{\nu_1}{2}\right)\Gamma\left(\dfrac{\nu_2}{2}\right)}\nu_1^{\frac{\nu_1}{2}}\nu_2^{\frac{\nu_2}{2}}F^{\frac{1}{2}(\nu_1-1)}(\nu_2+\nu_1F)^{-\left(\frac{\nu_1+\nu_2}{2}\right)}&,F>0\\[4mm]0&,F\leqslant0\end{cases} \tag{1-12}$$

$F$ 分布有两个自由度：$\nu_1$ 和 $\nu_2$，它们分别为分子的自由度与分母的自由度。

统计学家已经按分子、分母自由度 $\nu_1,\nu_2$ 的不同组合，列出了双侧 $F_{0.05}$、$F_{0.01}$ 以及单侧 $F_{0.05}$、$F_{0.01}$ 的界值表。附表 4 是双侧的 $F$ 界值表，主要用于方差的齐性检验；附表 5 是单侧的 $F$ 界值表，主要用于方差分析。

当分子自由度 $\nu_1=1$ 时，分母自由度为 $\nu_2$ 的单侧 $F_{0.05}$ 界值与自由度为 $\nu_2$ 的双侧 $t_{0.05}$ 之间有 $F_{0.05}=t_{0.05}^2$，同样有 $F_{0.01}=t_{0.01}^2$，例如 $\nu_1=1$，$\nu_2=10$ 时，查附表 5 有单侧 $F_{0.05}=4.96$。而 $\nu=10$ 时查附表 2 有双侧 $t_{0.05}=2.228$，有 $4.96=2.228^2$。

$F$ 分布的密度函数图形是一个只取非负值的偏态分布[图 1.6($F$)]。

实用中 $F$ 值常为两个均方之比值。$F$ 分布多用于多个均数比较的方差分析，也用于回归分析中假设检验，以及方差齐性检验等。

# 第四节　计算机在统计工作中的应用简介

"广泛应用电子计算机，这不仅能加速统计的进行，而且能极大地扩大统计工作应用的界限和领域"。如今统计工作的各个步骤都需要计算机及相应软件的参与。例如，在资料收集整理后，基础和临床研究工作者常常使用微软 Office 办公套件中的 Excel 电子表格软件进行数据录入及管理，而在公共卫生领域，常常采用美国 CDC 与 WHO 合作开发的 Epi Info 软件或者用丹麦一个非营利协会开发的 Epi Data 软件进行数据录入。

计算机在统计工作中的应用除了使用数据管理软件之外，主要是统计软件系统的应用，统计方法和计算机相结合产生了统计软件包。硬件、软件的升级极大地推动了统计方法与技术的发展，例如，促进了一些基于大量计算的"computer − intensive statistical methods"和 Bayesian 统计方法的实际应用；同时也极大地方便了应用统计工作者，降低了非统计专业人士使用各种统计分析方法的门槛，即不必陷入枯燥与繁复的统计计算，而将精力集中在相应统计方法的正确使用和结果解释上。

国内外开发的统计软件包不少，一些常用软件如 Excel 也具备常用统计分析所用宏，符合专业特点需要的统计分析应用软件也层出不穷。而可靠性、易用性、通用性俱佳的优秀统计软件为数不多，目前得到国际公认的是 SAS、SPSS、S-plus 及 Stata 等少数几个。

本书在讲述统计分析内容的同时，将采用 SAS 作为统计分析的工具。SAS 是 Statistical Analysis System(统计分析系统)的缩写，由美国北卡罗纳州 SAS 软件公司研制，自 1976 年到如今，一直在不断更新版本，本教材所使用的是 SAS 9.13 版(SAS8.2 也适用)。SAS 软件是模块式结构，最常用的 3 个模块分别是 SAS/BASE(基础)、SAS/STAT(统计)和 SAS/GRAPH(图形)。SAS 各模块可单独使用，也可互相配合起来使用。

统计软件包提供了统计分析工作的便利性。然而，需要强调的是：在医学统计学习与应用过程中，不能盲目调用统计软件包实施相应的统计分析，而应当先要掌握各种统计方法的基本概念和原理、该方法的应用条件以及统计结果的正确解读，防止统计方法的误用与滥用。

（王炳顺）

# 第二章　SAS 概述

SAS(statistical analysis system)是美国 SAS 软件研究所(SAS institute Inc)的产品,自推出之日至今,经过了 40 多年的修改、完善,已经发展成为一个大型集成应用软件系统,具有完备的数据访问、管理、分析和呈现功能,是国际上公认的标准软件。SAS 是一个跨平台的系统,可以在许多操作系统下运行,采用了基于菜单驱动的界面,使人们更便于掌握和使用。

## 第一节　SAS 基本运行环境

SAS 的设计充分考虑了易用性,它为完成所有基本 SAS 任务提供了窗口环境。

当您第一次启动 SAS 时,将打开 5 个 SAS 主窗口:"Explorer"窗口、"Results"窗口、"Program Editor"或"Editor"窗口、"Log"窗口以及"Output"窗口(图 2.1)。

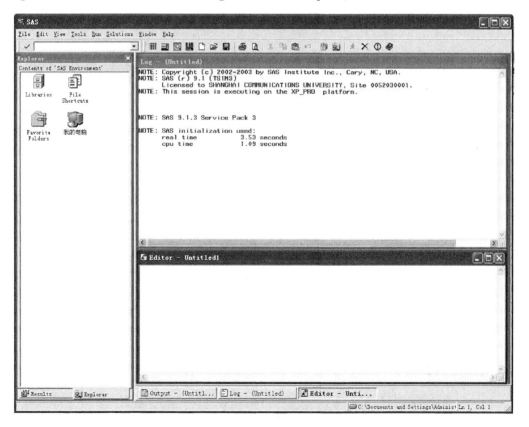

图 2.1　SAS9.13 的主要窗口

（1）Editor 窗口　提供一个编写 SAS 程序的文本编辑器，类似 Windows 的 notepad（写字板）程序，主要用于编写、修改或调用程序及其他文件。Editor 窗口提供了一些有用的编辑功能，包括：

颜色编码和 SAS 语言的语法检查；

可展开并折叠程序段；

可记录宏；

支持键盘快捷方式（按住 Alt 或 Shift 键的同时击键）；

多级撤销和恢复；

其他功能。

Editor 窗口的初始标题是"Editor-Untitledn"。在您打开文件或将"编辑器"窗口中的内容保存到文件时，窗口标题将更改为相应的文件名。如果对"编辑器"窗口中的内容进行了修改，标题中将添加一个星号，保存后星号消失。

可以同时打开多个"编辑器"窗口。

（2）Log 窗口　显示有关程序运行的信息，SAS 系统默认用红颜色标注，其中的出错信息以方便用户查对。

（3）Output 窗口　显示 Program Editor 窗口中 SAS 程序运行的结果。创建输出时，该窗口将自动打开或移至显示的前端。并不是所有的 SAS 程序都在"输出"窗口中创建输出。有些程序将打开交互式窗口，而有些程序仅在"日志"窗口中生成消息。如果您创建了 HTML 输出，就可在"Result Viewer"窗口中查看输出，此查看器是 SAS 的内部浏览器。

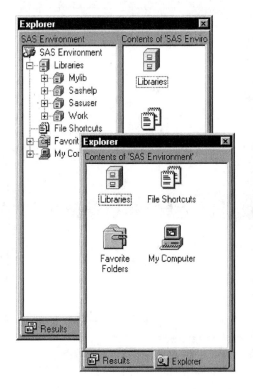
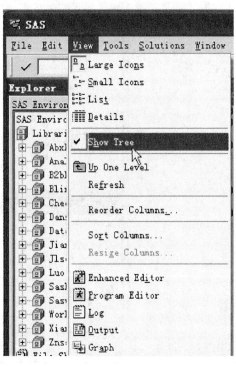

图 2.2　Explorer 窗口

在 Windows 操作环境中,显示输出之前,"输出"窗口总是位于"日志"和"编辑器"窗口之后。可使用任务栏在窗口之间浏览。

(4) Explorer 窗口 查看并管理 SAS 文件以及创建非 SAS 格式文件的快捷方式。可使用此窗口:

创建新的 SAS 逻辑库和 SAS 文件;

打开任意 SAS 文件;

执行大多数文件管理任务,如移动、复制及删除文件;

创建文件快捷方式。

选中"Explorer"窗口,单击"View"菜单中"Show Tree"选项可以选择是否以树状视图的形式显示其内容。

(5) Results 窗口 可帮助您浏览并管理提交的 SAS 程序所生成的输出,您可以查看、保存并列显输出中的各项。

Results 窗口在提交可创建输出的 SAS 程序之前一直是空的,之后该窗口可打开或移动到显示前端。另外,在 Windows 操作环境下,"结果"窗口在 SAS 创建输出时将位于"SAS Explorer"的前端,可用窗口底部的选项卡在两个窗口之间移动。

除以上介绍的窗口外,SAS 还提供了其他的窗口,其中的 Keys 窗口可建立快捷功能键,在命令框输入"Keys"进入 Keys 窗口,如图 2.3 所示,通过在定义栏"Definition"书写命令,在命令框键入"submit",提交后即可建立相应的快捷功能键。如对功能键"Shift F2"定义命令"Clear"提交后,则通过"Shift+F2"功能键进行对当前窗口的内容进行清屏。默认的快捷键见图 2.3。

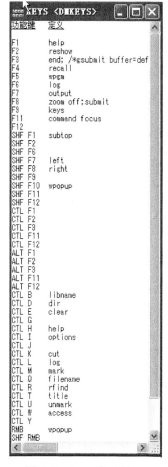

图 2.3 Keys 窗口定义、
修改功能键

# 第二节 SAS 程序

通过下面一个简单的例子来说明 SAS 程序的基本结构及运行结果。

**例 2.1** 某监测站测定了 10 份水样的水中氧含量(mg/L)如下:

5.3,5.3,5.2,2.1,3.0,3.3,2.8,3.4,2.3,4.8。试计算其均数和标准差。

对于此例,由于数据量比较少,我们可以直接在 SAS 的 Program Editor 窗口进行数据输入和编写计算程序(程序 2.1)。

**程序 2.1**

```
data a;
input x;
cards;
5.3
5.3
```

```
5.2
2.1
3.0
3.3
2.8
3.4
2.3
4.8
;
proc means data＝a；
var x；
run；
```

在程序提交之前，SAS 对于在 Program Editor 窗口中键入的语句没有任何反应，为了运行这段程序，需要将它提交，SAS9.13 系统中程序的提交有 4 种方式，即命令框、工具条、菜单和功能键：

(1) 命令框输入 submit 命令；

(2) 点击 RUN 菜单的 submit 选项；

(3) 点击工具栏按钮 **天** (图 2.4)；

(4) 按 F8 键或其他设定为运行的键。

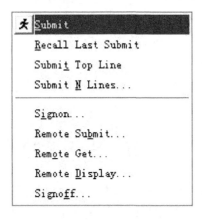

图 2.4　SAS 程序的提交

**程序 2.1 说明**：

以上程序包括 DATA 步和 PROC 步两部分。这两类程序步构成了所有 SAS 程序，它们既可以单独使用，也可以结合使用。数据步与过程步均由一个或几个语句组成，每个语句都以一个关键词开始，以分号结束。最后一个语句"run；"表示数据步或过程步结束，运行程序。

DATA 步通常用于创建或修改 SAS 数据集，但也可用来生成定制报表。例如，可以使用 DATA 步执行以下任务：

将数据放入 SAS 数据集；

计算新变量的值；

检查并更正数据中的错误；

通过对现有数据集取子集、合并和更新来生成新的 SAS 数据集。

本例从"data a;"语句到"proc means;"语句之前为数据步，创建了 SAS 数据集 a；

PROC 步通常用来分析和处理 SAS 数据集形式的数据，有时还可创建包含过程结果的 SAS 数据集。PROC 步控制预编写例程（过程）的逻辑库，其中的例程用于对 SAS 数据集执行数据列表、排序和汇总等任务，Proc 调用不同的过程对数据执行不同的处理。

本示例程序后两个语句为 Proc 步，调用 Means 过程列出数据集中的数据，Means 过程可对数据计算最小值、最大值、均数及标准差等；DATA＝ 选项向 SAS 说明在过程中要使用的数据。

运行后如要重新调出这段程序，可以从 Program Editor 窗口"Run"下拉菜单中选取 Recall Last Submit ，或者在命令窗口中键入"Recall"；如要存储这段程序可以用 File 菜单中选择 Save As 或 Save 进行保存。

**程序 2.1 结果输出：**

程序 2.1 运行后，如程序正确即可在 Output 窗口显示结果；如程序有错则在 Log 窗口用红字显示出错信息。本例在输出窗口显示结果如下：

The MEANS Procedure

Analysis Variable：x

| N | Mean | Std Dev | Minimum | Maximum |
|---|------|---------|---------|---------|
| 10 | 3.7500000 | 1.2747549 | 2.1000000 | 5.3000000 |

在 Log 窗口显示记录如下：

```
1    data a;
2    input x;
3    cards;
```

NOTE：The data set WORK. A has 10 observations and 1 variables.　　记录中显示数据集
NOTE：DATA statement used（Total process time）：　　　　　　　　work. a 中有 10 条观
　　　　real time　　　　0. 10 seconds　　　　　　　　　　　　　测和 1 个变量以及数
　　　　cpu time　　　　0. 00 seconds　　　　　　　　　　　　　据步运行时间；

```
14    ;
15     proc means data＝a;
16    var x;
17    run;
```

NOTE：There were 10 observations read from the data set　　从 Work. a 中读取了
WORK. A.　　　　　　　　　　　　　　　　　　　　　　　　10 条观测，以及

NOTE：PROCEDURE MEANS used（Total process time）：　　　means 过程运行所用

real time　　　　　　　0. 28 seconds　　　　　　　时间。

cpu time　　　　　　　0. 03 seconds

# 第三节　建立 SAS 数据集

## 一、SAS 数据集

在 SAS 系统中只有 SAS 数据集才能被 SAS 过程（procedure）使用。因此，所有的待分析数据必须通过一定方式输入计算机并通过 SAS 系统生成 SAS 数据集，才可以被 SAS 系统识别、利用，并进行统计分析。SAS 数据集包含两部分内容：描述部分和数据部分。描述部分包含了一些关于数据属性的信息，数据部分包含着所有数据的实体。SAS 的数据值存放于一个矩阵式的表状结构中（表 2.1）。表的列称为变量（variable）；表的行称为观测（observation），观测相当于记录。SAS 共有两种类型的变量。

（1）字符型变量：最大长度不超过 200，如表 2.1 中的 VAR2 和 VAR5；字符型变量在 input 语句中其后需加"＄"，如不加则默认为数值型变量；

（2）数值型变量：默认长度为 8 字节，如表 2.1 中的 VAR1、VAR3 和 VAR4。

注意：SAS 变量名有其命名规则，它可以多至 8 个字符长，第一个字符必须是字母或者是下划线，后面的字符可以是数字或下划线。SAS 变量名不允许使用空格及特殊字符（如＄，＠，＃）。SAS 系统保留了一些特殊的变量名，这些名称以下划线开始和结尾。如_N_和_ER-ROR_等，我们命名 SAS 变量时要避免与之冲突。

表 2.1　SAS 数据集中数据值的表状结构

| | VAR1 | VAR2 | VAR3 | VAR4 | VAR5 | … |
|---|---|---|---|---|---|---|
| 观测 1 | 1234 | abc | 345. 6 | 5. 678 | Defg12 | … |
| 观测 2 | 2345 | bcd | 456. 7 | −23. 451 | Edfg23 | … |
| 观测 3 | 3456 | def | 567. 8 | 45. 322 | Dfge34 | … |
| 观测 4 | 4567 | fgh | 678. 9 | −3. 542 | Fdge45 | … |
| … | … | … | … | … | … | … |

下面介绍几种建立 SAS 数据集的方法及 SAS 数据步中的常用语句。

（一）用 CARDS 语句读入数据建立 SAS 数据集

这是最常用而又简单的一种方法，适用于当变量和观测数较少时数据的直接输入。

**例 2.2**　某大学新生体检情况见表 2.2（取 4 个指标，前 6 例）。输入数据，建立 SAS 数据集"student"，再计算体重指数：体重指数（index）＝体重/身高$^2$。

最后显示出数据集"student"中的数据。

表 2.2　某大学新生体检情况

| 性别 * sex | 年龄/岁 age | 身高/m height | 体重/kg weight |
|---|---|---|---|
| 1 | 18 | 1.74 | 71.3 |
| 0 | 19 | 1.58 | 54.2 |
| 0 | 18 | 1.62 | 58.9 |
| 1 | 18 | 1.78 | 75.2 |
| 0 | 18 | 1.62 | 61.8 |
| 1 | 19 | 1.76 | 72.6 |

注:1 表示男性,0 表示女性。

SAS 程序如下:

**程序 2.2**

```
data student;
input sex age height weight;
index＝weight/height * * 2;
cards;
1 18 1.74 71.3
0 19 1.58 54.2
0 18 1.62 58.9
1 18 1.78 75.2
0 18 1.62 61.8
1 19 1.76 72.6
;
proc print data＝student;
var sex age height weight index;
run;
```

**程序 2.2 说明:**

(1) 第 1 句"data student;",该语句要求建立一个 SAS 数据集,数据集的命名规则与 SAS 变量名的命名规则相同。在程序运行后,这个数据集文件将被放在当前目录的子目录\SAS-WORK 中。如果不退出 SAS,此数据集随时可以调用。

(2) 第 2 句"input sex age height weight;",该语句把输入的数据依次赋给相应的变量 sex、age、height 和 weight。

(3) 第 3 句"index＝weight/height * * 2;",该语句计算体重指数,称为赋值语句。它的语法和作用与其他程序语言中的赋值语句一样,可产生新的变量或改变原变量的值。

(4) 第 4 句"cards;"该语句表明数据行开始。"Cards;"下面即为要输入的数据,数据项之间用一个或几个空格分开,至分号";"为数据步结束。注意:分号";"必须另起一行单独写,不能写在最后一行数据的后面。

（5）"proc print"过程的作用是把 SAS 数据集中的数据显示在输出窗口中。选择项"data＝student"指定要显示的数据集是"student"，如该选择项缺省，则默认为最新建立的数据集。下面的 var 语句指定要显示哪些变量，后面的选择项是各变量名，变量名之间用空格分开。如 var 语句缺省，则默认为显示数据集中的所有变量。

**程序 2.2 结果输出：**

该程序执行后，即可在输出窗口显示出 student 的数据如下：

| OBS | SEX | AGE | HEIGHT | WEIGHT | INDEX |
|-----|-----|-----|--------|--------|--------|
| 1 | 1 | 18 | 1.74 | 71.3 | 23.5500 |
| 2 | 0 | 19 | 1.58 | 54.2 | 21.7113 |
| 3 | 0 | 18 | 1.62 | 58.9 | 22.4432 |
| 4 | 1 | 18 | 1.78 | 75.2 | 23.7344 |
| 5 | 0 | 18 | 1.62 | 61.8 | 23.5482 |
| 6 | 1 | 19 | 1.76 | 72.6 | 23.4375 |

以上程序编写时，每一观测（observation）的数据各占一行；当指标数较少时，输入十分不便。以程序 2.1 为例，可把 input 语句改成："input x @@;"则数据可不必分行输入，从而减少了数据行。其中"@@"为不分行符。程序如下：

data a;

input x @@;

cards;

5.3 5.3 5.2 2.1 3.0 3.3 2.8 3.4 2.3 4.8

;

proc means data＝a;

var x;

run;

运行结果完全相同。通常，执行完一个 input 语句后，外部数据文件中或 cards 语句后数据行后面尚未读完的数据不再被利用，下一次执行 input 语句是从下一个数据行开始读数据的。如果 input 语句最后使用了 @@ 控制符，则下一次执行 input 语句是从原数据行后面尚未读完的数据开始读入数据，直至该行数据读完，再读下一个数据行。使用 @@ 控制符后，在每一个数据行中可含有多个观测。

（二）利用 SAS9.13 系统的 Import 功能导入其他类型数据建立 SAS 数据集

SAS9.13 为多种类型数据格式的相互转换提供了可能，利用 SAS 的 Import 功能实现外来数据到 SAS 数据集的转换。运用上述方法，可以成功访问 Lotus1—2—3、Oracle、Excel、dBASE 等数据库的数据文件，下面就介绍使用 Import 来导入 Excel 文件的方法。

1）xls 格式数据文件：Excel 作为 Microsoft office 办公软件系统的有机组成部分，应用非常广泛，很多医生习惯应用 Excel 来进行数据的输入与预处理，生成扩展名为 xls 的数据文件，并要求进行进一步的统计处理。对 Excel 的数据文件在进行数据格式转化之前，必须进行必要的预处理。

（1）目前应用最为广泛的当属 EXCEL2003 或最新版本，但是，SAS9.13 系统的 ODBC 只能识别 EXCEL2002 及以下版本，对于更高版本的数据文件须通过"文件"菜单的"另存为"命令将文件进行转存，"保存类型"通过下拉式菜单选择低版本类型。

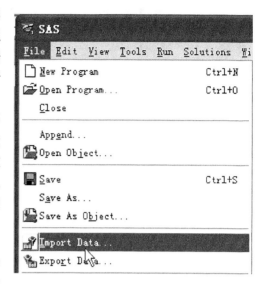

（2）Excel 的数据输入须符合一定的格式要求：①在 Excel 工作表的第 1 行输入变量名，变量名的设置要符合 SAS 变量的命名原则。②缺失数据要在相应单元格内输入"·"。③可以通过定义单元格的数据格式来确定各变量的类型、输入和输出格式。

2）利用 SAS 的 Import 完成数据导入。

第 1 步：通过点击菜单"File"的"Import Data"命令，如图 2.5，激活数据输入的 Wizard 界面（图 2.6）。

图 2.5　SAS 的 File 菜单

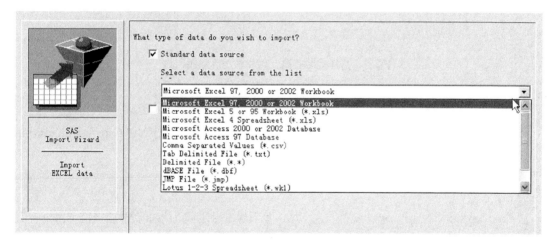

图 2.6　SAS import wizard 窗口选择数据文件类型

第 2 步：通过单击，激活下拉式菜单以选择要转换的数据类型，如选择"Microsoft Excel97 or 2000（*.xls）"选项以确定待转换的数据文件格式为 Excel 电子表格格式（图 2.7），点击"Next"按钮进入下一步操作；

第 3 步：确定待转换的数据文件，可以直接在对话框中输入数据文件的路径、文件名或通过点击"Browse"按钮，通过浏览窗口来选择数据文件（图 2.7），此处为"C:\Program Files\SAS Institute\SAS\SASCLASS\student.xls"，点击"Option"按钮，可以打开一个子窗口，以便用户根据需要进行数据库选项的设置，点击"Next"按钮进入下一步操作；如为工作簿文件，需选择要转换表格名称（如 sheet1$，sheet2$，sheet3$ 等，此处为"student"）。

第 4 步：Library 窗口需要键入的是 SAS 工作库的库名，在 Member 窗口键入待建 SAS 数据集的名称，此处分别为"work"和"student"，单击"Finish"按钮则提交 SAS 运行，完成数据文件的转化，转化后的数据集为"work.student"。

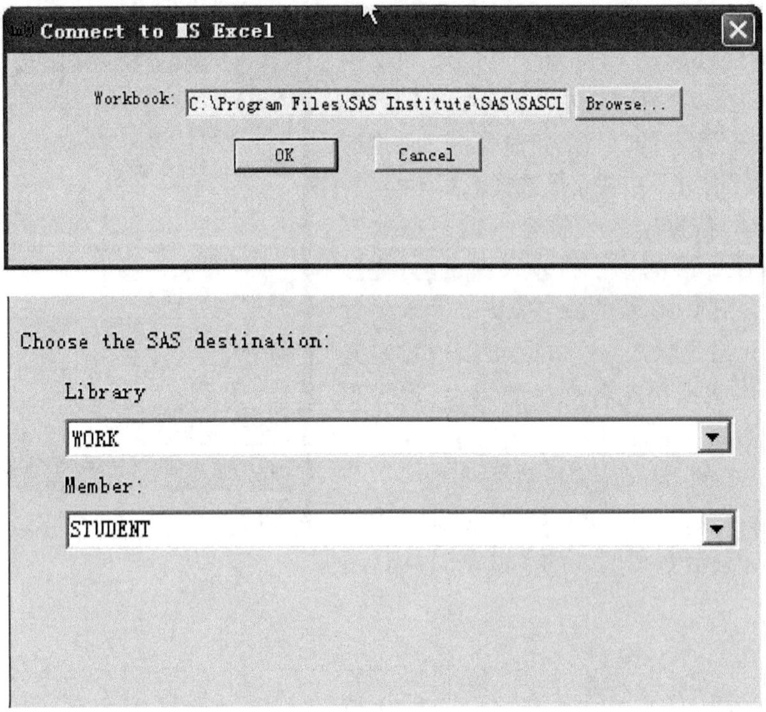

图 2.7  选择待转数据文件和确定目标数据集

也可使用如下程序进行导入：

**程序 2.3**

proc import datafile=″C：\Program Files\SAS Institute\SAS\SASCLASS\student. xls″

out=student replace；

sheet=′student′；

run；

"datafile="语句指定 excel 文件位置，"out="语句指定输出 sas 数据集名，"sheet="语句指定 excel 表名称，"replace"语句指定已有文件"student"代替原有文件。

## 二、SAS 数据库

SAS 数据集存储在被称为 SAS 数据库（library）的文件集中，通过数据库可以方便地在 SAS 系统中指明并查阅文件。SAS 数据库需要指定一个库标记来识别，不同位置的文件可被指定为不同的库标记，对用户而言，只需要访问不同的库标记就可访问到存储在任何位置的 SAS 文件，使用 Libname 语句可以指定库标记，一般形式如下：

Libname libref ′SAS-data-library′options；

例如要指定目录"d：\data"为库标记 course，可以在 Program Editor 窗口中提交下面语句：

Libname course ′d：\data′；

SAS 的数据库可分为永久库和临时库两种。临时库只有一个，名为 Work，它在每次启动 SAS 后自动生成，结束 SAS 后库中的数据被自动删除，数据集默认都在 Work 库中，如以上程

序中产生的数据集a、student等都在Work库中,从Explorer窗口中可查看这些数据集,如图
2.8。用户也可以通过libname语句指定永久库的库标记,永久库中的所有文件将被保留,但
库标记仍是临时的。建立永久库也可通过在Explorer窗口中选中"Libraries",单击右键,从
下拉菜单中选取"New",则弹出对话框(图2.9),Name中填入"course",Path栏中填入"d:\
data",如选中"Enable at Startup"项,每次启动SAS后自动生成数据库Course。每次SAS启
动时都自动指定3个库标记:sashelp、sasuser和Work。

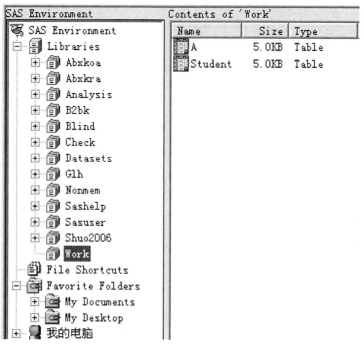

图2.8　Explorer窗口中查看临时库Work中数据集

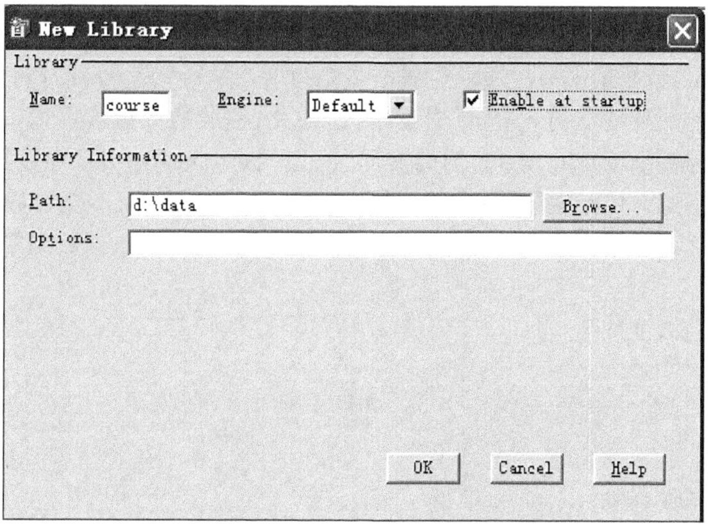

图2.9　Explorer窗口建立永久数据库对话框

通过进入 Explorer 窗口可以查看各个 SAS 数据库的内容,可以双击相应的数据集名称以浏览 SAS 数据集。

Name 中填入 course,Path 栏中填入"d:\data",如选中"Enable at Startup"项,每次启动 SAS 后自动生成数据库 Course。

### 三、SAS 数据步常用操作

SAS 数据步除了可读入数据产生 SAS 数据集外,还可以计算新变量,改变原变量值,从已经存在的数据集中通过取子集(拆分)、合并和拼接等方式产生新的数据集。

（一）数据集拆分

**例 2.3**　在已建立的 SAS 数据集"student"中取出所有男性的数据,建立一个新的 SAS 数据集"male"。SAS 程序如下:

**程序 2.4**

```
data male;
set student;
if sex=1 then output;
run;
```

**程序 2.4 说明:**

（1）第 1 句"data male;"要求建立一个新的 SAS 数据集"male"。

（2）第 2 句"set student;"要求从已存在的 SAS 数据集"student"中读入观测值。数据集"male"中各变量的变量名、类型、输出格式等属性与数据集"student"中相同。因此,这里不再需要 input 语句。

（3）第 3 句"if sex=1 then output;"规定,如果某观测的 sex=1（即为男性）,则输出到数据集"male"中去。语句"if 条件表达式 then 语句 1；[else 语句 2；]"称为条件语句,它的语法和作用与其他程序语言中的条件语句相似。

（4）"output;"语句的作用是把当前的观测输出到 SAS 数据集中去,output 语句的一般句法为"output SAS 数据集名;"如 SAS 数据集名缺省,则把当前的观测输出到本数据步所要建立的所有 SAS 数据集中去。通常在数据步结束时 SAS 系统会自动执行 output 语句,把当前的观测输出到所要建立的 SAS 数据集中去,因此,一般的数据步可以省略 output 语句。仅当特殊情况时才需要 output 语句,例如本程序。当 output 语句出现在数据步中时,仅当该 output 语句被执行时,才把当前的观测输出到 SAS 数据集中去,而不会在数据步结束时自动输出。因此程序 2.4 把数据集 student 中的所有男性的观测都输出到数据集 male 中去,而其他观测均不输出。

程序 2.4 也可改变如下:

**程序 2.4.1**

```
data male;
set student;
if sex=0 then delete;
run;
```

本程序和程序 2.4 比较,仅第三句不同。这里规定:如果某观测的 sex=0（即为女性）,则不输出到数据集 male 中去。语句"delete；"的作用是不把当前的观测输出到所要建立的 SAS 数据集中去，同时回到数据步的开头，处理下一个观测。

如果要求从 SAS 数据集 student 中取出所有男性的数据，建立一个新的 SAS 数据集"male"。同时取出所有女性的数据，建立一个新的 SAS 数据集"female"。程序如下：

**程序 2.4.2**

```
data male female；
set student；
if sex＝1 then output male；
            else output female；
run；
```

从本例可见，一个数据步可以建立一个以上的数据集。

**（二）用 SET 语句拼接 SAS 数据集**

使用 SET 语句可以将任意多个数据集进行纵向合并。在例 2.4 中我们把数据集"student"拆分成"male"和"female"两个子数据集，同样，我们也可以将"male"和"female"两个数据集通过以下程序合并成一个新的数据集，名为"total"。

```
Data total；
Set male female；
Run；
```

值得注意的是，"male"和"female"数据集具有相同的变量名"sex、age、height"和"weight"，如果被拼接的数据集具有不同的变量名，新合成的数据集拥有所有子集变量，并在相应的位置加入缺失值（见程序 2.5）。

**程序 2.5**

```
data one；
 input name $ pid group age；
cards；
 Liming 111 1 54
 Wangli 112 2 49
 Xiaoli 113 1 34
；
data two；
 input name $ pid drug $ sex；
cards；
 Yaohong 211 A 1
 Zhaohong 212 B 2
 Mixue 213 A 2
；
data total；
 set one two；
proc print data＝one；
```

```
proc print data=two;
proc print data=total;
run;
```

系统完成拼接操作后,在 OUTPUT 窗口显示"one"、"two"和"total"3 个数据集:

**程序 2.5 输出结果:**

| OBS | NAME | PID | GROUP | AGE | ① |
|-----|------|-----|-------|-----|---|
| 1 | Liming | 111 | 1 | 54 | |
| 2 | Wangli | 112 | 2 | 49 | |
| 3 | Xiaoli | 113 | 1 | 34 | |

| OBS | NAME | PID | DRUG | SEX | ② |
|-----|------|-----|------|-----|---|
| 1 | Yaohong | 211 | A | 1 | |
| 2 | Zhaohong | 212 | B | 2 | |
| 3 | Mixue | 213 | A | 2 | |

| OBS | NAME | PID | GROUP | AGE | DRUG | SEX | ③ |
|-----|------|-----|-------|-----|------|-----|---|
| 1 | Liming | 111 | 1 | 54 | | . | |
| 2 | Wangli | 112 | 2 | 49 | | . | |
| 3 | Xiaoli | 113 | 1 | 34 | | . | |
| 4 | Yaohong | 211 | . | . | A | 1 | |
| 5 | Zhaohong | 212 | . | . | B | 2 | |
| 6 | Mixue | 213 | . | . | A | 2 | |

结果输出①为数据集"one"。

结果输出②为数据集"two"。

结果输出③为数据集"total"。

**(三) 用 MERGE 语句合并 SAS 数据集**

与 SET 语句不同,MERGE 语句是对任意多个数据集进行横向合并,他们两者的区别见图 2.10。

除了合并结果不同外,MERGE 语句还需要有 By variables 子句,待合并的数据集必须预先使用 SORT 语句,按 By variables 进行排序。

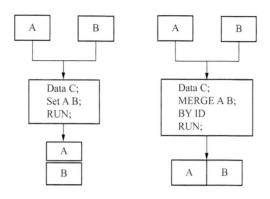

图 2.10 SET 语句与 MERGE 语句数据集合并结果比较

**例 2.4** 建立数据集"ONE"包含实验患者的实验号(PID)、性别(sex)、年龄(age)等变量,数据集"TWO"包含试验患者的试验号(PID)、身高(height)、体重(weight)等变量,现要求将两数据集按试验号进行合并。SAS 程序如下:

**程序 2.6**

```
data one;
  input pid sex age;
cards;
101 1 54
102 2 45
103 2 42
105 1 34
;
data two;
  input pid weight height;
cards;
104 45 162
102 64 171
103 54 165
101 51 160
;
proc sort data=one;
  by pid;
proc sort data=two;
  by pid;
data total;
  merge one two;
  by pid;
```

```
proc print data=total；
run；
```

程序运行后在 OUTPUT 窗口显示合并结果如下：

**程序 2.6 输出结果：**

| OBS | PID | SEX | AGE | WEIGHT | HEIGHT |
| --- | --- | --- | --- | --- | --- |
| 1 | 101 | 1 | 54 | 51 | 160 |
| 2 | 102 | 2 | 45 | 64 | 171 |
| 3 | 103 | 2 | 42 | 54 | 165 |
| 4 | 104 | . | . | 45 | 162 |
| 5 | 105 | 1 | 34 | . | . |

（四）字符型变量的输入

在统计分析时一般均使用数值型变量，当遇到分类指标时，往往用数量化的方法转换成数值型变量。如例 2.2 中，男性用"1"表示，女性用"0"表示。分类指标也可用字符型变量表示，其优点是在输出结果时比较直观。例如，男性用"male"表示，女性用"female"表示。这时程序 2.2 改变如下：

**程序 2.7**

```
data student；
  input sex $ age height weight；
  index=weight/height**2；
cards；
male 18 1.74 71.3
female 19 1.58 54.2
female 18 1.62 58.9
male 18 1.78 75.2
female 18 1.62 61.8
male 19 1.76 72.6
；
run；
```

第 2 句"input"语句中，字符型变量"sex"后面必须加上符号"$"。但以后如调用字符型变量时，后面不要加符号"$"。字符的数目一般不超过 8 位，如超过 8 位，可用 length 语句定义其长度。格式为：length 变量名 $ 长度；

如：length disease $ 12；定义字符型变量 disease 的长度为 12。

（五）缺失值的表示

在收集数据时，可能某例中的某项指标缺失。如把该例剔除，则该例的其他指标数据就得不到充分利用。为此，我们在把该例数据输入时，用某种方法表示某数据缺失。在 SAS 中用小数点"."表示缺失值。例如，例 2.2 中第二例的身高缺失，进行一般统计描述的程序如下：

**程序 2.8**

```
data student；
  input sex $ age height weight；
  index＝weight/height＊＊2；
cards；
male 18 1.74 71.3
female 19 . 54.2
female 18 1.62 58.9
male 18 1.78 75.2
female 18 1.62 61.8
male 19 1.76 72.6
；
proc means data＝student；
run；
```

**程序 2.8 输出结果：**

| N Obs | Variable | N | Minimum | Maximum | Mean | Std Dev |
|---|---|---|---|---|---|---|
| 6 | AGE | 6 | 18.0000000 | 19.0000000 | 18.3333333 | 0.5163978 |
| | HEIGHT | 5 | 1.6200000 | 1.7800000 | 1.7040000 | 0.0779744 |
| | WEIGHT | 6 | 54.2000000 | 75.2000000 | 65.6666667 | 8.5195462 |
| | INDEX | 5 | 22.4432251 | 23.7343770 | 23.3426697 | 0.5139736 |

　　总共有 6 例，其中身高数据有 1 例缺失；因此在统计分析时身高以及通过身高计算得到的体重指数只有 5 例，其他指标都为 6 例。

（六）条件转移语句

在 SAS 中，可以使用 IF—THEN 和 ELSE 语句有条件地执行 SAS 语句，一般形式如下：

IF expression THEN statement；

ELSE statement；

Expression 是 SAS 条件表达式，statement 为任何可执行语句。ELSE 语句不是必需的。程序 2.4、2.4.1、2.4.2 均使用了条件语句。

（七）循环语句

DO variable＝start TO stop ＜BY increment＞；

Statement；

END；

Variable 为执行循环所用的变量，start 和 stop 为开始值和中止值，statement 为可执行语句。

循环语句在以后的章节中会经常看到,试运行以下程序以体会循环语句作用。

**程序 2.9**

```
data random;
drop n;
do n=1 to 1000;
  x= rannor(314159);
output;
end;
run;
```

rannor 为产生正态分布的随机数的函数,Drop 语句去除数据集中的变量 $n$。

### 四、SAS 运算符及常用函数介绍

(一) SAS 运算符

(1) 算术运算符。

| | |
|---|---|
| ** | 乘方; |
| * | 乘; |
| / | 除; |
| + | 加; |
| — | 减。 |

(2) 比较运算符。

| | |
|---|---|
| = 或 EQ | 等于; |
| ^= 或 NE | 不等于; |
| > 或 GT | 大于; |
| >= 或 GE | 大于或等于; |
| < 或 LT | 小于; |
| <= 或 LE | 小于或等于。 |

(3) 逻辑运算符。

| | |
|---|---|
| AND | 逻辑与; |
| OR | 逻辑或; |
| NOT | 逻辑非。 |

(二) SAS 常用函数

SAS 函数极其丰富,这里只介绍主要的常用函数。读者如要了解详情可在进入 SAS 后按 <F1> 键进入 HELP 窗口,再选择 function 项即可得到。

(1) 算术函数。

| | |
|---|---|
| ABS($x$) | $x$ 的绝对值; |
| SQRT($x$) | $x$ 的平方根; |
| MOD($x_1, x_2$) | $x_1$ 除以 $x_2$ 的余数; |
| SIGN($x$) | 取 $x$ 的符号或 0。 |

(2) 截断函数。

| INT($x$) | $x$ 的整数部分; |
|---|---|
| ROUND($x,n$) | 最接近的舍入值。如 $n=0.01$ 则数值为两位小数。 |

（3）数学函数。

| EXP($x$) | e 的 $x$ 次方,e$=2.71828\cdots$ |
|---|---|
| LOG($x$) | $x$ 的自然对数(以 e 为底); |
| LOG10($x$) | $x$ 的常用对数(以 10 为底)。 |

（4）三角函数。

| ARCOS($x$) | $x$ 的反余弦函数,$x$ 在$-1$与$+1$之间,结果为弧度; |
|---|---|
| ARSIN($x$) | $x$ 的反正弦函数,$x$ 在$-1$与$+1$之间,结果为弧度; |
| ATAN($x$) | $x$ 的反正切函数,结果为弧度; |
| COS($x$) | 余弦函数,$x$ 为弧度; |
| SIN($x$) | 正弦函数,$x$ 为弧度; |
| TAN($x$) | 正切函数,$x$ 为弧度。 |

此外,还有各种概率分布函数、分位数函数、样本统计函数、随机函数、字符函数和日期与时间函数等。

# 第四节　学习 SAS 的几点注意事项

（1）制定合理的目标。通过几十年的发展,SAS 已成为一个很大的系统,很少有人能对其内容全部掌握,所以在刚开始学习的时候首先要选定自己学习的范围,不要贪多。首先需要学习一下 SAS 语言的基本内容,本章介绍的内容都是最基本的,在学习其他内容之前要先掌握,如果想多了解一些,可通过 SAS 的帮助进行学习。

（2）事先要掌握统计理论知识。因为本书介绍的大部分过程都是进行统计分析的,所以要先掌握相关的统计方法后再学习这些过程,这样才能做到事半功倍。

（3）多在电脑上练习。因为 SAS 是一门编程语言,要多练习才能熟练掌握,死记硬背是不行的。首先要运行书上的程序,或"SAS 帮助"中的示例程序,掌握后可编自己的程序。

（4）善于利用"SAS 帮助"。"SAS 帮助"的内容很多,基本 SAS 语言介绍、各个过程语法、示例程序等应有尽有,但要找到自己需要的内容也并非易事,要熟悉"SAS 帮助"的结构,才能较快地从中找到自己需要的内容。下面就"SAS 帮助"做一些介绍。

SAS 系统提供很完善的帮助服务,可以说所有的 SAS 教科书都是以"SAS 帮助"为基础的,在学习过程中要善于利用,单击菜单 Help－Using this Window,则展开"SAS Help and Documentation"窗口,在这个窗口中可找到学习所需的各种资料,窗口的左边如图 2.11 所示。其中,Learning to Use SAS 中有各种示例程序和教程,可供学习过程中参考。

SAS producuts 中有 SAS 系统中各个模块的内容,本书中涉及到的模块为 Base、Stat 和 Graph 模块,在这些模块中可找到相应的过程,如 Base 模块中的 Print 过程,则点击 SAS Products－Base SAS－SAS Procedures－Procedures－The Print Procedure,弹出对话框如图 2.11。

不同的版本 SAS 帮助的形式会略有不同,但基本结构是不变的。

在右边窗口中可找到 print 过程的语句介绍,以及 print 过程的示例程序,如图 2.12 所示。要查找其他过程帮助也与此类似,可到相应的模块中寻找。SAS 中的示例程序在学习过

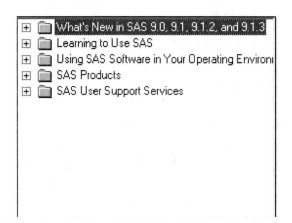

图 2.11　SAS 帮助窗口主要内容

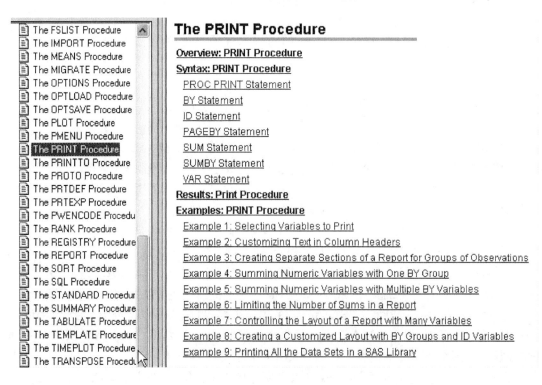

图 2.12　Print 过程帮助内容

程中非常实用,通过运行这些程序可以较快地掌握这些过程的用法。

　　另外,SAS 公司还提供了"SAS 帮助文件"的网上下载,网址是http://support.sas.com/documentation/onlinedoc/sas9doc.html,可根据需要选择 HTML 格式文件或 PDF 格式文件下载,SAS 公司的网址是www.sas.com,上面有一些用户心得、SAS 用户团体文章等内容,对学习 SAS 有一定帮助。网上较大的有关 SAS 的论坛是http://groups.google.com/group/comp.soft—sys.sas? lnk=li,可与很多 SAS 使用者交流。

（王柏松）

# 第三章　计量资料的统计描述

## 第一节　概　述

用定量的方法测定每个观察单位某项指标值的大小,所得的资料为计量资料,一般具有度量衡单位。计量资料根据其变量取值的特点,可分为离散型资料和连续型资料。离散型计量资料的变量只能取整数值,其变量取值可以一一列举。例如,某医院每年的住院人数、病死人数等。连续型计量资料的变量取值不能一一列举,其变量取值为一定范围内的任何数值,例如,调查某地某年 8 岁男童的身体发育情况,每个男童的身高(cm)、体重(kg)、血压(kPa)等。离散型和连续型计量资料的统计描述方法有所不同(例如,离散型计量资料的频数分布绘制直条图,而连续型计量资料的频数分布绘制直方图),但也有共性的地方,下面将以连续型资料为例从 3 种不同途径进行计量资料的统计描述,即:

(1)表格描述方法:对收集到的数据进行分组整理,制作成频数分布表。

(2)图形描述方法:用图形来表示数据,使人们能够看出数据的大体分布或"形状",如频数分布直方图、茎叶图或盒式图。

(3)数值描述方法:通过数据指标来概括数据中的信息,计算统计量来刻画数据的集中位置及变异程度等。

## 第二节　频数分布表和频数分布图

### 一、频数分布表

在医学实践中,当观察单位较多时,常常需要对收集到的资料(数据)进行分组整理,编制频数分布表,以发现数据内在的分布规律性。分组整理就是按照某种标准(标志)将数据分为不同的组别,统计出不同组别内的观察值个数。不同组别内的观察值个数即称为频数(frequency),表示在各组别内观察值出现的频繁程度。将分组的标准和相应的频数列表,即为频数分布表,简称频数表(frequency table)。

**(一)频数分布表的编制**

将连续型计量变量取值的范围划分成若干组段,将各组段与相应的频数列表,即为连续型计量资料的频数分布表。

**例 3.1** 2004 年抽样调查某市 120 名 4 岁男童的身高(cm),数据如下,试编制该男童身高资料的频数分布表。

| 108.0 | 97.6 | 103.4 | 101.6 | 104.4 | 98.5 | 110.5 | 103.8 | 109.7 | 109.8 |

| 104.5 | 99.5 | 104.0 | 103.9 | 97.2 | 106.3 | 106.2 | 107.6 | 108.3 | 97.6 |
| 102.7 | 103.7 | 107.6 | 103.2 | 103.6 | 103.3 | 102.8 | 102.3 | 102.2 | 103.3 |
| 101.2 | 107.5 | 106.3 | 109.7 | 99.5 | 107.4 | 103.4 | 106.6 | 105.7 | 107.4 |
| 103.0 | 109.6 | 106.4 | 107.3 | 100.6 | 112.3 | 100.5 | 101.9 | 98.8 | 99.7 |
| 104.3 | 110.2 | 105.3 | **95.2** | 105.8 | 105.2 | 106.1 | 103.6 | 106.6 | 105.1 |
| 105.5 | **113.5** | 107.7 | 106.8 | 106.2 | 109.8 | 99.7 | 107.9 | 104.8 | 103.9 |
| 106.8 | 106.4 | 108.3 | 106.5 | 103.3 | 107.7 | 106.2 | 100.4 | 102.6 | 102.1 |
| 110.6 | 112.2 | 110.2 | 103.7 | 102.3 | 112.1 | 105.4 | 104.2 | 105.7 | 104.4 |
| 102.8 | 107.8 | 102.5 | 102.3 | 105.3 | 103.7 | 103.1 | 101.6 | 106.5 | 100.0 |
| 103.2 | 109.3 | 105.8 | 106.1 | 104.9 | 105.9 | 105.3 | 103.7 | 99.6 | 106.2 |
| 102.5 | 108.1 | 106.1 | 108.3 | 99.8 | 108.3 | 104.0 | 100.6 | 112.6 | 103.7 |

频数分布表的编制方法如下：

(1) 找出全部观察值中的最大值与最小值。本例最大值为 113.5cm，最小值为 95.2cm。

(2) 计算全距(range,$R$)：全距也称为极差，是指全部观察值中最大值与最小值之差。本例全距 $R$ ＝113.5－95.2＝18.3(cm)。

(3) 确定组距、组段数及各组段的上下限。

ⅰ. 预计组段数：组数的多少视样本含量及资料的变动范围大小而定，一般以达到既简化资料又不影响反映资料的规律性为原则。组数要适当，不宜过多，亦不宜过少。分组越多所求得的统计量越精确，但增大了运算量；若分组过少，资料的规律性就反映不出来，计算出的统计量的精确性也较差。

组段数一般可根据观察单位的多少进行选择。观察单位较少时组段数可相对少些，观察单位较多时可酌情多些；通常在 8～15 之间选择。一般观察单位个数 $n$ 在 50 以下时，组段数可设为 5～8；$n$ 在 50 以上时，可设为 9～15。一般原则是既简化资料又能显示数据的分布规律。本例 $n$ 为 120，拟分 10 个组段。

ⅱ. 确定组距(class interval)：每个组段的起点称为该组段的下限(lower limit)，终点称为该组段的上限(upper limit)，组距＝上限－下限。分组段时应先确定组距。各组距可相等，也可不等，一般情况下为等距。等距分组时，组距＝$R$ /(预计的组段数)。为方便资料整理汇总，组距一般取整数。本例组距＝18.3 /12＝ 1.52，取整数 2 为组距。在实际中也常常用极差的1/10 取整作组距。

ⅲ. 确定组段数和各组段的上下限：组距确定以后，应确定组段数和合理设置各组段的上下限，其原则是：①使每一个观察值可以且只能归属于某一组段；②两端的组段应分别包含最小观察值和最大观察值，即第一个组段应包括最小观察值，最末一个组段应包括最大观察值；③除最末一个组段应同时写出其下限和上限外，其余组段只需写出其下限。因此，第一个组段的下限应取一个小于最小观察值的整数，如本例最小观察值为 95.2，则取整数 95 为第一组段的下限。为避免混淆，便于汇总，各个组段从本组段的下限开始即包括本组段的下限，但不包括本组段的上限，每个组段均相当于一个半开区间。如表 3.1 第一栏："95 ～"组段，包括身高在 95cm 及以上但不足 97 cm 的观察值。组距为 2，则共分 10 个组段。

表 3.1 2004 年某市 120 名 4 岁男孩身高的频数分布

| 组段/cm (1) | 频数 $f$ (2) | 计数 (3) | 频率/% (4) | 累计频数 (5) | 累计频率/% (6) |
|---|---|---|---|---|---|
| 95～ | 1 | / | 0.8 | 1 | 0.8 |
| 97～ | 5 | ///// | 4.2 | 6 | 5.0 |
| 99～ | 11 | /////////// | 9.2 | 17 | 14.2 |
| 101～ | 15 | /////////////// | 12.5 | 32 | 26.7 |
| 103～ | 28 | //////////////////////////// | 23.3 | 60 | 50.0 |
| 105～ | 29 | ///////////////////////////// | 24.2 | 89 | 74.2 |
| 107～ | 16 | //////////////// | 13.3 | 105 | 87.5 |
| 109～ | 10 | ////////// | 8.3 | 115 | 95.8 |
| 111～ | 4 | //// | 3.3 | 119 | 99.2 |
| 113～115 | 1 | / | 0.8 | 120 | 100.0 |
| 合计 | 120 | | 100.0 | | |

注:通常第(3)栏可以省略,列在此是为了形象计数。

ⅳ. 列表,统计各组段的频数:确定各组段的上下限后,列成表 3.1 的形式,将确定好的组段依次列在第(1)栏,各观察值按照"下限≤$x$<上限"的原则,采用划记法或计算机进行汇总,得到各个组段包含的观察单位数(频数)。注意:汇总时对于正好与某组段上限相等的观察值应算在下一个组段内。表中第(1)、(2)栏即为所需的频数分布表。

(二)频数分布表的用途

(1)揭示频数分布的特征:从频数分布表可以看到,频数分布有两个重要特征:集中趋势(central tendency)和离散程度(dispersion)。集中趋势是指一组观察值向某一个位置集中的倾向,离散程度是指一组观察值的分散性或变异度。由表 3.1 可见,120 名 4 岁男童的身高高矮不齐,但有一定的分布特征:大多数集中在中央部分,以中等身高者居多,此为集中趋势;从中央部分到两侧的频数逐渐减少,即少数人的身高较矮或较高,此为离散程度。

(2)揭示频数分布的类型:频数分布可以分为对称分布和偏态分布两种类型。对称分布是指集中位置在中间,左右两侧的频数分布基本对称,如表 3.1 的第(1)、(2)栏所示。偏态分布是指集中位置偏向一侧,频数分布不对称。若集中位置偏向数值小的一侧(左侧),称为正偏态(positive skew);若集中位置偏向数值大的一侧(右侧),称为负偏态(negative skew)。不同类型的分布,采用的统计分析方法不同。

(3)便于进一步计算统计指标和进行统计分析处理。

(4)便于发现特大或特小的可疑值:如在频数分布表的两端,连续出现几个组段的频数为 0 后,又出现一些特大值或特小值,则应怀疑这些数据的准确性,此时需要进一步核对和复查,发现错误,及时予以纠正。

## 二、频数分布图

为直观、形象地反映频数分布的特点，还可绘制频数分布图。

连续型计量资料的频数分布可绘制直方图（histogram）、茎叶图（stem-and-leaf plot）或盒式图（box plot）（绘图的具体 SAS 实现方法见实习材料）。直方图用各矩形的面积大小表示各组段的频数多少，矩形面积占总面积的比例表示频率的大小，其中各矩形的宽度为组距。用表3.1 资料绘制的直方图如图 3.1 所示。图中横坐标表示观察变量（组中值），纵坐标表示频数。可见，2004 年某市 120 名 4 岁男童的身高呈近似对称分布。

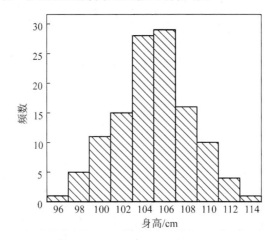

图 3.1  某市 120 名 4 岁男童身高的频数分布

# 第三节  集中趋势的统计描述指标

常用于描述计量资料集中趋势的数值指标体系是平均数（average），其计算和应用前提是资料必须具有同质性。常用的平均数有算术均数、几何均数和中位数。

## 一、算术均数

算术均数（arithmetic mean）简称均数（mean），常用希腊字母 $\mu$ 表示总体均数，用 $\overline{X}$ 表示样本均数。均数描述一组同质观察值的平均水平，适用于对称分布资料，特别是正态或近似正态分布的资料。

（一）均数的计算方法

1. 直接法

将所有原始观察值 $X_1, X_2, \cdots, X_n$ 直接相加后，再除以观察值个数 $n$，公式为

$$\overline{X} = \frac{X_1 + X_2 + \cdots + X_n}{n} = \frac{\sum_{i=1}^{n} X_i}{n} = \frac{\sum X}{n} \tag{3-1}$$

式中：$\sum$ 为希腊字母，读作"sigma"，是表示求和的符号。

**例 3.2**  计算例 3.1 中 120 名 4 岁男童的平均身高。

$$\overline{X} = \frac{\sum X}{n} = \frac{108.0 + 97.6 + \cdots + 103.7}{120} = \frac{12\,586.3}{120} = 104.89(\text{cm})$$

2. 加权法（weight method）

用于资料中相同观察值较多时,是将相同观察值的个数（即频数 $f$）乘以该观察值 $X$,以代替逐个相加相同观察值。用于频数表资料时,某组段观察值的实际取值用该组段的组中值来代替,再用加权法求均数,组中值 ＝（组段下限＋组段上限）/2。其计算公式为

$$\overline{X} = \frac{f_1 X_1 + f_2 X_2 + \cdots + f_k X_k}{f_1 + \cdots + f_k} = \frac{\sum fX}{\sum f} = \frac{\sum fX}{n} \tag{3-2}$$

**例 3.3** 应用加权法计算频数表 3.1 中资料的平均身高。

$$\overline{X} = \frac{1 \times 96 + 5 \times 98 + \cdots + 1 \times 114}{1 + 5 + \cdots + 1} = \frac{12\,592}{120} = 104.93(\text{cm})$$

120 名 4 岁男孩的平均身高为 104.93cm。

表 3.2 加权法计算 120 名 4 岁男孩的平均身高

| 组段/cm<br>（1） | 频数 $f$<br>（2） | 组中值 $X$<br>（3） | $fX$<br>（4）＝（2）(3) |
|---|---|---|---|
| 95～ | 1 | 96 | 96 |
| 97～ | 5 | 98 | 490 |
| 99～ | 11 | 100 | 1100 |
| 101～ | 15 | 102 | 1530 |
| 103～ | 28 | 104 | 2912 |
| 105～ | 29 | 106 | 3074 |
| 107～ | 16 | 108 | 1728 |
| 109～ | 10 | 110 | 1100 |
| 111～ | 4 | 112 | 448 |
| 113～115 | 1 | 114 | 114 |
| 合计 | 120($\sum f$) | | 12592($\sum fX$) |

（二）均数的两个重要特性

（1）各观察值 $X$ 与均数 $\overline{X}$ 之差（各离均差）的总和等于零,即 $\sum (X - \overline{X}) = 0$。

（2）离均差平方和最小,即 $\sum (X - \overline{X})^2 < \sum (X - a)^2$（$a$ 是不等于 $\overline{X}$ 的任意数）。

上述两个特性说明:均数是一组观察值最理想的代表值。

**二、几何均数**

几何均数（geometric mean）简记为 $G$。适用于频数分布图呈偏态分布、但经对数变换后呈正态分布或近似正态分布的资料,也可用于各观察值之间呈倍数变化或近似倍数变化（等比关系）的资料。如血清抗体的滴度、细菌计数、某些疾病的潜伏期等。一般情况下,同一组资料

的几何均数小于算术均数。

（一）几何均数的计算方法

1. 直接法

直接将 $n$ 个观察值 $(X_1, X_2, \cdots, X_n)$ 的连乘积开 $n$ 次方，即

$$G = \sqrt[n]{X_1 X_2 X_3 \cdots X_n} \tag{3-3}$$

也可写成对数形式，即

$$G = \lg^{-1}\left(\frac{\lg X_1 + \lg X_2 + \cdots + \lg X_n}{n}\right) = \lg^{-1}\left(\frac{\sum \lg X}{n}\right) \tag{3-4}$$

**例 3.4**　6 名乙肝患者血清的抗体滴度分别为 $1：16, 1：16, 1：32, 1：64, 1：64,$ $1：128$，求平均抗体滴度。

按照公式 3-3，

$$G = \sqrt[6]{16 \times 16 \times 32 \times 64 \times 64 \times 128} = 40.32;$$

或按照公式 3-4，

$$G = \lg^{-1}\left(\frac{\lg 16 + \lg 16 + \cdots + \lg 128}{6}\right) = \lg^{-1} 1.605\,5 = 40.32。$$

据此，6 名乙肝患者血清的平均抗体滴度为 $1：40.32$。

2. 加权法

当相同观察值的个数较多时，如频数表资料，可用加权法计算。公式为

$$G = \lg^{-1}\left(\frac{f_1 \lg X_1 + f_2 \lg X_2 + \cdots + f_k \lg X_k}{f_1 + f_2 + \cdots + f_k}\right) = \lg^{-1}\left(\frac{\sum f \lg X}{\sum f}\right) = \lg^{-1}\left(\frac{\sum f \lg X}{n}\right) \tag{3-5}$$

**例 3.5**　某社区卫生服务中心计划免疫科为 60 名儿童接种了麻疹疫苗，一个月后，这些儿童的血凝抑制抗体滴度测定结果如表 3.3 第（1）、（2）栏所示，求平均抗体滴度。

表 3.3　60 名儿童的平均抗体滴度计算表

| 抗体滴度<br>（1） | 频数 $f$<br>（2） | 滴度倒数 $X$<br>（3） | $\lg X$<br>（4） | $f \lg X$<br>（5）=（2）（4） |
|---|---|---|---|---|
| 1：4 | 1 | 4 | 0.602 1 | 0.602 1 |
| 1：8 | 3 | 8 | 0.903 1 | 2.709 3 |
| 1：16 | 8 | 16 | 1.204 1 | 9.632 8 |
| 1：32 | 13 | 32 | 1.505 1 | 19.586 3 |
| 1：64 | 21 | 64 | 1.806 2 | 37.930 2 |
| 1：128 | 9 | 128 | 2.107 2 | 18.964 8 |
| 1：256 | 4 | 256 | 2.408 2 | 9.632 8 |
| 1：512 | 1 | 512 | 2.709 3 | 2.709 3 |
| 合计 | 60 | — | — | 101.767 6 |

按照公式 3-5 计算几何均数为：

$$G = \lg^{-1}\left(\frac{101.767\,6}{60}\right) = 49.64。$$

据此,60 名儿童接种麻疹疫苗后,其血凝抑制抗体的平均滴度为 1：49.64。

（二）应用几何均数的注意事项

（1）几何均数常用于等比级资料或用于对数正态分布资料。

（2）观察值中不能有 0,因为 0 不能取对数。

（3）观察值同时不能有正值和负值。若全是负值,计算时可先将负号去掉,得出结果后再加上负号。

### 三、中位数

中位数（median）简记为 $M$,是指将一组观察值按从小到大的顺序排列后位次居中的那个观察值。所以,在全部观察值中,小于和大于中位数的观察值个数相等。

（一）中位数的计算方法

1. 直接法

先将全部观察值按由小到大的顺序排列,再按照公式(3-6)或(3-7)计算。

$$M = X_{\left(\frac{n+1}{2}\right)} \qquad n \text{ 为奇数时} \qquad (3\text{-}6)$$

$$M = (X_{\left(\frac{n}{2}\right)} + X_{\left(\frac{n}{2}+1\right)})/2 \qquad n \text{ 为偶数时} \qquad (3\text{-}7)$$

式中：$n$ 为观察值的总个数,下标 $\left(\frac{n+1}{2}\right)$、$\left(\frac{n}{2}\right)$、$\left(\frac{n}{2}+1\right)$ 是有序数列的位次,$X_{\left(\frac{n+1}{2}\right)}$、$X_{\left(\frac{n}{2}\right)}$、$X_{\left(\frac{n}{2}+1\right)}$ 是相应位次的观察值。

**例 3.6**　某研究于 2005 年利用自编的生命质量评价量表测得 9 名康复期癌症患者的生命质量,得分分别为 81.76、64.28、83.84、62.46、68.15、77.58、79.23、55.60、58.88。求其中位数。

先将得分按由小到大的顺序排列为：55.60、58.88、62.46、64.28、68.15、77.58、79.23、81.76、83.84。本例 $n=9$,为奇数,按公式 3-6 计算：

$$M = X_{\left(\frac{9+1}{2}\right)} = X_5 = 68.15（分）。$$

**例 3.7**　在例 3.6 测得 9 名康复期癌症患者的生命质量得分的基础上,又测得 1 名康复期癌症患者的生命质量得分为 83.93 分,求其中位数。

同样,先将 10 名康复期癌症患者的生命质量得分按由小到大的顺序排列。本例 $n=10$,为偶数,再按公式 3-7 计算

$$M = (X_{\left(\frac{10}{2}\right)} + X_{\left(\frac{10}{2}+1\right)})/2 = (X_5 + X_6)/2 = (68.15+77.58)/2 = 72.87（分）。$$

2. 频数表法

对于频数表资料,可应用百分位数法计算中位数。

百分位数（percentile）用符号 $P_x$ 表示,它是一种位置指标,是指将观察值由小到大排列后处于第 $x$ 百分位置上的数值。它将一组观察值分成两个部分,理论上有 $x\%$ 个观察值小于它,$(100-x)\%$ 个观察值大于它。百分位数 $P_x$ 的计算公式为：

$$P_X = L + \frac{i}{f_x}(n \times x\% - \sum f_L) \qquad (3\text{-}8)$$

式中：$f_x$ 为 $P_x$ 所在组段的频数；$L$ 为该组段的下限；$i$ 为该组段的组距；$n$ 为总频数；$\sum f_L$ 为 $P_x$ 所在的组段前一组段的累计频数。

中位数即是百分位数 $P_{50}$。用频数表法计算中位数的步骤如下：

(1) 按照所分的组段，由小到大计算累计频数和累计频率，如表 3.4 的第(3)栏和第(4)栏。

(2) 结合表中的第(1)栏和第(4)栏，判断 $P_{50}$ 即中位数所在的组段。

(3) 按照公式 3-8 计算中位数。此时，式中 $L$ 为中位数所在组段的下限；$i$ 为中位数所在组段的组距；$x=50$，$f_x$ 为中位数所在组段的频数；$\sum f_L$ 为中位数所在的组段前一组段的累计频数。

**例 3.8**  2005 年某研究为评价癌症患者的康复效果，采用自编的生命质量评价量表测评了 148 名康复期癌症患者的生命质量得分，将测评结果编制频数表，如表 3.4 所示。求生命质量得分的中位数。

表 3.4  148 名康复期癌症患者的生命质量得分的频数分布

| 生命质量得分<br>(1) | 频数 $f$<br>(2) | 累计频数<br>(3) | 累计频率/%<br>(4) |
|---|---|---|---|
| 51～ | 8 | 8 | 5.4 |
| 56～ | 17 | 25 | 16.9 |
| 61～ | 20 | 45 | 30.4 |
| 66～ | 18 | 63 | 42.6 |
| 71～ | 22 | 85 | 57.4 |
| 76～ | 34 | 119 | 80.4 |
| 81～ | 10 | 129 | 87.2 |
| 86～ | 12 | 141 | 95.3 |
| 91～ | 5 | 146 | 98.6 |
| 96～100 | 2 | 148 | 100.0 |
| 合计 | 148 | | |

$$M = P_{50} = L_{50} + \frac{i}{f_{50}}(n \times 50\% - \sum f_L) = 71 + \frac{5}{22}(148 \times 50\% - 63) = 73.50(分)。$$

（二）应用中位数的注意事项

(1) 中位数可用于各种分布的计量资料。在正态分布资料中，中位数与算术均数相等；在对数正态分布资料中，中位数与几何均数相等。

(2) 在实际工作中，中位数主要用于描述偏态分布资料的集中位置。由于它不受两端极端值的影响，因此，还可用于描述频数分布的一端或两端无确切数据资料的集中位置。

**四、众数**

众数（mode）原指总体中出现机会最高的数值。样本众数则是指在样本中出现频率最高的数值。对于频数表资料，众数为频数最大组段的组中值。如例 3.1 中，2004 年某市 120 名 4

岁男孩身高的众数为 106(cm)。当然,对同一资料的分组不同时,其众数也可能发生变化。

# 第四节 离散程度的统计描述指标

前文曾提及,频数分布有集中趋势和离散程度两个重要特征,平均数反映一组同质观察值的集中趋势,无法反映各观察值之间的变异度即离散程度。要全面反映资料的分布规律,必须将集中趋势和离散程度结合起来。为了进一步说明这个问题,请看下例。

**例 3.9** 某研究采用自编的生命质量评价量表测得 3 组同年龄、同性别癌症患者的心理状态维度,得分如下:

| 甲组 | 12 | 14 | 16 | 18 | 20 | 22 | 24 |
|------|----|----|----|----|----|----|----|
| 乙组 | 11 | 13 | 17 | 18 | 19 | 23 | 25 |
| 丙组 | 10 | 12 | 14 | 18 | 22 | 24 | 26 |

3 组得分分布示意如下:

| | 均数 |
|---|---|
| ◯(12) ◯(14) ◯(16) ◯(18) ◯(20) ◯(22) ◯(24) <br> 10 11 12 13 14 15 16 17 18 19 20 21 22 23 24 25 26 | 甲组 **18** |
| ◯(11) ◯(13) ◯(17) ◯(18) ◯(19) ◯(23) ◯(25) <br> 10 11 12 13 14 15 16 17 18 19 20 21 22 23 24 25 26 | 乙组 **18** |
| ◯(10) ◯(12) ◯(14) ◯(18) ◯(22) ◯(24) ◯(26) <br> 10 11 12 13 14 15 16 17 18 19 20 21 22 23 24 25 26 | 丙组 **18** |

3 组的均数和中位数都是 18 分,但这 3 组的 7 个数据间参差不齐的程度不同,或者说 3 组数据的离散程度不同,这在分析资料时必须加以考虑。

描述离散程度的常用指标有极差、四分位数间距、方差、标准差和变异系数。

## 一、极差

极差(range,$R$)也称为全距,是指一组同质观察值中最大值与最小值之差。它反映个体变异的范围。极差大,说明变异程度大;反之,说明变异程度小。如例 3.9:

$$R_{甲} = 24 - 12 = 12(分);$$
$$R_{乙} = 25 - 11 = 14(分);$$
$$R_{丙} = 26 - 10 = 16(分)。$$

甲组的极差最小,丙组的极差最大,乙组的极差居中,说明甲组数据的变异程度最小,丙组数据的变异程度最大,乙组居中。

极差的计算简单明了,但有明显的不足之处:①只涉及观察值中最大值和最小值之间的差异,不能反映组内其他观察值的变异程度;②样本含量越大时,$R$ 也可能越大,因为此时抽到较大或较小观察值的可能性越大,所以样本含量相差悬殊时,不宜用极差来比较数据的离散程度。

## 二、四分位数间距

四分位数(quartile)简记为 $Q$,可视为特定的百分位数。第 25 百分位数 $P_{25}$ 称为下四分位数,用 $Q_L$ 表示。第 75 百分位数 $P_{75}$ 称为上四分位数,用 $Q_U$ 表示。四分位数间距(inter-quartile range)即是指上四分位数 $Q_U$ 与下四分位数 $Q_L$ 之差,即 $Q_U-Q_L$。显然,其间包括了中间一半的观察值,四分位数间距可看成中间一半观察值的极差。其数值越大,说明观察值的离散程度越大,反之,则离散程度越小。四分位数间距常用于描述偏态分布资料以及两端无确切数据或分布不明确资料的离散程度。

**例 3.10**　根据表 3.4 资料计算 148 名康复期癌症患者生命质量得分的四分位数间距。按照公式 3-8 分别计算第 25 百分位数 $P_{25}$ 与第 75 百分位数 $P_{75}$ 如下:

第 25 百分位数 $P_{25}$ 所在组段为"61~"组,则

$$P_{25}=61+\frac{5}{20}(148\times25\%-25)=64(\text{分});$$

第 75 百分位数所在组为"76~"组,则

$$P_{75}=76+\frac{5}{34}(148\times75\%-85)=79.82(\text{分})。$$

所以这 148 名康复期癌症患者生命质量得分的四分位数间距为

$$\text{四分位数间距} = Q_U-Q_L = 79.82-64 = 15.82(\text{分})。$$

### 三、方差

方差(variance)又称为均方差。总体方差用 $\sigma^2$ 表示,其计算公式为

$$\sigma^2 = \frac{\sum(X-\mu)^2}{N} \tag{3-9}$$

式中:$N$ 为总体中观察值的总个数,$\mu$ 为总体均数,$X-\mu$ 则为每个观察值的离均差。由于 $\sum(X-\mu)=0$,不能达到反映离散程度大小的目的,所以采用离均差平方和(sum of squares of deviations from mean)$\sum(X-\mu)^2$ 来反映离散程度。离均差平方和描述各观察值相对于 $\mu$ 的离散程度。观察值个数越多,离均差平方和 $\sum(X-\mu)^2$ 往往越大。为消除观察值个数 $N$ 的影响,对离均差平方和按观察值个数求平均,即得到方差。方差越大,说明观察值间离散程度越大即分布越分散;反之,则离散程度越小即分布越集中。

在实际工作中经常得到的是样本资料,总体均数 $\mu$ 未知,此时只能用样本均数 $\overline{X}$ 作为 $\mu$ 的估计值,用样本例数 $n$ 代替 $N$,用样本方差 $S^2$ 来估计总体方差 $\sigma^2$。样本方差的计算公式为

$$S^2 = \frac{\sum(X-\overline{X})^2}{n-1} = \frac{\sum X^2 - \frac{(\sum X)^2}{n}}{n-1} \tag{3-10}$$

注意:公式中分母改用 $n-1$,而不是 $n$。因为如仍用 $n$ 做分母,计算的 $S^2$ 总低于实际的 $\sigma^2$,所以用 $n-1$ 代替 $n$ 来校正。

$n-1$ 又称为 $S^2$ 的自由度(degree of freedom)。自由度简记为 $\upsilon$,意义是指允许自由取值的变量值个数。若某统计量受 $k$ 个条件的限制,其自由度 $\upsilon=n-k$。如计算样本方差 $S^2$ 时,分子中有 $n$ 个平方和,但因受到 $\sum(X-\overline{X})=0$ 这一个条件的限制,$n$ 个平方和中只有 $n-1$ 个可以自由取值,所以自由度为 $n-1$。

对于频数表资料,样本方差的计算公式为

$$S^2 = \frac{\sum fX^2 - \dfrac{\left(\sum fX\right)^2}{n}}{n-1} \tag{3-11}$$

式中：$f$ 是各组段的频数，$X$ 是各组段的组中值，$n$ 是总频数。

**例 3.11**　根据例 3.2 前 9 例的资料计算 2004 年某市 4 岁男童身高的样本方差，已知 $\overline{X} = 104.17(\text{cm})$。

按公式 3-10 计算：

$$S^2 = \frac{(108.0-104.17)^2 + (97.6-104.17)^2 + \cdots + (109.7-104.17)^2}{9-1}$$

$$= \frac{168.0201}{8} = 21.00 \ (\text{cm}^2)$$

#### 四、标准差

方差的度量单位是观察值度量单位的平方，为恢复原度量单位，将方差开平方即得到标准差(standard deviation)。方差和标准差是描述对称分布尤其是正态或近似正态分布资料离散程度的常用指标。但两者比较，标准差更常用。总体标准差用 $\sigma$ 表示，样本标准差用 $S$ 表示。

总体标准差 $\sigma$ 的计算公式为

$$\sigma = \sqrt{\frac{\sum (X-\mu)^2}{N}} \tag{3-12}$$

样本标准差的计算公式为：

（1）直接法：

$$S = \sqrt{\frac{\sum (X-\overline{X})^2}{n-1}} = \sqrt{\frac{\sum X^2 - \dfrac{\left(\sum X\right)^2}{n}}{n-1}} \tag{3-13}$$

（2）加权法：

$$S = \sqrt{\frac{\sum fX^2 - \dfrac{\left(\sum fX\right)^2}{n}}{n-1}} \tag{3-14}$$

**例 3.12**　求例 3.9 中甲、乙两组癌症患者心理状态维度得分的标准差。

按公式 3-13 计算：

甲组：

$$S = \sqrt{\frac{(12-18)^2 + (14-18)^2 + \cdots + (24-18)^2}{7-1}} = \sqrt{112/6} = 4.32(\text{分});$$

乙组：

$$S = \sqrt{\frac{(11-18)^2 + (13-18)^2 + \cdots + (25-18)^2}{7-1}} = 5 \ (\text{分})。$$

由于癌症患者心理状态维度得分的标准差乙组＞甲组，所以得分的离散程度乙组＞甲组。

**例 3.13**　计算表 3.2 中 120 名 4 岁男孩身高的标准差。

用加权法。根据表 3.2，已知 $\sum f = 120$，$\sum fX = 12592$，$\sum fX^2$ 由表第(3)栏和第(4)栏

相乘后相加而得,为 1 322 784。则

$$S = \sqrt{\dfrac{1\,322\,784 - \dfrac{12\,592^2}{120}}{120 - 1}} = 3.51(\text{cm})。$$

### 五、变异系数

变异系数(coefficient of variation)又称离散系数(coefficient of dispersion),简记为 $CV$,为标准差 $S$ 与均数 $\overline{X}$ 之比,用百分数表达。其公式为

$$CV = \frac{S}{\overline{X}} \times 100\% \tag{3-15}$$

极差、四分位数间距和标准差都有单位,其单位与观察值单位相同;而变异系数是一个相对数,没有单位,主要用于计量单位不同资料或均数相差悬殊的资料离散程度比较。

**例 3.14**　2004 年某市 120 名 4 岁男孩身高的均数为 104.93cm,标准差为 3.51cm;体重均数为 17.86kg,标准差为 1.51kg。试比较 4 岁男孩身高和体重的变异度。

按公式 3-15,身高的变异系数和体重的变异系数分别为:

$$身高 \quad CV = \frac{3.51}{104.93} \times 100\% = 3.35\%;$$

$$体重 \quad CV = \frac{1.51}{17.86} \times 100\% = 8.45\%。$$

结果表明,该市 4 岁男孩体重的变异度大于身高的变异度。

**例 3.15**　2004 年某市 120 名 4 岁男孩身高均数为 104.93cm,标准差为 3.51cm,同年,该地 120 名周岁男孩身高均数为 76.12cm,标准差为 3.27cm,试比较两组的变异度。

4 岁男孩身高

$$CV = \frac{3.51}{104.93} \times 100\% = 3.35\%;$$

周岁男孩身高

$$CV = \frac{3.27}{76.12} \times 100\% = 4.30\%。$$

结果显示,该市周岁男孩身高的变异度>4 岁男孩身高的变异度。

# 第五节　正态分布及其应用

### 一、正态分布的概念和特征

正态分布(normal distribution)又称为 Gauss 分布(Gaussian distribution),是自然界最常见、最重要的一种连续型概率分布。

在医学领域中,很多连续型随机变量的值都服从正态分布或近似正态分布。例如,同性别同年龄正常儿童的身高、体重等。如由表 3.1 资料绘制的 4 岁男童的身高频数分布图见图 3.2(a),可见 4 岁男童的身高频数分布是中间频数多,两边频数逐渐减少,且左右两侧大致对称。可以设想,如该例中 4 岁男童人数逐渐增多,组段不断分细,图中直条的宽度将逐渐变窄,

就会逐渐形成一条高峰位于中央(均数所在处)、左右两侧逐渐降低且对称、不与横轴相交的光滑曲线,如图 3.2(c)所示。该曲线略呈钟形,中间高、两头低,左右对称,近似于数学上的正态分布曲线。因频率的总和等于 100% 或 1,所以横轴上曲线下的面积等于 100% 或 1。

**(一)正态分布的图形**

正态分布曲线的概率密度函数表达式为

$$f(X) = \frac{1}{\sigma\sqrt{2\pi}} e^{\frac{-(X-\mu)^2}{2\sigma^2}} \quad -\infty < X < +\infty \tag{3-16}$$

该式也称为正态分布的密度函数。

式中:$\mu$ 为总体均数,$\sigma$ 为总体标准差,$\pi$ 为圆周率,e 为自然对数的底,仅 $X$ 为变量。当 $\mu$、$\sigma$ 已知时,按公式 3-16 就可绘出正态分布曲线的图形,其中横轴为 $X$,纵轴为 $f(X)$。

正态分布曲线的图形是一条在均数处最高,左右两侧逐渐下降,两端永远不与横轴相交、而在无穷远处与横轴无限接近的对称的钟形曲线。

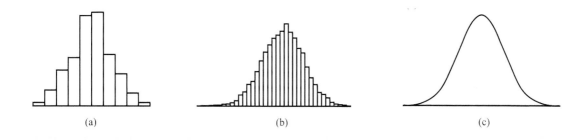

图 3.2 (a)→(b)→(c)频数分布逐渐接近正态分布示意

**(二)正态分布的特征**

(1) 正态分布是单峰分布,曲线在横轴上方均数处最高。

(2) 正态分布以均数为中心,左右对称。

(3) 在 $X = \mu \pm \sigma$ 处各有一个拐点。

(4) 正态曲线下面积分布具有一定的规律。

(5) 正态分布有两个参数,即位置参数 $\mu$ 和变异度参数(形态参数)$\sigma$。若 $\sigma$ 固定时,改变 $\mu$ 值,曲线沿着 $X$ 轴平移,而形状保持不变;$\mu$ 越大,曲线沿着 $X$ 轴越右移;$\mu$ 越小,曲线沿着 $X$ 轴越左移(见图 3.3)。若 $\mu$ 固定时,曲线中心在 $X$ 轴的位置不变;$\sigma$ 越大,曲线越"矮胖";$\sigma$ 越小,曲线越"高瘦"(图 3.4)。可见,不同的 $\mu$ 及不同的 $\sigma$ 确定不同的正态分布,通常用 $N(\mu, \sigma^2)$ 表示均数为 $\mu$、标准差为 $\sigma$ 的正态分布。

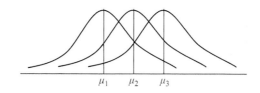

图 3.3 标准差相同、均数不同($\mu_1 < \mu_2 < \mu_3$)的 3 条正态分布曲线

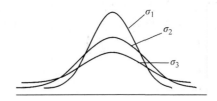

图 3.4　均数相同、标准差不同($\sigma_1 < \sigma_2 < \sigma_3$)的 3 条正态分布曲线

**（三）标准正态分布**

为方便应用,若 $X$ 服从正态分布 $N(\mu, \sigma^2)$,可进行如下的标准化变换:

$$u = \frac{X - \mu}{\sigma} \tag{3-17}$$

经此变换后,$u$ 服从均数为 0、标准差为 1 的正态分布,我们将此正态分布称为标准正态分布(standard normal distribution),用 $N(0,1)$ 表示。$u$ 称为标准正态变量。按式 3-16 得标准正态分布的密度函数表达式为

$$\varphi(u) = \frac{1}{\sqrt{2\pi}} e^{\frac{-u^2}{2}} \qquad -\infty < u < +\infty \tag{3-18}$$

**（四）对数正态分布**

在医学领域中,还有很多变量呈偏态分布,其中部分变量经过对数变换(即用原始观察值的对数值 $\lg X$ 来代替 $X$)后服从正态分布,我们就称 $X$ 服从对数正态分布。如患者的住院天数、某些疾病的潜伏期、某些临床检验结果等都呈偏态分布,但经过对数变换后,常常能转换成正态分布,即可按照正态分布规律进行资料处理,大大降低了统计难度。

## 二、正态曲线下面积的分布规律

我们通过了解正态曲线下、横轴上一定区间的面积占总面积的百分数,可以估计该区间的例数占总例数的百分数(频率分布)或观察值落在该区间的概率(概率分布)。

对式 3-16 的积分可求得正态曲线下区间 $(-\infty, X)$ 的面积,计算公式为

$$F(X) = \frac{1}{\sigma\sqrt{2\pi}} \int_{-\infty}^{X} e^{\frac{-(X-\mu)^2}{2\sigma^2}} \, dX \tag{3-19}$$

则正态曲线下区间 $(X_1, X_2)$ 的面积计算公式为

$$D = F(X_2) - F(X_1) = \int_{X_1}^{X_2} \frac{1}{\sigma\sqrt{2\pi}} e^{\frac{-(X-\mu)^2}{2\sigma^2}} \, dX \tag{3-20}$$

对式 3-18 的积分可求得标准正态曲线下区间 $(-\infty, u)$ 的面积,计算公式为

$$\Phi(u) = \frac{1}{\sqrt{2\pi}} \int_{-\infty}^{u} e^{\frac{-u^2}{2}} \, du \tag{3-21}$$

统计学家已经按照公式 3-21 编制了标准正态分布曲线下的面积分布表、借助该表可以估计任意正态分布的任意区间的面积。但查表时必须注意:①当已知 $\mu$、$\sigma$、$X$ 时,应先按式 3-17 计算 $u$ 值,再用 $u$ 值查表;当未知 $\mu$、$\sigma$ 且样本含量足够大时,可用样本均数 $\bar{X}$ 和样本标准差 $S$ 来分别代替 $\mu$ 和 $\sigma$,再按式 3-17 计算 $u$ 值后查表。②曲线下对称于 0 的区间,面积相等,因此表中只列出 $u \leqslant 0$ 的所有 $\Phi(u)$ 值,表示 $\leqslant u$ 的曲线下面积。③横轴上曲线下的总面积为 100% 或 1。

正态曲线下面积分布的主要规律如下：

（1）横轴上正态曲线下的总面积为 100% 或 1。

（2）正态曲线的对称轴为直线 $X=\mu$，对称轴两侧曲线下的面积相等，各占 50%；

（3）曲线下对称于 $\mu$ 的区间，面积相等。

（4）曲线下区间 $(\mu-\sigma,\mu+\sigma)$ 的面积为 68.27%，区间 $(\mu-1.64\sigma,\mu+1.64\sigma)$ 的面积为 89.90%，区间 $(\mu-1.96\sigma,\mu+1.96\sigma)$ 的面积为 95.00%；区间 $(\mu-2.58\sigma,\mu+2.58\sigma)$ 的面积为 99.00%。见图 3.5。

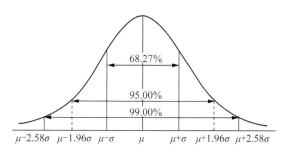

图 3.5　正态分布曲线下的面积分布示意

**例 3.16**　已知 $u_1=-1.80,u_2=1.40$，试求标准正态曲线下区间 $(-1.80,1.40)$ 的面积。

根据正态分布的对称性，可知 $\Phi(1.40)=1-\Phi(-1.40)$。

查标准正态分布曲线下的面积分布表，得区间 $(-\infty,-1.80)$ 的面积 $\Phi(-1.80)=0.0359$；区间 $(-\infty,-1.40)$ 的面积 $\Phi(-1.40)=0.0808$，因此 $\Phi(1.40)=1-0.0808=0.9192$，则区间 $(-1.80,1.40)$ 的面积 $=\Phi(1.40)-\Phi(-1.80)=0.9192-0.0359=0.8833$。

**例 3.17**　例 3.3 中算得 120 名 4 岁男童身高的均数 $\overline{X}$ 为 104.93cm，例 3.13 求得标准差 $S$ 为 3.51cm，试估计：①该市身高在 108cm 以上的 4 岁男童占该市 4 岁男童总数的比例；②身高界于 102~106 cm 的 4 岁男童占该市 4 岁男童总数的比例；③120 名 4 岁男童中身高界于 102~106 cm 范围内的人数；④该市 90% 的 4 岁男童身高集中在哪个范围？

此例属于非标准正态分布，需要先进行标准化变换。

108 对应的 $u$ 值：$u=\dfrac{108-104.93}{3.51}=0.87$。

估计该市身高在 108cm 以上的 4 岁男童占该市 4 岁男童总数的比例即是求标准正态分布曲线下 $u=0.87$ 的右侧面积。查标准正态分布曲线下的面积分布表得：$\Phi(-0.87)=0.1922$，因此，估计该市身高在 108cm 以上的 4 岁男童占该市 4 岁男童总数的 19.22%。

要估计身高在 102~106 cm 的 4 岁男童占该市 4 岁男童总数的比例，应先计算 102 与 106 各自对应的 $u$ 值：

102 对应的 $u$ 值：$u_1=\dfrac{102-104.93}{3.51}=-0.83$；

106 对应的 $u$ 值：$u_2=\dfrac{106-104.93}{3.51}=0.30$。

查标准正态分布曲线下的面积分布表得：

$\Phi(u_1)=\Phi(-0.83)=0.2033,\Phi(u_2)=\Phi(0.30)=1-\Phi(-0.30)=1-0.3821=0.6179$；

$D=\Phi(u_2)-\Phi(u_1)=0.6179-0.2033=0.4146$。

据此,估计身高界于 102~106 cm 的 4 岁男童占该市 4 岁男童总数的 41.46%;估计 120 名 4 岁男童中身高在 102~106 cm 范围内的人数为 120×41.46%=50(名)。

估计该市 90% 的 4 岁男童身高集中的范围,根据查标准正态分布曲线下的面积分布表,曲线下左侧面积为 0.05 对应的 $u$ 值为 $-1.64$,因此 90% 的 4 岁男童身高集中的范围为 $\overline{X} \pm 1.64S = 104.93 \pm 1.64 \times 3.51$,即 99.17~110.69 cm。

### 三、正态分布的应用

(一)估计频率分布

正如前文所述,我们可以利用正态曲线下面积的分布规律来估计频率分布。如例 3.17 中估计身高在 108cm 以上的 4 岁男童占该市 4 岁男童总数的比例以及身高在 102~106 cm 的 4 岁男童占该市 4 岁男童总数的比例,等等。

(二)确定医学参考值范围

医学参考值范围(reference range)也称正常值范围,是指各种生理、生化、解剖等指标在特定健康状况人群(排除了影响研究指标的有关疾病和因素的特定人群)的绝大多数个体中的取值波动范围。"绝大多数"可以是 90%、95% 或 99% 等,最常用 95%。

对于参考值范围是确定为双侧还是单侧范围,应根据专业知识来决定。某指标过小或过大都属异常,其参考值范围应确定为双侧参考值范围,如体温、脉搏、血清总胆固醇的参考值范围;某指标仅过小或仅过大属异常,其参考值范围应确定为单侧参考值范围,此时该指标的参考值范围仅有单侧下限或仅有单侧上限,如肺活量的参考值范围仅确定单侧下限,血清氨基转移酶、尿铅的参考值范围仅确定单侧上限。

医学参考值范围的确定方法:

1. 正态分布法

对于服从正态分布或近似正态分布的指标,其参考值范围可根据正态分布规律来确定。

双侧界值: $\overline{X} \pm uS$     (3-22)

单侧上限: $\overline{X} + uS$     (3-23)

单侧下限: $\overline{X} - uS$     (3-24)

上述 3 式中,$\overline{X}$ 是均数,$S$ 是标准差,常用 $u$ 值如表 3.5 所示。

**表 3.5 常用 $u$ 值表**

| 参考值范围/% | 单侧 | 双侧 |
| --- | --- | --- |
| 80 | 0.842 | 1.282 |
| 90 | 1.282 | 1.645 |
| 95 | 1.645 | 1.960 |
| 99 | 2.326 | 2.576 |

**例 3.18** 某地调查正常成年男子 180 人的红细胞数,接近正态分布,均数 $\overline{X} = 5.15 \times 10^{12}/L$,标准差 $S = 0.42 \times 10^{12}/L$,试估计该地正常成年男子红细胞数的 95% 参考值范围。

因红细胞数过少或过多都属异常,因此应按双侧确定参考值范围。该地正常成年男子红细胞数的 95% 参考值范围为:

下限：$\overline{X}-1.960S=5.15-1.960\times0.42=4.33(10^{12}/L)$；

上限：$\overline{X}+1.960S=5.15+1.960\times0.42=5.97(10^{12}/L)$。

注意：95%参考值范围仅说明：某特定健康状况人群中，95%的个体该指标的取值在此范围内，并不表明凡在此范围内都"正常"，也不表明凡在此范围外都"不正常"。所以，在临床上只能将医学参考值范围作为参考，而不能作为诊断标准。

**2. 对数正态分布法**

对于服从对数正态分布的指标，其参考值范围的确定应先将变量进行对数转换使之服从正态分布。

双侧界值： $\lg^{-1}(\overline{X}_{\lg X}\pm uS_{\lg X})$ (3-25)

单侧上限： $\lg^{-1}(\overline{X}_{\lg X}+uS_{\lg X})$ (3-26)

单侧下限： $\lg^{-1}(\overline{X}_{\lg X}-uS_{\lg X})$ (3-27)

**3. 百分位数法**

可用于确定呈任何分布的指标的参考值范围，尤其是呈偏态分布的指标。表3.6列出了利用百分位数法确定医学参考值范围的常用界值。

**表3.6 百分位数法确定医学参考值范围的常用界值**

| 参考值范围/% | 双侧 | | 单侧 | |
|:---:|:---:|:---:|:---:|:---:|
| | | | 只有下限 | 只有上限 |
| 90 | $P_5$, | $P_{95}$ | $P_{10}$ | $P_{90}$ |
| 95 | $P_{2.5}$, | $P_{97.5}$ | $P_5$ | $P_{95}$ |
| 99 | $P_{0.5}$, | $P_{99.5}$ | $P_1$ | $P_{99}$ |

**（三）质量控制**

很多医学指标的测量值受随机误差的影响而出现波动，该波动往往服从正态分布，但如还存在某些影响较大的因素（仪器、人为因素等）导致的系统误差，此时波动就不再服从正态分布。利用此原理，我们可以对测量过程进行质量控制。

一般情况下，常以$\overline{X}\pm2S$作为上、下警戒值，以$\overline{X}\pm3S$作为上、下控制值。其中，2S和3S分别是1.960S和2.576S的近似值，即把观测值的95%和99%参考值范围分别作为其警戒值和控制值。

**（四）正态分布是许多统计方法的理论基础**

$u$检验的理论基础即是正态分布，此外，$t$分布、$F$分布和$\chi^2$分布均是以正态分布为基础推导出来的。另外，二项分布、Poisson分布等分布的极限也为正态分布，在一定条件下，都可以按照正态近似的原理进行处理。因此，正态分布是许多统计分析方法的理论基础。

# 第六节 计量资料描述性统计的 SAS 程序

SAS既可以为我们编制频数分布表，还提供了两个常用的计量资料描述性统计的过程步,即 MEANS 过程和 UNIVARIATE 过程。

### 一、应用举例:编制频数分布表并绘制直方图

**例 3. 19**  对例 3.1 某市 120 名 4 岁男童身高的资料制作频数分布表并绘制直方图,已知该频数分布表的最低下限为 95,组距为 2。

**程序 ch3_1. sas：**

```
data shg;
 input x @@；
 low=95;
  dis=2；
  b=x−mod(x−low,dis)；
cards;
```

| 108.0 | 97.6 | 103.4 | 101.6 | 104.4 | 98.5 | 110.5 | 103.8 | 109.7 | 109.8 |
| 104.5 | 99.5 | 104.0 | 103.9 | 97.2 | 106.3 | 106.2 | 107.6 | 108.3 | 97.6 |
| 102.7 | 103.7 | 107.6 | 103.2 | 103.6 | 103.3 | 102.8 | 102.3 | 102.2 | 103.3 |
| 101.2 | 107.5 | 106.3 | 109.7 | 99.5 | 107.4 | 103.4 | 106.6 | 105.7 | 107.4 |
| 103.0 | 109.6 | 106.4 | 107.3 | 100.6 | 112.3 | 100.5 | 101.9 | 98.8 | 99.7 |
| 104.3 | 110.2 | 105.3 | 95.2 | 105.8 | 105.2 | 106.1 | 103.6 | 106.6 | 105.1 |
| 105.5 | 113.5 | 107.7 | 106.8 | 106.2 | 109.8 | 99.7 | 107.9 | 104.8 | 103.9 |
| 106.8 | 106.4 | 108.3 | 106.5 | 103.3 | 107.7 | 106.2 | 100.4 | 102.6 | 102.1 |
| 110.6 | 112.2 | 110.2 | 103.7 | 102.3 | 112.1 | 105.4 | 104.2 | 105.7 | 104.4 |
| 102.8 | 107.8 | 102.5 | 102.3 | 105.8 | 103.7 | 103.1 | 101.6 | 106.5 | 100.0 |
| 103.2 | 109.3 | 105.8 | 106.1 | 104.9 | 105.9 | 105.3 | 103.7 | 99.6 | 106.2 |
| 102.5 | 108.1 | 106.1 | 108.3 | 99.8 | 108.3 | 104.0 | 100.6 | 112.6 | 103.7 |

```
;
proc freq;
  tables b;
run;
proc gchart;
  vbar x/space=0 midpoints=96 to 114 by 2 width=8 noframe;
  pattern v=e;
run;
```

**程序 ch3_1. sas 说明：**

(1) data shg 表示建立数据集 shg。

(2) low 定义最低下限,dis 定义组距。

(3) 用 mod 函数建立新变量 $b$,该变量即是将原始数据转化成其所在组段的下限的值。再用 FREQ 过程计算下限值的频数,则可以得到各组段的频数。

(4) 用 gchart 过程作图。

(5) vbar $x$/space=0 表示绘制直方图,用于绘图的变量是 $x$,直条间距离为 0。noframe

表示无外边框。

（6）用 pattern 语句定义直条图案。

**程序 ch3_1. sas 输出结果：**

The SAS System ①
The FREQ Procedure

| b | Frequency | Percent | Cumulative Frequency | Cumulative Percent |
|---|---|---|---|---|
| 95 | 1 | 0.83 | 1 | 0.83 |
| 97 | 5 | 4.17 | 6 | 5.00 |
| 99 | 11 | 9.17 | 17 | 14.17 |
| 101 | 15 | 12.50 | 32 | 26.67 |
| 103 | 28 | 23.33 | 60 | 50.00 |
| 105 | 29 | 24.17 | 89 | 74.17 |
| 107 | 16 | 13.33 | 105 | 87.50 |
| 109 | 10 | 8.33 | 115 | 95.83 |
| 111 | 4 | 3.33 | 119 | 99.17 |
| 113 | 1 | 0.83 | 120 | 100.00 |

②

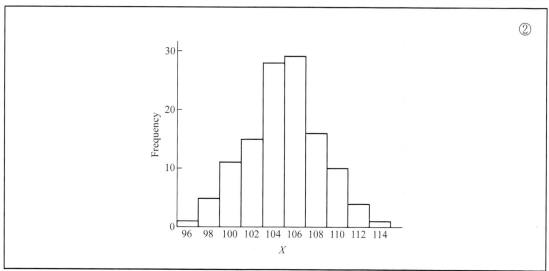

输出结果①中，Cumulative Frequency 为累计频数，Cumulative Percent 为累计百分数。输出结果②为直方图。

**二、应用举例：MEANS 过程**

**例 3. 20** 计算例 3.1 资料中某市 120 名 4 岁男童身高的均数、标准差、变异系数、最小值和最大值。

**程序 ch3_2. sas：**

```
data shg;
 input x @@;
cards;
108.0    97.6   103.4   101.6   104.4    98.5    110.5   103.8   109.7   109.8
104.5    99.5   104.0   103.9    97.2   106.3    106.2   107.6   108.3    97.6
102.7   103.7   107.6   103.2   103.6   103.3    102.8   102.3   102.2   103.3
101.2   107.5   106.3   109.7    99.5   107.4    103.4   106.6   105.7   107.4
103.0   109.6   106.4   107.3   100.6   112.3    100.5   101.9    98.8    99.7
104.3   110.2   105.3    95.2   105.8   105.2    106.1   103.6   106.6   105.1
105.5   113.5   107.7   106.8   106.2   109.8     99.7   107.9   104.8   103.9
106.8   106.4   108.3   106.5   103.3   107.7    106.2   100.4   102.6   102.1
110.6   112.2   110.2   103.7   102.3   112.1    105.4   104.2   105.7   104.4
102.8   107.8   102.5   102.3   105.3   103.7    103.1   101.6   106.5   100.0
103.2   109.3   105.8   106.1   104.9   105.9    105.3   103.7    99.6   106.2
102.5   108.1   106.1   108.3    99.8   108.3    104.0   100.6   112.6   103.7
;
proc means data= shg n mean std cv min max;
 var x;
run;
```

**程序 ch3_2. sas 说明：**

(1) proc means 后面的选择项"data＝shg"指定该 MEANS 过程处理的数据集是 shg。本例中该选择项也可省略。

(2) proc means 后面的"n mean std cv min max"等分别表示要求计算和输出的统计量为样本量、均数、标准差、变异系数、最小值和最大值。

(3)"var $x$;"表示要分析的变量是 $x$。

**程序 ch3_2. sas 输出结果：**

The SAS System

The MEANS Procedure

Analysis Variable：xx

| N | Mean | Std Dev | Coeff of Variation | Minimum | Maximum |
|---|------|---------|-------------------|---------|---------|
| 120 | 104.8858333 | 3.5363490 | 3.3716174 | 95.2000000 | 113.5000000 |

输出结果中，Std Dev 为标准差，Coeff of Variation 为变异系数。

**例 3.21** 某膳食调查分析了 3 个组各 6 名学生两种营养素的摄入情况（单位：mg/d），具体如下所示：

| obs | name | group | VA | VB1 |
|---|---|---|---|---|
| 1 | Zhangjian | 1 | 1.8 | 1.4 |
| 2 | Liuqiang | 2 | 1.7 | 1.1 |
| 3 | Lili | 1 | 2.2 | 1.5 |
| 4 | Liuxin | 3 | 1.9 | 1.2 |
| 5 | Gubo | 2 | 2.5 | 1.0 |
| 6 | Chengping | 1 | 2.7 | 1.6 |
| 7 | Wanggang | 2 | 2.3 | 1.3 |
| 8 | Zhangqiong | 2 | 2.8 | 0.9 |
| 9 | Fenglin | 3 | 3.0 | 1.1 |
| 10 | Renna | 1 | 2.6 | 1.4 |
| 11 | Lilin | 1 | 2.4 | 1.2 |
| 12 | Huangshan | 2 | 1.9 | 1.3 |
| 13 | Wangliang | 3 | 2.9 | 0.8 |
| 14 | Zengqing | 1 | 3.2 | 1.7 |
| 15 | Yanghua | 3 | 3.1 | 1.5 |
| 16 | Jianghai | 2 | 2.6 | 1.9 |
| 17 | Yangyang | 3 | 3.5 | 1.6 |
| 18 | Zhouli | 3 | 3.3 | 1.5 |

试计算每组学生两种营养素(VA,VB1)的平均摄入水平、标准差、最高摄入量和最低摄入量,要求按组 1~3 的顺序排序;结果保留 3 位小数。

**程序 ch3_3. sas:**

```
data a;
 input group VA VB1@@;
cards;
1   1.8  1.4  2   1.7  1.1  1   2.2  1.5  3   1.9  1.2  2   2.5  1.0
1   2.7  1.6  2   2.3  1.3  2   2.8  0.9  3   3.0  1.1  1   2.6  1.4
1   2.4  1.2  2   1.9  1.3  3   2.9  0.8  1   3.2  1.7  3   3.1  1.5
2   2.6  1.9  3   3.5  1.6  3   3.3  1.5
;
proc sort data=a ;by group;
proc means mean std max min maxdec=3;
by group;
var VA VB1;
run;
```

**程序 ch3_3. sas 说明:**

(1) sort 语句表示要将数据集"a"中的观测值排序;紧接的"by group"表示被排序的变量

是"group",且其值按照升序排列。

（2）"maxdec＝3"表示打印结果的最大小数位数是 3。

（3）第 2 个"by group"表示按照"group"来分组计算分析。

**程序 ch3_3. sas 结果输出：**

The SAS System

------------------------- group＝1 -------------------------

The MEANS Procedure

| Variable | Label | Mean | Std Dev | Maximum | Minimum |
|----------|-------|-------|---------|---------|---------|
| VA | VA | 2.483 | 0.475 | 3.200 | 1.800 |
| VB1 | VB1 | 1.467 | 0.175 | 1.700 | 1.200 |

------------------------- group＝2 -------------------------

| Variable | Label | Mean | Std Dev | Maximum | Minimum |
|----------|-------|-------|---------|---------|---------|
| VA | VA | 2.300 | 0.424 | 2.800 | 1.700 |
| VB1 | VB1 | 1.250 | 0.356 | 1.900 | 0.900 |

------------------------- group＝3 -------------------------

| Variable | Label | Mean | Std Dev | Maximum | Minimum |
|----------|-------|-------|---------|---------|---------|
| VA | VA | 2.950 | 0.558 | 3.500 | 1.900 |
| VB1 | VB1 | 1.283 | 0.306 | 1.600 | 0.800 |

**例 3.22** 计算例 3.5 资料中 60 名儿童接种麻疹疫苗一个月后的血凝抑制抗体平均滴度。

例 3.5 中的抗体平均滴度为几何均数。因此计算时应注意：①必须先将变量（滴度的倒数）取对数后再求均值，设 $y＝\log10(x)$；②然后将按 $y$ 求得的均值再求反对数，即需要再转换成滴度的倒数。

根据表 3.3，该 60 名儿童血凝抑制抗体滴度的倒数及其所对应的人数如下所示：

| 抗体滴度倒数 | 4 | 8 | 16 | 32 | 64 | 128 | 256 | 512 |
|------------|---|---|----|----|----|-----|-----|-----|
| 人数 | 1 | 3 | 8 | 13 | 21 | 9 | 4 | 1 |

**程序 ch3_4. sas：**

```
data a;
 input f x @@;
 y＝log10(x);
cards;
1 4 3 8 8 16 13 32 21 64 9 128 4 256 1 512
;
proc means noprint;
 var y;
 freq f;
 output out＝b mean＝meany;
```

```
run;
data c;
  set b;
  meanx＝10 * * (meany);
run;
proc print;
run;
```

**程序 ch3_4. sas 说明：**

（1）首先建立数据集 $a$，读入原始数据（人数 $f$）和对应的抗体滴度倒数 $x$。产生新变量 $y$（$x$ 的常用对数）。

（2）用 means 过程求 $y$ 的均数，计算时将人数 $f$ 作为 $y$ 的频数。

（3）由于需要将按 $y$ 求得的均数再求反对数，即还需对 means 过程产生的结果作进一步的处理，因此不需显示该过程结果，故使用了 noprint。

（4）使用 output 语句将 means 过程产生的结果输出到另一数据集 $b$，$b$ 中包含 $y$ 的均数，且将 $y$ 的均数命名为"meany"。

（5）"**"代表乘方，使用 set 语句表示数据集 $c$ 中的变量"meanx"的值是数据集 $b$ 中"meany"（$y$ 的均数）的反对数。

**程序 ch3_4. sas 结果输出：**

| | | The SAS System | | |
|---|---|---|---|---|
| Obs | _TYPE_ | _FREQ_ | meany | meanx |
| 1 | 0 | 60 | 1.695 80 | 49.636 6 |

输出结果显示，该 60 名儿童接种麻疹疫苗一个月后的血凝抑制抗体平均滴度为 $1:49.6366$。

### 三、应用举例：UNIVARIATE 过程

**例 3.23** 对例 3.1 资料中某市 120 名 4 岁男童的身高给出详细的描述性统计，同时要求输出数据图、频数表和身高值的正态性检验结果。

数据步同例 3.20，过程步见程序 ch3_5. sas。

**程序 ch3_5. sas：**

```
proc univariate data＝shg plot freq normal;
var x;
run;
```

**程序 ch3_5. sas 说明：**

（1）选择项 plot 给出茎叶图、盒式图和正态概率图 3 种数据图。

（2）选择项 freq 给出频数表，输出变量值（Value）、频数（Count）、百分数（Cell）和累计百分数（Cum）。

（3）选择项 normal 给出变量 $x$ 的正态性检验结果。

**程序 ch3_5. sas 结果输出：**

The SAS System                                      ①

The UNIVARIATE Procedure

Variable：x（x）

Moments

| N | 120 | Sum Weights | 120 |
|---|---|---|---|
| Mean | 104. 885833 | Sum Observations | 12586. 3 |
| Std Deviation | 3. 53634897 | Variance | 12. 505764 |
| Skewness | −0. 0450263 | Kurtosis | −0. 0060592 |
| Uncorrected SS | 1321612. 75 | Corrected SS | 1488. 18592 |
| Coeff Variation | 3. 37161736 | Std Error Mean | 0. 32282302 |

Basic Statistical Measures

| Location | | Variability | |
|---|---|---|---|
| Mean | 104. 8858 | Std Deviation | 3. 53635 |
| Median | 105. 0000 | Variance | 12. 50576 |
| Mode | 103. 7000 | Range | 18. 30000 |
| | | Interquartile Range | 4. 60000 |

Tests for Location：Mu0＝0                          ①

| Test | —Statistic— | | ------- p Value ------- | |
|---|---|---|---|---|
| Student's t | t | 324. 902 | Pr > \|t\| | <. 0001 |
| Sign | M | 60 | Pr >= \|M\| | <. 0001 |
| Signed Rank | S | 3630 | Pr >= \|S\| | <. 0001 |

Tests for Normality

| Test | ···· Statistic ···· | | ------- p Value ------- | |
|---|---|---|---|---|
| Shapiro—Wilk | W | 0. 993373 | Pr < W | 0. 8433 |
| Kolmogorov—Smirnov | D | 0. 04216 | Pr > D | >0. 1500 |
| Cramer—von Mises | W—Sq | 0. 045451 | Pr > W—Sq | >0. 2500 |
| Anderson—Darling | A—Sq | 0. 280706 | Pr > A—Sq | >0. 2500 |

Quantiles (Definition 5) ②

| Quantile | Estimate | Quantile | Estimate |
|---|---|---|---|
| 100%Max | 113. 50 | 99% | 112. 60 |
| 75%Q3 | 107. 35 | 95% | 110. 55 |
| 50%Medan | 105. 00 | 90% | 109. 70 |
| 25%Q1 | 102. 75 | 10% | 99. 90 |
| 0%Min | 95. 20 | 5% | 99. 15 |
| | | 1% | 97. 20 |

Extreme Observations ③

| ······ Lowest ······ | | ······ Highest ······ | |
|---|---|---|---|
| Value | Obs | Value | Obs |
| 95. 2 | 54 | 112. 1 | 86 |
| 97. 2 | 15 | 112. 2 | 82 |
| 97. 6 | 20 | 112. 3 | 46 |
| 97. 6 | 2 | 112. 6 | 119 |
| 98. 5 | 6 | 113. 5 | 62 |

Frequency Counts ④

| | | Percents | | | | Percents | |
|---|---|---|---|---|---|---|---|
| Value | Count | Cell | Cum | Value | Count | Cell | Cum |
| 95. 2 | 1 | 0. 8 | 0. 8 | 104. 9 | 1 | 0. 8 | 50. 0 |
| 97. 2 | 1 | 0. 8 | 1. 7 | 105. 1 | 1 | 0. 8 | 50. 8 |
| 97. 6 | 2 | 1. 7 | 3. 3 | 105. 2 | 1 | 0. 8 | 51. 7 |
| 98. 5 | 1 | 0. 8 | 4. 2 | 105. 3 | 2 | 1. 7 | 53. 3 |
| 98. 8 | 1 | 0. 8 | 5. 0 | 105. 4 | 1 | 0. 8 | 54. 2 |
| 99. 5 | 2 | 1. 7 | 6. 7 | 105. 5 | 1 | 0. 8 | 55. 0 |
| 99. 6 | 1 | 0. 8 | 7. 5 | 105. 7 | 2 | 1. 7 | 56. 7 |
| 99. 7 | 2 | 1. 7 | 9. 2 | 105. 8 | 3 | 2. 5 | 59. 2 |

| | | | | | | | |
|---|---|---|---|---|---|---|---|
| 99.8 | 1 | 0.8 | 10.0 | 105.9 | 1 | 0.8 | 60.0 |
| 100.0 | 1 | 0.8 | 10.8 | 106.1 | 3 | 2.5 | 62.5 |
| 100.4 | 1 | 0.8 | 11.7 | 106.2 | 4 | 3.3 | 65.8 |
| 100.5 | 1 | 0.8 | 12.5 | 106.3 | 2 | 1.7 | 67.5 |
| 100.6 | 2 | 1.7 | 14.2 | 106.4 | 2 | 1.7 | 69.2 |
| 101.2 | 1 | 0.8 | 15.0 | 106.5 | 2 | 1.7 | 70.8 |
| 101.6 | 2 | 1.7 | 16.7 | 106.6 | 2 | 1.7 | 72.5 |
| 101.9 | 1 | 0.8 | 17.5 | 106.8 | 2 | 1.7 | 74.2 |
| 102.1 | 1 | 0.8 | 18.3 | 107.3 | 1 | 0.8 | 75.0 |
| 102.2 | 1 | 0.8 | 19.2 | 107.4 | 2 | 1.7 | 76.7 |
| 102.3 | 3 | 2.5 | 21.7 | 107.5 | 1 | 0.8 | 77.5 |
| 102.5 | 2 | 1.7 | 23.3 | 107.6 | 2 | 1.7 | 79.2 |
| 102.6 | 1 | 0.8 | 24.2 | 107.7 | 2 | 1.7 | 80.8 |
| 102.7 | 1 | 0.8 | 25.0 | 107.8 | 1 | 0.8 | 81.7 |
| 102.8 | 2 | 1.7 | 26.7 | 107.9 | 1 | 0.8 | 82.5 |
| 103.0 | 1 | 0.8 | 27.5 | 108.0 | 1 | 0.8 | 83.3 |
| 103.1 | 1 | 0.8 | 28.3 | 108.1 | 1 | 0.8 | 84.2 |
| 103.2 | 2 | 1.7 | 30.0 | 108.3 | 4 | 3.3 | 87.5 |
| 103.3 | 3 | 2.5 | 32.5 | 109.3 | 1 | 0.8 | 88.3 |
| 103.4 | 2 | 1.7 | 34.2 | 109.6 | 1 | 0.8 | 89.2 |
| 103.6 | 2 | 1.7 | 35.8 | 109.7 | 2 | 1.7 | 90.8 |
| 103.7 | 5 | 4.2 | 40.0 | 109.8 | 2 | 1.7 | 92.5 |
| 103.8 | 1 | 0.8 | 40.8 | 110.2 | 2 | 1.7 | 94.2 |
| 103.9 | 2 | 1.7 | 42.5 | 110.5 | 1 | 0.8 | 95.0 |
| 104.0 | 2 | 1.7 | 44.2 | 110.6 | 1 | 0.8 | 95.8 |
| 104.2 | 1 | 0.8 | 45.0 | 112.1 | 1 | 0.8 | 96.7 |
| 104.3 | 1 | 0.8 | 45.8 | 112.2 | 1 | 0.8 | 97.5 |
| 104.4 | 2 | 1.7 | 47.5 | 112.3 | 1 | 0.8 | 98.3 |
| 104.5 | 1 | 0.8 | 48.3 | 112.6 | 1 | 0.8 | 99.2 |
| 104.8 | 1 | 0.8 | 49.2 | 113.5 | 1 | 0.8 | 100.0 |

The SAS System

⑤

The UNIVARIATE Procedure

Variable: x

```
Stem Leaf                              #              Boxplot
113 5                                  1                  |
112 1236                               4                  |
111                                                       |
110 2256                               4                  |
109 367788                             6                  |
108 013333                             6                  |
107 3445667789                        10              +-----+
106 11122223344556688                 17              |     |
105 123345778889                      12              *----- *
104 002344589                          9              |  +  |
103 0122333446677777899               19              |     |
102 12333556788                       11              +-----+
101 2669                               4                  |
100 04566                              5                  |
 99 556778                             6                  |
 98 58                                 2                  |
 97 266                                3                  |
 96                                                       |
 95 2                                  1                  0
    ----+----+----+----+
```

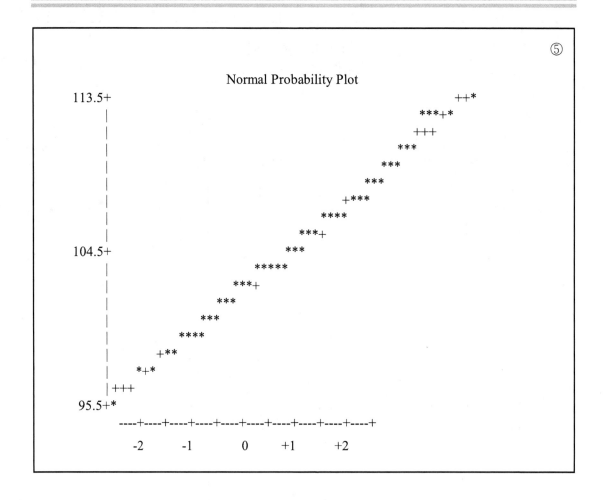

输出结果①：Sum Weights 为权重数的和，这里每一观测的权重都是 1，因此和为 120，Variance 为方差，Skewness 为偏度系数，Kurtosis 为峰度系数，Uncorrected SS 为平方和，Corrected SS 为离均差平方和。Interquartile Range 为四分位数间距。此外，输出结果中还包括 $H_0$ 为 Mu0$=0$ 的 $t$ 检验的 $t$ 值及其概率（Pr$>|t|$）、符号检验的统计量（$M$(Sign)）及检验概率（Pr$>=|M|$）、符号秩和检验的统计量［$S$(Signed Rank)］及检验概率（Pr$>=|S|$）。Tests for Normality 为正态性检验，检验结果 $P>0.05$，可认为是正态分布。

输出结果②为各种百分位数，包括最大值、最小值、中位数、第三四分位数和第一四分位数等。

输出结果③为最小和最大各 5 个数值以及它们所对应的观测序号，便于检查突出值（Outliers）。

输出结果④为频数表，包括各个观测值（Value）及其频数（Count）、相对频数（Percents Cell）和累计相对频数（Percents Cum）。

输出结果⑤为茎叶图、盒式图和正态概率图 3 种数据图，其中 Stem Leaf 为茎叶图，Boxplot 为盒式图，Normal Probability Plot 为正态概率图。

### 四、SAS MEANS 过程及 UNIVARIATE 过程介绍

（一）MEANS 过程

MEANS 过程可提供单个或多个数值变量的简单描述性统计。其常用的语句格式及其说明如下：

PROC MEANS［DATA＝＜数据集名＞［选项］：指定需做 MEANS 过程处理的数据集名和其他一些选项。如数据集名缺省，则处理最新建立的数据集。

［统计量列表］：列出需要的统计量。

［VAR＜变量名列＞］：需要分析的数据集中的变量名列。如省略此语句，则 MEANS 过程对数据集中的所有数值变量进行描述性统计。

BY＜变量名列＞：以指定的变量名列分组分析，要求数据集已经按照变量名列排序。

CLASS＜变量名列＞：以指定的变量名列分组统计，不要求数据集排序。

WEIGHT＜变量名＞：规定该变量的值为分析变量的权重。

FREQ＜变量名＞：规定该变量的值为分析变量的频数。

ID＜变量名列＞：输出时用该变量名列作为索引。

OUTPUT＜OUT＝数据集名＞。指定 MEANS 过程产生的统计量的输出数据集名。

统计量关键字＝＜新变量名列＞…］：指明在输出数据集中想要的统计量，且指定这些统计量对应的新变量名。等号右边第一个变量名代表 VAR 语句中第一个变量的相应统计量；第二个变量名代表 VAR 语句中第二个变量的相应统计量，等等。

**说明：**

（1）除 PROC 语句外，其他语句都是可选语句。

（2）除 DATA＝＜数据集名＞外，MEANS 过程常用的其他选项还包括：①NOPRINT。该选项仅在建立新的数据集时才使用，表示在 OUTPUT 视窗中不输出打印任何描述性统计值。②MAXDEC＝$n$。给出用于打印结果的最大小数位数（0～8），缺省值为 2。

（3）MEANS 过程常用的主要统计量关键字包括：N（样本量）、SUM（和）、MEAN（均数）、RANGE（全距）、MIN（最小值）、MAX（最大值）、STD（标准差）、CV（变异系数）、VAR（方差）、STDERR（标准误）、LCLM（总体均数可信区间的下限）、UCLM（总体均数可信区间的上限）、T（检验 $\mu＝0$ 时的 $t$ 值）、PRT（$t$ 值对应的双侧概率）。

（4）MEANS 过程不提供百分位数，但可提供 95％可信区间。可信区间的概念见第四章。

（5）MEANS 过程的结果输出：如不加任何选项，在默认情况下，其结果只输出样本量、均数、标准差、最小值和最大值。

（二）UNIVARIATE 过程

UNIVARIATE 过程可提供数值变量的较详细的描述性统计。它除了提供 MEANS 过程的各种统计量外，还提供了以下有关变量分布的更多描述：

（1）变量的 5 个最大值和 5 个最小值。

（2）各种百分位数，包括中位数和四分位数等。

（3）几个描绘变量分布的图。

（4）频数表。

（5）数据分布的正态性检验结果等。

UNIVARIATE 过程常用的语句格式及其说明如下：

PROC UNIVARIATE [DATA＝＜数据集名＞[选项]：指定需做 UNIVARIATE 过程处理的数据集名和其他一些选项。如数据集名缺省，则处理最新建立的数据集。

[ VAR＜变量名列＞：需要分析的数据集中的变量名列。如省略此语句，则 UNIVARIATE 过程对数据集中的所有数值变量进行描述性统计。

BY＜变量名列＞：以指定的变量名列分组分析，要求数据集已经按照变量名列排序。

FREQ＜变量名＞：规定该变量的值为分析变量的频数。

WEIGHT＜变量名＞：规定该变量的值为分析变量的权重。

ID＜变量名列＞：输出时用该变量名列作为索引。

OUTPUT＜OUT＝数据集名＞：指定 UNIVARIATE 过程产生的统计量的输出数据集名。

统计量关键字＝＜新变量名列＞…：指明在输出数据集中想要的统计量，且指定这些统计量对应的新变量名。等号右边第一个变量名代表 VAR 语句中第一个变量的相应统计量；第二个变量名代表 VAR 语句中第二个变量的相应统计量，等等。

PCTLPTS＝＜百分位数，…＞：指定要求附加的百分位数。

PCTLPRE＝＜新变量名列＞]：指定要求附加的百分位数所对应的输出变量名。

**说明：**

（1）除 DATA＝＜数据集名＞外，UNIVARIATE 过程常用的其他选项还包括：①NO-PRINT。该选项仅在建立新的数据集时才使用，表示在 OUTPUT 视窗中不输出打印任何描述性统计值。②PLOT。表示绘出 3 种数据图：茎叶图、盒式图和正态概率图。③FREQ。给出频数表。④NORMAL。对变量进行正态性检验。

（2）UNIVARIATE 过程常用的统计量关键字主要包括：N、SUM、MEAN、RANGE、STD、CV、VAR、MIN、$P_1$、$P_5$、$P_{10}$、$Q_1$、MEDIAN、$Q_3$、$P_{90}$、$P_{95}$、$P_{99}$、MAX。

（3）UNIVARIATE 过程的结果输出：如不加任何选项，在默认情况下，可输出绝大部分统计量。

（刘丹萍）

# 第四章 总体均数的估计和假设检验

在医学领域中,很多现象需要采用抽样研究的方法进行研究。例如,我们要了解某年某市 4 岁男童的身高情况时,并不是对当年该市所有 4 岁男童的身高都进行测量,而是随机抽取了当年 120 名 4 岁男童作为样本,得到这 120 名 4 岁男童的平均身高 $\bar{X}=104.89\text{cm}$,用此 $\bar{X}$ 来估计当年该市 4 岁男童的总体均数 $\mu$。这种从总体中随机抽取一定数量的观察单位组成样本的过程称为抽样(sampling)。用样本信息推断相应总体特征的分析方法称为统计推断(statistical inference)。统计推断包括参数估计和假设检验两部分。本章主要介绍总体均数的估计和基本的假设检验方法。

## 第一节 总体均数的估计

### 一、均数的抽样误差与标准误

在抽样研究中,抽样误差不可避免。抽样误差(sampling error)是指由于抽样本身的随机性而导致的样本统计量与总体参数之间的差异。抽样之所以会产生这种差异,是由于抽得的样本仅包括总体中的一部分个体,而个体之间存在差异,所以根据样本计算出的统计量与总体相应的指标的大小是不相同的,即通过样本推论总体时总有一定的误差。如前例中某市 4 岁男童的身高有高有矮,这种个体差异是无法避免、客观存在的。当我们从该市 4 岁男童中随机抽取 120 名组成一个样本,计算出他们的平均身高为 104.89cm,在通常情况下,这个样本均数即 104.89cm 不可能与该市所有 4 岁男童的真正平均身高(总体均数)正好相等,它们之间存在的这种差异就是抽样误差。因此,抽样误差越大,表示样本均数与总体均数间差异越大,用样本均数估计总体均数的可靠性就越差。抽样误差越小,表示样本均数与总体均数间差异越小,即用样本均数估计总体均数的可靠性越好。

抽样误差具有一定的规律性。根据数理统计推理和中心极限定理,如果我们从某一正态总体 $N(\mu,\sigma^2)$ 中采用相同的随机抽样方法,重复很多次如 100 次,抽取了样本含量 $n$ 相等的 100 个样本,分别计算出这 100 个样本的均数。然后将这 100 个样本均数看成是新的观察值,那么这 100 个样本均数的频数分布如何?通过编制频数分布表可以发现,这 100 个样本均数的频数分布是以 $\mu$ 为中心的正态分布。即使我们从偏态分布总体中重复抽样,当 $n$ 足够大时(一般 $n \geqslant 50$),样本均数 $\bar{X}$ 的分布也近似正态分布。样本均数 $\bar{X}$ 的总体均数仍为 $\mu$,各 $\bar{X}$ 围绕 $\mu$ 的离散程度用样本均数的标准差来描述。为了与前面所学的一般观察值的标准差相区别,将样本均数的标准差 $\sigma_{\bar{X}}$ 特称为均数的标准误(standard error),其计算公式为

$$\sigma_X = \frac{\sigma}{\sqrt{n}} \tag{4-1}$$

大数定律与中心极限定理这两个定理是许多数理统计方法的基础,它们的证明超出了本教材的范围。大数定律的实际意义是:只要实验次数足够大,样本均值(统计量)就会趋近于总体的期望(参数);而中心极限定理则证明许多小的随机因素的叠加会使总和的分布趋近于正态分布。正因为如此,统计分析时常常将绝大多数样本看成是取自正态总体。中心极限定理还说明不论原来的总体分布是什么,只要 $n$ 足够大,即可把样本均值 $\overline{x}$ 视为服从正态分布。

标准误 $\sigma_X$ 是说明均数抽样误差大小的指标,$\sigma_X$ 大,表明抽样误差大;反之,$\sigma_X$ 小,则抽样误差小。由式(4-1)可知,$\sigma_X$ 的大小与总体标准差 $\sigma$ 成正比,说明:如某总体中各观察值变异程度较小,从该总体中抽取的样本均数与总体均数的差异就较小,即抽样误差较小;如该总体中各观察值变异程度较大,则抽取的样本均数与总体均数的差异可较大,即抽样误差较大。$\sigma_X$ 的大小与样本含量 $n$ 的平方根成反比,表明:当从同一个总体中随机抽样,样本含量 $n$ 越大,抽样误差越小;反之,抽样误差越大。因此,在实际应用中,可以通过增加样本含量的方法来降低抽样误差。

在实际的抽样研究中,总体标准差 $\sigma$ 通常未知,可用样本标准差 $S$ 来估计 $\sigma$,此时用 $S_X$ 作为样本均数标准误的估计值,其计算公式为

$$S_X = \frac{S}{\sqrt{n}} \tag{4-2}$$

**例 4.1**　例 3.1 中随机抽样调查了某市 120 名 4 岁男童的身高(cm),得到这 120 名 4 岁男童的平均身高为 104.89cm,标准差为 3.54cm,试估计其抽样误差。

根据公式 4-2 计算得:

$$S_X = \frac{S}{\sqrt{n}} = \frac{3.54}{\sqrt{120}} = 0.32(\text{cm})$$

### 二、$t$ 分布

第三章第五节提到:为方便应用,对正态变量 $X$ 进行标准化变换即 $u$ 变换后,可使一般的正态分布 $N(\mu, \sigma^2)$ 变换为标准正态分布 $N(0,1)$。样本均数 $\overline{X}$ 的分布服从正态分布 $N(\mu, \sigma_x^2)$。依此类推,对正态变量 $\overline{X}$ 进行 $u$ 变换 $\left(u = \frac{(\overline{X} - \mu)}{\sigma_X}\right)$ 后,也可使正态分布 $N(\mu, \sigma_x^2)$ 变换为标准正态分布 $N(0,1)$。实际工作中,由于 $\sigma$ 往往未知,常用 $S$ 作为 $\sigma$ 的估计值,此时对正态变量 $\overline{X}$ 进行的不是 $u$ 变换,而是 $t$ 变换,即

$$t = \frac{\overline{X} - \mu}{S_X} = \frac{\overline{X} - \mu}{S / \sqrt{n}}, \qquad \nu = n - 1 \tag{4-3}$$

式中:统计量 $t$ 不再服从标准正态分布,而服从自由度 $\nu = n - 1$ 的 $t$ 分布。$t$ 分布与自由度有关,不同的自由度对应不同的 $t$ 分布曲线(图 4.1)。

因此,$t$ 分布曲线不是一条曲线,而是一簇曲线。由图 4.1 可知 $t$ 分布具有如下特征:

(1) 以 0 为中心,左右两侧对称的单峰分布;

(2) 与标准正态曲线比较,峰部较低而尾部翘得较高。自由度 $\nu$ 越小,$t$ 值越分散,这种形

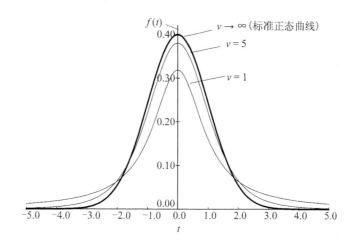

图 4.1　不同自由度时的 $t$ 分布曲线

态越明显,即曲线的峰部越低,尾部越粗。随着自由度 $\nu$ 逐渐增大时,$t$ 分布逐渐逼近标准正态分布;当 $\upsilon= \infty$ 时,$t$ 分布即成为标准正态分布。

由于 $t$ 分布是一簇曲线,所以 $t$ 分布曲线下面积为 95% 或 99% 等时,对应的界值不是一个常量,而是随自由度的大小在发生变化。为方便应用,统计学家编制了 $t$ 界值表(见附表 2)。该表的横标目为自由度 $\nu$,纵标目为概率 $P$,表中数值为自由度 $\nu$ 和概率 $P$ 确定时所对应的 $t$ 界值,记为 $t_{a,\nu}$,其中 $\alpha$ 为预先规定的概率(检验水准)。因 $t$ 分布对称于 0,故 $t$ 界值表只列出正值,若计算的 $t$ 值为负值,可用其绝对值查表。该表右上附图的阴影部分表示 $t_{a,\nu}$ 以外尾部面积的概率,如单侧 $t_{0.10,20}=1.325$,表示 $\nu=20$ 时,$t\geqslant1.325$ 的概率或 $t\leqslant-1.325$ 的概率为 0.10,记作 $P(t\leqslant-1.325)=0.10$ 或 $P(t\geqslant1.325)=0.10$。双侧 $t_{0.10/2,20}=1.725$,表示 $\nu=20$ 时,$t\geqslant1.725$ 的概率和 $t\leqslant-1.725$ 的概率之和为 0.10,记作 $P(t\geqslant1.725)+P(t\leqslant-1.725)=0.10$。

其通式为:

单侧:$P(t\leqslant-t_{a,\nu})=\alpha$ 或 $P(t\geqslant t_{a,\nu})=\alpha$;

双侧:$P(t\leqslant-t_{a/2,\nu})+P(t\geqslant t_{a/2,\nu})=\alpha$。

图中非阴影部分面积的概率为:$P(-t_{a/2,\nu}<t<t_{a/2,\nu})=1-\alpha$。

由该图还可以看出,双侧概率 $P$ 为单侧概率的两倍,如 $t_{0.20/2,20}=$ 单侧 $t_{0.10,20}=1.325$。

### 三、总体均数置信区间的估计

用样本统计量(指标)估计总体参数(指标)称为参数估计,是统计推断的一个重要方面。总体均数的估计有点值估计和区间估计两种方法。

点值估计是指用样本统计量 $\overline{X}$ 直接作为总体均数 $\mu$ 的点估计值,该法虽然简单,但没有考虑到抽样误差的客观存在,很难对总体均数作出准确的估计。

区间估计是指按一定的概率 $100(1-\alpha)$%(confidence level,即置信度)估计总体均数所在的范围,这个范围亦称置信区间(confidence interval,CI)。置信度 $100(1-\alpha)$% 常取为 95% 或 99%,即 95% 置信区间或 99% 置信区间。我们将置信区间的下限和上限两个界值称为置信限(confidence limit,简记为 CL),置信区间则是以上、下置信限为界的一个开区间。

置信区间的涵义:从总体中作随机抽样,根据每个样本可以算得一个置信区间,如 95% 置信区间,意味着固定样本含量 $n$ 作 100 次随机抽样,算得 100 个置信区间,其中有 95 个置信区间包括总体均数即估计正确,只有 5 个置信区间不包括总体均数即估计错误,估计错误的概率为 5%。5% 是小概率事件,实际发生的可能性小。因此,在实际应用中就认为总体均数在算得的置信区间内。

置信区间的计算方法:

按 $t$ 分布的原理用式(4-4)计算总体均数置信区间。

由于 $P(-t_{\alpha/2,\nu} < t < t_{\alpha/2,\nu}) = 1-\alpha$,

将 $t = \dfrac{\overline{X}-\mu}{S_{\overline{X}}}$ 代入,得 $P(-t_{\alpha/2,\nu} < \dfrac{\overline{X}-\mu}{S_{\overline{X}}} < t_{\alpha/2,\nu}) = 1-\alpha$。

则总体均数的 $100(1-\alpha)$% 置信区间的通式为

$$\overline{X}-t_{\alpha/2,\nu}S_{\overline{X}} < \mu < \overline{X}+t_{\alpha/2,\nu}S_{\overline{X}} \tag{4-4}$$

或写成 $(\overline{X}-t_{\alpha/2,\nu}S_{\overline{X}}, \overline{X}+t_{\alpha/2,\nu}S_{\overline{X}})$。

**例 4.2**　试估计例 3.1 中该地区 4 岁男童身高总体均数的 95% 置信区间。

按式 4-4 计算总体均数的置信区间:

$\overline{X}=104.89$ cm,$S_{\overline{X}}=0.32$ cm,$n=120$,$t_{0.05/2} \approx 1.98$ ,因此可得 95% 置信区间为:

$$(104.89-1.98\times0.32, 104.89+1.98\times0.32)=(104.26, 105.52)。$$

故该地 4 岁男童身高总体均数的 95% 置信区间为 104.26～105.52cm。

置信区间有准确度和精密度两个要素。准确度反映在置信度 $(1-\alpha)$ 的大小上,即置信区间包含总体均数的概率大小,因此从准确度的角度来看,越接近 1 越好。精密度反映在置信区间的长度上,区间长度越小越好。在抽样误差确定的情况下,两者是相互矛盾的,若提高置信度,置信区间将变长,精密度降低。所以,需要同时兼顾准确度与精密度,一般情况下,常用 95% 置信区间。在置信度确定的情况下,适当加大样本含量,可缩小区间范围,提高精密度。

注意:置信区间和参考值范围不同,两者的意义和计算方法均不一样。如 95% 参考值范围一般表示同质总体内包括 95% 个体值的估计范围即包括 95% 个体的变量值的分布范围;若总体是正态分布,常按 $\overline{X}\pm1.96S$ 计算。95% 置信区间是指按 95% 置信度估计的总体参数(如总体均数)的所在范围,常按 $\overline{X}\pm t_{0.05,\nu}S_{\overline{X}}$ 计算。所以,参考值范围的计算用标准差,置信区间的计算用标准误。

# 第二节　$t$ 检验

## 一、概述

$t$ 检验($t$ test)是"Student's $t$ 检验"的简称,它以 $t$ 分布为基础,是计量资料中最常用的假设检验方法,常用于两均数比较的假设检验。

第一章绪论中提到假设检验的第一步是建立假设。在建立假设前,先要明确是单侧检验还是双侧检验,这需要根据分析目的和专业知识来定。现以例 4.3 来阐述。

**例 4.3** 据大量调查,健康成年男子脉搏的均数为 72 次/min,某医生在某山区随机调查了 25 名健康成年男子,得其脉搏均数为 74.2 次/min,标准差为 6.5 次/min,能否据此认为该山区成年男子的脉搏均数高于一般人群?

该例是均数的比较,是用山区成年男子的脉搏样本均数 74.2 次/min(作为该山区成年男子平均脉搏次数 $\mu$ 的点估计值),与已知的一般成年男子平均脉搏次数 $\mu_0$ 进行比较。研究者可能有两种目的:①推断两总体均数有无差别,即山区成年男子的脉搏数高于或低于一般成年男子的两种可能性都存在,此时应当采用双侧检验(two-side test);②根据专业知识,山区成年男子的脉搏数不会低于一般,此时应当采用单侧检验(one-side test),如该例的提问。一般情况下,探索性研究如预实验多用双侧检验,证实性研究多用单侧检验。值得强调的是,单侧检验或者双侧检验不能在假设检验结果得出以后再加以选择。

根据分析的目的要求以及资料的类型不同,假设的建立不同。两均数比较时,假设建立的情况如下:

(1)样本均数(其相应的总体均数为 $\mu$)与已知总体均数 $\mu_0$ 的比较。

|  | 目的 | $H_0$ | $H_1$ |
|---|---|---|---|
| 双侧检验 | 是否 $\mu \neq \mu_0$ | $\mu = \mu_0$ | $\mu \neq \mu_0$ |
| 单侧检验 | 是否 $\mu > \mu_0$ | $\mu = \mu_0$ | $\mu > \mu_0$ |
|  | 或是否 $\mu < \mu_0$ | $\mu = \mu_0$ | $\mu < \mu_0$ |

(2)两样本均数(其相应的总体均数分别为 $\mu_1$ 与 $\mu_2$)的比较。

|  | 目的 | $H_0$ | $H_1$ |
|---|---|---|---|
| 双侧检验 | 是否 $\mu_1 \neq \mu_2$ | $\mu_1 = \mu_2$ | $\mu_1 \neq \mu_2$ |
| 单侧检验 | 是否 $\mu_1 > \mu_2$ | $\mu_1 = \mu_2$ | $\mu_1 > \mu_2$ |
|  | 或是否 $\mu_1 < \mu_2$ | $\mu_1 = \mu_2$ | $\mu_1 < \mu_2$ |

各种假设检验方法通常以其选定的检验统计量来命名,$t$ 检验则是按特定公式计算检验统计量 $t$。

## 二、样本均数与总体均数比较的 $t$ 检验

样本均数与总体均数比较的 $t$ 检验又称单样本的 $t$ 检验(one sample t-test),其检验分析的目的是推断样本是否为某总体的随机样本或样本所代表的总体均数 $\mu$ 与已知的总体均数 $\mu_0$ 有无差别,已知的总体均数 $\mu_0$ 一般为理论值、标准值或经大量观察所得到的稳定值等。此时检验统计量 $t$ 值的计算公式为 4-3。

**例 4.4** 利用例 4.3 的资料进行假设检验。

(1)建立检验假设,确定检验水准。

$H_0: \mu = \mu_0$,即山区成年男子的平均脉搏数与一般健康成年男子的平均脉搏数相等;

$H_1: \mu > \mu_0$,即山区成年男子平均脉搏数高于一般健康成年男子的平均脉搏数;

单侧 $\alpha = 0.05$。

(2)计算检验统计量。

已知 $n = 25$,$\overline{X} = 74.2$ 次/min,$S = 6.5$ 次/min,$\mu_0 = 72.0$ 次/min。

按式 4-3 计算得 $t = \dfrac{\overline{X} - \mu}{S_{\overline{X}}} = \dfrac{\overline{X} - \mu}{S/\sqrt{n}} = \dfrac{74.2 - 72.0}{6.5/\sqrt{25}} = 1.692$。

自由度 $\nu = n - 1 = 25 - 1 = 24$。

(3) 确定 $P$ 值,作出统计推断结论。

查 $t$ 界值表,单侧 $t_{0.05,24} = 1.711$,由于 $t < t_{0.05,24}$,所以 $P > 0.05$,按 $\alpha = 0.05$ 水准不拒绝 $H_0$,差异无统计学意义,根据现有样本的信息,尚不能认为该山区健康成年男子的脉搏均数高于一般健康成年男子的脉搏均数。

注意:假设检验的统计推断结论是通过比较 $P$ 值与检验水准 $\alpha$ 的大小,对"$H_0$ 是否为真"作出判断(详见《绪论》)。有两种情况:① 若 $P \leqslant \alpha$,意味着在 $H_0$ 成立的条件下,出现 $\geqslant$(或 $\leqslant$)现有检验统计量的概率是小概率,按小概率事件原理,现有样本的信息不支持 $H_0$,即 $H_0$ 的真实性受到怀疑,因而拒绝 $H_0$。所以,当 $P \leqslant \alpha$ 时,按所确定的检验水准 $\alpha$,拒绝 $H_0$,接受 $H_1$,差异有统计学意义;② 若 $P > \alpha$,意味着在 $H_0$ 成立的条件下,出现 $\geqslant$(或 $\leqslant$)现有检验统计量的概率不是小概率,根据现有样本的信息还不足以拒绝 $H_0$ 即没有充足的理由来怀疑 $H_0$ 的真实性。所以,当 $P > \alpha$ 时,按所确定的检验水准 $\alpha$,不拒绝 $H_0$,差异无统计学意义。值得强调的是,假设检验的推断结论具有概率性。在 $H_0$ 成立的条件下出现 $\geqslant$(或 $\leqslant$)现有检验统计量的概率虽小,但仍有可能出现,因此,若推断结论为拒绝 $H_0$ 时,不能认为 $H_0$ 肯定不成立;依此类推,若不拒绝 $H_0$,更不能认为 $H_0$ 肯定成立。无论是拒绝 $H_0$ 或是不拒绝 $H_0$,都面临发生判断错误的可能性。这就是假设检验的 I 类与 II 类错误(详见《绪论》)。

### 三、配对设计样本的 $t$ 检验

在医学科学研究中,常采用配对设计,该设计方法是研究者为了控制可能存在的主要非处理因素,将条件相同或近似的受试对象配成对子,然后每对中的两个个体随机地被分配到实验组和对照组进行试验,其优点是可在同一对的试验对象间取得均衡,以提高试验的效率。配对设计的情况主要有:

(1) 配对的两个受试对象分别接受两种不同的处理(如例 4.5);

(2) 同一受试对象或同一样品的两个部分分别接受两种不同的处理(如例 4.6);

(3) 自身前后对比,即同一受试对象接受某种处理前、后的结果比较(如例 4.7)。

上述(1)、(2)两种情况的目的是推断两种处理的作用有无差别,情况(3)的目的是推断某种处理有无作用。解决这类问题,首先是求出各对结果差值($d$)的均数($\bar{d}$)。理论上,若两种处理的效果无差别或某种处理无效果时,差值 $d$ 的总体均数 $\mu_d$ 应该为 0。因此,对于配对设计的均数比较,可以看成是样本均数 $\bar{d}$ 与总体均数 $\mu_d$(0)的比较。按式 4-5 计算检验统计量 $t$。

$$t = \frac{\bar{d} - \mu_d}{S_{\bar{d}}} = \frac{\bar{d} - 0}{S_{\bar{d}}} = \frac{\bar{d}}{S_d / \sqrt{n}}, \qquad v = n - 1 \qquad (4\text{-}5)$$

式中:$\bar{d}$ 为结果差值的均数,$S_{\bar{d}}$ 为结果差值的标准误,$S_d$ 为结果差值的标准差,$n$ 为对子数。

**例 4.5** 某单位研究饮食中缺乏维生素 E 与肝中维生素 A 含量的关系,将同种属的大白鼠按性别相同、年龄、体重相近者配成 10 对后,将每对中的两只大白鼠随机分到正常饲料组和维生素 E 缺乏组,过一定时期将大白鼠杀死,测其肝中维生素 A 的含量,结果见表 4.1 第(1)~(3)栏。问两组大白鼠肝中维生素 A 的含量有无差别?

**表 4.1　不同饲料组大白鼠肝中维生素 A 含量(U/g)**

| 大白鼠对号<br>(1) | 正常饲料组<br>(2) | 维生素 E 缺乏组<br>(3) | 差值 $d$<br>(4)=(2)-(3) | $d^2$<br>(5) |
|:---:|:---:|:---:|:---:|:---:|
| 1 | 3 550 | 2 450 | 1 100 | 1 210 000 |
| 2 | 2 000 | 2 400 | -400 | 160 000 |
| 3 | 3 000 | 1 800 | 1 200 | 1 440 000 |
| 4 | 3 950 | 3 200 | 750 | 562 500 |
| 5 | 3 800 | 3 250 | 550 | 302 500 |
| 6 | 3 750 | 2 700 | 1 050 | 1 102 500 |
| 7 | 3 450 | 2 500 | 950 | 902 500 |
| 8 | 3 050 | 1 750 | 1 300 | 1 690 000 |
| 9 | 3 350 | 2 100 | 1 250 | 1 562 500 |
| 10 | 3 650 | 2 550 | 1 100 | 1 210 000 |
| | | | $(\sum d)$8 850 | $(\sum d^2)$10 142 500 |

该资料为配对设计,因此可用配对 $t$ 检验作统计推断,具体步骤如下:

(1) 建立检验假设,确定检验水准。

$H_0: \mu_d = 0$,即两组大白鼠肝中维生素 A 的含量相同;

$H_1: \mu_d \neq 0$,即两组大白鼠肝中维生素 A 的含量不同;

$\alpha = 0.05$。

(2) 计算检验统计量。

今 $n = 10$,$\bar{d} = \sum d/n = 8\,850/10 = 885(\text{U/g})$,

差值的标准差为

$$S_d = \sqrt{\frac{\sum d^2 - (\sum d)^2/n}{n-1}} = \sqrt{\frac{10\,142\,500 - 8\,850^2/10}{10-1}} = 506.65(\text{U/g})$$

按式 4-5 计算得:

$$t = \frac{\bar{d} - 0}{S_{\bar{d}}} = \frac{\bar{d}}{S_d/\sqrt{n}} = \frac{885}{506.65/\sqrt{10}} = 5.523\,8$$

$$\nu = n - 1 = 10 - 1 = 9$$

(3) 确定 $P$ 值,作出统计推断结论。

查 $t$ 界值表,$t_{0.05,9} = 2.262$,由于 $t > t_{0.05,9}$,所以 $P < 0.05$,按 $\alpha = 0.05$ 水准拒绝 $H_0$,差异有统计学意义,可认为两组大白鼠肝中维生素 A 的含量不同,即维生素 E 缺乏对大白鼠肝中维生素 A 的含量有影响。

**例 4.6**　分别用两种方法测定 14 份血清样品中 $Mg^{2+}$ 含量,结果见表 4.2 第(1)~(3)栏,问两种方法的测定结果有无差别?

### 表 4.2 两种方法测定 14 份血清样品 $Mg^{2+}$（mmol/L）结果

| 血清样品号<br>(1) | 葡萄糖激酶两点法<br>(2) | 甲基百里酚蓝法<br>(3) | $d$<br>(4)=(2)-(3) | $d^2$<br>(5) |
|---|---|---|---|---|
| 1 | 0.85 | 0.84 | 0.01 | 0.0001 |
| 2 | 1.02 | 1.01 | 0.01 | 0.0001 |
| 3 | 1.13 | 1.13 | 0 | 0 |
| 4 | 1.08 | 1.06 | 0.02 | 0.0004 |
| 5 | 0.92 | 0.92 | 0 | 0 |
| 6 | 1.17 | 1.16 | 0.01 | 0.0001 |
| 7 | 1.22 | 1.23 | −0.01 | 0.0001 |
| 8 | 1.06 | 1.07 | −0.01 | 0.0001 |
| 9 | 1.14 | 1.14 | 0 | 0 |
| 10 | 0.98 | 0.98 | 0 | 0 |
| 11 | 1.25 | 1.24 | 0.01 | 0.0001 |
| 12 | 1.11 | 1.11 | 0 | 0 |
| 13 | 1.23 | 1.23 | 0 | 0 |
| 14 | 1.10 | 1.10 | 0 | 0 |
|  |  |  | $(\sum d)$0.04 | $(\sum d^2)$0.001 |

（1）建立检验假设，确定检验水准。

$H_0 : \mu_d = 0$，即两种方法的测定结果相同；

$H_1 : \mu_d \neq 0$，即两种方法的测定结果不同；

$\alpha = 0.05$。

（2）计算检验统计量。

令 $n = 14, \bar{d} = \sum d/n = 0.04/14 = 0.0029 (\text{mmol/L})$，

差值的标准差为

$$S_d = \sqrt{\frac{\sum d^2 - (\sum d)^2/n}{n-1}} = \sqrt{\frac{0.001 - 0.04^2/14}{14-1}} = 0.0083 (\text{mmol/L})$$

按式 4-5 计算得：

$$t = \frac{\bar{d}-0}{S_d} = \frac{\bar{d}}{S_d/\sqrt{n}} = \frac{0.0029}{0.0083/\sqrt{14}} = 1.3073$$

$$v = n-1 = 14-1 = 13$$

（3）确定 $P$ 值，作出统计推断结论。

查 $t$ 界值表，$t_{0.05,13} = 2.160$，由于 $t < t_{0.05,13}$，所以 $P > 0.05$，按 $\alpha = 0.05$ 水准不拒绝 $H_0$，差异无统计学意义，尚不能认为两种方法的测定结果不同。

**例 4.7** 用某种康复疗法对 10 名癌症患者进行康复治疗，在治疗前后分别测评他们的生

命质量得分,结果见表4.3第(1)~(3)栏。能否认为该康复疗法会引起癌症患者生命质量的变化?

**表 4.3　康复疗法治疗前后的癌症患者生命质量得分**

| 患者号<br>(1) | 治疗后<br>(2) | 治疗前<br>(3) | 差值 $d$<br>(4)=(2)-(3) | $d^2$<br>(5) |
|---|---|---|---|---|
| 1 | 70.55 | 64.29 | 6.26 | 39.1876 |
| 2 | 88.60 | 64.07 | 24.53 | 601.7209 |
| 3 | 68.44 | 45.88 | 22.56 | 508.9536 |
| 4 | 61.64 | 45.23 | 16.41 | 269.2881 |
| 5 | 64.73 | 50.40 | 14.33 | 205.3489 |
| 6 | 74.68 | 61.59 | 13.09 | 171.3481 |
| 7 | 69.15 | 51.85 | 17.30 | 299.29 |
| 8 | 60.51 | 60.13 | 0.38 | 0.1444 |
| 9 | 65.59 | 64.29 | 1.30 | 1.69 |
| 10 | 69.04 | 51.93 | 17.11 | 292.7521 |
|  |  |  | $(\sum d)$133.27 | $(\sum d^2)$2 389.7237 |

(1)建立检验假设,确定检验水准。

$H_0: \mu_d = 0$,即该康复疗法不会引起癌症患者生命质量的变化;

$H_1: \mu_d \neq 0$,即该康复疗法会引起癌症患者生命质量的变化;

$\alpha = 0.05$。

(2)计算检验统计量。

今 $n = 10$,$\bar{d} = \sum d/n = 133.27/10 = 13.327$,

差值的标准差为:

$$S_d = \sqrt{\frac{\sum d^2 - (\sum d)^2/n}{n-1}} = \sqrt{\frac{2\,389.723\,7 - 133.27^2/10}{10-1}} = 8.257(分)$$

按式4-5计算得:

$$t = \frac{\bar{d}-0}{S_{\bar{d}}} = \frac{\bar{d}}{S_d/\sqrt{n}} = \frac{13.327}{8.257/\sqrt{10}} = 5.104\,0$$

$$v = n - 1 = 10 - 1 = 9$$

(3)确定 $P$ 值,作出统计推断结论。

查 $t$ 界值表,$t_{0.05,9} = 2.262$,由于 $t > t_{0.05,9}$,所以 $P < 0.05$,按 $\alpha = 0.05$ 水准拒绝 $H_0$,差异有统计学意义,可认为该康复疗法会引起癌症患者生命质量的变化。

**四、成组设计的两样本均数比较的 $t$ 检验**

成组设计的两样本均数比较的 $t$ 检验即成组 $t$ 检验,适用于完全随机设计的两样本均数的比较,目的是推断两样本均数$\overline{X_1}$和$\overline{X_2}$分别代表的两总体均数 $\mu_1$ 和 $\mu_2$ 有无差别。成组 $t$ 检验一般要求两样本来自方差相等(equal variances)的正态总体。若两总体方差不齐,则可选用 $t'$ 检验或秩和检验等方法。

成组 $t$ 检验中采用公式(4-6)计算检验统计量 $t$ 值:

$$t = \frac{\overline{X_1} - \overline{X_2}}{S_{\overline{X_1} - \overline{X_2}}} = \frac{\overline{X_1} - \overline{X_2}}{\sqrt{S_c^2\left(\frac{1}{n_1} + \frac{1}{n_2}\right)}} = \frac{\overline{X_1} - \overline{X_2}}{\sqrt{\dfrac{S_1^2(n_1 - 1) + S_2^2(n_2 - 1)}{n_1 + n_2 - 2}\left(\dfrac{1}{n_1} + \dfrac{1}{n_2}\right)}}$$

$$= \frac{\overline{X_1} - \overline{X_2}}{\sqrt{\dfrac{\sum X_1^2 - (\sum X_1)^2/n_1 + \sum X_2^2 - (\sum X_2)^2/n_2}{n_1 + n_2 - 2}\left(\dfrac{1}{n_1} + \dfrac{1}{n_2}\right)}} \qquad (4\text{-}6)$$

$$v = n_1 + n_2 - 2$$

式中:$S_{\overline{X_1} - \overline{X_2}}$ 为两样本均数之差的标准误;$S_c^2$ 为两样本的合并方差 (combined / pooled variance);$S_1^2$ 和 $S_2^2$ 分别为两样本的方差;$n_1 + n_2 - 2$ 为两样本自由度的合计。

**例 4.8**　为研究某种治疗儿童贫血新药的疗效,以常规药作为对照,将 30 名贫血的儿童随机分到新药组和常规药组,每组 15 名,分别接受两种药物治疗,过一定时期测量他们血红蛋白的增加量(g/L),结果见表 4.4。问两组贫血儿童的血红蛋白的增加量是否相同?

**表 4.4　新药与常规药治疗儿童贫血的血红蛋白增加量(g/L)**

| 新药组 | | 常规药组 | |
|---|---|---|---|
| 血红蛋白增加量($X_1$) | $X_1^2$ | 血红蛋白增加量($X_2$) | $X_2^2$ |
| 26 | 676 | 21 | 441 |
| 32 | 1 024 | 23 | 529 |
| 25 | 625 | 18 | 324 |
| 22 | 484 | 24 | 576 |
| 20 | 400 | 23 | 529 |
| 28 | 784 | 19 | 361 |
| 24 | 576 | 16 | 256 |
| 19 | 361 | 22 | 484 |
| 29 | 841 | 20 | 400 |
| 17 | 289 | 25 | 625 |
| 34 | 1 156 | 23 | 529 |
| 21 | 441 | 17 | 289 |
| 20 | 400 | 15 | 225 |
| 23 | 529 | 26 | 676 |
| 27 | 729 | 22 | 484 |
| $(\sum X_1)$367 | $(\sum X_1^2)$9 315 | $(\sum X_2)$314 | $(\sum X_2^2)$6 728 |

（1）建立检验假设，确定检验水准。

$H_0: \mu_1 = \mu_2$，即新药组与常规药组儿童的血红蛋白增加量均数相同；

$H_1: \mu_1 \neq \mu_2$，即新药组与常规药组儿童的血红蛋白增加量均数不同；

$\alpha = 0.05$。

（2）计算检验统计量。

今 $n_1 = 15, \sum X_1 = 367, \sum X_1^2 = 9\,315, \overline{X_1} = \dfrac{\sum X_1}{n_1} = \dfrac{367}{15} = 24.47,$

$n_2 = 15, \sum X_2 = 314, \sum X_2^2 = 6\,728, \overline{X_2} = \dfrac{\sum X_2}{n_2} = \dfrac{314}{15} = 20.93,$

按式 4-6 计算得：

$$t = \frac{\overline{X_1} - \overline{X_2}}{\sqrt{\dfrac{\sum X_1^2 - (\sum X_1)^2/n_1 + \sum X_2^2 - (\sum X_2)^2/n_2}{n_1 + n_2 - 2}\left(\dfrac{1}{n_1} + \dfrac{1}{n_2}\right)}}$$

$$= \frac{24.47 - 20.93}{\sqrt{\dfrac{9\,315 - (367)^2/15 + 6\,728 - (314)^2/15}{15 + 15 - 2}\left(\dfrac{1}{15} + \dfrac{1}{15}\right)}} = 2.315\,9$$

$$\nu = n_1 + n_2 - 2 = 15 + 15 - 2 = 28$$

（3）确定 $P$ 值，作出统计推断结论。

查 $t$ 界值表，$t_{0.05/2,28} = 2.048$，由于 $t > t_{0.05/2,28}$，所以 $P < 0.05$，按 $\alpha = 0.05$ 水准拒绝 $H_0$，差异有统计学意义，可认为新药组与常规药组儿童的血红蛋白增加量均数不同，新药的疗效比常规药的疗效好。

以上介绍了 $t$ 检验的情况，总结 $t$ 检验的应用条件如下：

（1）样本均数和总体均数比较的 $t$ 检验：样本来自正态分布的总体。

（2）配对 $t$ 检验：差值的总体为正态分布。

（3）成组 $t$ 检验：①两个样本都来自正态分布的总体；②两个总体方差相等。

判断样本是否来自正态分布总体和两样本所属总体的方差是否相等可分别通过正态性检验（见本章第四节）和方差齐性检验（见本章第三节）来验证。但在实际工作中，与上述条件略有偏离时，也可应用。

当 $t$ 检验条件严重违背时，常见的对策有：①进行变量变换（如对数变换），变换成正态分布后再进行 $t$ 检验；②用后面有关章节介绍的非参数检验方法；③两样本比较的成组 $t$ 检验时，如呈正态分布但方差不齐，可采用 $t'$ 检验（见本章第三节）。

**五、变量变换后成组比较的 $t$ 检验**

根据原始资料的不同情况可以采用不同的变量变换方法，本书第五章第五节会有详细介绍。例如：等比级数资料和对数正态分布资料常常可以采用对数变换的方法，目的是推断变换后两样本几何均数分别代表的总体几何均数有无差别。在这种情况下，统计量 $t$ 值的计算仍用式 4-6，只是应先把观察值 $X$ 进行对数变换（即 $\lg X$），然后用变换后的数据即 $\lg X$ 代替 $X$ 即可，即

$$t = \frac{\lg G_1 - \lg G_2}{\sqrt{\dfrac{\sum (\lg X_1)^2 - (\sum \lg X_1)^2/n_1 + \sum (\lg X_2)^2 - (\sum \lg X_2)^2/n_2}{n_1 + n_2 - 2} \left(\dfrac{1}{n_1} + \dfrac{1}{n_2}\right)}} \tag{4-7}$$

对于频数表资料,则

$$t = \frac{\lg G_1 - \lg G_2}{\sqrt{\dfrac{\sum f(\lg X_1)^2 - (\sum f \lg X_1)^2/n_1 + \sum f(\lg X_2)^2 - (\sum f \lg X_2)^2/n_2}{n_1 + n_2 - 2} \left(\dfrac{1}{n_1} + \dfrac{1}{n_2}\right)}}$$

$$\tag{4-8}$$

**例 4.9**　选 26 个甲型流感病毒血凝抑制抗体滴度(倒数)<5 的患者,随机分为两组,每组 13 人。用甲型流感病毒活疫苗进行免疫,一组用鼻腔喷雾法,另一组用气雾法。免疫后 1 个月采血,分别测定他们的血凝抑制抗体滴度,结果如表 4.5 所示。问两种方法的免疫效果有无差别?

表 4.5　两种方法免疫后的血凝抑制抗体结果

| 鼻腔喷雾组 | | | 气雾组 | | |
|---|---|---|---|---|---|
| 抗体滴度倒数 $X_1$ | $\lg X_1$ | $(\lg X_1)^2$ | 抗体滴度倒数 $X_2$ | $\lg X_2$ | $(\lg X_2)^2$ |
| 50 | 1.699 0 | 2.886 6 | 40 | 1.602 1 | 2.566 7 |
| 30 | 1.477 1 | 2.181 8 | 30 | 1.477 1 | 2.181 8 |
| 40 | 1.602 1 | 2.566 7 | 25 | 1.397 9 | 1.954 1 |
| 60 | 1.778 2 | 3.162 0 | 10 | 1 | 1 |
| 60 | 1.778 2 | 3.162 0 | 25 | 1.397 9 | 1.954 1 |
| 35 | 1.544 1 | 2.384 2 | 30 | 1.477 1 | 2.181 8 |
| 70 | 1.845 1 | 3.404 4 | 35 | 1.544 1 | 2.384 2 |
| 20 | 1.301 0 | 1.692 6 | 15 | 1.176 1 | 1.383 2 |
| 70 | 1.845 1 | 3.404 4 | 20 | 1.301 0 | 1.692 6 |
| 35 | 1.544 1 | 2.384 2 | 40 | 1.602 1 | 2.566 7 |
| 40 | 1.602 1 | 2.566 7 | 15 | 1.176 1 | 1.383 2 |
| 50 | 1.699 0 | 2.886 6 | 30 | 1.477 1 | 2.181 8 |
| 25 | 1.397 9 | 1.954 1 | 20 | 1.301 0 | 1.692 6 |
| | $\left[\sum (\lg X_1)\right]$ | $\left[\sum (\lg X_1)^2\right]$ | | $\left(\sum \lg X_2\right)$ | $\left[\sum (\lg X_2)^2\right]$ |
| | 21.113 0 | 34.636 3 | | 17.929 6 | 25.122 8 |

(1) 建立检验假设,确定检验水准。

$H_0$:两总体的几何均数对数值相等;

$H_1$:两总体的几何均数对数值不等;

$\alpha = 0.05$。

(2) 计算检验统计量。

令 $n_1 = 13$，几何均数 $G_1$ 的对数值

$$\lg G_1 = \frac{\sum \lg X_1}{n_1} = \frac{21.1130}{13} = 1.6241$$

$n_2 = 13$，几何均数 $G_2$ 的对数值

$$\lg G_2 = \frac{\sum \lg X_2}{n_2} = \frac{17.9296}{13} = 1.3792$$

按式 4-7 计算得：

$$t = \frac{\lg G_1 - \lg G_2}{\sqrt{\dfrac{\sum (\lg X_1)^2 - (\sum \lg X_1)^2/n_1 + \sum (\lg X_2)^2 - (\sum \lg X_2)^2/n_2}{n_1 + n_2 - 2}\left(\dfrac{1}{n_1} + \dfrac{1}{n_2}\right)}}$$

$$= \frac{1.6241 - 1.3792}{\sqrt{\dfrac{34.6363 - (21.1130)^2/13 + 25.1228 - (17.9296)^2/13}{13 + 13 - 2}\left(\dfrac{1}{13} + \dfrac{1}{13}\right)}} = 3.5486$$

$$\nu = n_1 + n_2 - 2 = 13 + 13 - 2 = 24$$

（3）确定 $P$ 值，作出统计推断结论。

查 $t$ 界值表，$t_{0.05,24} = 2.064$，由于 $t > t_{0.05,24}$，所以 $P < 0.05$，按 $\alpha = 0.05$ 水准拒绝 $H_0$，差异有统计学意义，可认为两种方法的免疫效果不同，鼻腔喷雾法的免疫效果比气雾法的免疫效果好。

# 第三节　方差齐性检验和 $t'$ 检验

## 一、两样本的方差齐性检验

前面提到，在进行完全随机设计的两样本均数比较的 $t$ 检验时，要求两样本对应的两个总体的方差相等，方差相等称为方差齐性（homogeneity of variance）。因此，在做两样本均数比较的 $t$ 检验之前，首先应判断两样本对应的两个总体的方差是否相等，即对方差齐性进行检验。方差齐性检验（$F$ 检验）的适用条件是两样本均来自正态分布的总体。

方差齐性检验的假设设置如下：

$H_0$：$\sigma_1^2 = \sigma_2^2$，即两总体的方差相等；

$H_1$：$\sigma_1^2 \neq \sigma_2^2$，即两总体的方差不等。

方差齐性检验的检验统计量 $F$ 值为两个样本的方差之比，其计算公式为

$$F = \frac{S_1^2 (较大)}{S_2^2 (较小)} \tag{4-9}$$

$$\nu_1 = n_1 - 1, \ \nu_2 = n_2 - 1$$

式中，$S_1^2$ 是较大的样本方差，$S_2^2$ 是较小的样本方差，$\nu_1$ 是分子的自由度，$\nu_2$ 是分母的自由度。

如果两个总体的方差相等，样本方差的不同是由于抽样误差所致，那么 $F$ 值一般不会偏离 1 太远。求得 $F$ 值后，查方差齐性检验用的 $F$ 界值表得到 $P$ 值（$F$ 值越大，$P$ 值越小），然后按所取的检验水准作出推断结论。一般取检验水准 $\alpha = 0.05$，若 $F \geqslant F_{0.05(\nu_1, \nu_2)}$，则 $P \leqslant 0.05$，拒绝 $H_0$，接受 $H_1$，差异有统计学意义，可认为两总体的方差不等即不具有齐性；若 $F <$

$F_{0.05(\nu_1, \nu_2)}$，则 $P > 0.05$，不拒绝 $H_0$，差异无统计学意义，可认为两总体的方差相等即具有齐性。方差齐性检验的步骤同前面假设检验的基本步骤。

**例 4.10** 某医生测得 10 名喉癌患者和 20 名正常人的血清铁蛋白浓度，算得结果如下，请检验两组人群血清铁蛋白浓度的总体方差是否相等？

喉癌患者：$n_1 = 10$，$\overline{X_1} = 246.3\mu g/L$，$S_1 = 58.02\mu g/L$

正常人：　$n_2 = 20$，$\overline{X_2} = 63.7\mu g/L$，$S_2 = 24.14\mu g/L$

(1) 建立检验假设，确定检验水准。

$H_0 : \sigma_1^2 = \sigma_2^2$，即喉癌患者和正常人血清铁蛋白浓度的总体方差相等；

$H_1 : \sigma_1^2 \neq \sigma_2^2$，即喉癌患者和正常人血清铁蛋白浓度的总体方差不等；

$\alpha = 0.05$。

(2) 计算检验统计量。

现 $n_1 = 10$，$S_1 = 58.02$；$n_2 = 20$，$S_2 = 24.14$。按式 4-9 计算得：

$$F = \frac{S_1^2(较大)}{S_2^2(较小)} = \frac{58.02^2}{24.14^2} = \frac{3366.3204}{582.7396} = 5.78$$

$$\nu_1 = n_1 - 1 = 10 - 1 = 9, \nu_2 = n_2 - 1 = 20 - 1 = 19$$

(3) 确定 $P$ 值，作出统计推断结论。

查方差齐性检验用的 $F$ 界值表，得 $P < 0.05$。按 $\alpha = 0.05$ 水准，拒绝 $H_0$，接受 $H_1$，差异有统计学意义，可认为喉癌患者和正常人血清铁蛋白浓度的总体方差不等。此时不能直接用成组 $t$ 检验进行两样本均数的比较。

需要提醒的是，统计学家对两样本均数比较时，是否需要进行方差齐性检验有不同的看法。有人认为方差齐性检验不必都做；有人提出若两样本的方差之比 $\geq 3$ 时，可认为两总体方差不等；有的认为如两样本的含量较大时（如均 $> 100$），则没有必要做方差齐性检验。

### 二、$t'$ 检验

当我们通过方差齐性检验推断出两样本所对应的两总体方差不等时，两小样本均数的比较可以采用 $t'$ 检验——近似 $t$ 检验（separate variance estimation t-test）。

$t'$ 检验有 3 种方法可供选择，即 Cochran & Cox 法、Satterthwaite 法和 Welch 法。其中 Cochran & Cox 法是对临界值校正，Satterthwaite 法和 Welch 法是对自由度校正。比较而言，前两种方法较为常用；其中 Satterthwaite 法在目前计算机统计软件中普遍使用。

Satterthwaite 法是按式 4-10 计算 $t'$ 值，以此代替 $t$ 值，自由度校正按式 4-11 计算并四舍五入取整。最终结果查 $t$ 界值表得到 $P$。

$$t' = \frac{\overline{X_1} - \overline{X_2}}{\sqrt{\dfrac{S_1^2}{n_1} + \dfrac{S_2^2}{n_2}}} \tag{4-10}$$

$$\nu = \frac{(S_{\overline{X_1}}^2 + S_{\overline{X_2}}^2)^2}{\dfrac{S_{\overline{X_1}}^4}{n_1 - 1} + \dfrac{S_{\overline{X_2}}^4}{n_2 - 1}} \tag{4-11}$$

**例 4.11** 就例 4.10 资料进行 $t'$ 检验，比较两组人群总体的血清铁蛋白浓度是否不同？

(1) 建立检验假设，确定检验水准。

$H_0: \mu_1 = \mu_2$，即两总体的血清铁蛋白浓度相同；

$H_1: \mu_1 \neq \mu_2$，即两总体的血清铁蛋白浓度不同；

$\alpha = 0.05$。

（2）计算检验统计量。

因 $n_1 < 50$ 且两总体方差不齐，不能用总体方差相等情形下的 $t$ 检验，在此选用 Satterthwaite 法的 $t'$ 检验。

按式 4-10 计算 $t'$ 值得：

$$t' = \frac{\overline{X}_1 - \overline{X}_2}{\sqrt{\dfrac{S_1^2}{n_1} + \dfrac{S_2^2}{n_2}}} = \frac{246.3 - 63.7}{\sqrt{\dfrac{58.02^2}{10} + \dfrac{24.14^2}{20}}} = 9.5477$$

按式 4-11 计算自由度得：

$$\nu = \frac{(S_{\overline{X}_1}^2 + S_{\overline{X}_2}^2)^2}{\dfrac{S_{\overline{X}_1}^4}{n_1 - 1} + \dfrac{S_{\overline{X}_2}^4}{n_2 - 1}} = \frac{\left(\dfrac{S_1^2}{n_1} + \dfrac{S_2^2}{n_2}\right)^2}{\dfrac{\left(\dfrac{S_1^2}{n_1}\right)^2}{n_1 - 1} + \dfrac{\left(\dfrac{S_2^2}{n_2}\right)^2}{n_2 - 1}} = \frac{\left(\dfrac{58.02^2}{10} + \dfrac{24.14^2}{20}\right)^2}{\dfrac{\left(\dfrac{58.02^2}{10}\right)^2}{10 - 1} + \dfrac{\left(\dfrac{24.14^2}{20}\right)^2}{20 - 1}} = 10.59 \approx 11$$

（3）确定 $P$ 值，作出推断结论。

以 $\nu = 11$，查 $t$ 界值表得 $P < 0.05$。按 $\alpha = 0.05$ 水准，拒绝 $H_0$，接受 $H_1$，差异有统计学意义，可认为两总体的血清铁蛋白浓度不同，喉癌患者血清铁蛋白总体平均浓度高于正常人血清铁蛋白总体平均浓度。

# 第四节　正态性检验

通过前面的学习，我们了解到如果资料的分布类型不同，那么应选用的统计指标与方法也会随之发生改变。有些统计方法只适用于正态分布资料，如用均数和标准差描述资料的分布特征，用正态分布法确定医学参考值范围，小样本的 $t$ 检验等。因此，在应用这些方法前，常需判定资料是否服从正态分布或样本是否来自正态总体，即需要进行正态性检验（test of normality）。各种统计软件中也都包含了正态性检验的相关内容。正态性检验的常用方法包括图示法和假设检验法等。

## 一、图示法

我们可以通过图示大致判断资料是否服从正态分布，这种方法简单易行，但较粗糙。

（一）目测直方图

可用于大样本或频数分布表资料。根据正态分布的曲线形状和特征，直接从直方图粗略判断该资料是否服从正态分布。

（二）$P$-$P$ 图

$P$-$P$ 图（proportion-proportion plots）以观察数据的实际累计频率（observed cumulative proportion）作为横坐标，纵坐标是在假设数据服从正态分布的情况下计算出的相应累计概率的期望值（expected cumulative proportion）。如果数据服从正态分布，则在 $P$-$P$ 图上数据点应围绕第一象限的对角线分布，如图 4.2 所示。如数据呈负偏态，则在图中显示为当纵坐标为

0.5 时数据点位于直线的上方；如数据呈正偏态，则显示为当纵坐标为 0.5 时数据点位于直线的下方。

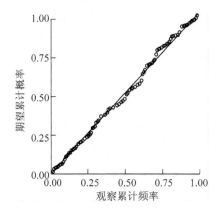

图 4.2　数据呈正态分布时的 *P-P* 图

（三）Q-Q 图

**Q-Q 图**（quantile-quantile plots）以观察数据的分位数（$P_X$）作为横坐标，纵坐标是在假设数据服从正态分布的情况下计算的相应分位数。如果数据服从正态分布，则在 Q-Q 图上数据点应围绕第一象限的对角线分布。

### 二、统计检验法

我国制订了正态性检验的国家标准 GB4882—85，其中推荐了正态性检验的方法。

（一）*W* 检验（S. S. Shapiro and M. B. Wilk）

*W* 检验方法在样本量为 $3 \leqslant n \leqslant 50$ 时使用。

该方法的检验假设设置如下：

$H_0$：样本来自正态分布的总体；

$H_1$：样本不是来自正态分布的总体。

进行检验时，首先要将 $n$ 个来自同一总体的数据按从小到大的顺序排列：

$$x_{(1)} \leqslant x_{(2)} \leqslant x_{(3)} \leqslant \cdots \leqslant x_{(n-1)} \leqslant x_{(n)}$$

统计量 $W$ 的计算公式为

$$W = \frac{\left\{ \sum_{i=1}^{n/2} a_i \left[ X_{(n+1-i)} - X_{(i)} \right] \right\}}{\sum_{i=1}^{n} (X_{(i)} - \overline{X})^2} \tag{4-12}$$

式中：$X_{(i)}$ 为按从小到大的顺序排列后第 $i$ 个数据值，$\overline{X}$ 为均数，$a_i$ 需要从 *W* 检验专用的表中查得。

（二）*D* 检验（*D' Agostino*）

*D* 检验方法在样本量为 $50 \leqslant n \leqslant 1\,000$ 时使用。

其检验假设的设置同 *W* 检验方法。同时也需要首先将数据按从小到大的顺序排列。

检验统计量 $Y$ 的计算公式为

$$Y = \frac{\sqrt{n}(D - 0.282\,094\,79)}{0.029\,985\,98} \tag{4-13}$$

其中：

$$D = \frac{\sum\limits_{i=1}^{n}\left(i - \dfrac{n+1}{2}\right)X_{(i)}}{(\sqrt{n})^3 \sqrt{\sum\limits_{i=1}^{n}\left[X_{(i)} - \overline{X}\right]^2}}$$

$W$ 检验和 $D$ 检验都需要通过专门的计算表以确定临界值。

如果计算出的统计量 $W \leqslant$ 相应的临界值 $W_{\frac{\alpha}{2}}$，即 $P \leqslant \alpha$，则拒绝 $H_0$，可以认为样本不是来自正态分布的总体。

如果计算出的统计量 $Y \leqslant Y_{\frac{\alpha}{2}}$ 或 $Y \geqslant Y_{\frac{\alpha}{2}}$，即 $P \leqslant \alpha$，则拒绝 $H_0$，可以认为样本不是来自正态分布的总体。

$W$ 检验和 $D$ 检验是正态性检验的专用方法。

（三）矩法

矩法又称动差法，是用数学上矩的原理推导出偏度系数 $g_1$ 与峰度系数 $g_2$，分别对偏度系数与峰度系数进行 $u$ 检验，当两者的 $u$ 检验均无显著性时，则可认为资料服从正态分布。

偏度系数 $g_1$ 的计算公式为

$$g_1 = \frac{n\sum fX^2 - 3\sum fX \sum fX^2 + 2\left(\sum fX\right)^3/n}{(n-1)(n-2)\left\{\left[\sum fX^2 - \left(\sum fX\right)^2/n\right]/(n-1)\right\}^{3/2}} \tag{4-14}$$

峰度系数 $g_2$ 的计算公式为

$$g_2 = \frac{(n+1)\left[n\sum fX^4 - 4\sum fX \sum fX^3 + 6\left(\sum fX\right)^2 \sum fX^2/n - 3\left(\sum fX\right)^4/n^2\right]}{(n-1)(n-2)(n-3)\left\{\left[\sum fX^2 - \left(\sum fX\right)^2/n\right]/(n-1)\right\}^2}$$
$$- \frac{3(n-1)^2}{(n-2)(n-3)} \tag{4-15}$$

矩法的检验假设设置如下：

$H_0$：总体服从正态分布（即总体偏度系数 $\gamma_1 = 0$，且总体峰度系数 $\gamma_2 = 0$）；

$H_1$：总体不服从正态分布（即总体偏度系数 $\gamma_1 \neq 0$，或（与）总体峰度系数 $\gamma_2 \neq 0$）。

检验统计量 $u$ 值的计算公式为

偏度　　　　　　　　　$u_{g_1} = g_1/\sigma_{g_1}$ 　　　　　　　　　　　　　(4-16)

峰度　　　　　　　　　$u_{g_2} = g_2/\sigma_{g_2}$ 　　　　　　　　　　　　　(4-17)

上述两式中，$\sigma_{g_1}$、$\sigma_{g_2}$ 分别是偏度系数和峰度系数的标准误，它们的计算公式分别如下：

$$\sigma_{g_1} = \sqrt{\frac{6n(n-1)}{(n-2)(n+1)(n+3)}} \tag{4-18}$$

$$\sigma_{g_2} = \sqrt{\frac{24n(n-1)^2}{(n-3)(n-2)(n+3)(n+5)}} \tag{4-19}$$

# 第五节　两均数的等效检验

前面所讲的两均数比较的假设检验方法目的主要是推断某处理因素有无作用或两种处理

的效果有无差别。但在医学科学研究中,有时还需要推断两种处理效果是否相近或相等的问题。如某新药(或检验方法)具有不良反应、价格便宜等优点,研究者希望了解该新药(或检验方法)与常规药物(或检验方法)效果是否相近或相等,以便代替原用的药物。由于根据假设检验的逻辑推理,只能作出拒绝或不拒绝 H₀ 的推断,而不能作出接受无效假设的结论,因此对于这种推断目的,如果采用前述的假设检验方法,当 P>α,只能得出"不拒绝 H₀,尚不能认为两者有差别"的结论。即使研究者把不拒绝 H₀ 当作接受,作出了两种药物效果无差别的结论,但是在不知道 Ⅱ 型错误 β 及大小的情况下,此结论的可靠性难以保证。所以如需推断两种处理的效果是否相近或相等时,常借助等效检验(equivalence test)。

等效检验可广泛应用于医学科研实际、临床医学等研究领域。如,两种药物或两种疗法是否可以互相替代;实验组与对照组的构成是否均衡;两种检测方法的结果是否相似等。总之,若检验的目的是要推断两总体指标是否相近或相似时,可用等效检验的原理和方法来解决。等效检验的假设检验基本原理和步骤与惯用的差异性假设检验一致,但是它们在建立假设、计算检验统计量和估计样本含量等方面略有差别,现以两均数的等效检验步骤为例介绍如下。

### 一、建立检验假设,确定检验水准

惯用的假设检验的推断目的是两总体均数是否有差别,而两均数等效检验的推断目的是两总体均数是否等效,所以两者假设的内容略有区别。等效检验的无效假设是两总体均数之差不小于等效界值 $\Delta$,即 $H_0: |\mu_1 - \mu_2| \geq \Delta$,或者说两总体均数不等效;备择假设是两总体均数之差小于 $\Delta$,即 $H_1: |\mu_1 - \mu_2| < \Delta$,或者说可认为两总体均数等效。下面是等效检验中样本均数与总体均数比较和两样本均数比较中建立的假设:

样本均数与总体均数的比较　　　　　两样本均数的比较

$H_0: |\mu - \mu_0| \geq \Delta$　　　　　　　　$H_0: |\mu_1 - \mu_2| \geq \Delta$

$H_1: |\mu - \mu_0| < \Delta$　　　　　　　　$H_1: |\mu_1 - \mu_2| < \Delta$

$\alpha = 0.05$　　　　　　　　　　　　$\alpha = 0.05$

式中:$\Delta$ 是等效界值,在进行等效检验时,应事先确定。

### 二、计算检验统计量

(1) 样本均数与总体均数比较:

$$t_{(n-1)} = \frac{\Delta - |\overline{X} - \mu_0|}{\sigma/\sqrt{n}} \tag{4-20}$$

(2) 两样本均数比较:

$$t_{(n_1+n_2-2)} = \frac{\Delta - |\overline{X}_1 - \overline{X}_2|}{S_{\overline{X}_1 - \overline{X}_2}} = \frac{\Delta - |\overline{X}_1 - \overline{X}_2|}{\sqrt{\dfrac{S_1^2(n_1-1) + S_2^2(n_2-1)}{n_1 + n_2 - 2}\left(\dfrac{1}{n_1} + \dfrac{1}{n_2}\right)}} \tag{4-21}$$

式中:符号的意义同式(4-6)。

### 三、确定 P 值,作出统计推断结论

根据 $v = n-1$(样本与总体均数比较)或 $\nu = n_1 + n_2 - 2$(两样本均数比较),查 $t$ 界值表,确定 $P$ 值。若 $P \leq \alpha$,拒绝 $H_0$,可认为两总体均数等效。

如根据检验统计量得到 $P<0.05$ 时,按检验水准 $\alpha=0.05$ 即可作出"拒绝 $H_0$、可认为两总体等效"的结论。而惯用的差异性假设检验,由于 $H_0$ 是两总体均数相等,即 $H_0:\mu_1-\mu_2=0$;备择假设是两总体均数不等(双侧检验时),即 $H_1:\mu_1-\mu_2\neq0$。所以如得到 $P<0.05$ 时,按检验水准 $\alpha=0.05$ 作出的结论是"拒绝 $H_0$,可认为两总体均数不等"。由此可见,等效检验与惯用的假设检验均是按照检验水准 $\alpha$ 作出是否拒绝 $H_0$ 的结论,但由于它们的推断目的和建立的 $H_0$ 内容不同,所以在拒绝 $H_0$ 时,所得的结论不同。

在实际工作中,样本均数与总体均数比较少见,在此举两样本均数比较的例子。

**例 4.12** 分别用四苯硼钠法和火焰光度法测定 200 份血清样品中 $K^+$ 浓度,结果见表 4.6,能否认为两种方法的测定结果等效?

表 4.6 四苯硼钠法和火焰光度法测定血钾浓度

| | $n$ | $\overline{X}$ | $S$ |
|---|---|---|---|
| 四苯硼钠法 | 200 | 4.65 | 0.47 |
| 火焰光度法 | 200 | 4.58 | 0.41 |

设等效界值 $\Delta=0.25\,mmol/L$,

(1) 建立检验假设,确定检验水准。

$H_0:|\mu_1-\mu_2|\geqslant0.25\,mmol/L$

$H_1:|\mu_1-\mu_2|<0.25\,mmol/L$

$\alpha=0.05$

(2) 计算检验统计量。

$$t=\frac{\Delta-|\overline{X}_1-\overline{X}_2|}{S_{\overline{X}_1-\overline{x}_2}}=\frac{0.25-|4.65-4.58|}{\sqrt{\dfrac{0.47^2(200-1)+0.41^2(200-1)}{200+200-2}\left(\dfrac{1}{200}+\dfrac{1}{200}\right)}}=4.08$$

$$\nu=200+200-2=398$$

(3) 确定 $P$ 值,作出统计推断结论。

查 $t$ 界值表,得 $P<0.001$,按 $\alpha=0.05$ 水准拒绝 $H_0$,接受 $H_1$,可认为两种方法的测定结果等效。

等效检验的注意事项:

(1) $\Delta$ 值的确定在等效检验中十分重要,$\Delta$ 值在理论上是两总体均数的差值,但在等效检验时往往只能对其进行估计。$\Delta$ 值确定是否合理是等效检验可靠性的关键,若 $\Delta$ 值确定得过大,将把不等效的处理措施判断为等效;若 $\Delta$ 值确定得过小,则很难得到等效的结果。因此,研究者必须根据专业知识、结合具体问题来确定合理的 $\Delta$ 值,一般可把从专业上或公认的有意义的两种处理措施的差值作为等效检验的 $\Delta$ 值。例如,血压的 $\Delta$ 值为 $0.67\,kPa(5mmHg)$,白细胞的 $\Delta$ 值为 $0.5\times10^9/L(500\ 个/mm^3)$、胆固醇的 $\Delta$ 值为 $0.52\,mmol/L(20mg/dl)$ 等。

(2) 等效检验与惯用的差异性假设检验的检验假设设置不同。以两样本均数比较为例:

| 等效检验 | 差异性假设检验 |
|---|---|
| $H_0:|\mu_1-\mu_2|\geqslant\Delta$ | $H_0:\mu_1=\mu_2$ |
| $H_1:|\mu_1-\mu_2|<\Delta$ | $H_1:\mu_1\neq\mu_2$ |

可见两者的无效假设不同。

（3）关于等效检验样本含量的确定。由于两类检验的无效假设不同,因而确定样本含量的公式也不一样,现介绍如下:

两样本均数比较时,若要求来自两总体的样本含量之比 $n_1 : n_2 = 1 : k$,则样本含量公式为

$$\begin{cases} n_1 = \dfrac{1}{k}(kS_1^2 + S_2^2) \cdot \dfrac{(u_\alpha + u_\beta)^2}{(\Delta - \delta)^2} \\ n_2 = (kS_1^2 + S_2^2) \cdot \dfrac{(u_\alpha + u_\beta)^2}{(\Delta - \delta)^2} \end{cases}$$

式中: $\delta = |\mu_1 - \mu_2|$。

若两样本方差相近或相同,可看成 $S_1{}^2 = S_2{}^2 = S^2$,则

$$\begin{cases} n_1 = \dfrac{k+1}{k} \cdot \dfrac{(u_\alpha + u_\beta)^2 S^2}{(\Delta - \delta)^2} \\ n_2 = (k+1) \cdot \dfrac{(u_\alpha + u_\beta)^2 S^2}{(\Delta - \delta)^2} \end{cases}$$

特别当 $k = 1$,即 $n_1 = n_2$ 时

$$n_1 = n_2 = \frac{2(u_\alpha + u_\beta)^2 S^2}{(\Delta - \delta)^2}$$

可以证明此时 $n = n_1 + n_2$ 为最小。

例如,已知 $S_1 = S_2 = S = 4, k = 1$,规定 $\Delta = 20, \delta = 15$,单侧 $\alpha = 0.05$,单侧 $\beta = 0.1$,则 $n_1 = n_2 = \dfrac{2 \times (1.645 + 1.282)^2 \times 4^2}{(20 - 15)^2} = 11$(例)。

# 第六节　两均数比较假设检验的注意事项

### 一、要有严密的研究设计,注意比较组之间要具有可比性

严密的研究设计是假设检验的前提,应保证样本是从同质总体中随机抽取的或实验过程中随机分配的。可比性是指各组间除了要比较的因素不同外,其他可能影响结果的因素应尽可能相同或基本相近。

### 二、注意假设检验的适用条件

各种假设检验方法对数据分布、资料类型、样本含量等有相应的要求,因此在进行假设检验前,应根据研究设计的类型、资料类型、样本含量大小以及统计推断的目的等选用适当的检验方法。如 $t$ 检验原则上要求样本来自正态总体、方差齐,若两样本对应的两总体方差不齐时,两样本均数的比较仍用常规 $t$ 检验的话,则结论的可靠性难以保证,此时则应选用 $t'$ 检验或秩和检验等其他方法。

### 三、正确理解差别有无显著性的统计意义

以前将假设检验结论中的"拒绝 $H_0$,接受 $H_1$"习惯上称为"显著"(significant);"不拒绝

$H_0$"习惯称为"不显著"(non-significant)。不应将"显著"误解为差别很大或在医学中有显著（重要）的价值；同样的道理，也不应将"不显著"误解为差别不大或一定相等。这里的"显著"或"不显著"是统计学术语，有其特殊涵义。为避免上述误解，下结论时，我们认为用"有、无统计学意义"取代"显著、不显著"较好。统计结论只说明有或无统计学意义，并不能说明专业上的差异大小。只有将统计结论和专业知识有机地结合起来，才能得出恰如其分的结论。

### 四、假设检验的结论不能绝对化

假设检验的结论是根据检验水准和 $P$ 值大小作出的，具有概率性，不是百分之百的正确。无论我们作出哪种结论都有可能发生错误，拒绝 $H_0$，可能犯 I 型错误；不拒绝 $H_0$，可能犯 II 型错误。所以，下假设检验的结论时注意不能绝对化。另外，是否拒绝 $H_0$，除与被研究事物有无本质差异有关外，还受抽样误差的大小、检验水准 $\alpha$ 的高低以及单/双侧检验的影响。如检验水准 $\alpha$ 是根据分析目的人为规定的，有时对于同一问题，按 $\alpha = 0.01$ 时可能不拒绝 $H_0$，但按 $\alpha = 0.05$ 时可能拒绝 $H_0$；同一检验水准，随着样本含量的增加，抽样误差减小了，结论就有可能从不拒绝 $H_0$ 改变成拒绝 $H_0$；有时双侧检验时不拒绝 $H_0$，而单侧检验时拒绝 $H_0$。因此，当 $P$ 与 $\alpha$ 接近时，下结论要慎重。同时，检验水准 $\alpha$ 和单侧、双侧检验的确定要在设计时根据研究目的来确定，而不能受样本检验结果的影响。

# 第七节　总体均数的估计和假设检验的 SAS 程序

### 一、总体均数区间估计的 SAS 程序

**例 4.13**　以例 4.2 为例，估计某市 4 岁男童身高总体均数的 95% 置信区间的 SAS 程序如下所示：

**程序 ch4_1. sas**

```
data shg;
 input x @@;
cards;
```

| | | | | | | | | | |
|---|---|---|---|---|---|---|---|---|---|
| 108.0 | 97.6 | 103.4 | 101.6 | 104.4 | 98.5 | 110.5 | 103.8 | 109.7 | 109.8 |
| 104.5 | 99.5 | 104.0 | 103.9 | 97.2 | 106.3 | 106.2 | 107.6 | 108.3 | 97.6 |
| 102.7 | 103.7 | 107.6 | 103.2 | 103.6 | 103.3 | 102.8 | 102.3 | 102.2 | 103.3 |
| 101.2 | 107.5 | 106.3 | 109.7 | 99.5 | 107.4 | 103.4 | 106.6 | 105.7 | 107.4 |
| 103.0 | 109.6 | 106.4 | 107.3 | 100.6 | 112.3 | 100.5 | 101.9 | 98.8 | 99.7 |
| 104.3 | 110.2 | 105.3 | 95.2 | 105.8 | 105.2 | 106.1 | 103.6 | 106.6 | 105.1 |
| 105.5 | 113.5 | 107.7 | 106.2 | 106.2 | 109.8 | 99.7 | 107.9 | 104.8 | 103.9 |
| 106.8 | 106.4 | 108.3 | 106.5 | 103.3 | 107.7 | 106.2 | 100.4 | 102.6 | 102.1 |
| 110.6 | 112.2 | 110.2 | 103.7 | 102.3 | 112.1 | 105.4 | 104.2 | 105.7 | 104.4 |
| 102.8 | 107.8 | 102.5 | 102.3 | 105.8 | 103.7 | 103.1 | 101.6 | 106.5 | 100.0 |
| 103.2 | 109.3 | 105.8 | 106.1 | 104.9 | 105.9 | 105.3 | 103.7 | 99.6 | 106.2 |
| 102.5 | 108.1 | 106.1 | 108.3 | 99.8 | 108.3 | 104.0 | 100.6 | 112.6 | 103.7 |

```
;
proc means data=shg n mean std clm;
  var x;
run;
```

**程序 ch4_1. sas 说明：**

（1）用 means 过程，proc means 后面的选择项 clm 表示要计算总体均数的置信区间。

（2）置信区间的置信度 $100(1-\alpha)\%$ 通过选择项 alpha=$\alpha$ 来规定，$\alpha$ 值在 0～1 之间，默认值为 0.05。因此该 means 过程尽管没有用选择项 alpha=$\alpha$，但得到的正是 95% 置信区间，否则选择项 alpha=$\alpha$ 不可缺。例如，要估计 99% 置信区间，则需加上 alpha=0.01 方可。

**程序 ch4_1. sas 输出结果：**

The SAS System

The MEANS Procedure

Analysis Variable：x

| N | Mean | Std Dev | Lower 95%<br>CL for Mean | Upper 95%<br>CL for Mean |
|---|------|---------|--------------------------|--------------------------|
| 120 | 104. 8858333 | 3. 5363490 | 104. 2466115 | 105. 5250551 |

输出结果中 Lower 95% CL for Mean、Upper 95% CL for Mean 分别表示均数的 95% 置信区间的下置信限、上置信限。

### 二、$t$ 检验的 SAS 程序

$t$ 检验的 SAS 程序中，MEANS 过程和 UNIVARIATE 过程可用于样本均数和总体均数比较的 $t$ 检验以及配对比较的 $t$ 检验；两样本均数比较的 $t$ 检验可用 TTEST 过程。

**（一）样本均数与总体均数比较的 $t$ 检验**

**例 4.14**　根据大量调查，健康成年男子脉搏的均数为 72 次/min，某医生在某山区随机调查了 30 名健康成年男子，测得其脉搏（次/min）具体如下：

| 74 | 73 | 68 | 75 | 75 | 82 | 80 | 69 | 72 | 74 | 83 | 72 | 71 | 74 | 76 |
|----|----|----|----|----|----|----|----|----|----|----|----|----|----|----|
| 79 | 67 | 73 | 81 | 70 | 67 | 70 | 78 | 69 | 70 | 72 | 67 | 74 | 80 | 66 |

问该山区成年男子的平均脉搏数是否不同于通常的 72 次/min？

**程序 ch4_2. sas**

```
data mb;
  input x @@;
  d=x−72;
cards;
74   73   68   75   75   82   80   69   72   74   83   72   71   74   76
```

| 79 | 67 | 73 | 81 | 70 | 67 | 70 | 78 | 69 | 70 | 72 | 67 | 74 | 80 | 66 |

```
;
proc means data=mb mean std stderr t prt;
var x d;
run;
```

**程序 ch4_2. sas 说明：**

（1）检验总体均数 $\mu=\mu_0$，相当于检验 $\mu_d=\mu-\mu_0=0$。本例 $\mu_0=72$，因此必须在数据步中先建立一个新变量 $d$，$d$ 是所有原始数据分别减去 72 后所得的差值。

（2）调用 MEANS 过程检验 $d$ 的总体均数是否为 0。proc means 后面的选择项 mean std stderr t prt 分别要求 SAS 输出均数、标准差、标准误、检验总体均数是否为 0 的 $t$ 检验的 $t$ 值及其相应的双侧概率。

（3）var 语句中除了用变量 $d$ 外，还用了原始数据 $x$，是为了同时得到这 25 名山区男子的脉搏均数、标准差和标准误，而并非为了检验脉搏的总体均数是否为 0。

（4）本例也可用 UNIVARIATE 过程，程序如下：

```
proc univariate data=mb normal;
var x d;
run;
```

（proc univariate 后面的 normal 要求给出变量的正态性检验结果）

**程序 ch4_2. sas 输出结果：**

The SAS System

The MEANS Procedure

| Variable | Mean | Std Dev | Std Error | t Value | Pr > \|t\| |
|----------|------|---------|-----------|---------|-----------|
| x | 73.3666667 | 4.8028966 | 0.8768849 | 83.67 | <0.0001 |
| d | 1.3666667 | 4.8028966 | 0.8768849 | 1.56 | 0.1300 |

输出结果显示检验 $d$ 的总体均数是否为 0 的 $t$ 检验的 $t$ 值为 1.56，对应的 $P$ 值为 0.1300，大于 0.05，因此按 $\alpha=0.05$ 水准不拒绝 $H_0$，即尚不能认为该山区成年男子的平均脉搏数不同于通常的 72 次/min。

（二）配对设计样本的 $t$ 检验

**例 4.15**　用例 4.5 的资料，检验两组大白鼠肝中维生素 A 的含量有无差别？

**程序 ch4_3. sas**

```
data va;
 input zhch quefa @@;
 d=zhch - quefa;
cards;
```

| 3550 | 2450 | 2000 | 2400 | 3000 | 1800 | 3950 | 3200 | 3800 | 3250 |
| 3750 | 2700 | 3450 | 2500 | 3050 | 1750 | 3350 | 2100 | 3650 | 2550 |

```
;
proc means data=va mean std stderr t prt;
  var d;
run;
```

**程序 ch4_3. sas 说明：**

（1）配对设计样本的 $t$ 检验中无效假设 $H_0$ 为 $\mu_d=0$，因此实质上是检验差值总体的均数是否为 0，所以需在数据步中先建立一个代表差值的新变量 $d$，$d=$ zhch $-$ quefa。

（2）调用 MEANS 过程检验 $d$ 的总体均数是否为 0。情况与程序 ch4_2. sas 类似。

**程序 ch4_3. sas 输出结果：**

The SAS System

The MEANS Procedure

Analysis Variable：d

| Mean | Std Dev | Std Error | t Value | Pr > \|t\| |
|---|---|---|---|---|
| 885.0000000 | 506.6502190 | 160.2168669 | 5.52 | 0.0004 |

输出结果显示 $t$ 检验的 $t$ 值为 5.52，$P$ 值为 0.000 4，小于 0.05，因此按 $\alpha=0.05$ 水准拒绝 $H_0$，差异有统计学意义，可认为两组大白鼠肝中维生素 A 的含量有差别。

（三）成组设计的两样本均数比较的 $t$ 检验

**例 4.16**　用例 4.8 的资料，检验两组贫血儿童的血红蛋白的增加量是否相同？

**程序 ch4_4. sas：**

```
data hb;
  input group x @@;
  cards;
1 26 1 32 1 25 1 22 1 20 1 28 1 24 1 19 1 29 1 17 1 34 1 21 1 20 1 23 1 27
2 21 2 23 2 18 2 24 2 23 2 19 2 16 2 22 2 20 2 25 2 23 2 17 2 15 2 26 2 22
;
proc ttest data=hb;
  class group;
  var x;
run;
```

**程序 ch4_4. sas 说明：**

（1）首先建立数据集 hb，读入原始数据即所在的组别 group 和对应的血红蛋白增加量 x。

（2）"proc ttest" 调用 ttest 过程进行 $t$ 检验。

（3）"class group" 表示分组变量为 group。

（4）"var x"表示要统计的变量是 $x$。

**程序 ch4_4. sas 输出结果：**

The SAS System

The TTEST Procedure

Statistics

| Variable | group | N | Lower CL Mean | Mean | Upper CL Mean | Lower CL Std Dev | Std Dev | Upper CL Std Dev | Std Err |
|----------|-------|---|--------|------|--------|---------|---------|---------|---------|
| x | 1 | 15 | 21.755 | 24.467 | 27.179 | 3.5852 | 4.897 | 7.7231 | 1.2644 |
| x | 2 | 15 | 19.091 | 20.933 | 22.776 | 2.4355 | 3.3267 | 5.2465 | 0.8589 |
| x | Diff (1-2) | | 0.4022 | 3.5333 | 6.6645 | 3.322 | 4.1861 | 5.6616 | 1.5286 |

T-Tests

| Variable | Method | Variances | DF | t Value | Pr > \|t\| |
|----------|--------|-----------|-----|---------|---------|
| x | Pooled | Equal | 28 | 2.31 | 0.0284 |
| x | Satterthwaite | Unequal | 24.7 | 2.31 | 0.0295 |

Equality of Variances

| Variable | Method | Num DF | Den DF | F Value | Pr > F |
|----------|--------|--------|--------|---------|--------|
| x | Folded F | 14 | 14 | 2.17 | 0.1602 |

输出结果表明，方差齐性检验的统计量 $F$ 值为 2.17，相应的 $P$ 值为 0.1602，$>0.05$，因此可认为两总体的方差相等。$t$ 检验的 $t$ 值为 2.31，对应的 $P$ 值为 0.0284，$<0.05$，故可认为两组贫血儿童的血红蛋白的增加量不同，新药组儿童的血红蛋白增加量均数比常规药组大。

**例 4.17** 用例 4.9 的资料，检验两种方法的免疫效果有无差别？

**程序 ch4_5. sas：**

```
data ktdd;
 input group x @@;
 y=log10(x);
cards;
1 50 1 30 1 40 1 60 1 60 1 35 1 70 1 20 1 70 1 35 1 40 1 50 1 25
2 40 2 30 2 25 2 10 2 25 2 30 2 35 2 15 2 20 2 40 2 15 2 30 2 20
;
proc print;
proc ttest;
 class group;
```

var y;

run;

**程序 ch4_5. sas 说明：**

（1）首先建立数据集 ktdd，读入原始数据即所在的组别 group 和对应的抗体滴度倒数 $x$。产生新变量 $y$ 为 $x$ 的常用对数。

（2）"proc ttest"调用 ttest 过程进行 $t$ 检验。

（3）"class group"表示分组变量为 group。

（4）"var y"表示要统计的变量是 $y$。

**程序 ch4_5. sas 输出结果：**

| | | The SAS System | ① |
|---|---|---|---|
| Obs | group | x | y |
| 1 | 1 | 50 | 1.69897 |
| 2 | 1 | 30 | 1.47712 |
| 3 | 1 | 40 | 1.60206 |
| 4 | 1 | 60 | 1.77815 |
| 5 | 1 | 60 | 1.77815 |
| 6 | 1 | 35 | 1.54407 |
| 7 | 1 | 70 | 1.84510 |
| 8 | 1 | 20 | 1.30103 |
| 9 | 1 | 70 | 1.84510 |
| 10 | 1 | 35 | 1.54407 |
| 11 | 1 | 40 | 1.60206 |
| 12 | 1 | 50 | 1.69897 |
| 13 | 1 | 25 | 1.39794 |
| 14 | 2 | 40 | 1.60206 |
| 15 | 2 | 30 | 1.47712 |
| 16 | 2 | 25 | 1.39794 |
| 17 | 2 | 10 | 1.00000 |
| 18 | 2 | 25 | 1.39794 |
| 19 | 2 | 30 | 1.47712 |
| 20 | 2 | 35 | 1.54407 |
| 21 | 2 | 15 | 1.17609 |
| 22 | 2 | 20 | 1.30103 |

| 23 | 2 | 40 | 1.60206 |
| 24 | 2 | 15 | 1.17609 |
| 25 | 2 | 30 | 1.47712 |
| 26 | 2 | 20 | 1.30103 |

The SAS System　　　　②

The TTEST Procedure

Statistics

| Variable | group | N | Lower CL Mean | Mean | Upper CL Mean | Lower CL Std Dev | Std Dev | Upper CL Std Dev | Std Err |
|----------|-------|---|---------------|------|---------------|------------------|---------|------------------|---------|
| y | 1 | 13 | 1.5213 | 1.6241 | 1.7269 | 0.122 | 0.1701 | 0.2808 | 0.0472 |
| y | 2 | 13 | 1.2696 | 1.3792 | 1.4888 | 0.13 | 0.1813 | 0.2993 | 0.0503 |
| y | Diff (1-2) | | 0.1025 | 0.2449 | 0.3872 | 0.1373 | 0.1758 | 0.2446 | 0.069 |

T-Tests

| Variable | Method | Variances | DF | t Value | Pr > \|t\| |
|----------|--------|-----------|-----|---------|-----------|
| y | Pooled | Equal | 24 | 3.55 | 0.0016 |
| y | Satterthwaite | Unequal | 23.9 | 3.55 | 0.0016 |

Equality of Variances

| Variable | Method | Num DF | Den DF | F Value | Pr > F |
|----------|--------|--------|--------|---------|--------|
| y | Folded F | 12 | 12 | 1.14 | 0.8288 |

输出结果①为各观察单位所在的组别 group、对应的抗体滴度倒数 $x$ 以及抗体滴度倒数的常用对数值 $y$。

输出结果②显示,方差齐性检验的统计量 $F$ 值为 1.14,相应的 $P$ 值 $>0.05$,因此可认为两总体的方差相等。$t$ 检验的统计量 $t$ 值为 3.55,对应的 $P$ 值 $<0.05$,所以可认为两种方法的免疫效果有差别。

### 三、两均数等效检验的 SAS 程序

**例 4.18**　用例 4.12 的资料,检验四苯硼钠法和火焰光度法测定血清 $K^+$ 浓度的结果是否等效?

**程序 ch4_6.sas**

data xjnd;

```
n₁＝200；
n₂＝200；
m₁＝4.65；
m₂＝4.58；
s₁＝0.47；
s₂＝0.41；
delta＝0.25；

ss₁＝s₁＊＊2＊(n₁－1)；
ss₂＝s₂＊＊2＊(n₂－1)；
sc2＝(ss₁＋ss₂)/(n₁＋n₂－2)；
se＝sqrt(sc2＊(1/n₁＋1/n₂))；

t＝(delta－abs(m₁－m₂))/se；
p＝(1－probt(t,n₁＋n₂－2))＊2；
run；

proc print；
 var t p；
run；
```

**程序 ch4_6. sas 说明：**

（1）首先确定数据集 xjnd 中两种方法测定资料的例数 $n_1$ 和 $n_2$、均数 $m_1$ 和 $m_2$、标准差 $s_1$ 和 $s_2$，确定等效界值 delta。

（2）然后分别计算两种方法测定数据的离均差平方和 $ss_1$ 和 $ss_2$、合并方差 $sc_2$、两均数相差的标准误 $se$。

（3）最后计算 $t$ 值和对应的 $P$ 值，并运用 PRINT 过程将 $t$ 值和 $P$ 值输出到 OUTPUT 窗口。

**程序 ch4_6. sas 输出结果：**

| The SAS System | | |
| --- | --- | --- |
| Obs | t | p |
| 1 | 4.08143 | 0.000054107 |

输出结果显示等效检验的统计量 $t$ 值为 4.08143，$P$ 值 $<0.05$，因此可认为四苯硼钠法和火焰光度法测定血清 $K^+$ 浓度的结果等效。

**附：SAS TTEST 过程介绍**

TTEST 过程用于两样本均数的比较，它把两总体方差相等和不相等的检验结果都给出来，并同时做方差齐性检验。研究者通过结合上述结果，即可作出判断。

　　TTEST 过程常用的语句格式及其说明如下：

| | |
|---|---|
| PROC TTEST [DATA=＜数据集名＞ | 指定要进行 TTEST 过程分析处理的数据集名。 |
| [COCHRAN]]； | 要求在方差不相等时做 COCHRAN 近似。 |
| CLASS＜变量名＞； | 在 TTEST 过程中必需，指定一个两分类的分组变量。 |
| [VAR＜变量名列＞； | 指定要进行检验的变量名列。 |
| BY＜变量名列＞；] | 以指定的变量名列分组统计。 |

（刘丹萍）

# 第五章　方差分析

被誉为现代统计学奠基人之一的英国统计学家 R. A. Fisher 在 19 世纪创立了方差分析理论和方法,他将总变异归于研究因素和随机误差两部分,通过构造研究因素的变异和随机误差所导致变异的检验来推断研究因素是否有作用。随着统计学方法的发展,线性方程又被引入到方差分析中,为这一方法的应用拓展了新的空间。

方差分析(analysis of variance),简称为 ANOVA,可按照研究因素的多少分为单因素和多因素方差分析。前者是研究单个因素不同水平间均数差异有无统计学意义的方法,也就是通常说的多个样本均数之间差别是否统计学意义方法;后者是研究两个或两个以上因素对观测指标有无影响的统计分析方法。本章主要介绍这两方面的内容。

## 第一节　常用术语

### 一、反应变量(dependent variable)和自变量(independent variable)

反应变量也被称为因变量、结果变量,它是欲分析的主要观测指标。自变量影响因变量的取值。根究研究目的不同,在一个研究中可以有一个反应变量和一个自变量,也可以有多个反应变量和自变量。根据变量性质的不同,反应变量和自变量可以是分类变量,也可以是数值型变量。例如,在盐酸西布曲明片治疗单纯性肥胖研究试验中,反应变量为观测个体的体重变化,自变量为所使用的减肥药物。

### 二、因素和水平(factor and lever)

因素就是指对反应变量有影响的分类变量。分类变量的不同取值就是水平。例如,上述单纯性肥胖研究试验中,药物就是对反应变量有影响的因素,其取值分为两个水平:盐酸西布曲明片和安慰剂。

### 三、处理单位(treatment unit)

各因素的各种水平组合为处理,每个组合就形成一个单元格,每个单元格就是一个处理单位。

### 四、元素(element)

元素是用于观测反应变量最小的观测单位,它可以等同处理单位。如果不等同,那么元素就是嵌套在每个处理单位之中的,也就是每个处理单位内有多个元素。

### 五、均衡（balance）

在一个实验设计中，如果每个单元格中的出现的试验次数相等，则称这个设计是均衡的，反之，则是不均衡的。对于均衡的数据统计分析方法要比非均衡数据的简单。

### 六、协变量（covariate）

对反应变量有影响的数值型变量就是协变量，这时可通过找出因变量和协变量的回归关系来扣除其影响，这种分析称为协方差分析。

### 七、交互作用（interaction）

当一个因素的作用随另外一个因素水平的改变而改变，则这两个因素之间存在交互作用。如研究 A 药对 B 药使用效果的影响，那么对 B 药是有协同作用亦或是拮抗作用，表现出来的两种作用就是交互作用；如果是使用 A 药，对 B 药的效果没有影响，则 A 药和 B 药之间相互独立，不存在交互作用。两个因素之间的交互作用称为一级交互作用，3 个因素间的交互作用称为二级交互作用。随着交互作用级别的增高，交互作用的解释就越复杂。

### 八、固定因素和随机因素（fixed factor and random factor）

在一个研究设计中，如果所选择的因素水平是此因素的所有水平，则这个因素就是固定因素，通过研究此因素的所有水平就可以了解它在不同水平的作用。如在研究乙肝疫苗高剂量、低剂量和零剂量治疗乙肝的疗效分析中，这 3 个剂量就是乙肝疫苗的所有分类水平，没有除了这 3 个水平以外的其他水平，因而乙肝疫苗就是一个固定因素；如果所涉及到因素的水平只是在此因素所有水平中随机抽取的一部分，如果重复此研究，则这个因素所抽取的水平和前一次研究是不同的，这个因素就是随机因素。此研究的目的就是总结这一部分水平的结果来推断这个因素的所有水平的情况。

需要指出的是在进行方差分析时，必须满足以下 4 个条件：

（1）可加性：可加性要求总变异度可被分解成若干部分变异，每一部分根据变异的来源都有特定的含义。

（2）方差齐性：各处理组总体方差相等。

（3）正态性：各样本来自正态总体。

（4）独立性：各样本是相互独立的随机样本。

此外，分析的观测指标，即反应变量必须是数值型变量。

## 第二节　　单因素方差分析

单因素方差分析（one-way ANOVA 或 one factor ANOVA），亦称为完全随机设计的方差分析（completely random design ANOVA）。在这种设计中，研究处理因素只有一个，处理因素的水平可有多个，按设置的水平进行相应分组，每一个水平就对应一个组别，采用完全随机化的方法将受试对象随机地分配到各个组别中，每个组别就是一个处理，元素就等同于处理。

实验完毕后比较各组均数之间的差别有无统计学意义,此种设计称为完全随机设计。其对应的无效假设和备择假设分别是:

$H_0$:各组总体均数相同;

$H_1$:各组总体均数不相同或不全相同。

方差分析的原理是基于变异度的分解,因而所用的指标是离均差平方和(sum of squares of deviations from mean,SS)。在单因素方差分析中,总变异可分解成以下两个部分:

$$总变异=组间变异+组内变异 \tag{5-1}$$

组间变异反映了处理因素和随机误差对个体观测值的影响,组内变异反映了个体观测值的随机误差。因而式 5-1 亦可表达成如下等式:

$$总变异=处理因素变异+随机变异$$

因而,处理因素是否有作用,就是与随机变异进行比较,大于随机变异,就说明处理因素有作用;不大于随机变异,处理因素就无作用。上述就是方差分析思想。由此可知,在方差分析中存在 3 类变异:

(1) 总变异(total variation)。

全部的观测个体值之间不同,这种变异称为总变异。总变异的大小用离均差平方和来表示,等于各测量值 $x_{ij}$ 与全部的观测个体值均数 $\overline{X}$ 差值的平方和。总变异表示所有个体观测值之间总的变异度。计算公式如下:

$$SS_{总} = \sum_{i}^{k} \sum_{j}^{n_i} (x_{ij} - \overline{X})^2 = \sum_{i}^{k} \sum_{j}^{n_i} x_{ij}^2 - \frac{\left( \sum_{i}^{k} \sum_{j}^{n_i} x_{ij} \right)^2}{N} \tag{5-2}$$

式中:$N$ 表示总的样本例数,$n_i$ 表示第 $i$ 组样本例数,$x_{ij}$ 表示第 $i$ 组的第 $j$ 个观测个体取值,$k$ 表示组数。

(2) 组内变异(variation within groups)。

在同一处理组中,个体观测值之间各不相同,这种变异称之为组内变异。组内变异反映了随机误差造成的个体变异。因而组内变异就可以用各组数据的离均差平方和进行表示,计算公式如下:

$$SS_{组内} = \sum_{i}^{k} \sum_{j}^{n_i} (x_{ij} - \overline{x}_i)^2 = \sum_{i}^{k} \left[ \sum_{j}^{n_i} x_{ij}^2 - \left( \sum_{j}^{n_i} x_{ij} \right)^2 / n_i \right] \tag{5-3}$$

(3) 组间变异(variation among groups)。

各组样本均数之间也不同,这种变异反映了组与组之间的变异,称为组间变异。当 $H_0$ 成立时,即处理因素的各水平之间没有差异,则各样本均数之间的差异就是样本均数的抽样误差,而当 $H_0$ 不成立时,组间变异就不仅反映了样本均数的抽样误差,同时也包括了处理因素的作用,因而组间变异就会增大。计算公式如下:

$$SS_{组间} = \sum_{i=1}^{k} n_i (\overline{x}_i - \overline{X})^2 = \sum_{i}^{k} \left[ \frac{\sum_{j}^{n_i} x_{ij}}{n_i} \right]^2 - \left( \sum_{i}^{k} \sum_{j}^{n_i} x_{ij} \right)^2 / N \tag{5-4}$$

各离均差平方和的自由度分别为:

$$\nu_{总} = N - 1, \quad \nu_{组间} = k - 1, \quad \nu_{组内} = \sum_{i}^{k} n_i - 1 = N - k$$

通过代数运算可以证明,总的离均差平方和($SS_总$)、组间离均差平方和($SS_{组间}$)和组内离均差平方和($SS_{组内}$)存在如下关系:

$$SS_总 = SS_{组间} + SS_{组内}$$

$$\nu_总 = \nu_{组间} + \nu_{组内} \tag{5-5}$$

从离均差平方和的计算公式可看出,离均差平方和的大小受自由度影响,自由度大,离均差平方和大,因而不能直接使用离均差平方和比较组间变异和组内变异的大小,将离均差平方和除以相应的自由度,得到平均变异指标——均方(mean square,MS),均方的计算公式如下:

$$MS_{组间} = \frac{SS_{组间}}{\nu_{组间}} \tag{5-6}$$

$$MS_{组内} = \frac{SS_{组内}}{\nu_{组内}} \tag{5-7}$$

组间均方与组内均方之比称为 $F$ 统计量:

$$F = \frac{MS_{组间}}{MS_{组内}} \tag{5-8}$$

当 $H_0$ 成立时,可以证明 $F$ 统计量服从 $(k-1, n-k)$ 的 $F$ 分布,此时 $F$ 值近于或等于1;反之,当 $H_0$ 不成立时,$F$ 值就明显 $>1$;按照方差分析的理论,在 $H_0$ 成立的情况下,出现较大 $F$ 值的概率是一个小概率事件,小概率事件被认为在一次抽样中是不可能发生的,因而就有充分的理由拒绝 $H_0$。因而就设定一个临界值,当 $F$ 超过此临界值,就认为 $H_0$ 不成立,在界值之内就认为尚不能拒绝 $H_0$。

**例5.1** 某单位研究不同药物对小白鼠的镇咳作用,抽取 40 只小白鼠随机分配到各个药物组中。实验时先用 0.2ml $NH_4OH$ 对小白鼠喷雾,测定其发生咳嗽时间。以给药前后发生咳嗽时间的差值衡量不同药物的镇咳作用,结果见表 5.1。试比较 3 种药物的平均推迟咳嗽时间的差异有无差异?(此例参见何清波所著的《医学统计学及其软件包》,上海科技文献出版社,2002 年,第 63 页)

表 5.1 小白鼠给药前后发生咳嗽的推迟时间(s)

| 复方Ⅰ | 复方Ⅱ | 可待因 |
| --- | --- | --- |
| 40 | 50 | 60 |
| 10 | 20 | 30 |
| 35 | 45 | 100 |
| 25 | 55 | 85 |
| 20 | 20 | 20 |
| 15 | 15 | 55 |
| 35 | 80 | 45 |
| 15 | −10 | 30 |

（续表）

| 复方 I | 复方 II | 可待因 |
|--------|--------|--------|
| −5 | 105 | 77 |
| 30 | 75 | 105 |
| 25 | 10 | |
| 70 | 60 | |
| 65 | 45 | |
| 45 | 60 | |
| 50 | 30 | |

解析：该试验涉及到一个因素（药物），该因素分为 3 个水平（3 种不同的药物），研究的因变量是咳嗽时间推迟值，因变量是计量资料，因而是一个完全随机设计。如果欲使用单因素方差分析，首先要检验是否满足方差分析的应用条件，即是否满足正态分布和方差齐性。

对每组数据分别进行正态分布检验，在实际工作中，往往由于各组样本太小，而无法进行正态性检验，这时可将所有残差放在一起进行正态性检验，（残差＝$x_{ij} - \bar{x_i}$），如果残差满足了正态性，就可以满足正态分析的条件。

对 3 组数据进行方差齐性检验，如果满足了方差齐性，就可以进行方差分析（方差齐性检验详见本章第二节）。

（1）建立检验假设和确定检验水准：

$H_0$：三组小白鼠平均推迟咳嗽时间总体均数相同。

$H_1$：三组小白鼠平均推迟咳嗽时间不相同或不全相同。

$\alpha = 0.05$。

（2）计算检验统计量：根据相应的计算公式，可计算各变异的离均差平方和、自由度、均方和检验统计量 $F$ 值（表 5.2）。

表 5.2　单因素方差分析表

| 变异来源 | 离均差平方和（SS） | 自由度（$df$） | 均方（MS） | $F$ |
|----------|------------------|----------------|-----------|-----|
| 总变异 | $\sum\limits_{i}^{k}\sum\limits_{j}^{n_i}(x_{ij}-\bar{x})^2$ | $N-1$ | | |
| 组间变异 | $\sum\limits_{i=1}^{k}n_i(\bar{x_i}-\bar{x})^2$ | $K-1$ | $SS_{组间}/K-1$ | $MS_{组间}/MS_{组内}$ |
| 组内变异 | $\sum\limits_{i}^{k}\sum\limits_{j}^{n_i}(x_{ij}-\bar{x_i})^2$ | $N-K$ | $SS_{组内}/N-K$ | |

（3）下结论：由 $F$ 统计量和自由度可求出相应的 $P$ 值，在 $\alpha$ 水平上得到统计学结论，是拒绝或者不拒绝 $H_0$，需要注意的是：当不拒绝 $H_0$ 时，仅表明在目前样本含量的情况下，没有足够的理由拒绝 $H_0$；拒绝 $H_0$，表明各组（水平）之间至少有两组（水平）之间差异存在，不能具体说明是哪两组存在差异，要说明后者，这时要进行均数间的两两比较（详见本章第三节）。

SAS 中进行单因素方差分析的过程有 ANOVA 和 GLM(general linear model)，ANOVA 适用于分析均衡数据的资料，但是对所有的单因素方差分析，无论是均衡还是不均衡，GLM 都适用。GLM 比 ANOVA 更强大。所以对于单因素方差分析，常使用 GLM。

本例在 SAS 中分析如下：ch5_1. sas。

（1）使用循环语句建立 SAS 数据集：

```
data dat5_1;
    do group=1 to 3;
        input n;
        do i=1 to n;
            input x@@;
            output;
        end;
    end;
cards;
    15
    40 10 35 25 20 15 35 15 -5 30 25 70 65 45 50
    15
    50 20 45 55 20 15 80 -10 105 75 10 60 45 60 30
    10
    60 30 100 85 20 55 45 30 77 105
run;
```

（2）正态性检验：

$H_0$：总体服从正态分布；

$H_1$：总体不服从正态分布 。

$\alpha=0.05$。

proc sort data=dat5_1; by group; run;

proc univariate data=dat5_1 normal; var x; by group; run;

使用 univariate 过程中 normal 选项进行正态性检验，univariate 过程输出的结果很多，这里列出正态性检验的结果。

```
------------------------------ group＝1 ------------------------------
                    The UNIVARIATE Procedure
                         Variable：x
                       Tests for Normality
Test              -------- Statistic --------          -------- p Value --------
Shapiro-Wilk        W       0.9778        Pr＜W      0.9523
------------------------------ group＝2 ------------------------------
                    The UNIVARIATE Procedure
                         Variable：x
                       Tests for Normality
Test              -------- Statistic --------          -------- p Value --------
Shapiro-Wilk        W       0.983486      Pr＜W      0.987 8
------------------------------ group＝3 ------------------------------
                    The UNIVARIATE Procedure
                         Variable：x
                       Tests for Normality
Test              -------- Statistic --------          -------- p Value --------
Shapiro-Wilk        W       0.940054      Pr＜W      0.5536
```

　　3 组的正态性检验结果 $P$ 均＞0.05,故没有理由拒绝 $H_0$,认为 3 组总体分别符合正态分布。

　　(3) 方差齐性检验。

　　方差齐性检验使用 Levene 检验,程序包含在 glm 和 ANOVA 过程中。详见本章第二节。

　　(4) 方差分析。使用 ANOVA 过程或 GLM 过程。

```
proc glm data＝dat5_1;                        ①
    class group;                             ②
    model x＝group;                          ③
    means group/hovtest;                     ④
    means group;                             ⑤
run;
```

　　(5) 程序说明:

　　(ⅰ) 用 GLM 过程进行方差分析。此处也可用 ANOVA 过程,其语句完全相同。

　　(ⅱ) 首先用 CLASS 语句指定分组变量,本例为 GROUP。

　　(ⅲ) 然后用 MODEL 语句指定所用模型。等号左边为因变量;等号右边为分组变量。

　　(ⅳ) MEANS 关键词后面是分组变量名,跟着一个斜杠,接着是各种选择项。选择项 hovtest。

作方差齐性检验,默认输出为 Levene 检验和各组的例数、均数和标准差。如果不跟斜杠和选项,只输出各组的例数、均数和标准差。

以下是输出结果:

The ANOVA Procedure ①
Class Level Information

| Class | Levels | Values |
|---|---|---|
| group | 3 | 1 2 3 |
| Number of Observations Read | | 40 |
| Number of Observations Used | | 40 |

The ANOVA Procedure ②

Dependent Variable: x

| Source | DF | Sum of Squares | Mean Square | F Value | Pr > F |
|---|---|---|---|---|---|
| Model | 2 | 5062.46667 | 2531.23333 | 3.48 | 0.0411 |
| Error | 37 | 26877.43333 | 726.41712 | | |
| Corrected Total | 39 | 31939.90000 | | | |

| R-Square | Coeff Var | Root MSE | x Mean |
|---|---|---|---|
| 0.158500 | 61.88778 | 26.95213 | 43.55000 |

| Source | DF | Anova SS | Mean Square | F Value | Pr > F |
|---|---|---|---|---|---|
| group | 2 | 5062.466667 | 2531.233333 | 3.48 | 0.0411 |

The ANOVA Procedure ③
Levene's Test for Homogeneity of x Variance
ANOVA of Squared Deviations from Group Means

| Source | DF | Sum of Squares | Mean Square | F Value | Pr > F |
|---|---|---|---|---|---|
| group | 2 | 1979042 | 989521 | 1.48 | 0.2415 |
| Error | 37 | 24792305 | 670062 | | |

| The ANOVA Procedure | | | |
|---|---|---|---|
| Level of | | x | |
| group | N | Mean | Std Dev |
| 1 | 15 | 31. 6666667 | 20. 3247445 |
| 2 | 15 | 44. 0000000 | 30. 3668052 |
| 3 | 10 | 60. 7000000 | 30. 1553386 |

（6）统计学结果和专业结论：

输出结果①为分组变量的信息及总例数。分组变量为 GROUP，有 3 个水平，分别为 1、2 和 3。总例数＝40。

输出结果②为总的模型的方差分析结果和效应的统计学检验结果。$F=3.48, P=0.0411$，总的模型是差异有统计学意义。由于模型中只有一个因素，因而总的方差分析结果和效应的统计学检验结果是一样的。

结果输出③为 Levene's 检验结果，$F=1.48, P=0.2415$，表明各组方差齐。在 Levene's 检验结果后面的是各组的例数、均数和标准差。

方差分析结果和前述的方差分析表格基本上一致的，由于 $F=3.48, P=0.0411$，在 $\alpha=0.05$ 的水平上，说明 3 组平均推迟咳嗽时间的差异有统计学意义，因而可说明 3 组平均推迟咳嗽时间有差异。

# 第三节　方差齐性检验

方差齐性检验(test for homogeneity of variance)就是检验各组样本所代表的总体方差是否一致（齐性）的检验。两样本方差齐性检验使用 Bartlett 法，同样，它也适用于多样本的方差齐性检验，但是它要求所检验的样本总体符合正态分布，当不符合正态分布时，就不能使用，因而其使用范围就受到限制。本文介绍 Levene's 检验，其不受数据分布的限制，是一种稳健性检验，因而被广泛地认为是一种标准的检验方差齐性的检验。对于 $K$ 组样本资料，求得各组的均数后计算观察值距各自组均数的离差的平方或离差的绝对值，后者称为绝对离差，以此离差变量作为分析的主要变量，运用前述的方差分析来分析方差是否一致（齐性）。

方差齐性检验属于假设检验的一种，因而其具有假设检验的 3 个步骤。

首先建立假设和确定 $\alpha$ 水平。

$H_0$：各个总体方差相等，即 $\sigma_1^2=\sigma_2^2=\cdots=\sigma_k^2$

$H_1$：各个总体方差不相等或不全相等

$\alpha=0.05$

其次计算 $F$ 统计量，确定 $P$ 值。

最后根据 $P$ 值和检验水平下结论：当拒绝 $H_0$ 时，认为各组方差不齐(heteroscedaticity)；当不拒绝 $H_0$ 时，认为方差齐性(homogeneity)。

以例 5.1 为例，说明其在 SAS 中实现的程序，如下：

```
proc glm data＝dat5_1;
  class group;
```

```
model x＝group；

means group/hovtest；

means group；

run；
```

SAS 中使用 GLM 过程步或 ANOVA 过程步中 means 语句后的选项 hovtest 来实现各种方差齐性检验的方法。Hovtest 后不加选项，默认输出以离差的平方为离差变量的 Levene's 检验，hovtest 后可加选项来改变方差齐性检验的方法，具体如下：

| | |
|---|---|
| hovtest＝Levene | 输出以离差的平方为离差变量的 Levene's 检验 |
| hovtest＝Levene(TYPE＝ABS) | 输出以绝对离差为离差变量的 Levene's 检验 |
| hovtest＝Bartlett | 输出 Bartlett 检验 |
| hovtest＝OBRIEN | 输出 OBRIEN 检验 |
| hovtest＝BF | 输出 BF 检验 |

# 第四节　均数间的多重比较

方差分析得出总体之间有差异，要进一步知道哪两组之间有差异，就要使用均数间的多重比较。最简单的方法就是使用成组 $t$ 检验，但是随着比较的次数的增多，Ⅰ类错误的概率就会增大。例如有 10 个组别要进行两两比较，比较的次数就为 $10(10-1)/2＝45$，每一次比较的 $\alpha=0.05$，则总的 $\alpha$ 为 $1-(1-0.05)^{45}＝0.90$。如果次数再增大，则总的第Ⅰ类错误的概率将会等于 1。因而在两两比较时必须控制总的 $\alpha$ 水平，否则得出的统计学结论将很难被应用。对此，统计学发展了一系列的两两比较方法，均是用于方差分析后进一步的比较。本文介绍常用的一些方法。

（1）SNK(Student-Newman-Keuls)检验：又称为 $q$ 检验，是运用最广泛的一种两两比较方法。它采用 Student Range 分布进行所有各组均值间的比较。在 SAS 的输出结果中给出在设定的 $\alpha$ 的水平上两组之间是否有差异，而不给出检验统计量和 $P$ 值。

（2）LSD(Least Significant Difference)检验：即最小显著差异法，它没有控制总的 $\alpha$ 水平，因而随着比较次数的增多，犯一类错误的概率就逐渐增大，因而是最敏感的两两比较方法。

（3）Bonferroni 检验：也是运用比较广泛的一种两两比较方法。它通过设定每次比较的 $\alpha_i$ 水平来控制总的犯一类错误的水平 $<\alpha$（预先设定），$\alpha_0＝\alpha/k$，$K$ 为两两比较的总次数。因而 Bonferroni 是最保守的检验方法。

（4）Dunnett 检验：它是多个试验组和一个对照组的比较，此检验法同样控制总的犯一类错误的水平 $<\alpha$（预先设定）。在 SAS 程序中需要指定对照组的水平。

（5）$Scheffe$ 检验：它的检验结果和 $F$ 检验是一致的，即经 $F$ 检验多个样本均数间有差别，则 $Scheffe$ 检验一定可以找出差异；如果 $F$ 检验多个样本均数间无差别，$Scheffe$ 检验也不会检验出有差别，但是对于其他两两检验的方法，就不会这样保持一致了。

（6）多项式比较：这种比较可根据试验目的，基于正交的原理上，通过设定检验水平的系数对各组均数之间进行不同方式的线性比较，而不拘泥于上述的两两比较方法。

对于 $K$ 组资料，可建立如下的线性比较：

$$L_1 = \beta_1\mu_1 + \beta_2\mu_2 + \beta_i\mu_i + \cdots + \beta_k\mu_k$$

式中：$\beta_i$ 是任意指定的常数，$\sum \beta_i = 0$。

$$L_2 = \beta_1\mu_1 + \beta_2\mu_2 + \beta_i\mu_i + \cdots + \beta_k\mu_k$$

式中：$\beta_i$ 是任意指定的常数，$\sum \beta'_i = 0$。

如果 $\beta_1\beta'_1 + \beta_2\beta'_2 + \beta_i\beta'_i + \cdots + \beta_k\beta'_k = 0$，则称这两个线性比较是正交的。任何两个正交比较都是独立的，因而只要给出了指定的常数，就可以进行任意形式的比较。如例 5.1，可以指定复方药物和可待因进行比较，则 $\beta_i$ 为 $-0.5, -0.5, 1$。

以例 5.1 为例，说明其在 SAS 中实现的程序，如下：

```
proc glm data=dat5_1;
  class group;
  model x=group;
  means group/hovtest;
  means group/snk bon dunnett('1');
  means group/snk ALPHA=0.01 ;
  contrast '1 2 vs 3' group  -0.5 -0.5   1;
  contrast '1 vs 2'   group     1   -1   0;
run;
```

SAS 中使用 GLM 过程步或 ANOVA 过程步中 means 语句后的选项来实现各种两两比较的方法，反斜杠后加不同的两两比较方法的名称，就输出相应的方法的结果。对于 dunnett 检验，指定的水平要放在括号中，且水平要用单引号引起来。选项"ALPHA="可用来改变犯总的第Ⅰ类错误的水平，默认为 0.05，如果设定为 0.01，则相应选项的形式为"ALPHA=0.01"。

多项式的比较在 SAS 中使用 GLM 过程步 contrast 语句，ANOVA 中无此选项，一般形式为：

contrast 'label' effect values

'label' 指定比较的水平，不可缺少，且必须用单引号引起。

effect values 为每个水平指定系数，不可缺少。

上例中，第 1 个 contrast 语句是用来复方药物和可待因进行比较，第 2 个 contrast 语句是在复方药物之间进行比较。

在实际应用中，进行两两比较时，根据研究目的选择两两比较的方法；对于多重比较得到的结论不能递推。比如两两比较检验发现均数最大的组和均数最小的组之间有差异，而处于中间的组和这两个组比较均没差异，不能递推成 3 组间两两之间的差异都没有或都有统计学意义。最后，也可能出现与直觉相违背的统计学结果，这种现象出现与样本含量有一定的关系。以下列出两两比较的输出结果。

| The GLM Procedure | ① |
|---|---|

Bonferroni (Dunn) t Tests for x

NOTE：This test controls the Type Ⅰ experimentwise error rate, but it generally has a higher Type Ⅱ error rate than Tukey's for all pairwise comparisons.

| | |
|---|---|
| Alpha | 0.05 |
| Error Degrees of Freedom | 37 |
| Error Mean Square | 726.4171 |
| Critical Value of t | 2.50774 |

Comparisons significant at the 0.05 level are indicated by ∗∗∗.

| group Comparison | Difference Between Means | Simultaneous 95% Confidence | Limits | |
|---|---|---|---|---|
| 3 — 2 | 16.700 | −10.893 | 44.293 | |
| 3 — 1 | 29.033 | 1.440 | 56.626 | ∗∗∗ |
| 2 — 3 | −16.700 | −44.293 | 10.893 | |
| 2 — 1 | 12.333 | −12.347 | 37.013 | |
| 1 — 3 | −29.033 | −56.626 | −1.440 | ∗∗∗ |
| 1 — 2 | −12.333 | −37.013 | 12.347 | |

The GLM Procedure ②

Dunnett's t Tests for x

NOTE: This test controls the Type Ⅰ experimentwise error for comparisons of all treatments against a control.

| | |
|---|---|
| Alpha | 0.05 |
| Error Degrees of Freedom | 37 |
| Error Mean Square | 726.4171 |
| Critical Value of Dunnett's t | 2.30583 |

Comparisons significant at the 0.05 level are indicated by ∗∗∗.

| group Comparison | Difference Between Means | Simultaneous 95% Confidence | Limits | |
|---|---|---|---|---|
| 3 — 1 | 29.033 | 3.662 | 54.405 | ∗∗∗ |
| 2 — 1 | 12.333 | −10.360 | 35.026 | |

The GLM Procedure ③

Student-Newman-Keuls Test for x

NOTE: This test controls the Type Ⅰ experimentwise error rate under the complete null hypothesis but not under partial null hypotheses.

| | |
|---|---|
| Alpha | 0.05 |
| Error Degrees of Freedom | 37 |
| Error Mean Square | 726.4171 |
| Harmonic Mean of Cell Sizes | 12.85714 |

NOTE: Cell sizes are not equal.

| Number of Means | 2 | 3 |
|---|---|---|
| Critical Range | 21.538763 | 25.953143 |

Means with the same letter are not significantly different.

| SNK Grouping | Mean | N | group |
|:---:|:---:|:---:|:---:|
| A | 60.70 | 10 | 3 |
| A | | | |
| B A | 44.00 | 15 | 2 |
| B | | | |
| B | 31.67 | 15 | 1 |

The GLM Procedure ④

Dependent Variable: x

| Contrast | DF | Contrast SS | Mean Square | F Value | Pr > F |
|:---|:---:|:---:|:---:|:---:|:---:|
| 1 2 vs 3 | 1 | 3921.633333 | 3921.633333 | 5.40 | 0.0258 |
| 1 vs 2 | 1 | 1140.833333 | 1140.833333 | 1.57 | 0.2180 |

输出结果①为用 Bonferroni 的结果，$\alpha=0.05$，用"***"表示两组之间的差异有统计学意义，并给出了均数差值的 95% 的可信区间。第 3 组和第 1 组之间的差异统计学意义，第 2 组和第 1 组之间的差异无统计学意义。

输出结果②是用 DUNNETT 方法作各实验组和对照组的比较，对照组为第 1 组。$\alpha=0.05$，用"***"表示两组之间的差异有统计学意义，并给出了均数差值 95% 的可信区间。以第 1 组为对照组，第 3 组和第 1 组之间的差异有统计学意义，第 2 组和第 1 组之间的差异无统计学意义。

结果输出③是用 SNK 方法进行均数间两两比较的结果。其中注明了 Alpha=0.05，中间有一段话"Means with the same letter are not significantly different"，即具有相同字母的均数差异没有统计学意义，反之没有相同字母的均数有显著差异。下面 4 列依次为：字母、各组的均数、例数和组别。组别的排列根据均数大小，从大到小排列。本例第 3 组和第 2 组的字母是A，第 2 组和第 1 组的字母是 B，所以只有第 3 组和第 1 组之间没有相同字母，即只有第 3 组和第 1 组之间的差异有统计学意义，可以认为可待因和复方 1 对延迟咳嗽时间是不同的；而第 3 组和第 2 组之间及第 2 组和第 1 组之间的差异没有统计学意义。

结果输出④是使用多项式比较的结果，给出了具体的 F 和 P 值，复方药物和可待因之间的差异比较的 $P=0.0258$，在 Alpha=0.05 上，有统计学意义，复方药物之间差异比较的 $P=0.2180$，在 Alpha=0.05 上，无统计学意义。

# 第五节　　变量变换

方差分析要求正态分布和方差齐性，当资料轻度偏离正态分布和方差齐性，由于方差分析的稳健性，对结果影响不大，但是当严重偏离时，就不能使用方差分析了。对此，建议如下：先从实验本身检查，看能否找到可能的解释，比如受试对象的敏感性不同导致对效应的反应不同或者有异常数据点，如果找不到适当的理由，可考虑作变量置换，常用的有以下几种变换。

(1) 对数变换：$y=\ln(x)$ 或 $y=\log10(x)$。

首先，对于服从对数正态分布的资料可用对数变换。例如接种疫苗后，血液中血凝抑制抗体滴度的分布。其次，当方差不齐、标准差与均数之比的比值接近时，可用对数变换。

(2) 平方根变换：$y=\sqrt{x}$。

首先，对服从泊松分布(Poisson)的资料：当发生率很小而样本例数甚多时，如研究每毫升水样品中大肠杆菌数，1ml 体积看作等分为 $n$ 个相当于一个大肠杆菌的微小体积，$n$ 很大，大肠杆菌数/总的微小体积数之比为 $p$，$p$ 很小，并且大肠杆菌在水中的分布是均匀的，则 1ml 水中大肠杆菌的分布服从泊松分布；再如放射性物质在单位时间内的放射次数、细菌在平皿上生长的菌落数以及一定人群中某种患病率很低的非传染性疾病数，都是趋向于泊松分布。

其次，对于方差不齐的资料，尤其是方差与均数之间呈正比关系，均数大方差也大，均数小方差也小。

(3) 平方根反正弦变换：$y=\arcsin\sqrt{x}$。

对于表达成百分数的资料总体百分数较小(<30%)或较大(>70%)时的小样本，偏离正态较为明显，变换后呈或接近正态分布，方差齐性和具有可加性。此外，各组百分数的极差相差悬殊时也可以使用。

变量变换不是万能的，如果变量变换也无法达到方差齐性和正态分布，或者变量变换方法在实验中得不到合理的解释，可考虑使用非参数统计分析方法。

# 第六节　随机区组设计方差分析

随机区组设计(randomized block design)又称随机单位组设计或随机配伍组设计，它是两样本配对试验的扩大。它将受试对象按影响实验结果的非处理因素如性别、年龄、窝别等配成 $b$ 个区组，每个区组内有 $K$ 个受试对象，然后将 $K$ 个受试对象随机分配到处理因素的 $K$ 个水平上($k>2$)，由于将区组变异从随机误差中分离出来，从而缩小了随机误差，因而提高了检验效率。

随机区组设计的优点是区组内各受试对象间的非处理因素相同或相近，保证了较好的同质性，从而控制了混杂因素对试验结果的影响。缺点是每个处理只有一个测量值，没有重复数，因而不能考虑交互作用。如果要考虑交互作用，就不能使用此种设计。此外，数据中不能有缺失。

随机区组设计方差分析的条件是残差满足正态分布。

如果将区组看成是一个因素，则随机区组设计是两因素的方差分析。

对于随机区组资料的分析，步骤如下：

(1) 整理资料，将资料整理成随机区组设计的一般形式。

设有处理因素($K$ 个水平)，$b$ 个单位组的随机单位组设计资料(表 5.3)。

**表 5.3 随机单位组设计试验结果**

| 区组因素 | 处理因素 | | | |
|---|---|---|---|---|
| | 1 | 2 | ⋯ | $K$ |
| 1 | $X_{11}$ | $X_{12}$ | ⋯ | $X_{1K}$ |
| 2 | $X_{21}$ | $X_{22}$ | ⋯ | $X_{2K}$ |
| ⋮ | ⋮ | ⋮ | ⋮ | ⋮ |
| $b$ | $X_{b1}$ | $X_{b2}$ | ⋯ | $X_{bK}$ |
| 小计 | $X_{.1}$ | $X_{.2}$ | ⋯ | $X_{.K}$ |

以 $x_{ij}$ 表示第 $i$ 个区组第 $j$ 个处理的实测值。

（2）建立假设检验，确定检验水平：在随机区组设计中包含了区组效应和处理因素的效应，因而必须对这两个效应分别建立假设检验进行分析。

检验假设可分别写成下列两种：

① $H_0$：处理因素各水平的总体均值相同

$H_1$：处理因素各水平的总体均值不全相同

② $H_0$：各个区组的总体均值相同

$H_1$：各个区组的总体均值不全相同

$\alpha = 0.05$

（3）变异度分解，计算 $F$ 值，确定 $P$ 值。

$F$ 检验统计量的计算是建立在变异度分解的基础上的，因而首先要进行变异度分解，在随机区组设计的方差分析中，总的变异度由以下 3 个部分构成：

$$SS_{总} = SS_{处理} + SS_{区组} + SS_{误差} \tag{5-9}$$

$$SS_{总} = \sum_{i=1,j=1}^{bk} (x_{ij} - \bar{x})^2, \qquad \nu_{总} = bk - 1 \tag{5-10}$$

$$SS_{处理} = \sum_{j=1}^{k} b(\bar{x}_j - \bar{x})^2, \qquad \nu_{处理} = k - 1 \tag{5-11}$$

$$SS_{区组} = \sum_{b=1}^{b} k(\bar{x}_i - \bar{x})^2, \qquad \nu_{区组} = b - 1 \tag{5-12}$$

$$SS_{误差} = \sum_{i=1}^{b} \sum_{j=1}^{k} (x_{ij} + \bar{x} - \bar{x}_i - \bar{x}_j)^2, \quad \nu_{误差} = bk - k - b + 1 \tag{5-13}$$

相应的自由度之间的关系为：$\nu_{总} = \nu_{处理} + \nu_{区组} + \nu_{误差}$ （5-14）

相应的均方为：$MS_{处理} = \dfrac{SS_{处理}}{\nu_{处理}}$ （5-15）

$$MS_{区组} = \frac{SS_{区组}}{\nu_{区组}} \tag{5-16}$$

$$MS_{误差} = \frac{SS_{误差}}{\nu_{误差}} \tag{5-17}$$

处理因素的检验统计量 $F_{处理} = \dfrac{MS_{处理}}{MS_{误差}}$，当处理因素的无效假设检验成立时，$F$ 统计量服从自由度 $(k-1, bk-k-b+1)$ $F$ 分布，则 $F_{处理}$ 就会在 1 附近，不会相差太大；反之，则不服从 $F$ 分布，$F_{处理}$ 就不会在 1 附近，相差越大，说明越有理由拒绝 $H_0$，因而设定一个 $F$ 临界值，出现超过此临界值事件的发生是一个小概率事件，根据小概率事件在一次抽样中是不可能发生的理论，就拒绝 $H_0$，概率越小，就越有理由拒绝 $H_0$。

区组因素的检验统计量 $F_{区组} = \dfrac{MS_{区组}}{MS_{误差}}$，当区组因素的无效假设检验成立时，$F$ 统计量服从自由度 $(b-1, bk-k-b+1)$ $F$ 分布，则 $F_{区组}$ 就会在 1 附近，不会相差太大；反之，则不服从 $F$ 分布，$F_{区组}$ 就不会在 1 附近，相差越大，说明越有理由拒绝 $H_0$，因而设定一个 $F$ 临界值，出现超过此临界值事件的发生是一个小概率事件，根据小概率事件在一次抽样中是不可能发生的理论，就拒绝 $H_0$，概率越小，就越有理由拒绝 $H_0$。

由 $F$ 和相应的自由度可查 $F$ 界值表，得到一个大致的概率分布范围，现在随着计算机技术的进步和软件的发展，可以无须再查界值表，利用它们可以直接得到 $P$ 值。

表 5.4 为随机区组设计的方差分析总结表。

表 5.4 随机区组设计的方差分析

| 变异来源 | SS | DF | MS | F | p |
|---|---|---|---|---|---|
| 总变异 | $SS_总$ | $bK-1$ | | | |
| 处理因素 | $SS_{处理}$ | $K-1$ | $MS_{处理}$ | $F_{处理}$ | |
| 区组 | $SS_{区组}$ | $b-1$ | $MS_{区组}$ | $F_{区组}$ | |
| 误差 | $SS_{误差}$ | $bK-K-b+1$ | $MS_{误差}$ | | |

**例 5.2** 某实验室使用 4 窝不同种系的小白鼠，每窝 3 只，感染乙肝病毒后，随机地分在 3 个组中分别给以不同的降酶药。12 周后测丙氨酸氨基转移酶（ALT）情况如表 5.5 所示，以服用降酶药前后的 ALT 差值作为疗效指标，问不同降酶药的对 ALT 的降低量是否相同？

表 5.5 不同降酶药对 ALT 的降低量

| 小白鼠种系 | 降酶药 A | 降酶药 B | 降酶药 C |
|---|---|---|---|
| A | 76 | 86 | 115 |
| B | 12 | 38 | 85 |
| C | 40 | 81 | 103 |
| D | 12 | 33 | 57 |

解析：本设计是一个随机区组设计，观测指标是计量指标，因而考虑使用随机区组设计的方差分析。

首先建立检验假设：

(1) $H_0$:3 种药物对 ALT 的平均降低量相同。

　　$H_1$:3 种药物对 ALT 的平均降低量不全相同。

(2) $H_0$:4 个小白鼠种系的 ALT 的平均降低量相同。

　　$H_1$:4 个小白鼠种系的 ALT 的平均降低量不全相同。

　　$\alpha=0.05$

其次，计算 F 值和 P 值，作出统计学结论和专业结论。

SAS 中使用 GLM 过程进行随机区组的方差分析，见程序 ch5_2.sas。步骤如下：

(1) 建立 SAS 数据集。

```
data dat2;
    do block=1 to 4;
        do treat=1 to 3;
            input x @@;
            output;
        end;
    end;
cards;
76    86    115
12    38    85
40    81    103
12    33    57
;
run;
```

(2) 方差分析：

```
proc glm data=dat2;
    class treat block;                              ①
    model x=treat block/p;output out=r R=res;       ②
    means treat block / snk;                        ③
run;
proc univariate data=r normal;var res;run;          ④
```

(3) 程序说明：

（ⅰ）由于是两个因素变量：处理因素变量"treat"和区组因素变量"block"，因而在 CLASS 语句中皆要指定。

（ⅱ）建立模型，等号左边是因变量，等号右边为因素变量。"/p"要求输出预测值和残差，使用"output out="，将预测值和残差输到数据集 $r$，在数据集 $r$ 中，残差的变量名为 res。

（ⅲ）对两个因素各水平之间均数分别进行两两比较，方法为 SNK。

（ⅳ）对残差进行正态性检验。

以下是输出结果：

The GLM Procedure　　　　　　　①

Class Level Information

| Class | Levels | Values |
|---|---|---|
| treat | 3 | 1 2 3 |
| block | 4 | 1 2 3 4 |
| Number of Observations Read | | 12 |
| Number of Observations Used | | 12 |

The GLM Procedure

Dependent Variable：x

| Source | DF | Sum of Squares | Mean Square | F Value | Pr > F |
|---|---|---|---|---|---|
| Model | 5 | 12531.66667 | 2506.33333 | 27.68 | 0.0004 |
| Error | 6 | 543.33333 | 90.55556 | | |
| Corrected Total | 11 | 13075.00000 | | | |

| R-Square | Coeff Var | Root MSE | x Mean |
|---|---|---|---|
| 0.958445 | 15.47328 | 9.516068 | 61.50000 |

| Source | DF | Type I SS | Mean Square | F Value | Pr > F ② |
|---|---|---|---|---|---|
| treat | 2 | 6074.000000 | 3037.000000 | 33.54 | 0.0006 |
| block | 3 | 6457.666667 | 2152.555556 | 23.77 | 0.0010 |

| Source | DF | Type Ⅲ SS | Mean Square | F Value | Pr > F |
|---|---|---|---|---|---|
| treat | 2 | 6074.000000 | 3037.000000 | 33.54 | 0.0006 |
| block | 3 | 6457.666667 | 2152.555556 | 23.77 | 0.0010 |

　　输出结果①为数据的信息和方差分析模型结果。总的模型的 $F=27.68,P=0.0004$，有统计学意义。表明模型中至少有一个因素多个水平间的差异有统计学意义。

　　输出结果②为模型中各因素的统计学检验结果，有 I 型和 III 型方差分析的结果，两者的方差计算方式是不同的，本设计使用 III 型方差分析，处理因素的 $F=33.54$、$P=0.0006$，表明处理因素各水平间的差异有统计学意义，区组因素的 $F=23.77$、$P=0.0010$，表明区组因素的各水平间的差异有统计学意义。可以认为 3 种药物对 ALT 的平均降低量不全相同，4 个大白鼠种系的 ALT 的平均降低量不全相同。

The GLM Procedure ③

Student-Newman-Keuls Test for x

NOTE: This test controls the Type Ⅰ experimentwise error rate under the complete null hypothesis but not under partial null hypotheses.

| Alpha | 0.05 |
|---|---|
| Error Degrees of Freedom | 6 |
| Error Mean Square | 90.55556 |

| Number of Means | 2 | 3 |
|---|---|---|
| Critical Range | 16.464968 | 20.645198 |

Means with the same letter are not significantly different.

| SNK Grouping | Mean | N | treat |
|---|---|---|---|
| A | 90.000 | 4 | 3 |
| B | 59.500 | 4 | 2 |
| C | 35.000 | 4 | 1 |

The GLM Procedure ④

Student-Newman-Keuls Test for x

NOTE: This test controls the Type Ⅰ experimentwise error rate under the complete null hypothesis but not under partial null hypotheses.

| Alpha | 0.05 |
|---|---|
| Error Degrees of Freedom | 6 |
| Error Mean Square | 90.55556 |

| Number of Means | 2 | 3 | 4 |
|---|---|---|---|
| Critical Range | 19.012108 | 23.839021 | 26.89689 |

Means with the same letter are not significantly different.

| SNK Grouping | Mean | N | block |
|---|---|---|---|
| A | 92.333 | 3 | 1 |
| A | | | |
| A | 74.667 | 3 | 3 |
| B | 45.000 | 3 | 2 |
| B | | | |
| B | 34.000 | 3 | 4 |

输出结果③④为处理因素和区组因素分别进行两两比较的结果:处理因素各水平之间两两差异皆有统计学意义;区组因素 1 和 2,1 和 4,3 和 2,3 和 4 之间的差异有统计学意义,其他之间的比较无统计学意义。

The UNIVARIATE Procedure ⑤

Variable:RES

Tests for Normality

| Test | | Statistic | | p Value | |
|------|---|-----------|---|---------|---|
| Shapiro-Wilk | W | 0.882833 | Pr < W | 0.0953 |
| Kolmogorov-Smirnov | D | 0.231242 | Pr > D | 0.0760 |
| Cramer-von Mises | W-Sq | 0.095568 | Pr > W-Sq | 0.1171 |
| Anderson-Darling | A-Sq | 0.588006 | Pr > A-Sq | 0.0988 |

输出结果⑤为残差的正态性检验,Shapiro-Wilk 检验结果为:$W=0.882833$,$p=0.0953$,$>0.05$,符合正态分布,可以使用随机区组的方差分析。

本例中区组因素是有效应的,如果区组因素经过检验是没有效应的,这时可考虑将区组因素不纳入到方差分析中,方差分析就变成了只有一个处理因素的单因素方差分析,相应的设计就是完全随机设计。

# 第七节 拉丁方设计方差分析

随机区组设计控制的混杂因素只能有一个,如果要控制的混杂因素有两个,且混杂因素和处理因素的水平数相等,可以选择拉丁方设计(latin square design)。拉丁方设计顾名思义是由拉丁字母组成正方形,$K$ 个拉丁字母排列成 $K$ 行 $K$ 列的方阵,使每行每列中每个字母仅出现 1 次,这样的方阵称为拉丁方(latin square)。然后将要控制的混杂因素分别放置于拉丁方的行和列上面,处理因素放在字母上面,因而拉丁方设计是一个 3 因素的实验设计。

拉丁方设计是在随机区组设计的基础上发展起来的,它比随机区组设计多控制了一个对实验结果有影响的混杂因素,使随机误差更为精细,检验效率将更高。另外虽然控制因素增加了 1 个,但是并不因此增加实验的样本例数,这是拉丁方设计的优点。拉丁方设计由于每种处理只有一个测量值,因而不能考虑因素之间的交互作用。对于一个小的拉丁方设计,由于观测单位比较少,对于结果间检验的效能就可能比较低。

例如,两个 $4 \times 4$ 的拉丁方为:

```
A B C D        A B C D
B A D C        B A D C
D C B A        C D A B
C D A B        D C B A
```

两个 $5 \times 5$ 拉丁方为:

```
A B C D E          A B C D E
B A E C D          B E D A C
C D A E B          C A E B D
D E B A C          D C A E B
E C D B A          E D B C A
```

由以上拉丁方设计可看出每一个因素各水平被重复的次数都等于行数、列数、处理组的水平数。

具体操作步骤如下：

(1) 根据研究目的，挑选合适的拉丁方。

(2) 将拉丁方随机化，用列和行的重排实现，在交换或移动时必须整列(或行)进行，不能拆散列或行。例如 5×5 拉丁方的随机化：

```
A B C D E                        A B C D E                        D B C A E
B A E C D                        E C D B A                        B C D E A
C D A E B    第2行与第5行交换    C D A E B    第1例与第4列交换    E D A C B
D E B A C    ─────────────→      D E B A C    ─────────────→      A E B D C
E C D B A                        B A E C D                        C A E B D
```

(3) 规定行、列、字母所代表的因素和水平，一般将控制的混杂因素放在行和列上，处理因素放在字母上。

(4) 根据设计进行试验，把试验结果记入相应位置。

(5) 进行方差分析，得出结论。

按照方差分析的思想，拉丁方设计的变异可分解为行变异、列变异、处理因素变异和随机误差，以 $r$ 表示各因素的水平数，见表 5.6。

**表 5.6　拉丁方设计方差分析表**

| 变异来源 | $SS$ | $DF$ | $MS$ | $F$ | $P$ |
|---|---|---|---|---|---|
| 总变异 | $SS_{总} = \sum (x_{ij} - \bar{x})^2$ | $r^2 - 1$ | | | |
| 行变异 | $SS_{行} = \sum_{r=1}^{r} r(\bar{x_{行}} - \bar{x})^2$ | $r-1$ | $\dfrac{SS_{行}}{r-1}$ | $\dfrac{MS_{行}}{MS_{误差}}$ | |
| 列变异 | $SS_{列} = \sum_{r=1}^{r} r(\bar{x_{列}} - \bar{x})^2$ | $r-1$ | $\dfrac{SS_{列}}{r-1}$ | $\dfrac{MS_{列}}{MS_{误差}}$ | |
| 处理因素变异 | $SS_{处理} = \sum_{r=1}^{r} r(\bar{x_{处理}} - \bar{x})^2$ | $r-1$ | $\dfrac{SS_{处理}}{r-1}$ | $\dfrac{MS_{处理}}{MS_{误差}}$ | |
| 误差 | $SS_{误差} = SS_{总} - SS_{行} - SS_{列} - SS_{处理}$ | $(r-1)(r-2)$ | $\dfrac{SS_{误差}}{(r-1)(r-2)}$ | | |

**例 5.3**　为了比较 5 种供氧防护服对平均动脉压的影响，选用 5 个受试者，在 5 个压力下进行试验。用 5×5 拉丁方设计，在行、列与字母上分别安排 3 个因素(受试者、压力、防护服)，

得表 5.7 结果：

**表 5.7 不同压力下、不同受试者穿供氧防护服时的平均动脉压**

| 受试者 | 压力 | | | | | | | | | |
|---|---|---|---|---|---|---|---|---|---|---|
| | 压力 1 | | 压力 2 | | 压力 3 | | 压力 4 | | 压力 5 | |
| 1 | B | 103 | A | 121 | C | 100 | D | 92 | E | 95 |
| 2 | C | 102 | B | 129 | D | 98 | E | 124 | A | 115 |
| 3 | D | 118 | C | 133 | E | 103 | A | 109 | B | 90 |
| 4 | E | 99 | D | 122 | A | 99 | B | 84 | C | 100 |
| 5 | A | 102 | E | 139 | B | 103 | C | 104 | D | 95 |

解析：本设计是一个 $5 \times 5$ 拉丁方设计，观测指标是计量指标，因而考虑使用拉丁方设计的方差分析。

首先建立假设检验：

(1) $H_0$：5 种供氧防护服的平均动脉压相同。

$H_1$：5 种供氧防护服的平均动脉压不全相同。

(2) $H_0$：5 个受试者的平均动脉压相同。

$H_1$：5 个受试者的的平均动脉压不全相同。

(3) $H_0$：5 种压力下的平均动脉压相同。

$H_1$：5 种压力下的平均动脉压不全相同。

$\alpha = 0.05$

其次，计算 $F$ 值和 $P$ 值，作出统计学结论和专业结论。

SAS 中使用 GLM 过程进行随机区组的方差分析，见程序 ch5_3.sas。步骤如下：

(1) 建立 SAS 数据集：

```
data dat3;
  do person=1 to 5;
    do stress=1 to 5;
      input cloth $ x @@;
      output;
    end;
  end;
cards;
B 103    A 121    C 100    D 92    E 95
C 102    B 129    D 98    E 124   A 115
D 118    C 133    E 103    A 109   B 90
E 99     D 122    A 99     B 84    C 100
A 102    E 139    B 103    C 104   D 95
;
run;
```

（2）方差分析：

```
proc anova;
    class person stress cloth;
    model x=person stress cloth;
run;
quit;
```

程序说明：

这里的变量名用了"person（受试者）"，取值为 1～5，代表 5 个不同的受试者；"stress（压力）"，取值为 1～5，代表 5 种不同的压力；"cloth（供氧防护服）"，取值为 A、B、C、D、E，代表 5 种不同的防护服。由于"cloth"是以字母 A、B、C、D、E 表示，为字符型变量，所以程序中在"cloth"之后用了表示变量为字符型的符号" $ "。与前面程序不同处在于两个循环后读入"cloth"和 $x$ 两个变量的数值。由于分析的是 3 个因素，因而在 CLASS 及 MODEL 语句中需要指定 3 个分组变量。

以下是输出结果：

The ANOVA Procedure ①

Class Level Information

| Class | Levels | Values |
|---|---|---|
| person | 5 | 1 2 3 4 5 |
| stress | 5 | 1 2 3 4 5 |
| cloth | 5 | A B C D E |

Number of Observations Read　　25

Number of Observations Used　　25

The ANOVA Procedure

Dependent Variable：x

| Source | DF | Sum of Squares | Mean Square | F Value | Pr > F |
|---|---|---|---|---|---|
| Model | 12 | 3930.480000 | 327.540000 | 4.38 | 0.0080 |
| Error | 12 | 896.880000 | 74.740000 | | |
| Corrected Total | 24 | 4827.360000 | | | |

| R-Square | Coeff Var | Root MSE | x Mean |
|---|---|---|---|
| 0.814209 | 8.067590 | 8.645230 | 107.1600 |

| Source | DF | Anova SS | Mean Square | F Value | Pr > F | ② |
|---|---|---|---|---|---|---|
| person | 4 | 602.160000 | 150.540000 | 2.01 | 0.1564 | |
| stress | 4 | 3021.360000 | 755.340000 | 10.11 | 0.0008 | |
| cloth | 4 | 306.960000 | 76.740000 | 1.03 | 0.4326 | |

输出结果①为数据的信息和方差分析模型结果。总模型的 $F=4.38$、$P=0.008\,0$,有统计学意义。表明模型中至少有一个因素多个水平间的差异有统计学意义。

输出结果②为模型中各因素的统计学检验结果,供氧防护服因素的 $F=1.03$,$P=0.432\,6$,表明处理因素的各水平之间平均动脉压的差异无统计学意义。受试者因素的 $F=2.01$、$P=0.156\,4$,表明受试者之间平均动脉压的差异无统计学意义,压力因素 $F=10.11$,$P=0.000\,8$,表明压力各水平之间平均动脉压的差异有统计学意义,可以认为 5 种供氧防护服平均动脉压相同,5 个受试者的平均动脉压相同,5 种压力下的平均动脉压不全相同,欲知压力之间的差异,可继续使用两两比较的方法。

拉丁方设计和随机区组设计的实验过程中,如果出现意外情况出现缺失数据,需要对缺失数据进行估计,但是补充的数据只是为了能够进行方差分析,并不能对实验提供任何信息,因而在做这两种设计中尽量避免缺失数据的出现。

# 第八节 析因设计方差分析

析因设计(factorial design)是一种多因素设计。它将一个因素的每一个水平与在其他因素的所有水平进行交叉,使资料的利用信息大大提高;它不仅可检验各因素各水平间差异,也可检验因素之间的交互作用。最简单的是 $2\times2$ 析因设计,它表示研究两个因素,每个因素各有两个不同水平,全部水平组合就有 $2\times2=4$ 种组合,每种组合就是一种处理,每种处理进行重复测定,重复测定次数可以相等,也可以不等,一般来说,当重复数相等时,检验效率最高。对于 $2\times2$ 析因设计,相应的设计模型为:

| $a_1b_1$ | $a_1b_2$ |
|----------|----------|
| $a_2b_1$ | $a_2b_2$ |

各因素水平相互交叉,因此又称为交叉分组设计。同样,$3\times4\times2$ 析因试验设计,则代表 3 个因素,分别有 3、4、2 个水平。全部试验后水平组合为 $3\times4\times2=24$ 种,因素越多,水平数越多,重复测定数越多,交叉组合后的处理数也越多,就需要越多的观测个体数。

现用例 5.4 说明其分析方法。

**例 5.4** 治疗再生障碍性贫血患者 12 例,分为 4 组,给予基础药物进行治疗,基础治疗和加用药物之间无交互作用,3 个月后观察红细胞增加数(百万/$mm^2$,100 万个红细胞/$mm^3$=$1\times10^{12}$ 个红细胞/L)。第 1 组用基础治疗;第 2 组除了用基础治疗,还使用甲药;第 3 组除了用基础治疗,还使用乙药;第 4 组在基础治疗的基础上同时使用甲药和乙药,得到结果如表 5.8 所示。

**表 5.8 治疗再生障碍性贫血 4 种不同疗法 3 个月后红细胞增加数**

|          | 第 1 组(基础治疗) | 第 2 组<br>(基础治疗＋甲药) | 第 3 组<br>(基础治疗＋乙药) | 第 4 组<br>(基础治疗＋甲药＋乙药) |
|----------|------------|------------|------------|------------|
|          | 1.0 | 1.2 | 1.5 | 2.3 |
| $x_{ij}$ | 0.9 | 1.3 | 1.4 | 2.4 |
|          | 0.8 | 1.1 | 1.6 | 2.5 |
| $\bar{x}$ | 0.9 | 1.2 | 1.5 | 2.4 |

解析:对于此例,很容易被误解成单因素方差分析,一个因素(治疗方法),4 个水平(4 种不同的疗法),各组之间进行比较,分别得到甲药、乙药和甲药乙药合用是否有作用。但是对于甲药乙药之间是否有交互作用,即单独使用甲药的情况下甲药发挥的效应与在两药合用时甲药发挥的效应是否相等,具体表现为第 2 组与第 1 组均数之差(0.3)和第 4 组与第 3 组均数之差(0.9)是否是由于抽样误差造成两者之间不同,如果不是由于抽样误差造成两者之间不同,那么显然是甲药与乙药相互作用,这种作用称为交互作用,从实验设计来看,这个设计是 $2 \times 2$ 析因设计,两个因素甲药和乙药,各分两个水平——"用"和"不用",重复数为 3,总例数为 $2 \times 2 \times 3 = 12$ 例,相应的方差分析就应该使用析因设计的方差分析,从而提高对资料的利用率。对于基础治疗是必须要用的,否则对患者来说,就有违反伦理道德之嫌。因此上述资料可整理成表 5.9 形式。

**表 5.9　析因设计试验结果**

| 甲药 | 乙药 | |
|---|---|---|
| | 不用 | 用 |
| 不用 | 1.0 | 1.5 |
| | 0.9 | 1.4 |
| | 0.8 | 1.6 |
| 用 | 1.2 | 2.3 |
| | 1.3 | 2.4 |
| | 1.1 | 2.5 |

各水平组合的平均值见表 5.10。

**表 5.10　各水平组合的平均值($n=3$)**

| 甲药($n_i=2$) | 乙药($n_j=2$) | |
|---|---|---|
| | 不用($j=0$) | 用($j=1$) |
| 不用 ($i=0$) | 0.9 | 1.5 |
| 用 ($i=1$) | 1.2 | 2.4 |

析因设计的变异可分解为处理变异和随机误差,在处理变异中又可分解为各因素变异和交互作用项变异。$x_{ijk}$ 表示甲药的第 $i$ 水平和乙药第 $j$ 水平构成处理的第 $k$ 个观察个体的取值,$n_i$ 表示甲因素的水平数,$n_j$ 表示乙因素的水平数,$n$ 表示每种处理的重复数(表 5.11)。

**表 5.11　析因设计方差分析表**

| 变异来源 | SS | DF | MS | F | p |
|---|---|---|---|---|---|
| 总变异 | $SS_{总} = \sum (x_{ijk} - \bar{x})^2$ | $n_i n_j n - 1$ | | | |
| 处理间变异 | $SS_{处理} = \sum_{ij} n_{ij} (\bar{x}_{ij} - \bar{x})^2$ | $n_i n_j - 1$ | $\dfrac{SS_{处理}}{(n_i n_j - 1)}$ | $\dfrac{MS_{处理}}{MS_{误差}}$ | |
| 因素甲变异 | $SS_{甲} = n_j n \sum_i (\bar{x}_{i.} - \bar{x})^2$ | $n_i - 1$ | $\dfrac{SS_{甲}}{n_i - 1}$ | $\dfrac{MS_{甲}}{MS_{误差}}$ | |
| 因素乙变异 | $SS_{乙} = n_i n \sum_i (\bar{x}_{.j} - \bar{x})^2$ | $n_j - 1$ | $\dfrac{SS_{乙}}{n_j - 1}$ | $\dfrac{MS_{乙}}{MS_{误差}}$ | |
| 甲与乙的交互作用 | $SS_{甲乙} = SS_{处理} - SS_{甲} - SS_{乙}$ | $(n_i - 1)(n_j - 1)$ | $\dfrac{SS_{甲乙}}{(n_i - 1)(n_j - 1)}$ | $\dfrac{MS_{甲乙}}{MS_{误差}}$ | |
| 误差 | $SS_{误差} = SS_{总} - SS_{处理}$ | $(n_i n_j n - 1) - (n_i n_j - 1)$ | $\dfrac{SS_{误差}}{(n_i n_j n - 1) - (n_i n_j - 1)}$ | | |

首先,建立检验假设:

(1) $H_0$:甲药没有增加红细胞的作用;

　　$H_1$:甲药有增加红细胞的作用。

(2) $H_0$:乙药没有增加红细胞的作用;

　　$H_1$:乙药有增加红细胞的作用。

(3) $H_0$:甲乙药物之间无互作用;

　　$H_1$:甲乙药物之间有交互作用。

　　$\alpha = 0.05$

其次,计算 $F$ 值和 $P$ 值,作出统计学结论和专业结论。

SAS 中使用 GLM 过程进行析因设计的方差分析,见程序 ch5_4.sas。SAS 程序如下:

```
data dat4;
  do a=0 to 1;
    do b=0 to 1;
      do i=1 to 3;
        input x @@;
        output;
      end;
    end;
  end;
cards;
1.0  0.9  0.8
1.5  1.4  1.6
```

```
1.2  1.3  1.1
2.3  2.4  2.5
;
proc glm data=dat4;
    class a b;
    model x=a b a*b;
    means a b a*b;
run;
```

程序说明:

(1) 甲药的变量名用 $a$ 表示,取值 0 和 1,乙药的变量名用 $b$ 表示,取值皆为 0 和 1,0 表示不使用药物,1 表示使用药物。

(2) 本例有两个因素,因此在 CLASS 语句中要有两个分组变量名,除了要考察这两个因素的作用外,还要考察这两个因素的交互作用,A 和 B 这两个因素的交互作用可用 A*B 表示,因而需在 MODEL 语句后面再加上 A*B。

以下是输出结果:

The GLM Procedure ①

Class Level Information

| Class | Levels | Values |
|---|---|---|
| a | 2 | 0 1 |
| b | 2 | 0 1 |

Number of Observations Read     12
Number of Observations Used     12

The GLM Procedure

Dependent Variable: x

| Source | DF | Sum of Squares | Mean Square | F Value | Pr > F |
|---|---|---|---|---|---|
| Model | 3 | 3.78000000 | 1.26000000 | 126.00 | <0.0001 |
| Error | 8 | 0.08000000 | 0.01000000 | | |
| Corrected Total | 11 | 3.86000000 | | | |

| R-Square | Coeff Var | Root MSE | x Mean |
|---|---|---|---|
| 0.979275 | 6.666667 | 0.100000 | 1.500000 |

| Source | DF | Type I SS | Mean Square | F Value | Pr > F ② |
|---|---|---|---|---|---|
| a | 1 | 1.08000000 | 1.08000000 | 108.00 | <0.0001 |
| b | 1 | 2.43000000 | 2.43000000 | 243.00 | <0.0001 |
| a*b | 1 | 0.27000000 | 0.27000000 | 27.00 | 0.0008 |

| Source | DF | Type Ⅲ SS | Mean Square | F Value | Pr＞F ③ |
|--------|-----|-----------|-------------|---------|---------|
| a | 1 | 1.08000000 | 1.08000000 | 108.00 | ＜0.0001 |
| b | 1 | 2.43000000 | 2.43000000 | 243.00 | ＜0.0001 |
| a＊b | 1 | 0.27000000 | 0.27000000 | 27.00 | 0.0008 |

The GLM Procedure

Level of ............................x............................ ④

| a | N | Mean | Std Dev |
|---|---|------|---------|
| 0 | 6 | 1.20000000 | 0.34058773 |
| 1 | 6 | 1.80000000 | 0.66332496 |

Level of ............................x............................ ⑤

| b | N | Mean | Std Dev |
|---|---|------|---------|
| 0 | 6 | 1.05000000 | 0.18708287 |
| 1 | 6 | 1.95000000 | 0.50099900 |

Level of ............................x............................ ⑥

| a | b | N | Mean | Std Dev |
|---|---|---|------|---------|
| 0 | 0 | 3 | 0.90000000 | 0.10000000 |
| 0 | 1 | 3 | 1.50000000 | 0.10000000 |
| 1 | 0 | 3 | 1.20000000 | 0.10000000 |
| 1 | 1 | 3 | 2.40000000 | 0.10000000 |

　　输出结果①为数据的信息和方差分析模型结果。总的模型的 $F=126.00$、$P＜0.0001$，有统计学意义。表明模型中至少有一个因素多个水平间的差异有统计学意义。

　　输出结果②为Ⅰ型方差分析检验模型中各因素的统计学检验结果，结果输出③为Ⅲ型方差分析检验模型中各因素的统计学检验结果，当数据是均衡的，两者输出结果是相同的，本设计使用Ⅲ型方差分析的结果：甲药能增加红细胞数（$F=108.00$、$P＜0.0001$），乙药能增加红细胞数（$F=243.00$、$P＜0.0001$），甲乙药物之间有交互作用（$F=27.00$、$P=0.0008$），由甲药单独使用的效应为 0.3（1.2－0.9），与乙药联合使用时为 0.9[（2.4－0.9）－（1.5－0.6）]＝0.9，表明两药之间有协同作用。当存在交互作用时，对甲药效应的比较可将乙药固定在一定的水平上，用 Duncan 检验来比较在该水平的甲药效应，对于乙药的效应比较时也如此。

输出结果④⑤⑥为各个因素各水平下及各因素两两组合下的例数、均数和标准差。

对于多于两个因素两个水平的析因设计的方差分析,其变异度的分解类似与 $2\times2$ 析因设计,本章节不再列出,有兴趣的读者可参考其他书籍,其 SAS 程序也与 $2\times2$ 析因设计类似,以 $3\times3\times2$ 析因实验设计为例,给出 SAS 分析程序和结果。

**例 5.5** 研究性别、品系、温度对蟹的呼吸率的作用,使用 $3\times3\times2$ 析因试验设计,重复数为 4,得表 5.12 资料(此例参见何清波所著的《医学统计学及其软件包》上海科技文献出版社,2002 年,第 84 页)。

表 5.12 不同性别、品系、温度条件下蟹的呼吸率

| 品系 | 温度 | 性别 | 呼吸率/ml 氧/h | | | |
|------|------|------|------|------|------|------|
| 1 | 低 | M | 1.9 | 1.8 | 1.6 | 1.4 |
| | | F | 1.8 | 1.7 | 1.4 | 1.5 |
| | 中 | M | 2.3 | 2.1 | 2.0 | 2.6 |
| | | F | 2.4 | 2.7 | 2.4 | 2.6 |
| | 高 | M | 2.9 | 2.8 | 3.4 | 3.2 |
| | | F | 3.0 | 3.1 | 3.0 | 2.7 |
| 2 | 低 | M | 2.1 | 2.0 | 1.8 | 2.2 |
| | | F | 2.3 | 2.0 | 1.9 | 1.7 |
| | 中 | M | 2.4 | 2.6 | 2.7 | 2.3 |
| | | F | 2.0 | 2.3 | 2.1 | 2.4 |
| | 高 | M | 3.6 | 3.1 | 3.4 | 3.2 |
| | | F | 3.1 | 3.0 | 2.8 | 3.2 |
| 3 | 低 | M | 1.1 | 1.2 | 1.0 | 1.4 |
| | | F | 1.4 | 1.0 | 1.3 | 1.2 |
| | 中 | M | 2.0 | 2.1 | 1.9 | 2.2 |
| | | F | 2.4 | 2.6 | 2.3 | 2.2 |
| | 高 | M | 2.9 | 2.8 | 3.0 | 3.1 |
| | | F | 3.2 | 2.9 | 2.8 | 2.9 |

首先检验各个因素不同水平的平均呼吸率,即建立检验假设如下:

(1) $H_0$:不同品系蟹的平均呼吸率相同;

$H_1$:不同品系蟹的平均呼吸率不全相同。

(2) $H_0$:不同温度蟹的平均呼吸率相同;

$H_1$:不同温度蟹的平均呼吸率不全相同。

(3) $H_0$:不同性别蟹的平均呼吸率相同;

$H_1$:不同性别蟹的平均呼吸率不全相同。

(4) $H_0$:品系与温度之间不存在交互作用;

$H_1$:品系与温度之间存在交互作用。

(5) $H_0$:品系与性别之间不存在交互作用；

　　$H_1$:品系与性别之间存在交互作用。

(6) $H_0$:温度与性别之间不存在交互作用；

　　$H_1$:温度与性别之间存在交互作用。

(7) $H_0$:品系、温度与性别三者之间不存在交互作用；

　　$H_1$:品系、温度与性别三者之间存在交互作用。

SAS 程序:ch5_5. sas

```
data dat5;
    do sort=1 to 3;
      do temp=1 to 3;
        do sex=1 to 2;
          do i=1 to 4;
            input rate @@;
            output;
          end;
        end;
      end;
    end;
cards;
1.9 1.8 1.6 1.4
1.8 1.7 1.4 1.5
2.3 2.1 2.0 2.6
2.4 2.7 2.4 2.6
2.9 2.8 3.4 3.2
3.0 3.1 3.0 2.7
2.1 2.0 1.8 2.2
2.3 2.0 1.9 1.7
2.4 2.6 2.7 2.3
2.0 2.3 2.1 2.4
3.6 3.1 3.4 3.2
3.1 3.0 2.8 3.2
1.1 1.2 1.0 1.4
1.4 1.0 1.3 1.2
2.0 2.1 1.9 2.2
2.4 2.6 2.3 2.2
2.9 2.8 3.0 3.1
3.2 2.9 2.8 2.9
;
```

```
proc glm data=dat5;
  class sort temp sex;
  model rate=sort temp sex;
run;
proc glm data=dat5;
    class sort temp sex;
    model rate=sort temp sex sort * temp sort * sex temp * sex sort * temp * sex;
means sort temp sex sort * temp sort * sex temp * sex sort * temp * sex;
run;
```

程序说明：

（1）本例有 3 个因素：品系、温度和性别，分别用变量名 sort、temp 和 sex 表示。用循环语句输入数据。重复数同为 4，因此再用第四重循环输入 4 个呼吸率（rate）。

（2）过程步和 2×2 析因设计类似。但是这里有 3 个一级交互作用和 1 个二级交互作用。

主要输出结果如下：

The GLM Procedure

Dependent Variable：rate

| Source | DF | Sum of Squares | Mean Square | F Value | Pr > F |
|---|---|---|---|---|---|
| Model | 17 | 28.35000000 | 1.66764706 | 44.91 | <0.0001 |
| Error | 54 | 2.00500000 | 0.03712963 | | |
| Corrected Total | 71 | 30.35500000 | | | |

| R-Square | Coeff Var | Root MSE | rate Mean |
|---|---|---|---|
| 0.933948 | 8.287764 | 0.192691 | 2.325000 |

| Source | DF | Type Ⅲ SS | Mean Square | F Value | Pr > F |
|---|---|---|---|---|---|
| sort | 2 | 1.81750000 | 0.90875000 | 24.48 | <0.0001 |
| temp | 2 | 24.65583333 | 12.32791667 | 332.02 | <0.0001 |
| sort * temp | 4 | 1.10166667 | 0.27541667 | 7.42 | <0.0001 |
| sex | 1 | 0.00888889 | 0.00888889 | 0.24 | 0.6266 |
| sort * sex | 2 | 0.37027778 | 0.18513889 | 4.99 | 0.0103 |
| temp * sex | 2 | 0.17527778 | 0.08763889 | 2.36 | 0.1041 |
| sort * temp * sex | 4 | 0.22055556 | 0.05513889 | 1.49 | 0.2196 |

给出的输出结果为Ⅲ型方差分析，由结果可看出，不同品系和不同温度之间呼吸率差异有统计学意义，而性别之间呼吸率差异无统计学意义。品系和温度之间有交互作用，品系和性别之间有交互作用，温度和性别之间无交互作用，品系、温度和性别之间无交互作用。如果上述结论与专业符合，可将温度和性别之间的交互作用项以及品系、温度和性别之间交互作用项去

掉,重新做方差分析。

程序如下:

```
proc glm data=dat5;
    class sort temp sex;
    model rate=sort temp sex sort * temp sort * sex;
run;
```

主要输出结果如下:

The GLM Procedure

Dependent Variable: rate

| Source | DF | Sum of Squares | Mean Square | F Value | Pr > F |
|---|---|---|---|---|---|
| Model | 11 | 27.95416667 | 2.54128788 | 63.51 | <0.0001 |
| Error | 60 | 2.40083333 | 0.04001389 | | |
| Corrected Total | 71 | 30.35500000 | | | |

| R-Square | Coeff Var | Root MSE | rate Mean |
|---|---|---|---|
| 0.920908 | 8.603644 | 0.200035 | 2.325000 |

| Source | DF | Type Ⅲ SS | Mean Square | F Value | Pr > F |
|---|---|---|---|---|---|
| sort | 2 | 1.81750000 | 0.90875000 | 22.71 | <0.0001 |
| temp | 2 | 24.65583333 | 12.32791667 | 308.09 | <0.0001 |
| sex | 1 | 0.00888889 | 0.00888889 | 0.22 | 0.6391 |
| sort * temp | 4 | 1.10166667 | 0.27541667 | 6.88 | 0.0001 |
| sort * sex | 2 | 0.37027778 | 0.18513889 | 4.63 | 0.0135 |

如果析因设计所获得的数据不是均衡的,其变异度的分解将会很复杂,但是在 SAS 程序中却是与均衡设计的程序是相同的,以Ⅲ型方差分析结果为标准结果。

# 第九节　正交设计方差分析

在因素数增多水平数也增多的情况下,使用析因设计需要更多的样本例数,如果样本例数达不到析因设计的要求,其检验效率就会下降,此时使用正交设计(orthogonal design)可以达到相同的目的。正交试验利用一套规格化的正交表,使每次试验的因素水平得到最合理的安排,以较少的试验次数提供因素交互影响等有关信息,作出统计推断。正交设计由于能够节省样本例数,找出各因素的最佳水平组合,组成最佳或最差条件,因而在医学研究中被广泛应用。

每个正交表表头都有一个符号,如 $L_4(2^3)$,$L_8(2^7)$,$L_{16}(4^2 \times 2^9)$,其中 $L$ 是正交表的记号,下标表示该表设计须进行的试验次数,括号内的底数代表水平数,指数部分代表最多可容纳的因素数目。故 $L_8(2^7)$ 表示需进行 8 次试验,最多可容纳 7 个因素,每个因素 2 个水平,$L_{16}$ $(4^2 \times 2^9)$ 表示需进行 16 次试验,最多能容纳 2 个 4 水平的因素、9 个 2 水平的因素。最简单的正交设计为 $L_4(2^3)$,表示最多可安排 3 个 2 水平的因素要做 4 次试验的正交表,对应于每一张正交表都有一张交互作用表,如表 5.13 和表 5.14。

表 5.13　$L_4(2^3)$ 正交表

| 实验号 | 1 | 2 | 3 |
|---|---|---|---|
| 1 | 1 | 1 | 1 |
| 2 | 1 | 2 | 2 |
| 3 | 2 | 1 | 2 |
| 4 | 2 | 2 | 1 |

　　在上述正交表中有 3 列,即最多可安排 3 个因素进行试验。试验号中最大为 4,即要做 4 次试验。在 1 号试验中,第 1、2、3 列所安排的因素均取 1 水平;在 2 号试验中,第 1 列所安排的因素取 1 水平,第 2、3 列所安排的因素均取 2 水平,依此类推。从这个简单的正交表可看出正交表的两个性质:①每一列中的出现数字 1、2 的次数相同;②对任意两列,同一横行的数字呈有序的数对。在两水平正交表中数对共有 4 种:(1,1)、(1,2)、(2,1)、(2,2),每种数对出现的次数相等。图 5.1 是 $L_9(3^4)$ 正交表的 9 个试验点点成图示例。从图示可看出 9 个试验在空间上分布是均匀分散,体现了正交表的均衡性。

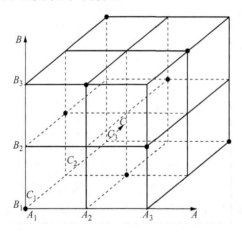

图 5.1　$L_9(3^4)$ 正交表试验点图示

表 5.14　$L_4(2^3)$ 正交表的交互作用表

| 列号 | 列号 | | |
|---|---|---|---|
| | 1 | 2 | 3 |
| 1 | | 3 | 2 |
| 2 | | | 1 |

从上表可知,正交表 $L_4(2^3)$ 中第 1 列与第 2 列的交互作用在第 3 列,第 1 列与第 3 列的交互作用在第 2 列,第 2 列与第 3 列的交互作用在第 1 列。因此,在正交表 $L_4(2^3)$ 中,如果第 1 列安排 A 因素,第 2 列安排 B 因素,如果 A、B 因素间存在交互作用的话,则 A * B 的交互作用效应就体现在第 3 列。此时,不能在第 3 列上再安排 C 因素了,否则第 3 列既是 C 因素的效应,又是 A * B 的交互作用,难以区分。此时应使用其他交互作用表。

表 5.15 和 5.16 是 $L_8(2^7)$ 的正交表表头设计和相应的交互作用表。

**表 5.15　$L_8(2^7)$ 正交表**

| 实验号 | 1 | 2 | 3 | 4 | 5 | 6 | 7 |
|---|---|---|---|---|---|---|---|
| 1 | 1 | 1 | 1 | 1 | 1 | 1 | 1 |
| 2 | 1 | 1 | 1 | 2 | 2 | 2 | 2 |
| 3 | 1 | 2 | 2 | 1 | 1 | 2 | 2 |
| 4 | 1 | 2 | 2 | 2 | 2 | 1 | 1 |
| 5 | 2 | 1 | 2 | 1 | 2 | 1 | 2 |
| 6 | 2 | 1 | 2 | 2 | 1 | 2 | 1 |
| 7 | 2 | 2 | 1 | 1 | 2 | 2 | 1 |
| 8 | 2 | 2 | 1 | 2 | 1 | 1 | 2 |

**表 5.16　$L_8(2^7)$ 正交表交互作用表**

| 列 | 1 | 2 | 3 | 4 | 5 | 6 | 7 |
|---|---|---|---|---|---|---|---|
| 1 | | 3 | 2 | 5 | 4 | 7 | 6 |
| 2 | | | 1 | 6 | 7 | 4 | 5 |
| 3 | | | | 7 | 6 | 5 | 4 |
| 4 | | | | | 1 | 2 | 3 |
| 5 | | | | | | 3 | 2 |
| 6 | | | | | | | 1 |

正交试验的步骤:

(1) 确定因素数、水平数及欲考察各因素间的交互作用。

(2) 选用合适正交表,并做表头设计。即哪一列安排哪个因素,哪一(几)列为交互作用? 在无重复的设计中,只能从空列中获得误差均方的估计,必须剩下至少一列为误差项,否则需要增做重复试验,即每一号试验都做 2 次或 3 次。

(3) 试验,收集数据。

(4) 方差分析。

现以例 5.6 说明其操作步骤和分析方法。

**例 5.6**　研究某复方制剂中 4 种单药 A、B、C、D 对小鼠的耐痛作用,实验者认为需要考虑 A×B 和 A×C 的交互作用。以水平 1 为注射单味药 5g/kg,水平 2 为注射单味药 20g/kg。

解析:本研究中有 4 个因素,每个因素各有 2 个水平,欲达到实验目的,同时减少实验次数,选择正交设计,考虑交互作用,因而表头为 $L_8(2^7)$,选用 $L_8(2^7)$ 做如下表头设计,进行如下安排:

| 列号 | 1 | 2 | 3 | 4 | 5 | 6 | 7 |
|------|---|---|-----|---|-----|---|---|
| 因素 | A | B | A×B | C | A×C |   | D |

第 6 列为空列,因而误差均方可从空列中进行估计,实验可不作重复。

据 $L_8(2^7)$ 中的 1、2、4、7 列所示的因素水平进行实验得表 5.17 所示结果。

**表 5.17    复方制剂对小鼠的耐缺氧作用的正交设计结果**

| 试验号 | A(1) | B(2) | C(4) | D(7) | 耐缺氧时间 |
|--------|------|------|------|------|------------|
| 1 | 1 | 1 | 1 | 1 | 29 |
| 2 | 1 | 1 | 2 | 2 | 42 |
| 3 | 1 | 2 | 1 | 2 | 51 |
| 4 | 1 | 2 | 2 | 1 | 49 |
| 5 | 2 | 1 | 1 | 2 | 53 |
| 6 | 2 | 1 | 2 | 1 | 50 |
| 7 | 2 | 2 | 1 | 1 | 57 |
| 8 | 2 | 2 | 2 | 2 | 66 |

建立检验假设:

(1) $H_0$:不同剂量的 A 药的耐痛效果相同;

　　$H_1$:不同剂量的 A 药的耐痛效果不全相同。

(2) $H_0$:不同剂量的 B 药的耐痛效果相同;

　　$H_1$:不同剂量的 B 药的耐痛效果不全相同。

(3) $H_0$:不同剂量的 C 药的耐痛效果相同;

　　$H_1$:不同剂量的 C 药的耐痛效果不全相同。

(4) $H_0$:不同剂量的 D 药的耐痛效果相同;

　　$H_1$:不同剂量的 D 药的耐痛效果不全相同。

(5) $H_0$:A 药与 B 药之间存在交互作用;

　　$H_1$:A 药与 B 药之间不存在交互作用。

(6) $H_0$:A 药与 C 药之间存在交互作用;

　　$H_1$:A 药与 C 药之间不存在交互作用。

　　$\alpha = 0.05$

正交设计的变异度分解比较复杂,本章节不给出公式,有兴趣的读者可参考其他书籍,仅给出其在 SAS 中实现的过程,见程序 ch5_6. sas。

```
data dat6;
  input a b c d y@@;
cards;
1  1  1  1  29
```

```
1  1  2  2  41
1  2  1  2  51
1  2  2  1  49
2  1  1  2  59
2  1  2  1  55
2  2  1  1  57
2  2  2  2  66
;
proc glm data＝dat6；
    class a b c d；
    model y＝a b c d a*b a*c；
    means a b c d a*b a*c；
run；
```

程序说明：

(1) 数据步中数据输入时，只要输入主效应的数据。

(2) 过程步和一般的方差分析程序相同。本例除了考察 4 个主效应的作用外，还考察了 A 和 B 两个因素及 A 和 C 两个因素的交互作用。

以下为结果输出：

The GLM Procedure ①

Class Level Information

| Class | Levels | Values |
|-------|--------|--------|
| a | 2 | 1 2 |
| b | 2 | 1 2 |
| c | 2 | 1 2 |
| d | 2 | 1 2 |

Number of Observations Read 8
Number of Observations Used 8

The GLM Procedure

Dependent Variable：y

| Source | DF | Sum of Squares | Mean Square | F Value | Pr＞F |
|--------|-----|------|-------------|---------|-------|
| Model | 6 | 928.7500000 | 154.7916667 | 1238.33 | 0.0217 |
| Error | 1 | 0.1250000 | 0.1250000 | | |
| Corrected Total | 7 | 928.8750000 | | | |

| R-Square | Coeff Var | Root MSE | y Mean |
|----------|-----------|----------|--------|
| 0.999865 | 0.694945 | 0.353553 | 50.87500 |

| Source | DF | Type I SS | Mean Square | F Value | Pr > F | ② |
|--------|----|-----------|-------------|---------|--------|---|
| a | 1 | 561. 1250000 | 561. 1250000 | 4489. 00 | 0. 0095 | |
| b | 1 | 190. 1250000 | 190. 1250000 | 1521. 00 | 0. 0163 | |
| c | 1 | 28. 1250000 | 28. 1250000 | 225. 00 | 0. 0424 | |
| d | 1 | 91. 1250000 | 91. 1250000 | 729. 00 | 0. 0236 | |
| a * b | 1 | 55. 1250000 | 55. 1250000 | 441. 00 | 0. 0303 | |
| a * c | 1 | 3. 1250000 | 3. 1250000 | 25. 00 | 0. 1257 | |

| Source | DF | Type III SS | Mean Square | F Value | Pr > F | ③ |
|--------|----|-------------|-------------|---------|--------|---|
| a | 1 | 561. 1250000 | 561. 1250000 | 4489. 00 | 0. 0095 | |
| b | 1 | 190. 1250000 | 190. 1250000 | 1521. 00 | 0. 0163 | |
| c | 1 | 28. 1250000 | 28. 1250000 | 225. 00 | 0. 0424 | |
| d | 1 | 91. 1250000 | 91. 1250000 | 729. 00 | 0. 0236 | |
| a * b | 1 | 55. 1250000 | 55. 1250000 | 441. 00 | 0. 0303 | |
| a * c | 1 | 3. 1250000 | 3. 1250000 | 25. 00 | 0. 1257 | |

The GLM Procedure　④

| Level of a | N | Mean | Std Dev |
|------------|---|------|---------|
| 1 | 4 | 42. 5000000 | 9. 98331942 |
| 2 | 4 | 59. 2500000 | 4. 78713554 |

| Level of b | N | Mean | Std Dev |
|------------|---|------|---------|
| 1 | 4 | 46. 0000000 | 13. 7113092 |
| 2 | 4 | 55. 7500000 | 7. 6321688 |

| Level of c | N | Mean | Std Dev |
|------------|---|------|---------|
| 1 | 4 | 49. 0000000 | 13. 7598450 |
| 2 | 4 | 52. 7500000 | 10. 5316982 |

| Level of d | N | Mean | Std Dev |
|------------|---|------|---------|
| 1 | 4 | 47. 5000000 | 12. 7932274 |
| 2 | 4 | 54. 2500000 | 10. 7509689 |

| Level of a | Level of b | N | y Mean | y Std Dev |
|---|---|---|---|---|
| 1 | 1 | 2 | 35.0000000 | 8.48528137 |
| 1 | 2 | 2 | 50.0000000 | 1.41421356 |
| 2 | 1 | 2 | 57.0000000 | 2.82842712 |
| 2 | 2 | 2 | 61.5000000 | 6.36396103 |

| Level of a | Level of c | N | y Mean | y Std Dev |
|---|---|---|---|---|
| 1 | 1 | 2 | 40.0000000 | 15.5563492 |
| 1 | 2 | 2 | 45.0000000 | 5.6568542 |
| 2 | 1 | 2 | 58.0000000 | 1.4142136 |
| 2 | 2 | 2 | 60.5000000 | 7.7781746 |

输出结果①为数据的信息和方差分析模型结果。总的模型的 $F=1238.33$、$P=0.0217$，有统计学意义。表明模型中至少有一个因素多个水平间的差异有统计学意义。

输出结果②为Ⅰ型方差分析检验模型中各因素的统计学检验结果，结果输出③为Ⅲ型方差分析检验模型中各因素的统计学检验结果，本设计使用Ⅲ型方差分析的结果：A、B、C、D4 种药的 P 皆 $<0.05$，AB 交互作用的 $F=441.00$、$P=0.0303$，AC 交互作用 $F=25.00$、$P=0.1257$，因而 4 个药 2 水平比 1 水平有耐痛作用，且 AB 之间有交互作用。

结果输出④为各个因素各水平下及各因素两两组合下的例数、均数和标准差。根据输出结果④可知 $A_2B_2C_2D_2$ 是最佳组合条件，使耐痛时间更长。

# 第十节　平衡不完全区组设计方差分析

在随机区组设计中每个区组能包含所有的处理数，所有的处理能够在同一区组内进行，从而提高了检验效率。但有时由于实验条件有限，处理因素的水平数大于区组中观测单位数，那么此时就不能在一个区组内安排处理因素的所有水平，如果跨越区组进行安排，处理因素之间的比较就会混杂区组的差异。平衡不完全区组设计（balanced incomplete block design），亦称平衡不完全单位组设计或平衡不完全配伍组设计，能够解决此问题，它有计划安排每个区组中的处理，使全部实验中每种处理的重复数相等，每两种处理的出现在同一区组的次数相等。在实验设计上，它使处理跨越区组安排；在统计学分析上，它消除区组对处理的影响进行处理间的比较，同时消除处理对区组的影响进行区组间的比较。

例如，处理因素有 4 个水平、10 个区组，每个区组只有 2 只动物，也就是每个区组只能容纳 2 种处理，10 个区组共可容纳 20 种处理，因而每种处理必重复 $2×10/4=5$ 次。由此可见，所谓平衡是指每种处理的重复数相等，所谓不完全区组是指每个区组不包含所有的处理。

以例 5.7 说明其操作步骤和分析方法。

**例 5.7**　为比较 4 种药物 A、B、C、D 的解热作用，选用 4 窝小白鼠、每窝 3 只小白鼠动物进行实验,构造发热动物模型,以使用药物前后动物体温降低的度数衡量其解热作用。

解析:由于处理(药物)水平数为 4,大于每个区组的动物数,故选用平衡不完全区组设计,得数据如表 5.18。

表 5.18    容量为 3 的 4 个区组 4 种处理的平衡不完全区组设计

| 区组 | 处理 | | | |
|---|---|---|---|---|
| | A | B | C | D |
| 1 | 3.1 | 1.3 | 2.1 | |
| 2 | 3.5 | 1.7 | | 1.3 |
| 3 | 3.4 | | 2.3 | 1.4 |
| 4 | | 1.5 | 2.5 | 1.5 |

在这个设计中,每个区组的动物数为 3,共 4 个区组,故每种处理的重复次数为 $3 \times 4/4 = 3$,每任意两种处理在同一区组出现的次数为 2。如在同一个区组内同时出现 AB、CD 的次数为 2。如表 5.15。

建立检验假设:

(1) $H_0$:4 种药物对体温的平均降低量相同;

   $H_1$:4 种药物对体温的平均降低量不全相同。

(2) $H_0$:4 个窝别小白鼠体温的平均降低量相同;

   $H_1$:4 个窝别小白鼠体温的平均降低量不全相同。

   $\alpha = 0.05$

平衡不完全区组设计的变异度分解比较复杂,本章节不给出公式,有兴趣的读者可参考其他书籍,仅给出其在 SAS 中实现的过程。

SAS 中使用 GLM 过程进行平衡不完全区组设计的方差分析,见程序 ch5_7.sas。

步骤如下:

```
data dat7;
    do block=1 to 4;
        do i=1 to 3;
            input treat x @@;
            output;
        end;
    end;
cards;
1 3.1 2 1.3 3 2.1
1 3.5 2 1.7 4 1.3
1 3.4 3 2.3 4 1.4
2 1.5 3 2.5 4 1.5
;
proc glm data=dat7;
    class treat block;
```

```
    model x=treat block;
    means treat/bon;
run;
```

程序说明：

与随机区组设计不同的是在数据录入步中录入处理因素的水平。过程步和随机区组设计是相同的。

以下为结果输出：

The GLM Procedure　①
Class Level Information

| Class | Levels | Values |
|---|---|---|
| treat | 4 | 1 2 3 4 |
| block | 4 | 1 2 3 4 |
| Number of Observations Read | 12 | |
| Number of Observations Used | 12 | |

The GLM Procedure

Dependent Variable：x

| Source | DF | Sum of Squares | Mean Square | F Value | Pr > F |
|---|---|---|---|---|---|
| Model | 6 | 7.43250000 | 1.23875000 | 114.35 | <0.0001 |
| Error | 5 | 0.05416667 | 0.01083333 | | |
| Corrected Total | 11 | 7.48666667 | | | |

| R-Square | Coeff Var | Root MSE | x Mean |
|---|---|---|---|
| 0.992765 | 4.878905 | 0.104083 | 2.133333 |

| Source | DF | Type I SS | Mean Square | F Value | Pr > F ② |
|---|---|---|---|---|---|
| treat | 3 | 7.22000000 | 2.40666667 | 222.15 | <0.0001 |
| block | 3 | 0.21250000 | 0.07083333 | 6.54 | 0.0350 |

| Source | DF | Type III SS | Mean Square | F Value | Pr > F ③ |
|---|---|---|---|---|---|
| treat | 3 | 6.99250000 | 2.33083333 | 215.15 | <0.0001 |
| block | 3 | 0.21250000 | 0.07083333 | 6.54 | 0.0350 |

输出结果①为数据的信息和方差分析模型结果。总的模型的 $F=114.35$、$P<0.0001$，有统计学意义。表明模型中至少有一个因素多个水平间的差异有统计学意义。

输出结果②为 I 型方差分析检验模型中各因素的统计学检验结果，输出结果③为 III 型方差分析检验模型中各因素的统计学检验结果，本设计使用 III 型方差分析的结果：treat(处理因素)的 $F=215.15$、$P<0.0001$，表明处理因素各水平之间的差异有统计学意义，可以认为 4 种药物对体温的平均降低量不全相同。block(区组因素)的 $F=6.54$、$P=0.0350$，表明区组因素各水平之间的差异有统计学意义，4 个窝别小白鼠体温的平均降低量不全相同。

The GLM Procedure ④

Bonferroni (Dunn) t Tests for x

NOTE：This test controls the Type Ⅰ experimentwise error rate，but it generally has a higher Type Ⅱ error rate than REGWQ.

| Alpha | 0.05 |
|---|---|
| Error Degrees of Freedom | 5 |
| Error Mean Square | 0.010833 |
| Critical Value of t | 4.21931 |
| Minimum Significant Difference | 0.3586 |

Means with the same letter are not significantly different.

| Bon Grouping | Mean | N | treat |
|---|---|---|---|
| A | 3.33333 | 3 | 1 |
| B | 2.30000 | 3 | 3 |
| C | 1.50000 | 3 | 2 |
| C | | | |
| C | 1.40000 | 3 | 4 |

The GLM Procedure ⑤

Bonferroni (Dunn) t Tests for x

NOTE：This test controls the Type Ⅰ experimentwise error rate，but it generally has a higher Type Ⅱ error rate than REGWQ.

| Alpha | 0.05 |
|---|---|
| Error Degrees of Freedom | 5 |
| Error Mean Square | 0.010833 |
| Critical Value of t | 4.21931 |
| Minimum Significant Difference | 0.3586 |

Means with the same letter are not significantly different.

| Bon Grouping | | Mean | N | block |
|---|---|---|---|---|
| | A | 2.36667 | 3 | 3 |
| | A | | | |
| B | A | 2.16667 | 3 | 2 |
| B | A | | | |
| B | A | 2.16667 | 3 | 1 |
| B | | | | |
| B | | 1.83333 | 3 | 4 |

输出结果④⑤为处理因素和区组因素使用 Bonferroni 分别进行两两比较的结果：处理因素 A 药与 B 药之间、A 药与 C 药之间、A 药与 D 药之间、B 药与 C 药之间、C 药与 D 药之间的差异皆有统计学意义，B 药与 D 药之间的差异无统计意义。区组因素 3 和 4 之间的差异有统计学意义，其他之间的比较无统计学意义。

虽然平衡不完全区组设计的处理因素不同水平的比较消除了区组因素的影响，但是其效率还是低于随机区组设计。

（宋艳艳）

# 第六章 相关与回归

前面的第三章到第五章讲述的各种计量资料的分析方法,着重于研究一个变量的分布特征或比较该变量在各因素水平间的差异,这种分析是单变量的分析。在自然界中,许多事物和现象之间是相互联系与相互制约的,因而研究的问题不能只限于一个变量,而是涉及到研究两个甚至更多变量之间的关系,在这类问题研究的分析方法中,最简单的是研究两个变量之间的直线相关和回归。本章将对此予以介绍。

## 第一节 直线相关

### 一、相关分析

线性相关(linear correlation)又称简单相关(simple correlation),用相关系数($r$)来表示两个变量间直线关系的密切程度和方向。其取值范围是$[-1,1]$,$r=-1$为完全负相关,$r=1$为完全正相关,$-1<r<0$为负相关,$r=0$为零相关,$0<r<1$为正相关,线性相关的性质可由散点图来直观地说明(图 6.1)。

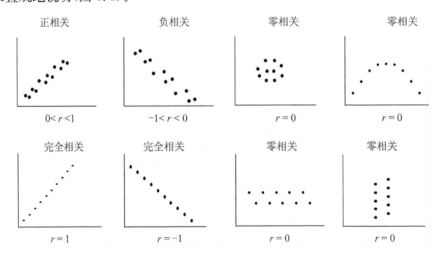

图 6.1 直线相关散点图

由散点图可看出,当两个变量的变化趋势相同时,要么同时增大,要么同时减小,这两变量之间存在正相关,当存在完全正相关时,所有的散点都在一条直线上;反之,当两个变量的变化趋势是相反的时候,一变量值增大,另一变量值减小,这两变量之间存在负相关,当存在完全负相关时,所有的散点都在一条直线上;当两个变量之间存在零相关时,仅表示两个变量之间不存在线性关系,还可能存在其他的关系,如存在圆、抛物线的关系。在生物医学研究中,很少有完全相关的现象,故 $r$ 值一般不会达到 1 或 −1。$r$ 的绝对值越接近 1 说明两变量间线性关系越密切,越接近 0 说明两变量间线性关系越微弱。

计算 $r$ 的公式为:

$$r = \sum (x_{1i} - \bar{x}_1)(x_{2i} - \bar{x}_2) / \sqrt{\sum (x_{1i} - \bar{x}_1)^2 \sum (x_{2i} - \bar{x}_2)^2} \tag{6-1}$$

式中:$\sum (x_{1i} - \bar{x}_1)(x_{2i} - \bar{x}_2)$ 称为 $x_1$、$x_2$ 的离均差积和。

由公式 6-1 可看出分母是正值,而分子可取正值亦可取负值,因而 $r$ 的正负取决于分子 $x_1$、$x_2$ 的离均差积和符号;$r$ 是无单位的。

样本相关系数是总体相关系数的估计,因而需要对总体相关系数是否等于 0 做假设检验,以样本的相关系数来推断其所代表的总体相关系数是否为 0。总体相关系数以 $\rho$ 表示,其相应的假设检验为:

$H_0 : \rho = 0$

$H_1 : \rho \neq 0$

$\alpha = 0.05$

样本相关系数的标准误:$s_r = \sqrt{\dfrac{1 - r^2}{n - 2}}$ \tag{6-2}

检验统计量为:

$$t_r = r / \sqrt{(1 - r^2)/(n - 2)} \tag{6-3}$$

由于在计算相关系数使用了 $\bar{x}_1$ 和 $\bar{x}_2$,因而自由度为 $\nu = n - 2$,由 $t$ 值和 $\nu$ 查 $t$ 临界值(见附表 2)作出统计推断。也可以直接查 $r$ 界值表(附表 7)作出统计推断。

线性相关要求变量 $x_1$ 和 $x_2$ 符合二元正态分布。

本节将以例 6.1 来介绍相关分析的步骤和方法。

**例 6.1**　测定 A 药在血中和尿中的半衰期,研究两者间是否存在线性相关,具体数据如表 6.1。

表 6.1　A 药在血中和尿中的半衰期

| 试验者 | 半衰期 | |
| --- | --- | --- |
| | 血中测定($x_1$) | 尿中测定($x_2$) |
| 1 | 9.9 | 7.9 |
| 2 | 11.2 | 8.9 |
| 3 | 9.4 | 8.5 |
| 4 | 8.4 | 9.4 |
| 5 | 14.8 | 12.0 |
| 6 | 12.4 | 11.5 |
| 7 | 13.1 | 14.5 |

（续表）

| 试验者 | 半衰期 | |
| --- | --- | --- |
| | 血中测定（$x_1$） | 尿中测定（$x_2$） |
| 8 | 13.4 | 12.3 |
| 9 | 11.2 | 9.2 |
| 10 | 9.5 | 11.0 |
| 11 | 10.7 | 8.3 |
| 12 | 9.2 | 8.5 |

解析：分析变量之间的相关关系，观察指标为计量指标，考虑使用线性相关分析。
步骤如下：

（1）绘制散点图，直观地考察两变量之间是否存在线性关系。如图 6.2 所示。

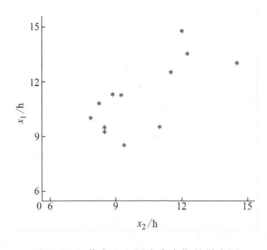

图 6.2　A 药在血和尿中半衰期的散点图

由散点图可看出两个变量之间存在线性趋势，因而可做线性相关。

（2）对变量 $X_1$ 和 $X_2$ 是否满足二元正态分布进行检验。

可以证明：以 $X_1$ 为自变量、$X_2$ 为因变量做直线回归，如果其残差和自变量 $X_1$ 皆服从正态分布，则变量 $X_1$ 和 $X_2$ 服从二元正态分布，有兴趣的读者可参考有关书籍进行证明，本章节仅给出检验二元正态分布的 SAS 程序。

（3）根据公式计算 $r$。

$$\sum (x_1 - \overline{x_1})^2 = \sum x_1^2 - (\sum x_1)^2/n = 1\,521.16 - (133.2)^2/12 = 42.64$$

$$\sum (x_2 - \overline{x_2})^2 = \sum x_2^2 - (\sum x_2)^2/n = 1\,286.8 - (122)^2/12 = 46.466\,7$$

$$\sum (x_{1i} - \overline{x_1})(x_{2i} - \overline{x_2}) = \sum x_1 x_2 - (\sum x_1 \cdot \sum x_2)/n = 1\,386.27 - 16\,250.4/12 = 32.07$$

代入式 6-1，得：

$$r = 32.07/\sqrt{42.64 \times 46.467} = 0.7205$$

（4）$r$ 的检验假设。

$H_0 : \rho = 0$

$H_1 : \rho \neq 0$

$\alpha = 0.05$

$\rho$——总体相关系数

$$s_r = \sqrt{\frac{1-r^2}{n-2}} = \sqrt{\frac{1-(0.7205)^2}{12-2}} = 0.2193$$

$$t_r = r/s_r = 0.7205/0.2193 = 3.2854$$

由 $\nu = n-2 = 12-2 = 10$，查附表 2，得 $t_{0.01(10)} = 3.169$，现 $t > t_{0.01}$，故 $P < 0.01$，也可查附表 7 得 $r_{0.01(10)} = 0.708$，现 $r > r_{0.01}$，所以 $P < 0.01$，拒绝 $H_0$，可以认为 A 药在血中和尿中的半衰期存在正相关。

使用 SAS 中使用 CORR 过程进行相关分析，见程序 ch6_1. sas。步骤如下：

（1）建立 SAS 数据集。

```
data dat1;
input x1 x2;
cards;
9.9      7.9
11.2     8.9
9.4      8.5
8.4      9.4
14.8     12
12.4     11.5
13.1     14.5
13.4     12.3
11.2     9.2
9.5      11
10.7     8.3
9.2      8.5
;
run;
```

相关分析的变量数据需一对一对地输入。

（2）绘制散点图。

```
proc plot data=dat1;
plot x1 * x2 = '*'/haxis=by 3 vaxis=by 3;
run;
```

使用过程步 plot 进行绘制散点图。

'*' 定义散点的符号为 *，可使用其他符号来定义。

haxis=by 3 定义横坐标的间隔刻度为 3，可根据需要变换。

vaxis=by 3 定义纵坐标的间隔刻度为 3,可根据需要变换。

此结果的输出见图 6.1。

(3) 检验双变量的二元正态分布。

proc reg data=dat1;

model x2=x1/p;output out=r R=RES;

run;

proc univariate data=dat1 normal;var x1;run;

proc univariate data=r normal;var res;run;

对残差和 $x_1$ 做正态性检验,若两者的 $P$ 值皆>0.05,表明符合二元正态分布。

proc corr data=dat1;

var x1;

with x2;

run;

使用过程步 corr 进行相关分析。选项 var x1,with x2,指定欲分析的相关变量,如果不指定,将对所有的数值型变量进行两两相关分析。

以下为主要输出结果:

The UNIVARIATE Procedure　　　　　①

Variable:x1

Tests for Normality

| Test | ------ Statistic ------ | ------ p Value ------ |
|---|---|---|
| Shapiro—Wilk | W  0.949889 | Pr < W  0.6354 |

The UNIVARIATE Procedure　　　　　②

Variable:RES (Residual)

Tests for Normality

| Test | ------ Statistic ------ | ------ p Value ------ |
|---|---|---|
| Shapiro—Wilk | W  0.907375 | Pr < W  0.1974 |

输出结果①和②为双变量的二元正态分布,$P$ 值皆大于 0.05,表明符合二元正态分布。

The CORR Procedure ③

1 with Variables： x2

1 Variables： x1

Simple Statistics

| Variable | N | Mean | Std Dev | Sum | Minimum | Maximum |
|---|---|---|---|---|---|---|
| x2 | 12 | 10.16667 | 2.05530 | 122.00000 | 7.90000 | 14.50000 |
| x1 | 12 | 11.10000 | 1.96885 | 133.20000 | 8.40000 | 14.80000 |

Pearson Correlation Coefficients，N = 12 ④

Prob > |r| under $H_0$：Rho=0

x1

x2    0.72048

0.0082

输出结果③中显示了 VAR 变量和 WITH 变量的信息以及它们的描述性统计量。

输出结果④为相关系数及其检验。由 $x_1$ 和 $x_2$ 组成的单元的上行为相关系数，下行为相关系数的检验的 $P$ 值。$P=0.0082$，小于 0.01，拒绝 $H_0$，可以认为 A 药在血中和尿中的半衰期存在正相关。

### 二、线性相关的应用的注意事项

（一）有效范围

仅限于原资料中 $X$ 变量和 $Y$ 变量的实测范围，超出此范围就不一定保持现有的直线相关关系。

（二）合并问题

对两个样本合并成一个样本进行相关分析，可能使两个都无相关性的样本合并后有相关性，也可能使两个有相关性的样本合并后无相关性，如图 6.3 和图 6.4 所示。

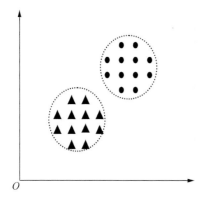

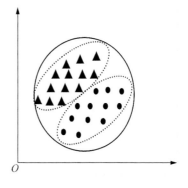

图 6.3 无相关性数据合并后有相关性      图 6.4 有相关性数据合并后无相关性

（三）正确解释

相关分析只是以相关系数来描述两个变量间的线性相关程度和方向，并不阐明事物间存在体质的联系，也不是两事物间存在因果联系的证据，线性相关也可能因为两个变量同时受第三个变量的影响而表现出虚假相关。要阐明两事物间的本质联系，必须凭专业知识从理论上加以论证；相关不一定是因果关系，不能由相关关系得出一个变量的改变是引起另一个变量变化的原因。

# 第二节　直线回归分析

变量之间的关系可以分成两种类型，一种是函数关系：自变量确定时，应变量有完全确定的值与之对应（一一对应），其图形是一条直线。例如，欧姆定律：$I=\dfrac{V}{R}$，当一电路的电压为 $V$ 时，电阻为 $R$ 时，则 $I$ 只有唯一取值，见图 6.5；另一种是不确定关系：自变量确定时，应变量没有完全确定的值与之对应，因而不能用一个函数来加以描述。大多数客观现象间的关系不是完全确定的函数关系，例如 4 岁女童身高的范围是波动的，没有一个确定的值与之对应，但是可以通过大量的试验来找出隐藏在其后面的统计规律，这种关系就称为回归关系，这种分析方法就称为回归分析方法。利用回归分析方法找到自变量和因变量之间关系的数学表达式，称为回归方程。它在形式上和函数式相似，但具有不同的意义（图 6.6）。由图 6.6 可见，这些点不在一条直线上，但是这些点有成一条直线的趋势，这是与图 6.5 不同的地方。

由回归分析方法所建立的直线回归方程为 $\hat{y}=a+bx$，因变量为 $\hat{y}$，不是实际观测值，而是一个预测值。方程中 $a$ 和 $b$ 是决定直线的两个系数，是对总体 $\alpha$ 和 $\beta$ 的样本估计。其中 $a$ 为常数项，是回归直线在在 $Y$ 轴上的截距（intercept），其意义是当 $x=0$ 时相应 $y$ 的均数估计值；$b$ 称为回归系数，是直线的斜率，其意义是 $x$ 每变化一个单位时 $y$ 平均改变 $b$ 个单位。$b>0$，$y$ 随 $x$ 增大而增大，直线的走向是从左下方到右上方；$b<0$，$y$ 随 $x$ 增大而减小，直线的走向是从左上方到右下方；$b=0$，$y$ 取定值，直线与 $X$ 轴平行，表明 $X$ 与 $Y$ 之间无线性变化趋势。

图 6.7 是直线回归分析的应用条件示意图，从图中可见：

（1）自变量 $x$ 是可以精确测量和严格控制的变量，固定 $x$ 取值的情况下，$y$ 服从正态分布。或 $x$ 和 $y$ 来自双变量的二元正态分布的总体。

（2）固定 $x$ 取值的情况下，对应的 $y$ 相互独立，即观测个体相互独立，且方差相同。

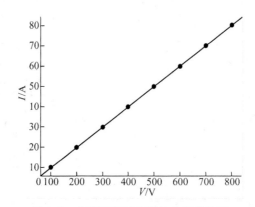

图 6.5　电阻固定时电流与电压的关系

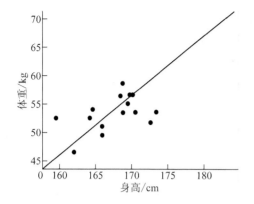

图 6.6　身高与体重的回归方程

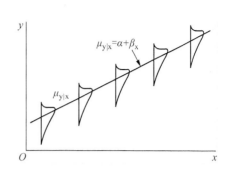

图 6.7　直线回归分析的应用条件示意

## 一、直线回归方程

直线回归(linear regression)是回归分析中最简单的形式,因而又称为简单回归(simple regression)。以例 6.2 说明直线回归的具体分析步骤。

**例 6.2**　研究某抗心律失常药对电刺激狗右心室致颤阈的影响,实验测得狗静脉注射不同剂量的抗心律失常药与右心室致颤阈的数据如表 6.2 所示。

**表 6.2　不同剂量的抗心律失常药对狗右心室致颤阈的影响**

| 药物剂量/(mg/kg) | 1 | 3 | 5 | 7 | 9 |
|---|---|---|---|---|---|
| 阈值提高/V | 8.03 | 14.97 | 19.23 | 27.83 | 36.23 |

解析:从专业角度看,本题两个变量之间存在因果关系,其次自变量为药物剂量,为精确测量和严格控制的变量,因变量为阈值提高,是数值型变量,考虑使用回归分析分析两个变量之间关系。首先做散点图,观察自变量和因变量之间存在何种趋势,是直线趋势还是曲线趋势,如果有直线趋势,考虑使用直线回归建立两个变量之间的联系。

（一）绘制散点图

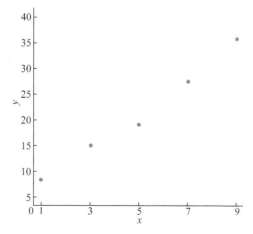

图 6.8　自变量 $x$ 和因变量 $y$ 之间的散点图

**（二）回归系数的估计**

从图 6.8 可看出，两变量之间存在直线趋势，故使用直线回归来进行数据分析。

直线回归是根据最小二乘法的原理，找出一条最能代表 $x$ 和 $y$ 数据间关系的直线方程，以保证各实测点至直线的纵向距离的平方和最小。$a$ 和 $b$ 的计算公式为：

$$b = \frac{l_{xy}}{l_{xx}} = \frac{\sum (x - \bar{x})(y - \bar{y})}{\sum (x - \bar{x})^2} = \left[ \sum xy - \frac{(\sum x)(\sum y)}{n} \right] \Big/ \left[ \sum x^2 - \frac{(\sum x)^2}{n} \right]$$

$$a = \bar{y} - b\bar{x}$$

根据公式可得：

$$b = \frac{\sum (x - \bar{x})(y - \bar{y})}{\sum (x - \bar{x})^2} = \frac{\sum xy - \frac{(\sum x)(\sum y)}{n}}{\sum x^2 - \frac{(\sum x)^2}{n}} = \frac{138.52}{40} = 3.463$$

$$a = \bar{y} - b\bar{x} = 21.258 - 3.463 \times 5 = 3.943$$

直线回归方程为：

$$\hat{y} = 3.943 + 3.463x$$

在本例中，$b$ 的意义是 $x$ 每增加一个单位剂量，阈值平均提高 3.463/V。

**（三）回归系数的检验**

$b$ 是样本回归系数，因而需要对总体回归系数做假设检验，以样本的回归系数来推断其所代表的总体回归系数是否不为 0。总体回归系数以 $\beta$ 表示，其相应的检验假设为：

$H_0 : \beta = 0$

$H_1 : \beta \neq 0$

$\alpha = 0.05$

对总体的回归系数的检验常用的有两种方法：$t$ 检验和方差分析。

1. $t$ 检验法

计算检验统计量 $t$ 值：$t = \dfrac{b - 0}{s_b}$ （6-4）

$$s_b = \frac{s_{y.x}}{\sqrt{l_{xx}}} \tag{6-5}$$

$$s_{y.x} = \sqrt{\frac{\sum (y - \hat{y})^2}{n - 2}} \tag{6-6}$$

$$\nu = n - 2 \tag{6-7}$$

$s_b$ 为样本回归系数标准误，$s_{y.x}$ 为残差标准差（standard deviation of residuals），它表示应变量 $y$ 在扣除自变量 $x$ 的线性影响后的离散程度。

$$t = \frac{b - 0}{s_b} = \frac{3.463}{0.228\,9} = 15.127\,1$$

查 $t$ 值表（附表 2），$\nu = n - 2 = 5 - 2 = 3$ 时，$t_{0.05/2,3} = 3.182$ 现 $|t_b| > t_{0.01/2,3}$，所以 $P < 0.05$，按 $\alpha = 0.05$ 的水平，拒绝 $H_0$，接受 $H_1$，认为药物剂量和阈值提高之间存在直线回归关系。

2. 方差分析法

图 6.9 中，对于任意一观察点的纵坐标被回归直线 $\hat{y}$ 与均数 $\bar{y}$ 分割成 3 段：$Y_i - \bar{Y} = (Y_i - $

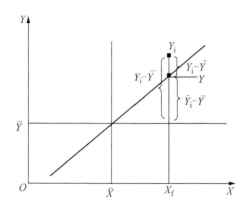

图 6.9　离均差平方和划分示意图

$\hat{Y}_i)+(\hat{Y}_i-\bar{Y})$,其中$(Y_i-\hat{Y}_i)$为残差部分,将所有的点都进行如此分解,并将等式两端平方后再求和,则有

$$\sum (y-\bar{y})^2 = \sum (y-\hat{y})^2 + \sum (\hat{y}-\bar{y})^2 \tag{6-8}$$

即总变异的离均平方和可以分解为两部分:一部分$\sum (\hat{y}-\bar{y})^2$是$y$的估计值$\hat{y}$与均数$\bar{y}$的离差平方和,这是由于$x$与$y$的线性关系而引起的,因其与回归方程有关,故称为回归平方和,用$U$表示,$U=\sum (\hat{y}-\bar{y})^2$,回归平方和越大,表明回归效应越大;另一部分$\sum (y-\hat{y})^2$是残差平方和,又称为剩余平方和或误差平方和,它的意义是指当$X$对$Y$的影响被扣除后,$Y$仍有剩余变异,从图 6.9 可看出,实测点离回归直线的距离越小,残差就越小,剩余平方和越小,回归的效应就越大。

式 6-8 可表达成如下的公式:

$$SS_{总}＝SS_{残差}＋SS_{回归} \tag{6-9}$$

$$SS_{回归}＝bl_{xy}＝\frac{l^2xy}{lxx}$$

$$SS_{残差}＝SS_{总}－SS_{回归}$$

对应于上述的 3 个平方和,各有其相应的自由度$\nu$,其关系如下:

$$\nu_{总}＝\nu_{残差}＋\nu_{回归}$$

$$\nu_{总}＝n-1,\ \nu_{残差}＝n-1-1=n-2,\ \nu_{回归}＝1$$

式中:$n$ 为样本例数。

从变异度分解可见,如果没有$x$与$y$的线性关系而引起$y$的变异,则随机误差是引起$y$总变异的原因,而如果$x$与$y$之间确实存在线性关系,则回归所导致的变异就大于随机误差。因而利用方差分析的原理,计算检验统计量$F=\dfrac{\frac{SS_{回}}{\nu_{回}}}{\frac{SS_{残差}}{\nu_{残差}}}$,如果无效假设成立,则$F$值在 1 附近波动,反之,$F$会较大并且远离 1。因此,如果无效假设成立,出现过大的$F$值是小概率事件,就认为无效假设不成立,反之,则无效假设成立。

本例使用方差分析法的结果见表 6.3。

**表 6.3　方差分析结果**

| 变异来源 | SS | $\nu$ | MS | F | P |
|---|---|---|---|---|---|
| 总变异 | 485.983 7 | 4 | | | |
| 回归 | 479.694 8 | 1 | 479.694 8 | 228.83 | $<0.05$ |
| 残差 | 6.288 9 | 3 | 2.096 3 | | |

可查表,得相应的 P 值范围。

SAS 中使用的过程如下:见程序 ch6_2. sas。

data dat2;　　　　　　　　　　　　　　　　　　　　　　　　　　　①
input x y;
cards;
1　8.03
3　14.97
5　19.23
7　27.83
9　36.23
;
run;

程序①为建立数据集,数据成对录入。

proc plot data=dat2;　　　　　　　　　　　　　　　　　　　　②
plot y * x=$'*'$;
run;

程序②为使用 plot 过程步进行绘制散点图,$y$ 为纵坐标,$x$ 为横坐标。

proc reg data=dat2;　　　　　　　　　　　　　　　　　　　　③
model y=x;
plot y * x;
run;

程序③为使用 reg 过程步进行回归分析,model 语句定义模型的形式。如认为欲拟和的直线回归方程无截距项,可通过以下形式拟和。plot 语句用来做直线图。

proc reg data=dat2;　　　　　　　　　　　　　　　　　　　　④
model y=x/noint;
run;

程序④在 model 语句中自变量后加反斜杠后加可选项 noint 来拟和无截距项的直线回归方程。

以下为主要结果输出:

The REG Procedure ①

Model：MODEL1

Dependent Variable：y

Number of Observations Read 5

Number of Observations Used 5

Analysis of Variance

| Source | DF | Sum of Squares | Mean Square | F Value | Pr > F |
|---|---|---|---|---|---|
| Model | 1 | 479.69476 | 479.69476 | 228.83 | 0.0006 |
| Error | 3 | 6.28892 | 2.09631 | | |
| Corrected Total | 4 | 485.98368 | | | |

| | | | | |
|---|---|---|---|---|
| Root MSE | 1.44786 | R−Square | 0.9871 | |
| Dependent Mean | 21.25800 | Adj R−Sq | 0.9827 | |
| | Coeff Var | 6.81091 | | |

输出结果①为样本的数据信息和对整个回归模型进行全局性检验的结果，全局性检验是对回归模型中所有的回归系数是否为 0 进行检验，$F=228.83$、$P=0.0006$，表明回归模型中至少有一个自变量的回归系数不为 0。本例模型中只有一个自变量，因而此 $F$ 检验等价于输出结果②中的对回归系数进行检验，$F=t^2$。$R^2$ 为决定系数，$R^2=\dfrac{l_{xy}^2}{l_{xx}l_{yy}}=\dfrac{ss_{回}}{ss_{总}}$，其平方根就是自变量 $x$ 和应变量 $y$ 之间简单相关系数，$R^2$ 的意义为应变量 $Y$ 变异被自变量 $X$ 所能解释部分的比例。决定系数越大，说明两变量间的回归关系实际意义越大。本例为 $R^2=0.9871$。

Parameter Estimates ②

| Variable | DF | Parameter Estimate | Standard Error | t Value | Pr > \|t\| |
|---|---|---|---|---|---|
| Intercept | 1 | 3.94300 | 1.31509 | 3.00 | 0.0577 |
| x | 1 | 3.46300 | 0.22893 | 15.13 | 0.0006 |

输出结果②为对模型中各自变量的回归系数是否为 0 进行检验，同时输出参数估计。从左到右各列依次为变量名、各变量的自由度、参数估计、参数的标准误、检验统计量 $t$ 值和 $P$ 值。Intercept 为回归方程的常数项，$x$ 的回归系数估计为 $3.46300$，$t=15.13$，$p=0.0006$。

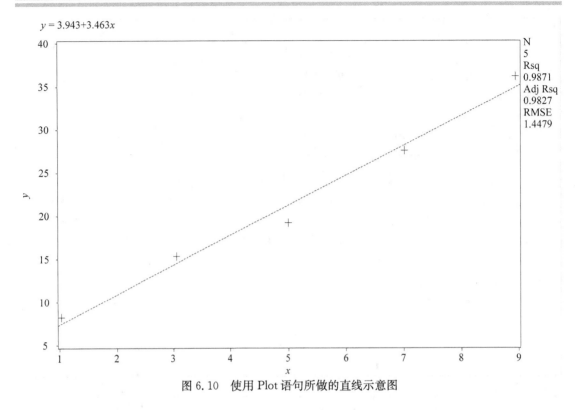

图 6.10　使用 Plot 语句所做的直线示意图

## 二、直线回归的区间估计

（1）总体回归系数的 $\beta$ 的可信区间估计。

其计算公式为：

$$(b-t_{\alpha/2,(n-2)}s_b, b+t_{\alpha/2,(n-2)}s_b) \tag{6-10}$$

式中：$s_b$ 为回归系数的标准误，$(n-2)$ 为自由度。

（2）固定 $x_i$ 时，$y$ 的总体均数的可信区间。

将每一个 $x_i$ 带入回归方程求得的回归值是 $x_i$ 对应的 $y$ 的总体均数的点估计为 $\hat{y}$，其 $1-\alpha$ 的可信区间的为：

$$(\hat{y}-t_{\alpha/2,(n-2)}s_{\hat{y}}, \hat{y}+t_{\alpha/2,(n-2)}s_{\hat{y}}) \tag{6-11}$$

式中：$s_{\hat{y}}$ 为均数的标准误，其计算公式为：

$$s_{\hat{y}}=s_{y\cdot x}\sqrt{\frac{1}{n}+\frac{(x_i-\bar{x})^2}{l_{xx}}} \tag{6-12}$$

（3）给定 $x_i$ 时，个体 $y$ 值的容许区间（个体 $y$ 值的的波动范围）。

医学上常用来作给定 $x$ 值时，相应的 $y$ 的正常值范围。其计算公式为：

$$(\hat{y}-t_{\alpha/2,(n-2)}s_y, \hat{y}+t_{\alpha/2,(n-2)}s_y) \tag{6-13}$$

式中：$s_y$ 为标准差，其计算公式为：

$$s_y=s_{y\cdot x}\sqrt{1+\frac{1}{n}+\frac{(x_i-\bar{x})^2}{l_{xx}}} \tag{6-14}$$

式中：$s_{y\cdot x}$ 为剩余标准差，$xx$ 为自变量 $X$ 的离均差平方和。

### 三、回归方程的应用

（1）描述两变量间的数量依存关系,确立了直线回归方程有统计学意义,就确立了两变量间的数量依存关系。

（2）利用回归方程进行预测,即将自变量带入回归方程对应变量进行估计。

（3）利用回归方程进行统计控制,即利用回归方程进行逆估计,如要求应变量 $Y$ 在一定范围内波动,可以通过自变量的取值来控制。

（4）用以修正均数,详见第七章协方差分析。

### 四、进行回归分析的注意点

（1）回归分析要有实际意义,不能把毫无关联的两种现象勉强作回归分析,要从专业理论对两种现象间的内在联系有所认识。

（2）进行直线回归分析前,应先绘制散点图,当观察点的分布有直线趋势时,才适宜作直线回归。

（3）直线回归方程的适用范围一般以自变量的取值范围为限,在此范围内求出 $Y$ 的估计值,一般称之为内插(interpolation)。超过自变量取值范围所计算 $Y$ 的估计值称为外延(extrapolation)。若无充分理由证明超过自变量取值范围还是直线关系,应该避免外延。如例6.2,自变量的取值范围为 $1 \sim 9$,超出此范围,不一定存在直线回归的关系。当 $x=0, \hat{y}=3.943$,不用药物的时候,致颤阈的提高为 3.943,这与专业不符。

（4）当两变量存在线性关系时,既可以使用相关系数 $r$ 来描述线性相关的密切程度,还可以用回归方程来表示 $Y$ 与 $X$ 的线性关系。直线回归分析的检验与线性相关的检验是等价的,即回归系数检验的 $P$ 值和相关系数检验的 $P$ 值是相等的,因而统计结论是一致的。

# 第三节　两个直线回归方程的比较

在实际工作中,常要比较两条回归直线是否不同,回归系数和截距是直线回归的重要参数估计,因而就是分别比较这两个参数是否不同。如果回归系数不同,则意味着是两条不同的直线,无须再比较截距;如果回归系数相同,则表明这两条直线是平行的,下一步就需要比较截距,若截距不同,则意味着它们是不同的直线回归方程,若截距相同,则说明两个直线回归方程描述的是同一条直线,由于抽样误差而得到不同的参数估计。此时,可以将两条直线回归的方程的数据合起来,计算共同的回归系数和截距。因而对于直线回归方程的比较,首先是要比较回归系数,然后再决定是否要比较截距。

设待检验的回归方程方程如下:

$$\hat{y}_1 = a_1 + b_1 x_1 \tag{方程1}$$

$$\hat{y}_2 = a_2 + b_2 x_2 \tag{方程2}$$

方程 1 的残差均方为 $s_{y_1 \cdot x_1}^2$,方程 2 的残差均方为 $s_{y_2 \cdot x_2}^2$。

### 一、两条直线回归系数的比较

（1）建立检验假设。

$H_0 : \beta_1 = \beta_2$ 或两条回归直线平行；

$H_1 : \beta_1 \neq \beta_2$ 或两条回归直线不平行。

$\alpha = \alpha_{设定}$。

（2）计算检验统计量，确定 $P$ 值。

两条直线回归系数的检验使用 $t$ 检验，计算公式如下：

$$t = |b_1 - b_2| / S_{(b_1-b_2)} \tag{6-15}$$

合并方差为

$$s_c^2 = \frac{(n_1 - 2) s_{y_1 \cdot x_1}^2 + (n_2 - 2) s_{y_2 \cdot x_2}^2}{(n_1 - 2) + (n_2 - 2)} \tag{6-16}$$

$$S_{(b_1-b_2)} = \sqrt{S_c^2 \left[ \frac{1}{\sum (x_1 - \bar{x}_1)^2} + \frac{1}{\sum (x_2 - \bar{x}_2)^2} \right]} \tag{6-17}$$

$$\nu = (n_1 - 2) + (n_2 - 2) \tag{6-18}$$

由 $t$ 界值表得到 $P$ 值，按检验水准作出统计结论。

## 二、两条回归直线截距的比较

两条回归直线截距的比较使用 $t$ 检验。

（1）建立检验假设。

$H_0 : \alpha_1 = \alpha_2$ 或两条回归直线的截距相等；

$H_1 : \alpha_1 \neq \alpha_2$ 或两条回归直线的截距不相等。

$\alpha = \alpha_{设定}$。

（2）计算检验统计量，确定 $P$ 值。

首先将两样本数据合并，求公共回归系数和公共残差均方

$$b_c = \frac{(l_{xy})_c}{(l_{xx})_c} \tag{6-19}$$

$$(s_{y \cdot x}^2)_c = \left[ (l_{yy})_c - \frac{(l_{xy})_c^2}{(l_{xx})_c} \right] / (n_1 + n_2 - 3) \tag{6-20}$$

$$S_{(a_1-a_2)} = \sqrt{S_c^2 \left[ \frac{1}{n_1} + \frac{1}{n_2} + \frac{(\bar{x}_1 - \bar{x}_2)^2}{(l_{xx})_c} \right]} \tag{6-21}$$

其次求 $t$ 值：

$$t = \frac{|\bar{y}_1 - \bar{y}_2 - b_c(\bar{x}_1 - \bar{x}_2)|}{s_{(a_1-a_2)}} \tag{6-22}$$

$$\nu = n_1 + n_2 - 3 \tag{6-23}$$

由 $t$ 界值表得到 $P$ 值，按检验水准作出统计结论。

在 SAS 中没有直接提供两回归方程的检验，但是我们可以通过构造线性模型来进行检验，其基本原理为：将两条直线定义为不同的组别，可通过构造线性模型，通过自变量和组别之间交互作用来检验两条直线的总体回归系数 $\beta$ 有无差异。如果存在交互作用，就表明在不同的组，自变量对应变量的回归效应是不同的，即两条直线的 $\beta$ 是不同的；反之两条直线的 $\beta$ 是相同的。当 $\beta$ 在两组的回归效应相等，通过构造仅包括自变量 $x$ 和组别的线性模型，如果组别之间的差异有统计学意义，就表明两条直线的 $\alpha$ 是不同的；如果没有统计学意义，则表明两条直线的 $\alpha$ 是相同的，由此说明两条直线是重合的。对于具体的计算公式本章节不再提供，可参

考有关书籍。本章节仅提供 SAS 程序。

**例 6.3** 已知狗耳收缩压与动脉收缩压之间存在直线关系,现使用直接记录法和闭合胶囊法测定狗耳收缩压与动脉收缩压(数据见表 6.4),问此两方法的直线关系有无差异。

表 6.4 用两种方法测定狗耳收缩压(mmHg)和动脉收缩压(mmHg)的测定记录

| 直接记录法 | | 闭合胶囊法 | |
|---|---|---|---|
| 耳收缩压($X_1$) | 动脉收缩压($Y_1$) | 耳收缩压($X_2$) | 动脉收缩压($Y_2$) |
| 75 | 84 | 113 | 92 |
| 75 | 93 | 113 | 92 |
| 90 | 98 | 113 | 102 |
| 95 | 106 | 131 | 112 |
| 96 | 103 | 124 | 102 |
| 97 | 110 | 129 | 128 |
| 102 | 113 | 127 | 122 |
| 114 | 126 | 124 | 115 |
| 106 | 115 | 120 | 108 |
| 104 | 115 | 132 | 126 |
| 115 | 122 | 127 | 115 |
| 131 | 135 | 140 | 121 |
| 125 | 129 | 137 | 121 |
| 117 | 125 | 137 | 122 |
| 124 | 130 | 144 | 133 |
| 121 | 129 | 148 | 130 |
| 165 | 178 | 174 | 157 |
| | | 177 | 155 |

解析:比较这两直线关系有无差异,就是比较 $\alpha$ 和 $\beta$,一方面可按照 $t$ 检验的公式进行计算,一方面使用 SAS 软件来进行计算,后者使用方便。

(1)使用回归建立各自的回归方程。

具体参见本章第二节。

$Y_1 = 14.8985 + 0.9491 X_1$

$Y_2 = -3.8685 + 0.9223 X_2$

(2)建假设检验。

(ⅰ)建立回归系数的检验假设。

$H_0 : \beta_1 = \beta_2$ 或两条回归直线平行;

$H_1 : \beta_1 \neq \beta_2$ 或两条回归直线不平行。

$\alpha = 0.05$

SAS 程序:见程序 ch6_3. sas。

```
data dat3;
do group=1 to 2;
 input n;
   do i=1 to n;
   input x y;
   output;
   end;
end;
cards;
17
75     84
75     93
90     98
95     106
96     103
97     110
102    113
114    126
106    115
104    115
115    122
131    135
125    129
117    125
124    130
121    129
165    178

18
113    92
113    92
113    102
131    112
124    102
129    128
127    122
124    115
120    108
```

```
132  126
127  115
140  121
137  121
137  122
144  133
148  130
174  157
177  155

;
proc glm data＝dat3;
class group;
model y＝x group x＊group;
run;
```

（ⅱ）建立截距检验假设。

$H_0 : \alpha_1 ＝ \alpha_2$ 或两条回归直线的截距相等；

$H_1 : \alpha_1 ≠ \alpha_2$ 或两条回归直线的截距不相等。

$\alpha ＝ 0.05$

```
proc glm data＝dat3;
class group;
model y＝x group;
run;
quit;
```

程序的解释参见第七章单因素协方差分析。

以下为主要输出结果：

The GLM Procedure

Class Level Information

| Class | Levels | Values |
|---|---|---|
| group | 2 | 1 2 |

Number of Observations Read　35

Number of Observations Used　35

The GLM Procedure

Dependent Variable：y

| Source | DF | Sum of Squares | Mean Square | F Value | Pr ＞ F |
|---|---|---|---|---|---|
| Model | 3 | 11701.43500 | 3900.47833 | 147.90 | ＜.0001 |
| Error | 31 | 817.53643 | 26.37214 | | |
| Corrected Total | 34 | 12518.97143 | | | |

| R—Square | Coeff Var | Root MSE | y Mean | | |
|---|---|---|---|---|---|
| 0.934696 | 4.316483 | 5.135381 | 118.9714 | | |
| Source | DF | Type III SS | Mean Square | F Value | Pr > F ① |
| x | 1 | 11375.53229 | 11375.53229 | 431.35 | <.0001 |
| group | 1 | 72.77601 | 72.77601 | 2.76 | 0.1068 |
| x * group | 1 | 2.34036 | 2.34036 | 0.09 | 0.7678 |

输出结果①为检验两条直线回归系数是否相等的结果。由Ⅲ方差分析中的"x * group"项 $F=0.09$、$P=0.7678$，不拒绝 $H_0$，表明两者没有交互作用，尚不能认为两条直线的回归系数不相等。

The GLM Procedure

Class Level Information

| Class | Levels | Values |
|---|---|---|
| group | 2 | 1 2 |

Number of Observations Read    35
Number of Observations Used    35

The GLM Procedure

Dependent Variable：y

| Source | DF | Sum of Squares | Mean Square | F Value | Pr > F |
|---|---|---|---|---|---|
| Model | 2 | 11699.09465 | 5849.54732 | 228.31 | <.0001 |
| Error | 32 | 819.87678 | 25.62115 | | |
| Corrected Total | 34 | 12518.97143 | | | |

| R—Square | Coeff Var | Root MSE | y Mean | | |
|---|---|---|---|---|---|
| 0.934509 | 4.254579 | 5.061734 | 118.9714 | | |
| Source | DF | Type III SS | Mean Square | F Value | Pr > F ② |
| x | 1 | 11683.93041 | 11683.93041 | 456.03 | <.0001 |
| group | 1 | 3022.95001 | 3022.95001 | 117.99 | <.0001 |

输出结果②为检验两条直线回归系数相等的情况下截距是否相等的结果。由 III 方差分析中的"group"的 $F=117.99$、$P<0.0001$，拒绝 $H_0$，接受 $H_1$，认为两条直线的截距不相等，两条直线不重合。

# 第四节　多元线性回归

生活中发生的许多现象都不是相互独立的，而是相互作用、相互影响的。一个事物的数量变化往往与另外几个事物的数量变化有关，如心率与年龄、体重、肺活量有关。本节所述及的问题是如何考虑多个因素对一个结果变量数量依存的线性关系以及多个因素之间的线性相关关系，这种关系就称为多元线性回归与相关，简称为多元回归与相关。

### 一、概述

多元线性回归(multiple linear regression)是研究用线性方程描述多个自变量和一个应变量之间数量依存关系的统计分析方法。如人体的体表面积随身高和体重而改变，则体表面积为应变量，身高和体重为自变量，设体表面积为 $Y$，身高和体重为 $X_1$ 和 $X_2$，则所建立的含有两个自变量二元回归方程为：

$$\hat{y}=a+b_1x_1+b_2x_2 \tag{6-24}$$

与直线回归相似，$\hat{y}$ 为 $y$ 均数的估计值或预测值(predicted value，$y$ hat)，$a$ 为截距，表示各自变量取 0 时，$y$ 的估计值。$b_1$ 和 $b_2$ 称为偏回归系数(partial regression coefficient)：$b_1$ 表示在体重的取值固定不变时，身高每增加一个单位，$y$ 估计值平均变化 $b_1$ 个单位；$b_2$ 表示在身高的取值固定不变时，体重每增加一个单位，$y$ 估计值平均变化 $b_2$ 个单位。

一般来讲，对于拟合一个应变量 $y$ 和 $m$ 个自变量 $x_1,x_2,\cdots,x_m$ 的多元回归方程，其形式为：

$$\hat{y}=a+b_1x_1+b_2x_2+\cdots+b_ix_i+\cdots+b_mx_m \tag{6-25}$$

式中：$a$ 为截距，意义同上；$b_i$ 为当其他自变量取值固定不变时，$x_i$ 每增加一个单位，$y$ 的估计值平均变化 $b_i$ 个单位。

各自变量和应变量 $y$ 的关系不一定都是线性关系，也可能是更为复杂的关系，如对数、指数、三角函数、幂函数等，对于是由于许多非线性的情况，如果经过对自变量进行适当的变换就能化成与应变量之间呈线性形式，那么也可以拟合多元回归方程。故多元线性回归的适用范围很广，例如 $y=b_0+b_1x_1+b_2\lg x_2+b_3x_3^2$，令 $Z_1=x_1$、$Z_2=\lg x_2$、$Z_3=x_3^2$，则上式就成为线性方程 $y=b'_0+b'_1Z_1+b'_2Z_2+b'_3Z_3$。

多元线性回归资料应满足以下条件：
(1) 自变量和应变量之间的关系是线性关系；
(2) 各观测单位相互独立；
(3) 残差服从正态分布；
(4) 残差满足方差齐性。

### 二、建立多元回归方程

对于多元回归方程 $\hat{y}=a+b_1x_1+b_2x_2+\cdots+b_ix_i+\cdots+b_mx_m$ 的建立，即对此多元方程求解，求出常数项和各偏回归系数，依然使用最小二乘法来求各待估系数，以达到残差的平方和最小。由于求解公式相对烦琐，本章节不给出具体的公式，有兴趣的读者可参看相关书籍。本章仅给出建立多元回归方程的 SAS 程序。

**例 6.4**　某地 29 名 13 岁男童身高(cm)、体重(kg)及肺活量(L)数据如表 6.5。求由身高、体重推算肺活量的回归方程。(此例参见何清波所著的《医学统计学及其软件包》，上海科技文献出版社，2002 年，第 125 页)

表 6.5 　29 名 13 岁男童身高体重及肺活量的测量

| 例号 | 身高($x_1$) | 体重($x_2$) | 肺活量($y$) |
|------|------|------|------|
| 1 | 135.1 | 32.0 | 1.75 |
| 2 | 139.9 | 30.4 | 2.00 |
| 3 | 163.6 | 46.2 | 2.75 |
| 4 | 146.5 | 33.5 | 2.50 |
| 5 | 156.2 | 37.1 | 2.75 |
| 6 | 156.4 | 35.5 | 2.00 |
| 7 | 167.8 | 41.5 | 2.75 |
| 8 | 149.7 | 31.0 | 1.50 |
| 9 | 145.0 | 33.0 | 2.50 |
| 10 | 148.5 | 37.2 | 2.25 |
| 11 | 165.5 | 49.5 | 3.00 |
| 12 | 135.0 | 27.6 | 1.25 |
| 13 | 153.3 | 41.0 | 2.75 |
| 14 | 152.0 | 32.0 | 1.75 |
| 15 | 160.5 | 47.2 | 2.25 |
| 16 | 153.0 | 32.0 | 1.75 |
| 17 | 147.6 | 40.5 | 2.00 |
| 18 | 157.5 | 43.3 | 2.25 |
| 19 | 155.1 | 44.7 | 2.75 |
| 20 | 160.5 | 37.5 | 2.00 |
| 21 | 143.0 | 31.5 | 1.75 |
| 22 | 149.4 | 33.9 | 2.25 |
| 23 | 160.8 | 40.4 | 2.75 |
| 24 | 159.0 | 38.5 | 2.50 |
| 25 | 158.2 | 37.5 | 2.00 |
| 26 | 150.0 | 36.0 | 1.75 |
| 27 | 144.5 | 34.7 | 2.25 |
| 28 | 154.6 | 39.5 | 2.50 |
| 29 | 156.5 | 32.0 | 1.75 |

　　解析:自变量和应变量都是数值型连续性变量,因而考虑使用线性回归关系建立回归方程。

　　在 SAS 程序中使用 reg 过程进行拟合多元线性回归,程序 ch6_4.sas,如下:

```
data dat4;
  input x1 x2 y;
    cards;
135. 1 32. 0 1. 75
139. 9 30. 4 2. 00
163. 6 46. 2 2. 75
146. 5 33. 5 2. 50
156. 2 37. 1 2. 75
156. 4 35. 5 2. 00
167. 8 41. 5 2. 75
149. 7 31. 0 1. 50
145. 0 33. 0 2. 50
148. 5 37. 2 2. 25
165. 5 49. 5 3. 00
135. 0 27. 6 1. 25
153. 3 41. 0 2. 75
152. 0 32. 0 1. 75
160. 5 47. 2 2. 25
153. 0 32. 0 1. 75
147. 6 40. 5 2. 00
157. 5 43. 3 2. 25
155. 1 44. 7 2. 75
160. 5 37. 5 2. 00
143. 0 31. 5 1. 75
149. 4 33. 9 2. 25
160. 8 40. 4 2. 75
159. 0 38. 5 2. 50
158. 2 37. 5 2. 00
150. 0 36. 0 1. 75
144. 5 34. 7 2. 25
154. 6 39. 5 2. 50
156. 5 32. 0 1. 75
;
run;
```

建立数据集,每一条记录同时输入 3 个变量,其中 $x_1$ 和 $x_2$ 为自变量,$y$ 为应变量。

```
proc reg data＝dat4;
  model y＝x1 x2/r p stb;output out＝re r＝re p＝pr;
run;
```

使用 reg 建立线性回归方程,model 语句指定应变量和自变量,应变量和自变量之间以等号相连,输出 $r\ p$ stb,分别为残差、预测值和标准偏回归系数,将 $r$ 和 $p$ 输出到数据集 re 中,在新数据集中残差和预测值的变量名为 re 和 pr。

proc univariate data＝re normal;var r;run;

对残差进行正态性检验。

proc plot data＝re;

plot r＊p＝'＊'/vref＝0;

run;

绘制残差图,从残差图观察残差是否满足方差齐性。

以下为输出结果:

The REG Procedure ①

Model:MODEL1

Dependent Variable:y

Number of Observations Read 29

Number of Observations Used 29

Analysis of Variance

| Source | DF | Sum of Squares | Mean Square | F Value | Pr ＞ F |
|---|---|---|---|---|---|
| Model | 2 | 3.07573 | 1.53787 | 15.63 | ＜.0001 |
| Error | 26 | 2.55789 | 0.09838 | | |
| Corrected Total | 28 | 5.63362 | | | |

| Root MSE | 0.31366 | R－Square | 0.5460 | ② |
|---|---|---|---|---|
| Dependent Mean | 2.20690 | Adj R－Sq | 0.5110 | |
| Coeff Var | 14.21255 | | | |

Parameter Estimates ③

| variable | DF | Parameter Estimate | Standard Error | t Value | Pr ＞ |t| | Standardized Estimate |
|---|---|---|---|---|---|---|
| Intercept | 1 | −0.56566 | 1.24013 | −0.46 | 0.6521 | 0 |
| $x_1$ | 1 | 0.00502 | 0.01058 | 0.47 | 0.6392 | 0.09352 |
| $x_2$ | 1 | 0.05406 | 0.01598 | 3.38 | 0.0023 | 0.66682 |

输出结果①为样本的数据信息和对整个回归模型进行全局性检验的结果,全局性检验是对回归模型中所有的回归系数是否为 0 进行检验,$F＝15.63$、$P＜0.0001$,表明回归模型中至少有一个自变量的回归系数不为 0。

输出结果②中的 $R^2$ 为决定系数,Adj R－Sq 为校正决定系数。本例决定系数为 0.5460,矫正决定系数为 0.5110。

输出结果③为参数估计和对各个偏回归系数的检验。截距项的估计为 $-0.5657$,$x_1$ 的偏回归系数为 0.005 02,偏回归系数的检验的 $t=0.47$、$p=0.639\,2$;$x_2$ 的偏回归系数为 0.054 06,偏回归系数的检验的 $t=3.38$、$p=0.002\,3$;标准偏回归系数分别为 0.093 52 和 0.666 82。

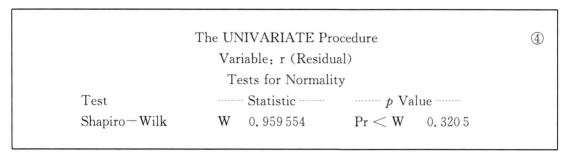

输出结果④为对残差的正态分布的 $W$ 检验,$W=0.959554$,$P=0.3205$,故认为残差服从正态分布。

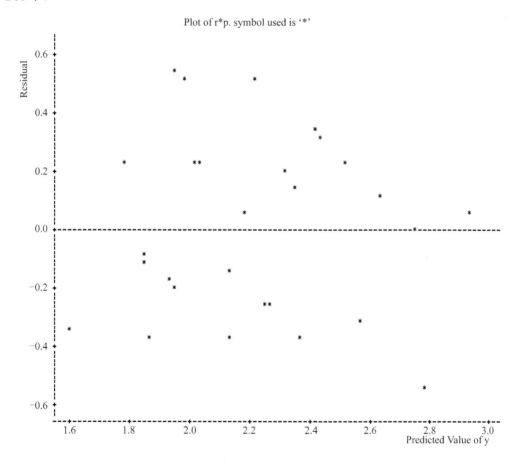

图 6.11 残差图

由残差图可看出:残差围绕水平线上下波动,不随预测值增大而增大或减小,可认为残差满足方差齐性,满足做线性回归方程的条件。

身高、体重和肺活量建立的线性回归方程为:

$$\hat{y} = -0.5657 + 0.0052x_1 + 0.05406x_2$$

### 三、回归系数的假设检验

在多元统计中,有两类假设检验,一类是全局性检验,即对整个回归模型的检验,一类是对偏回归系数的检验。

(1) 全局性检验。

使用方差分析方法对整个回归模型的检验,相应的检验假设为:

$H_0: \beta_1 = \beta_2 = \beta_i = 0$

$H_1: \beta_1, \beta_2, \beta_i$ 不全为 0

$\alpha = 0.05$

由输出结果①看到全局性检验结果的 $F = 15.63$,$P < 0.0001$,表明回归模型中至少有一个自变量的回归系数不为 0。

(2) 偏回归系数的检验。

相应的检验假设为:

$H_0: \beta_i = 0$

$H_1: \beta_i \neq 0$

$\alpha = 0.05$

$\beta_i$ 表示第 $i$ 个偏回归系数。

SAS 程序对单个偏回归系数的检验使用 $t$ 检验,由输出结果③可知,$x_1$ 的偏回归系数为 0.005 02,检验统计量 $t = 0.47$、$p = 0.6392$,因而不能拒绝 $H_0$,没有理由认为身高的偏回归系数不为 0,$x_2$ 的偏回归系数为 0.054 06,检验统计量 $t = 3.38$、$p = 0.0023$,因而拒绝 $H_0$,接受 $H_1$,没有理由认为体重的偏回归系数为 0。

### 四、决定系数(determination coefficient)

决定系数 $R^2$ 表明回归方程拟合效果好坏的指标之一,其定义为:

$$R^2 = 1 - \frac{SS_{残差}}{SS_{总}} = \frac{SS_{回归}}{SS_{总}} \tag{6-26}$$

其意义为应变量 $Y$ 变异被方程中自变量组合所能解释的部分的大小。由定义可看出 $0 \leqslant R^2 \leqslant 1$。决定系数越大,说明变量间的回归关系实际意义越大。

在多元回归中,方程中自变量越多,残差就越小,决定系数就越大,但是并非方程中所有自变量和应变量之间都存在回归关系,如例 6.4,身高对肺活量没有影响。因此,对于一些没有回归意义的自变量,对 $y$ 的变异也能贡献一点,为了消除这种影响,可用校正 $R^2$ 来修正。其定义为:

$$R^2 = R^2 - P(1-R^2)/(N-K') \tag{6-27}$$

$P$ 为选进方程内的自变量数,$N$ 为总例数,

$$K' = \begin{cases} P+1 & \text{当模型中包括截距项时;} \\ P & \text{当模型中不包括截距项时。} \end{cases}$$

对于例 6.4,由输出结果②中可知道 $R^2$ 和校正 $R^2$ 分别为 0.5460,0.5110。

### 五、标准偏回归系数（standard partial regression coefficient）

在多元回归方程中，如果各自变量的偏回归系的单位相同，则可以直接做偏回归系数的检验来比较各自变量对应变量作用大小，如研究外来人口数和本地人口数对工农业总产值的影响，两者的单位都是人，偏回归系数的单位为万元/人。但是，在大多数的直线回归方程中，自变量都是具有不同量纲单位的，如比较哇巴因剂量和注射液容积对发生心率失常时间的影响，前者的单位是 mg/kg，后者是 ml/kg，相应的偏回归系数单位为 s/mg·kg 和 s/mL·kg，因而不能直接比较偏回归系数来判断两者对心率失常的影响，必须将它们进行标准化，使之成为量纲为 1 的标准偏回归系数，然后方能进行比较。其和偏回归系数的关系为：

$$b'_i = b_i \sqrt{l_{ii}/l_{yy}} \tag{6-28}$$

式中：$l_{ii}$ 为变量 $x_i$ 的离均差平方和，$l_{yy}$ 为应变量的离均差平方和，因而 $b'$ 量纲为 1 的单位。利用例 6.4 中的数据算出 $l_{ii}$ 和 $l_{yy}$，代入式 6-28，得：

$$b'_1 = 0.005\,0 \times \sqrt{1\,957.953\,15/5.633\,62} = 0.093\,2$$

$$b'_2 = 0.054\,1 \times \sqrt{857.117\,93/5.633\,62} = 0.667\,3$$

结果输出③给出了标准偏回归系数，两者是一致的。

从标准偏回归系数的计算来看，其意义为当自变量改变一个标准单位时，$y$ 值改变 $b'_i$ 个标准单位，它与变量的原始度量单位无关，因而可用于直接比较。其数值的大小可用来衡量每个自变量对应变量作用大小。对于两个标准偏回归系数的差别是否有统计学意义可使用 $t$ 检验来进行统计学检验。有兴趣的读者可参考有关书籍，本节不再详述。

# 第五节　多元相关

### 一、概述

多元相关是研究多个变量间线性关系的一种统计分析方法。在多元相关分析中，变量间的相关系数有 3 类：

（1）简单相关（simple correlation）：它是表明两个变量之间的相关程度和方向的指标，不考虑其他变量的影响（具体参见第六章第一节）。

（2）偏相关系数（partial correlation）：又称部分相关系数。它是当其他变量固定时，两个变量间相关程度和方向的指标。固定一个变量时，其他两个变量间的偏相关系数称为一级偏相关系数，固定两个变量时其他两变量间的相关系数为二级偏相关系数，余此类推。本节主要讨论一级偏相关系数，对于其他的偏相关系数，有兴趣的读者可参考相关书籍。

（3）复相关系数（multiple correlation coefficient）：又称多元相关系数或全相关系数。它是自变量引起的回归平方和与应变量总变异之比的平方根。

本节将具体介绍偏相关系数和复相关系数。

### 二、偏相关系数

客观事物间的关系是错综复杂的，变量之间的相互影响也往往是多种多样的。曾有人研究脚大的儿童,发现其识字能力也较强,脚大小和识字能力存在正相关;但是在同一年龄段,脚大的儿童并不比脚小的儿童的识字能力强。因而,如果不考虑年龄的因素,脚的大小和识字能力之间就呈现虚假的正相关。儿童的年龄同时影响脚的尺寸和识字能力。而扣除了这种影响后,这种虚假的相关性就不存在了。因而,当存在对两个变量关系密切的其他变量时,则简单相关系数就不能正确地表示此两个变量之间的真实关系,这就需要使用偏相关系数。

其计算公式为:

$$r_{ij \cdot k} = (r_{ij} - r_{ik} \cdot r_{jk}) / \sqrt{(1-r_{ik}^2)(1-r_{jk}^2)} \tag{6-29}$$

式中 $r_{ij \cdot k}$ 表示扣除了第 3 个变量 $x_k$ 影响 $x_i$ 和 $x_j$ 的偏相关系数,$r_{ij}$、$r_{ik}$、$r_{jk}$ 分别为变量 $x_i$ 和 $x_j$、$x_i$ 和 $x_k$、$x_j$ 和 $x_k$ 的简单相关系数。

**例 6.5**　求例 6.1 中 $x_1$、$x_2$、$y$ 之间的简单相关系数和偏相关系数。

(1) 先求简单相关系数。

$$r_{1y} = l_{1y} / \sqrt{l_{11} \cdot l_{yy}} = 61.79483 / \sqrt{1957.95315 \times 5.63362} = 0.5884$$

类似地

$$r_{2y} = 51.15948 / \sqrt{857.11793 \times 5.63362} = 0.7362$$

$$r_{12} = 961.36932 / \sqrt{1957.95315 \times 857.11793} = 0.7421$$

(2) 求一级偏相关系数。

由式 6-29,得:

$$r_{1y \cdot 2} = (0.5884 - 0.7362 \times 0.7421) / \sqrt{(1-0.7362^2)(1-0.7421^2)} = 0.0927$$

$$r_{2y \cdot 1} = (0.7362 - 0.5884 \times 0.7421) / \sqrt{(1-0.5884^2)(1-0.7421^2)} = 0.5527$$

偏相关系数的假设检验也可查附表 8,一级偏相关系数共涉及 3 个变量,故查变量数为 3 的一列,自由度 $= n - k - 1$,本例 $df = 29 - 2 - 1 = 26$,$r_{0.05(26)} = 0.454$,$r_{0.01(26)} = 0.546$,现 $r_{1y \cdot 2} < r_{0.05}$,所以 $P > 0.05$,而 $r_{2y \cdot 1} > r_{0.01}$,所以 $P < 0.01$。故在扣除了体重影响后,身高与肺活量的相关无统计学意义,而扣除身高影响后体重与肺活量的相关有统计学意义。可见身高、体重两因素中对肺活量有影响的因素实际上是体重,表明在多元回归方程中的自变量对应变量的影响并非都有统计学意义。

在 SAS 中使用 corr 过程步中的 partial 语句进行偏相关分析,程序见 ch6_5,如下:

```
proc corr data=dat5;
var x1;
with y;
    partial x2;
    run;
```

使用 partial 语句控制变量 $x_2$,对变量 $x_1$ 和 $y$ 进行偏相关分析。

```
proc corr data=dat5;var x2;with y;
    partial x1;
    run;
```

使用 partial 语句控制变量 $x_1$,对变量 $x_2$ 和 $y$ 进行偏相关分析。

主要输出结果如下:

The CORR Procedure　　　　　　　①
1　　　　　　Partial Variables：　x2
1 with　　　Variables：　　　y
1　　　　　　Variables：　　　x1
Pearson Partial Correlation Coefficients，N ＝ 29
Prob ＞ |r| under H$_0$：Partial Rho＝0
x1
y　　　　0.09263
0.6392

The CORR Procedure　　　　　　②
1 Partial　　Variables：　　　x1
1 with　　　Variables：　　　y
1　　　　　　Variables：　　　x2
Pearson Partial Correlation Coefficients，N ＝ 29
Prob ＞ |r| under H0：Partial Rho＝0
x2
y　　　　0.55276
0.0023

　　输出结果①给出了控制变量 $x_2$ 计算变量 $x_1$ 和 $y$ 的偏相关系数和假设检验的 $P$ 值。
　　输出结果②给出了控制变量 $x_1$ 计算变量 $x_2$ 和 $y$ 的偏相关系数和假设检验的 $P$ 值。

### 三、复相关系数

　　在直线回归中决定系数的平方根为自变量和应变量的简单相关系数,相应的在多元回归中决定系数的平方根也是自变量的组合和应变量之间的相关系数,亦称为 $y$ 与 $\hat{y}$ 之间的简单相关系数,用 $R$ 表示,其取值范围为 $0 \leqslant R \leqslant 1$。

# 第六节　逐步回归

　　在多元线性回归分析中,直接建立应变量 $y$ 与全部自变量 $x$ 之间的线性回归模型,在这个回归模型中,不能保证全部的自变量对应变量的影响都有统计学意义,如例 6.4 中,在设定的 $\alpha$ 水准上,身高对肺活量没有影响,仅体重对肺活量有影响。一般来说,当回归方程中自变量个数增加时,或多或少总能减少残差平方和,但不一定减少残差的标准差,而残差的标准差越小,方程的估计就越精确,残差的标准差计算公式如式 6-30 所示。

$$S_{y.1,2,\cdots,L} = \sqrt{Q/(N-L-1)} \tag{6-30}$$

　　式中:$Q$ 为残差平方和,$N$ 为总例数,$L$ 为方程内自变量数。当方程中增加了一个作用不大的自变量时,$Q$ 虽或多或少有所下降,但因 $L$ 增大 1 了,分母 $N-L-1$ 相应地下降1,有可能残差标准差反而更大,而当方程中增加了一个作用很大的自变量,残差平方和减小的程度就会超过其自由度的减小,因而残差的标准差就会减小。因此,多元回归方程中去掉一些作用很小的自变量对方程不但无害反而有益,增加有作用的自变量会提高方程的预测精度。故在建立多元回归方程时,要尽可能选择有利于提高拟合方程精度的自变量。

在回归分析中,选择自变量的计算量都很大。随着计算机的广泛应用,挑选变量的方法得到了迅速的发展,不同的标准有不同的选择方法,因而得到的"最优"方程也是不同的。本章介绍常用的逐步向前法(forward stepwise)。

逐步向前法基本思想是:事先给定一个筛选变量和挑除变量的标准,为了避免挑选变量进入死循环,筛选变量的标准≤剔除变量的标准。第一步方程中除常数项外没有其他的变量,然后按自变量对应变量贡献的大小,由大到小筛选符合入选标准的变量进入方程,每选入一个变量进入方程,都要对存在方程中的变量进行检验,以考察是否由于新变量的引入而使方程中的变量的作用被新变量替代或部分替代,抑制了它的作用以至于达到剔除标准而需要剔除,如有,则将它剔除,剔除后,再重新计算各自变量对应变量 $y$ 的作用,如仍有变量达到剔除标准,则继续剔除,这个过程直到方程内变量均不符合剔除标准,没有变量可被剔除,这时在计算方程外自变量对应变量的影响,继续按自变量对应变量贡献的大小由大到小符合入选标准的筛选进入方程,再对方程中自变量重复剔除的过程,直到方程内按照剔除标准没有变量被剔除,方程外没有变量被引进,筛选变量的过程就结束。

使用逐步回归法剔选变量,在一定的剔选水准上保证了方程中自变量对应变量都有统计学意义,方程外的自变量对应变量没有统计学意义。逐步回归法所得到的方程并不能保证得到校正 $R^2$ 最大或 CP 统计量最小或残差标准差最小,因而不一定是真正最优的,而是"局部最优"的回归方程。

多元逐步回归的计算方法是复杂而烦琐的,本章节不列出具体的计算公式,有兴趣的读者可参考其他书籍,下面以例 6.6 来说明拟和多元回归的 SAS 程序和结果解释。

**例 6.6** 某中医研究室欲用较易测得的指标来推算每搏心输出量。为此,测定了 136 例的年龄(AGE)、收缩压(PS)、舒张压(PD)、脉图收缩期面积(AS)、脉图舒张期面积(AD)、脉率(PR)及每搏心输出量(Y),见表 6.6(只显示了部分数据)。试用多元逐步向前回归分析求得推算 Y 的回归方程。(此例参见何清波所著的《医学统计学及其软件包》,上海科技文献出版社,2002 年,第 141 页)。

表 6.6　推算每搏心输出量部分数据

| 年龄 | 收缩压 | 舒张压 | 收缩期面积 | 舒张期面积 | 脉率 | 每搏心输出量 |
|---|---|---|---|---|---|---|
| 33 | 90 | 60 | 25.124 | 44.673 | 90 | 55.86 |
| 34 | 112 | 70 | 27.166 | 43.930 | 79 | 51.92 |
| 42 | 116 | 70 | 26.785 | 38.154 | 68 | 46.00 |
| … | … | … | … | … | … | … |
| … | … | … | … | … | … | … |
| … | … | … | … | … | … | … |
| 45 | 108 | 70 | 31.194 | 53.166 | 58 | 66.04 |

解析:自变量和应变量都为连续性变量,同时要进行变量筛选,因而使用逐步向前法建立多元回归方程。

程序见 ch6_6:

Data dat6;                                                ①

  input age ps pd pr as ad sv;

cards;

| 33 | 90 | 60 | 25.124 | 44.673 | 60 | 55.86 |
|----|-----|----|--------|--------|----|--------|
| 34 | 112 | 70 | 27.166 | 43.93 | 71 | 51.92 |
| 42 | 116 | 70 | 26.785 | 38.154 | 82 | 46 |
| 33 | 110 | 70 | 27.728 | 58.136 | 59 | 50.04 |
| 33 | 86 | 50 | 20.171 | 36.114 | 65 | 36 |
| 39 | 102 | 76 | 28.492 | 60.058 | 56 | 74.07 |
| 19 | 105 | 70 | 18.34 | 35.85 | 88 | 96.69 |
| 19 | 110 | 80 | 25.6 | 53.7 | 70 | 151.15 |
| 19 | 104 | 74 | 22.83 | 54.92 | 64 | 88.5 |
| 19 | 98 | 65 | 22.08 | 38.72 | 75 | 114.44 |
| 20 | 138 | 88 | 24.04 | 59.199 | 71 | 66.16 |
| 20 | 90 | 60 | 21.88 | 54.04 | 54 | 106.38 |
| 21 | 112 | 82 | 22.07 | 45.36 | 81 | 56.76 |
| 21 | 120 | 70 | 23.33 | 34.17 | 88 | 109.32 |
| 24 | 116 | 84 | 23.49 | 60.17 | 67 | 93.7 |

...

;

run;

程序①建立 SAS 数据集。

proc reg data=dat6;                                        ②

model sv=age ps pd as ad pr/selection=stepwise slentry=0.10 slstay=0.10 stb details p;

run;

程序②使用 reg 过程建立回归方程。在 model 语句中使用"selection=stepwise"定义逐步回归,"slentry="定义入选的水平,"slstay="定义剔除的水平,本例入选水平和剔除水平均为 0.10,stb 要求输出标准偏回归系数,details 要求逐步输出筛选和剔除变量的过程,p 输出应变量的估计值和残差。

以下为主要输出结果:

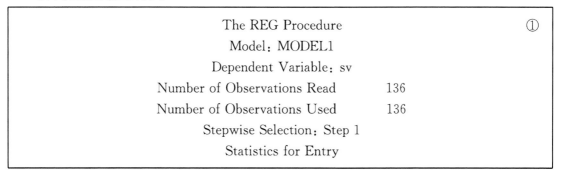

The REG Procedure                                             ①

Model: MODEL1

Dependent Variable: sv

Number of Observations Read      136

Number of Observations Used      136

Stepwise Selection: Step 1

Statistics for Entry

DF = 1,134

Model

| Variable | Tolerance | R−Square | F Value | Pr > F | ② |
|---|---|---|---|---|---|
| age | 1. 000000 | 0. 0495 | 6. 98 | 0. 0092 | |
| ps | 1. 000000 | 0. 0353 | 4. 91 | 0. 0284 | |
| pd | 1. 000000 | 0. 0659 | 9. 45 | 0. 0026 | |
| as | 1. 000000 | 0. 0648 | 9. 28 | 0. 0028 | |
| ad | 1. 000000 | 0. 0076 | 1. 03 | 0. 3122 | |
| pr | 1. 000000 | 0. 0161 | 2. 20 | 0. 1408 | |

Variable pd Entered：R−Square = 0. 0659 and C(p) = 23. 4772

Analysis of Variance

| Source | DF | Sum of Squares | Mean Square | F Value | Pr > F | ③ |
|---|---|---|---|---|---|---|
| Model | 1 | 6920. 91801 | 6920. 91801 | 9. 45 | 0. 0026 | |
| Error | 134 | 98169 | 732. 60107 | | | |
| Corrected Total | 135 | 105089 | | | | |

| Variable | Estimate | Parameter Error | Standard Type II SS | F Value | Pr > F | ④ |
|---|---|---|---|---|---|---|
| Intercept | 21. 10361 | 20. 92095 | 745. 44965 | 1. 02 | 0. 3149 | |
| pd | 0. 87095 | 0. 28336 | 6920. 91801 | 9. 45 | 0. 0026 | |

Bounds on condition number：1, 1

输出结果①为分析数据集的信息。

输出结果②为逐步回归的第一步开始对自变量进行挑选。所有的自变量均在方程外，计算各自变量的 $F$ 检验统计量和 $P$ 值，以明确哪个自变量进入对应变量影响最大，第 1 步方程外变量 PD 的 $F$ 统计量最大，$F=9.45$、$P=0.0026<0.10$，故 PD 选入方程。

输出结果③为 pd 选入方程后模型的全局性检验结果。

输出结果④为方程中的参数估计和参数检验。

由于方程中只有一个自变量，因而无剔除过程。

Stepwise Selection：Step 2 ⑤

The REG Procedure

Model：MODEL1

Dependent Variable：sv

Stepwise Selection：Step 2

Statistics for Entry

DF = 1,133

Model

| Variable | Tolerance | R－Square | F Value | Pr > F |
|---|---|---|---|---|
| age | 0. 937062 | 0. 1537 | 13. 81 | 0. 0003 |
| ps | 0. 441457 | 0. 0659 | 0. 00 | 0. 9454 |
| as | 0. 767942 | 0. 0882 | 3. 25 | 0. 0735 |
| ad | 0. 997517 | 0. 0759 | 1. 45 | 0. 2314 |
| pr | 0. 744100 | 0. 0659 | 0. 00 | 0. 9685 |

Variable age Entered：R－Square ＝ 0. 1537 and C(p) ＝ 10. 8512

Analysis of Variance

| Source | DF | Sum of Squares | Mean Square | F Value | Pr > F ⑥ |
|---|---|---|---|---|---|
| Model | 2 | 16156 | 8077. 91558 | 12. 08 | <. 0001 |
| Error | 133 | 88934 | 668. 67392 | | |
| Corrected Total | 135 | 105089 | | | |

| Variable | Parameter Estimate | Standard Error | Type II SS | F Value | Pr > F ⑦ |
|---|---|---|---|---|---|
| Intercept | 28. 62400 | 20. 08951 | 1357. 48967 | 2. 03 | 0. 1566 |
| age | －0. 75169 | 0. 20227 | 9234. 91315 | 13. 81 | 0. 0003 |
| pd | 1. 13168 | 0. 27966 | 10950 | 16. 38 | <. 0001 |

Bounds on condition number：1. 0672，4. 2687

输出结果⑤为第 2 步筛选过程，经检验在方程中已存在自变量 pd 的情况下，age 对应变量的贡献最大，$F＝13.81$，$P＝0.0003$，因而选入 age。age 选入后，方程的全局性检验发生变化，见输出结果⑥，$F＝12.08$、$P<0.0001$，再重新计算方程中 pd 的贡献，见输出结果⑦，$F＝16.38$，$P<0.0001$。

Stepwise Selection：Step 3 ⑧

Statistics for Removal

DF = 1,133

| Variable | Partial R－Square | Model R－Square | F Value | Pr > F |
|---|---|---|---|---|
| age | 0. 0879 | 0. 0659 | 13. 81 | 0. 0003 |
| pd | 0. 1042 | 0. 0495 | 16. 38 | <. 0001 |

输出结果⑧为第 3 步剔除过程，输出剔除信息。在方程中有两个变量存在的情况下，考虑剔除变量。输出偏决定系数（partial R－Square），偏决定系数为各自的偏回归平方和与应变量总变异的比。输出剔除各自变量后方程的决定系数，剔除变量 age 后，方程中只有一个自变

量 pd 的情况下,方程的 R－Square＝0.065 9,剔除变量 pd 后,方程中只有 age 变量的存在情况下,方程的 R－Square＝0.049 5。输出在 pd 和 age 存在的情况下,各自变量对应变量的作用,都未达到剔除标准,因而两个变量都不剔除。继续入选变量。

The REG Procedure　　　　　　　⑨

Model：MODEL1

Dependent Variable：sv

Stepwise Selection：Step 3

Statistics for Entry

DF ＝ 1,132

Model

| Variable | Tolerance | R－Square | F Value | Pr ＞ F |
|----------|-----------|----------|---------|--------|
| ps | 0.434643 | 0.1547 | 0.15 | 0.6962 |
| as | 0.745228 | 0.1951 | 6.78 | 0.0103 |
| ad | 0.976039 | 0.1748 | 3.38 | 0.0684 |
| pr | 0.701987 | 0.1585 | 0.75 | 0.3877 |

Variable as Entered：R－Square ＝ 0.1951 and C(p) ＝ 5.9659

Analysis of Variance

| Source | DF | Sum of Squares | Mean Square | F Value | Pr ＞ F ⑩ |
|--------|----|----|----|----|----|
| Model | 3 | 20503 | 6834.40118 | 10.67 | ＜.0001 |
| Error | 132 | 84586 | 640.80499 | | |
| Corrected Total | 135 | 105089 | | | |

| Variable | Parameter Estimate | Standard Error | Type II SS | F Value | Pr ＞ F ⑪ |
|----------|--------|--------|--------|--------|--------|
| Intercept | 27.69248 | 19.66966 | 1270.15232 | 1.98 | 0.1615 |
| age | －0.84173 | 0.20100 | 11237 | 17.54 | ＜.0001 |
| pd | 0.77772 | 0.30564 | 4148.98034 | 6.47 | 0.0121 |
| as | 0.62924 | 0.24158 | 4347.37238 | 6.78 | 0.0103 |

Bounds on condition number：1.3419, 11.315

　　输出结果⑨为入选变量,经检验在方程中已存在两个自变量 pd 和 age 的情况下,as 对应变量的贡献最大,$F＝6.78$、$P＝0.010\ 3$,因而选入 as,as 选入后,方程的全局性检验发生变化,见输出结果⑩,$F＝10.67$、$P＜0.000\ 1$,再重新计算方程中各自变量对应变量的的作用,见输出结果⑪。

Stepwise Selection：Step 4

Statistics for Removal

DF = 1,132

| Variable | Partial R—Square | Model R—Square | F Value | Pr > F |
|---|---|---|---|---|
| age | 0.1069 | 0.0882 | 17.54 | <.0001 |
| pd | 0.0395 | 0.1556 | 6.47 | 0.0121 |
| as | 0.0414 | 0.1537 | 6.78 | 0.0103 |

The REG Procedure

Model：MODEL1

Dependent Variable：sv

Stepwise Selection：Step 4

Statistics for Entry

DF = 1,131

| Variable | Tolerance | Model R—Square | F Value | Pr > F |
|---|---|---|---|---|
| ps | 0.434204 | 0.1965 | 0.23 | 0.6301 |
| ad | 0.106705 | 0.2150 | 3.33 | 0.0705 |
| pr | 0.658305 | 0.1955 | 0.06 | 0.8082 |

Variable ad Entered：R—Square = 0.2150 and C(p) = 4.6494

Analysis of Variance

| Source | DF | Sum of Squares | Mean Square | F Value | Pr > F |
|---|---|---|---|---|---|
| Model | 4 | 22597 | 5649.31060 | 8.97 | <.0001 |
| Error | 131 | 82492 | 629.71160 | | |
| Corrected Total | 135 | 105089 | | | |

| Variable | Parameter Estimate | Standard Error | Type II SS | F Value | Pr > F |
|---|---|---|---|---|---|
| Intercept | −50.34171 | 47.02510 | 721.66930 | 1.15 | 0.2863 |
| age | −0.85951 | 0.19949 | 11689 | 18.56 | <.0001 |
| pd | −0.05225 | 0.54677 | 5.75116 | 0.01 | 0.9240 |
| as | 1.87576 | 0.72430 | 4223.39852 | 6.71 | 0.0107 |
| ad | 1.12470 | 0.61676 | 2094.03885 | 3.33 | 0.0705 |

Bounds on condition number：12.274，108.32

输出结果⑫为第 4 步剔除入选变量过程,具体解释与输出结果⑧、⑨、⑩、⑪类似。

Stepwise Selection: Step 5

Statistics for Removal

DF = 1,131

| Variable | Partial R－Square | Model R－Square | F Value | Pr > F |
|----------|-------------------|----------------|---------|--------|
| age | 0.1112 | 0.1038 | 18.56 | <.0001 |
| pd | 0.0001 | 0.2150 | 0.01 | 0.9240 |
| as | 0.0402 | 0.1748 | 6.71 | 0.0107 |
| ad | 0.0199 | 0.1951 | 3.33 | 0.0705 |

The REG Procedure

Model: MODEL1

Dependent Variable: sv

Stepwise Selection: Step 5

Statistics for Entry

DF = 1,130

| Variable | Tolerance | Model R－Square | F Value | Pr > F |
|----------|-----------|----------------|---------|--------|
| ps | 0.401998 | 0.2150 | 0.00 | 0.9932 |
| pr | 0.544796 | 0.2223 | 1.22 | 0.2716 |

Variable pd Removed: R－Square = 0.2150 and C(p) = 2.6585

Analysis of Variance

| Source | DF | Sum of Squares | Mean Square | F Value | Pr > F |
|--------|-----|----------------|-------------|---------|--------|
| Model | 3 | 22591 | 7530.49708 | 12.05 | <.0001 |
| Error | 132 | 82498 | 624.98463 | | |
| Corrected Total | 135 | 105089 | | | |

| Variable | Parameter Estimate | Standard Error | Type II SS | F Value | Pr > F |
|----------|--------------------|----------------|------------|---------|--------|
| Intercept | −47.79096 | 38.57086 | 959.49407 | 1.54 | 0.2175 |
| age | −0.86026 | 0.19859 | 11728 | 18.77 | <.0001 |
| as | 1.81575 | 0.35948 | 15945 | 25.51 | <.0001 |
| ad | 1.07564 | 0.34049 | 6237.26802 | 9.98 | 0.0020 |

Bounds on condition number: 3.0464, 21.075

输出结果⑬为第 5 步剔除入选变量过程。由于 ad 的引入,使 pd 这个变量达到剔除标准,因而 pd 被剔除出方程,方程中余下的变量为 age、as、ad。

Stepwise Selection：Step 6

Statistics for Removal ⑭

DF = 1,132

| Variable | Partial R－Square | Model R－Square | F Value | Pr＞F |
|---|---|---|---|---|
| age | 0.1116 | 0.1034 | 18.77 | ＜.0001 |
| as | 0.1517 | 0.0632 | 25.51 | ＜.0001 |
| ad | 0.0594 | 0.1556 | 9.98 | 0.0020 |

The REG Procedure

Model：MODEL1

Dependent Variable：sv

Stepwise Selection：Step 6

Statistics for Entry

DF = 1,131

| Variable | Tolerance | Model R－Square | F Value | Pr＞F |
|---|---|---|---|---|
| ps | 0.443857 | 0.2150 | 0.00 | 0.9701 |
| pd | 0.230866 | 0.2150 | 0.01 | 0.9240 |
| pr | 0.744126 | 0.2198 | 0.80 | 0.3713 |

All variables left in the model are significant at the 0.1000 level.

No other variable met the 0.1000 significance level for entry into the model.

输出结果⑭为第 6 步剔除入选变量过程。没有变量达到剔除标准,也没有变量达到引入标准。

Summary of Stepwise Selection ⑮

| Step | Variable Entered | Variable Removed | Number Vars In | Partial R-Square | Model R-Square | C(p) | F Value | Pr＞F |
|---|---|---|---|---|---|---|---|---|
| 1 | pd | | 1 | 0.0659 | 0.0659 | 23.4772 | 9.45 | 0.0026 |
| 2 | age | | 2 | 0.0879 | 0.1537 | 10.8512 | 13.81 | 0.0003 |
| 3 | as | | 3 | 0.0414 | 0.1951 | 5.9659 | 6.78 | 0.0103 |
| 4 | ad | | 4 | 0.0199 | 0.2150 | 4.6494 | 3.33 | 0.0705 |
| 5 | | pd | 3 | 0.0001 | 0.2150 | 2.6585 | 0.01 | 0.9240 |

输出结果⑮为剔选过程总结表。

The REG Procedure ⑯

Model：MODEL1

Dependent Variable：sv

Number of Observations Read    136

Number of Observations Used    136

Analysis of Variance

| Source | DF | Sum of Squares | Mean Square | F Value | Pr > F |
|---|---|---|---|---|---|
| Model | 3 | 22591 | 7530.49708 | 12.05 | <.0001 |
| Error | 132 | 82498 | 624.98463 | | |
| Corrected Total | 135 | 105089 | | | |

| Root MSE | 24.99969 | R—Square | 0.2150 |
|---|---|---|---|
| Dependent Mean | 85.00941 | Adj R—Sq | 0.1971 |
| Coeff Var | 29.40815 | | |

Parameter Estimates

| Variable | DF | Parameter Estimate | Standard Error | t Value | Pr > \|t\| | Standardized Estimate |
|---|---|---|---|---|---|---|
| Intercept | 1 | −47.79096 | 38.57086 | −1.24 | 0.2175 | 0 |
| age | 1 | −0.86026 | 0.19859 | −4.33 | <.0001 | −0.35047 |
| as | 1 | 1.81575 | 0.35948 | 5.05 | <.0001 | 0.67987 |
| ad | 1 | 1.07564 | 0.34049 | 3.16 | 0.0020 | 0.41328 |

输出结果⑯为最终方程的全局性检验结果、参数估计和参数检验。Stb 输出 Standardized Estimate，即标准偏回归系数。

The REG Procedure ⑰

Model：MODEL1

Dependent Variable：sv

Output Statistics

| Obs | Dependent Variable | Predicted Value | Residual |
|---|---|---|---|
| 1 | 55.8600 | 69.4734 | −13.6134 |
| 2 | 51.9200 | 79.0961 | −27.1761 |
| 3 | 46.0000 | 73.5582 | −27.5582 |
| 4 | 50.0400 | 92.8432 | −42.8032 |
| 5 | 36.0000 | 59.3106 | −23.3106 |

| 6 | 74.0700 | 87.9446 | $-13.8746$ |
|---|---|---|---|
| 7 | 96.6900 | 95.6146 | 1.0754 |
| 8 | 151.1500 | 108.6642 | 42.4858 |
| 9 | 88.5000 | 104.4256 | $-15.9256$ |
| 10 | 114.4400 | 86.8425 | 27.5975 |
| Sum of Residuals | | | 0 |
| Sum of Squared Residuals | | | 82498 |
| Predicted Residual SS（PRESS） | | | 87769 |

输出结果⑰为各例的观测值、估计值及残差,这是选择项 P 的结果,由于篇幅的限制,只输出前 10 例的结果。

# 第七节　多元回归在医学中的应用

## 一、自变量解释应变量

通过对各自变量的偏回归系数和标准偏回归系数来反映和比较各自变量对应变量的作用大小。

## 二、根据较易测得的自变量推算不易测得的应变量

当某指标 $y$ 比较难以测量,而与之相联系的 $k$ 个指标 $x_1, x_2, \cdots, x_k$ 却比较容易测量时,可以先收集一批含有 $x_1, x_2, \cdots, x_k$ 以及 $y$ 各观测值的资料,建立一个多元回归方程;使用时只须将各 $x_i$ 的值代入方程,即可求出估计值 $y$。例如,体表面积是较难测得的值,而身高、体重却不难测得,由于体表面积对身高、体重存在着依存关系,为此,只要设法收集若干例包括体表面积($y$)、身高($x_1$)、体重($x_2$)的数据,就可求得一个由身高、体重推算体表面积的方程。虽然建立这个方程时要付出不少劳动,但方程一旦建立,就可提供很多方便。

## 三、确定的正常值范围

引入一些对应变量有影响的自变量能缩小应变量 $y$ 的变异,因此能比较精密地估计不同 $x_i$ 的 $y$ 的正常值范围。例如,10 岁男孩的心象面积正常值显然与身高、体重等因素有关,如对这些因素不加考虑,笼统地定一个正常值范围,则此正常值范围必然没有比利用回归方程确定的正常值范围精确。为此,必须建立一个由身高、体重推算心象面积的多元回归方程,利用此方程可较精确地预测身高、体重不同取值时对应心象面积的正常值范围。

## 四、预测预报

根据患者年龄、治疗前血压以及其他一些相关的流行病学指标,可建立与治疗后血压的回归方程,来对高血压患者治疗后的血压值进行预测预报。在流行病学上,常根据某流行病的特

征,建立回归方程,以此用来预测某流行病的流行趋势。

## 五、回顾推断

在法医鉴定中,根据死者的尸温、环境温度、尸温下降率和其他一些环境因素推断正常死亡者的死亡时间,在法医鉴定学中有着重要意义。

（宋艳艳）

# 第七章 协方差分析

## 第一节 概　述

协方差分析(analysis of covariance)又称带有协变量的方差分析(analysis of variance with covariates)。在比较两组或两组以上均数间的差异有无统计学意义时,要求除了比较处理因素对观测指标有影响外,其他可能影响观测指标的因素在各处理组间保持基本一致,以达到均衡可比。然而在实际工作中,有时受实验条件的限制,或实验设计的疏忽,造成某些对观测指标有影响的因素在各组间不均衡,须在统计分析时,通过一定方法来消除这些因素的影响后,再对处理因素作出统计推断,这些影响因素称为协变量(covariate)。如果所消除的影响因素是分类变量时,可用多因素的方差分析,反之,若影响因素是连续型变量时,可考虑用协方差分析,以消除协变量的影响。例如,比较几种不同饲料对动物体重增加的作用,动物的进食量往往是影响体重增加的一个因素,如果不考虑此因素,而使用单因素的方差分析,则不同饲料之间的效应比较可能会受到进食量的影响而产生偏倚,因而需要引入此因素作为协变量,以防止偏倚的产生。

协方差分析是将回归分析与方差分析结合的一种统计分析方法,它利用协变量与观测指标间的线性回归关系扣除协变量的影响,再对要分析的因素做方差分析。若此时处理因素各水平均数间的差异有统计学意义,则须估计各水平下的修正均数。修正均数是指各组协变量相等的情况下,各组应变量的均数,其公式为 $\bar{Y}_k = \bar{y}_k - b\bar{x}_k + b\bar{x}$。式中:$\bar{Y}_k$ 为第 $k$ 组的修正均数,$\bar{y}_k$ 为第 $k$ 组的均数,$\bar{x}_k$ 为第 $k$ 组的 $x$ 的均数,$\bar{x}$ 为所有 $x$ 的总均数。

该方法的应用须满足下述条件:
(1) 各组观察指标服从正态分布。
(2) 各组方差齐性。
(3) 协变量与观测变量 $Y$ 间存在线性关系。
(4) 协变量与处理因素之间不存在交互作用,若存在交互作用,表明在处理因素取不同的水平下,协变量的作用是不同的,就无法扣除协变量的作用得到修正均数,因而就不能进行协方差分析。

## 第二节 完全随机设计的协方差分析

下面以例 7.1 说明其操作步骤和分析方法。

**例 7.1**　为研究 3 种饲料对仔猪的增重效果,将 15 只仔猪随机分为 3 组,实验用猪的初始体重、性别在两组分布均衡,喂养一段时间后观察仔猪的增重($g$),同时记录进食量($g$),所得数据如表 7.1。

**表 7.1 三组仔猪的进食量与增重**

| 甲饲料 | | 乙饲料 | | 丙饲料 | |
|---|---|---|---|---|---|
| 进食量 $x$/g | 体重增重 $y$/g | 进食量 $x$/g | 体重增重 $y$/g | 进食量 $x$/g | 体重增重 $y$/g |
| 631.3 | 68.2 | 774.9 | 90.0 | 767.8 | 91.0 |
| 709.4 | 77.1 | 749.1 | 82.0 | 750.7 | 83.0 |
| 668.5 | 65.0 | 689.8 | 72.4 | 780.4 | 95.0 |
| 754.1 | 85.0 | 763.2 | 87.6 | 790.1 | 100.0 |
| 629.1 | 66.8 | 680.6 | 72.1 | 780.5 | 102.0 |
| 699.5 | 70.0 | 744.3 | 80.4 | 760.8 | 105.0 |
| 727.6 | 81.9 | 742.7 | 85.9 | 745.1 | 110.0 |
| 728.7 | 78.8 | | | 727.0 | 89.0 |

解析:该设计是一个单因素设计的方差分析,由于进食量影响增重,故考虑使用单因素的协方差分析。本章节不给出具体的计算公式,有兴趣的读者可参考其他书籍,仅给出其在 SAS 中实现的过程。SAS 使用 GLM 过程进行协方差分析,程序见 ch7_1.sas。

建立检验假设:

(1) $H_0$:$x$ 与 $y$ 之间不存在线性回归关系;

  $H_1$:$x$ 与 $y$ 之间存在线性回归关系。

(2) $H_0$:3 种饲料对体重增重的修正均数相同;

  $H_1$:3 种饲料对体重增重的修正均数不全相同。

  $\alpha = 0.05$

```
data dat1;                                              ①
   do group=1 to 3;
     input n;
       do i=1 to n;
         input x y @@;
       output;
     end;
   end;
cards;
8
631.3  68.2   709.4  77.1   668.5  65.0   754.1  85.0
629.1  66.8   699.5  70.0   727.6  81.9   728.7  78.8
7
774.9  90.0   749.1  82.0   689.8  72.4   763.2  87.6   680.6  72.1
```

```
744.3    80.4     742.7    85.9
8
767.8    91.0     750.7    83.0     780.4    95.0     790.1    100.0
780.5    102.0    760.8    105.0    745.1    110.0    727.0    89.0
;
run；
```

程序①是建立数据集，以 $x$ 为协变量，$y$ 为观测变量或因变量，group 为处理因素变量。除了由于对每一个体有两个变量，因此一次同时输入两个数值，其他与单因素方差分析的数据录入无异。

```
proc univariate data=dat1 normal；var y；by group；run；                              ②
```

程序②进行正态性检验。

```
proc glm data=dat1；                                                                ③
    class group；
    model y=group；
    means group/hovtest；
run；
quit；
```

程序③进行方差齐性检验。

```
proc glm data=dat1；                                                                ④
    class group；
    model y=group x group * x；
run；
```

程序④检验饲料与协变量 $x$ 之间是否存在交互作用。

```
proc glm data=dat1；                                                                ⑤
    class group；
    model y=group x；
    lsmeans group/stderr tdiff pdiff；
run；
```

程序⑤检验协变量与观测指标是否有线性关系，以及在扣除协变量影响下，3 组均数之间差异有无统计意义。

如果在满足协方差分析的 4 个条件时，可以直接用此程序做协方差分析，即协方差分析的过程步。

使用 lsmeans 分组变量名输出修正均数,反斜杠后加 stderr tdiff pdiff,指明输出修正均数的标准误、修正均数间两两比较的 $t$ 值和 $P$ 值。

以下给出输出结果。

①

```
----------------------------------- group=1 -----------------------------------
                      The UNIVARIATE Procedure
                           Variable: y
                       Tests for Normality

Test                 ------ Statistic ------    ------ p Value ------
Shapiro-Wilk         W    0.918869             Pr < W    0.4208
----------------------------------- group=2 -----------------------------------
                      The UNIVARIATE Procedure
                           Variable: y
                       Tests for Normality

Test                 ------ Statistic ------    ------ p Value ------
Shapiro-Wilk         W    0.907054             Pr < W    0.3759
----------------------------------- group=3 -----------------------------------
                      The UNIVARIATE Procedure
                           Variable: y
                       Tests for Normality

Test                 ------ Statistic ------    ------ p Value ------
Shapiro-Wilk         W    0.983019             Pr < W    0.9763
```

输出结果①给出正态性检验,使用 W 法,3 组的 $P>0.05$,均符合正态分布。

②

```
                      The GLM Procedure
          Levene's Test for Homogeneity of y Variance
          ANOVA of Squared Deviations from Group Means
                           Sum of        Mean
Source        DF         Squares       Square      F Value      Pr > F
group         2          3225.0        1612.5      0.59         0.5663
Error         20         55120.9       2756.0
```

输出结果②为方差齐性检验,Levene Test 的 $P=0.5663$,表明各组方差齐性。

The GLM Procedure
Class Level Information

| Class | Levels | Values |
|---|---|---|
| group | 3 | 1 2 3 |

Number of Observations Read　　23
Number of Observations Used　　23

The GLM Procedure
Dependent Variable：y

Sum of

| Source | DF | Squares | Mean Square | F Value | Pr > F |
|---|---|---|---|---|---|
| Model | 5 | 2778.342302 | 555.668460 | 14.73 | <.0001 |
| Error | 17 | 641.226393 | 37.719200 | | |
| Corrected Total | 22 | 3419.568696 | | | |

| R－Square | Coeff Var | Root MSE | y Mean |
|---|---|---|---|
| 0.812483 | 7.288036 | 6.141596 | 84.26957 |

| Source | DF | Type III SS | Mean Square | F Value | Pr > F ③ |
|---|---|---|---|---|---|
| group | 2 | 24.9541018 | 12.4770509 | 0.33 | 0.7229 |
| x | 1 | 367.6779266 | 367.6779266 | 9.75 | 0.0062 |
| x * group | 2 | 19.8285846 | 9.9142923 | 0.26 | 0.7719 |

　　输出结果③给出检验饲料与协变量 $x$ 之间是否存在交互作用的结果。据Ⅲ型方差分析结果，"x * group"的 $F＝0.26$、$P＝0.7719$，表明两者之间不存在交互作用。

The GLM Procedure
Class Level Information

| Class | Levels | Values |
|---|---|---|
| group | 3 | 1 2 3 |

Number of Observations Read　　23
Number of Observations Used　　23

The GLM Procedure

Dependent Variable：y

Sum of

| Source | DF | Squares | Mean Square | F Value | Pr > F |
|---|---|---|---|---|---|
| Model | 3 | 2758.513718 | 919.504573 | 26.43 | <.0001 |
| Error | 19 | 661.054978 | 34.792367 | | |
| Corrected Total | 22 | 3419.568696 | | | |

| | R-Square | Coeff Var | Root MSE | y Mean | |
|---|---|---|---|---|---|
| | 0.806685 | 6.999568 | 5.898506 | 84.26957 | |

| Source | DF | Type I SS | Mean Square | F Value | Pr > F |
|---|---|---|---|---|---|
| group | 2 | 2152.785124 | 1076.392562 | 30.94 | <.0001 |
| x | 1 | 605.728594 | 605.728594 | 17.41 | 0.0005 |

| Source | DF | Type III SS | Mean Square | F Value | Pr > F ④ |
|---|---|---|---|---|---|
| group | 2 | 489.5467213 | 244.7733607 | 7.04 | 0.0052 |
| x | 1 | 605.7285936 | 605.7285936 | 17.41 | 0.0005 |

输出结果④为给出检验协变量与观测指标是否有线性关系，及在扣除协变量影响下 3 组均数之间差异有无统计意义。据Ⅲ型方差分析结果，$x$ 项的 $F=17.41$、$P=0.0005$，表明 $x$ 与 $y$ 之间有线性关系。Group 项的 $F=7.0$、$P=0.0052$，表明在扣除 $x$ 对 $y$ 的影响后，处理因素 group 的 3 个水平之间体重增重均数之间的差异有统计学意义。

The GLM Procedure

Least Squares Means ⑤

| group | y LSMEAN | Standard Error | Pr > \|t\| | LSMEAN Number |
|---|---|---|---|---|
| 1 | 79.7151332 | 2.4819503 | <.0001 | 1 |
| 2 | 80.7640656 | 2.2361241 | <.0001 | 2 |
| 3 | 91.8913095 | 2.4032613 | <.0001 | 3 |

Least Squares Means for Effect group ⑥

t for H0: LSMean(i)=LSMean(j) / Pr > \|t\|

Dependent Variable: y

| i/j | 1 | 2 | 3 |
|---|---|---|---|
| 1 | | −0.30763 | −3.12822 |
| | | 0.7617 | 0.0055 |
| 2 | 0.307635 | | −3.45661 |
| | 0.7617 | | 0.0026 |
| 3 | 3.128222 | 3.456606 | |
| | 0.0055 | 0.0026 | |

输出结果⑤依次为变量名、各组的修正均数、修正均数的标准误以及修正均数与 0 比较的统计学检验的 P 值和各组修正均数大小次序的名次，本例的修正均数恰好是第 1 组最小，第 2

组居中,第 3 组最大。

输出结果⑥为使用 $t$ 检验进行修正均数之间的两两比较,每小格中上行是 $t$ 值,下行是 $P$ 值。据结果可看出第 1 组和第 3 组($t=3.12822,P=0.0055$)、第 2 组和第 3 组($t=3.45661$, $P=0.0026$)之间修正均数的差异有统计学意义,第 1 和第 2 组($t=0.307635,P=0.7617$)之间修正均数的差异无统计学意义。由此可以认为:饲料甲和饲料丙、饲料乙和饲料丙对仔猪的体重增重是不同的,没有理由认为饲料甲和饲料乙增重是不相同的。

前述的各种试验设计如完全随机化设计、随机区组设计、拉丁方设计、析因设计、平衡不完全单位组设计、正交试验设计等,都可以带有协变量,而且可以不止一个,只要在原设计的 SAS 程序上按例 7.1 模式加上协变量即可。

后面几节以例 7.2、例 7.3 和例 7.4 来简单说明随机区组设计、析因设计和带有两个协变量的单因素方差分析的程序和输出结果,这些资料皆符合协方差分析的条件。

## 第三节 随机区组设计的协方差分析

**例 7.2** 研究核黄素缺乏对蛋白质利用的影响。按配伍组设计,将 36 只大白鼠分成 12 个配伍组,再将每个配伍组的 3 只大白鼠随机分入 3 个饲料组。3 组大白鼠的进食量(g)和所增体重(g)如下。比较 3 组大白鼠所增体重的修正均数间有无差别(此例参见何清波所著的《医学统计学及其软件包》上海科技文献出版社,2005 年,第 99 页)。

表 7.2　3 个不同饲料组大白鼠的进食量和体重增加量

| 配伍组 | 第1组 | | 第2组 | | 第3组 | |
|---|---|---|---|---|---|---|
| | 进食量 $X$/g | 体重增加量 $Y$/g | 进食量 $X$/g | 体重增加量 $Y$/g | 进食量 $X$/g | 体重增加量 $Y$/g |
| 1 | 256.9 | 27.0 | 260.3 | 32.0 | 544.7 | 160.3 |
| 2 | 271.6 | 41.7 | 271.1 | 47.1 | 481.2 | 96.1 |
| 3 | 210.2 | 25.0 | 214.7 | 36.7 | 418.9 | 114.6 |
| 4 | 300.1 | 52.0 | 300.1 | 65.0 | 556.6 | 134.8 |
| 5 | 262.2 | 14.5 | 269.7 | 39.0 | 394.5 | 76.3 |
| 6 | 304.4 | 48.8 | 307.5 | 37.9 | 426.6 | 72.8 |
| 7 | 272.4 | 48.0 | 278.9 | 51.5 | 416.1 | 99.4 |
| 8 | 248.2 | 9.5 | 256.2 | 26.7 | 549.9 | 133.7 |
| 9 | 242.8 | 37.0 | 240.8 | 41.0 | 580.5 | 147.0 |
| 10 | 342.9 | 56.5 | 340.7 | 61.3 | 608.3 | 165.8 |
| 11 | 356.9 | 76.0 | 356.3 | 102.1 | 559.6 | 169.8 |
| 12 | 198.2 | 9.2 | 199.2 | 8.1 | 371.9 | 54.3 |

解析:本例为随机单位组设计的协方差分析,程序见 ch7_2.sas。

建立检验假设:

(1) $H_0$:$x$ 与 $y$ 之间不存在线性回归关系;

H$_1$：$x$ 与 $y$ 之间存在线性回归关系。

　（2）H$_0$：三种饲料对体重增重的修正均数相同；

　　　H$_1$：三种饲料对体重增重的修正均数不全相同。

　（3）H$_0$：不同配伍组体重增重的修正均数相同；

　　　H$_1$：不同配伍组体重增重的修正均数不全相同。

　　　$\alpha = 0.05$

```
data dat2；
  do treat=1 to 3；
    do block=1 to 12；
      input x y @@；
      output；
    end；
  end；
cards；
256.9 27.0   271.6 41.7   210.2 25.0   300.1 52.0   262.2 14.5   304.4 48.8
272.4 48.0   248.2 9.5    242.8 37.0   342.9 56.5   356.9 76.0   198.2 9.2
260.3 32.0   271.1 47.1   214.7 36.7   300.1 65.0   269.7 39.0   307.5 37.9
278.9 51.5   256.2 26.7   240.8 41.0   340.7 61.3   356.3 102.1  199.2 8.1
544.7 160.3  481.2 96.1   418.9 114.6  556.6 134.8  394.5 76.3   426.6 72.8
416.1 99.4   549.9 133.7  580.5 147.0  608.3 165.8  559.6 169.8  371.9 54.3
；
    proc glm data=dat2；
        class treat block；
        model y=treat block x；
        lsmeans treat / stderr tdiff pdiff；
        means treat；
    run；
```

程序说明：

以 treat 处理因素变量，block 为配伍组因素变量，$x$ 为协变量，$y$ 为因变量。与随机区组设计程序比较是多了一个协变量。

以下为主要输出结果。

The GLM Procedure

Dependent Variable：y

| Source | DF | Sum of Squares | Mean Square | F Value | Pr > F |
|---|---|---|---|---|---|
| Model | 14 | 73560.99191 | 5254.35657 | 49.58 | <.0001 |
| Error | 21 | 2225.36448 | 105.96974 | | |
| Corrected Total | 35 | 75786.35639 | | | |

| | R－Square | Coeff Var | Root MSE | y Mean | |
|---|---|---|---|---|---|
| | 0.970636 | 15.32312 | 10.29416 | 67.18056 | |

| Source | DF | Type III SS | Mean Square | F Value | Pr＞F ① |
|---|---|---|---|---|---|
| treat | 2 | 463.947755 | 231.973878 | 2.19 | 0.1369 |
| block | 11 | 3765.325658 | 342.302333 | 3.23 | 0.0101 |
| x | 1 | 6174.248301 | 6174.248301 | 58.26 | ＜.0001 |

输出结果①为协方差分析的结果,协变量 $x$ 项的 $F=58.26$、$P<0.0001$,说明 $x$ 与因变量 $y$ 之间存在线性关系,扣除 $x$ 的影响后,处理因素 treat 3 个水平之间体重增重均数的差异无统计学意义($F=2.19$,$P=0.1369$),没有理由认为 3 种饲料对体重增重的修正均数是不同的;区组因素 block 之间体重增重均数的差异有统计学意义($F=3.23$,$P=0.0101$),可以认为不同配伍组体重增重的修正均数不全相同。

The GLM Procedure

Least Squares Means ②

| treat | y LSMEAN | Standard Error | Pr＞\|t\| | LSMEAN Number |
|---|---|---|---|---|
| 1 | 67.4282342 | 4.9616061 | ＜.0001 | 1 |
| 2 | 75.0504901 | 4.8596353 | ＜.0001 | 2 |
| 3 | 59.0629424 | 8.3641102 | ＜.0001 | 3 |

Least Squares Means for Effect treat

t for H0：LSMean(i)＝LSMean(j) / Pr＞\|t\| ③

Dependent Variable：y

| i/j | 1 | 2 | 3 |
|---|---|---|---|
| 1 | | −1.81287 | 0.668251 |
| | | 0.0842 | 0.5113 |
| 2 | 1.81287 | | 1.289568 |
| | 0.0842 | | 0.2112 |
| 3 | −0.66825 | −1.28957 | |
| | 0.5113 | 0.2112 | |

| The GLM Procedure | | | | | | |
|---|---|---|---|---|---|---|
| Level of | | -------- y -------- | | | -------- x -------- | ④ |
| treat | N | Mean | Std Dev | Mean | Std Dev | |
| 1 | 12 | 37.100000 | 20.6437312 | 272.233333 | 47.7518840 | |
| 2 | 12 | 45.700000 | 23.3621294 | 274.625000 | 46.5052905 | |
| 3 | 12 | 118.741667 | 39.0771372 | 492.400000 | 82.9332262 | |

输出结果②为处理因素各水平下的修正均数、标准误和修正均数与 0 比较的统计学检验。

输出结果③处理因素各水平下修正均数的两两比较,结果解释参见例 5.8。

输出结果④处理因素各水平下的例数、均数和标准差。

# 第四节　析因设计的协方差分析

**例 7.3**　用实验兔对两种红花 A、B 中红花素的提取检定,以标准品 C 作为对照。观察指标为恒速静脉给药(g)直至心跳停止为止。实验分两次进行,每次 15 只实验兔,随机分为 3 组,已知实验兔体重(kg)对红花素的致死量有影响,所得数据如表 7.3 所示。问 A、B、C 之间的给药量是否不同。

表 7.3　两种红花中红花素的检定

| 试验次序 | A | | B | | C | |
|---|---|---|---|---|---|---|
| | 体重 $x$/kg | 给药量 $y$/g | 体重 $x$/kg | 给药量 $y$/g | 体重 $x$/kg | 给药量 $y$/g |
| 1 | 2.28 | 6.33 | 2.32 | 4.86 | 2.15 | 3.48 |
| | 2.33 | 6.43 | 2.27 | 4.78 | 2.06 | 3.30 |
| | 2.32 | 6.43 | 2.30 | 4.73 | 2.23 | 3.56 |
| | 2.10 | 6.23 | 2.23 | 4.68 | 2.31 | 3.63 |
| | 2.20 | 6.20 | 2.05 | 4.48 | 2.14 | 3.48 |
| 2 | 2.28 | 6.32 | 2.24 | 4.75 | 2.28 | 3.60 |
| | 2.03 | 6.10 | 2.22 | 4.68 | 2.12 | 3.47 |
| | 2.13 | 6.12 | 2.16 | 4.54 | 2.25 | 3.60 |
| | 2.25 | 6.32 | 2.35 | 4.88 | 2.20 | 3.51 |
| | 2.10 | 6.23 | 2.15 | 4.53 | 2.26 | 3.58 |

解析:该设计有两个因素,一个是次序,一个是药物,组成了 2×3 析因设计,体重是协变量,观察指标是静脉给药量,皆为连续型变量,考虑使用析因设计的协方差分析。程序见 ch7_3.sas。

建立检验假设:

(1) $H_0$:$x$ 与 $y$ 之间不存在线性回归关系;

　　$H_1$:$x$ 与 $y$ 之间存在线性回归关系。

（2）$H_0$：3种红花素给药量的修正均数相同；

　　$H_1$：3种红花素给药量的修正均数不全相同。

（3）$H_0$：两次试验给药量的修正均数相同；

　　$H_1$：两次试验给药量的修正均数不全相同。

　　$\alpha = 0.05$

```
data dat3;
  do se=1 to 2;
    do treat=1 to 3;
      do i=1 to 5;
        input x y @@;
        output;
      end;
    end;
  end;
cards;
2.28  6.33  2.33  6.43  2.32  6.43  2.10  6.23  2.20  6.20
2.32  4.86  2.27  4.78  2.30  4.73  2.23  4.68  2.05  4.48
2.15  3.48  2.06  3.30  2.23  3.56  2.31  3.63  2.14  3.48
2.28  6.32  2.03  6.10  2.13  6.12  2.25  6.32  2.10  6.23
2.24  4.75  2.22  4.68  2.16  4.54  2.35  4.88  2.15  4.53
2.28  3.60  2.12  3.47  2.25  3.60  2.20  3.51  2.26  3.58
;
proc glm data=dat3;
    class se treat;
    model y= se treat x;
    lsmeans treat se/stderr tdiff pdiff;
run;
```

程序说明：

以 se 为实验次序变量，treat 为药物因素变量，x 为协变量，y 为因变量。与析因设计程序相比是在其基础上加一协变量。

以下为主要输出结果：

| The GLM Procedure | | | | | |
|---|---|---|---|---|---|
| Dependent Variable：y | | | | | |
| Source | DF | Sum of Squares | Mean Square | F Value | Pr > F |
| Model | 4 | 38.41204388 | 9.60301097 | 4373.53 | <.0001 |
| Error | 25 | 0.05489279 | 0.00219571 | | |
| Corrected Total | 29 | 38.46693667 | | | |

| | R—Square | Coeff Var | Root MSE | y Mean | | |
|---|---|---|---|---|---|---|
| | 0.998573 | 0.970623 | 0.046858 | 4.827667 | | |

| Source | DF | Type III SS | Mean Square | F Value | Pr > F | ① |
|---|---|---|---|---|---|---|
| se | 1 | 0.00009274 | 0.00009274 | 0.04 | 0.8388 | |
| treat | 2 | 38.12395132 | 19.06197566 | 8681.46 | <.0001 | |
| x | 1 | 0.31481388 | 0.31481388 | 143.38 | <.0001 | |

输出结果①为协方差分析的结果,协变量 $x$ 项的 $F=143.38$、$P<0.0001$,说明 $x$ 与因变量 $y$ 之间存在线性关系,扣除 $x$ 的影响后,药物因素 treat3 个水平之间给药量的修正均数差异有统计学意义($F=8681.46$,$P<0.0001$),可以认为 3 种红花素给药量的修正均数不全相同;实验次序因素 se 之间给药量的修正均数差异无统计学意义($F=0.04$,$P=0.8388$),没有理由认为两次试验给药量的修正均数是不同的。

The GLM Procedure

Least Squares Means

| treat | y LSMEAN | Standard Error | Pr > \|t\| | LSMEAN Number ② |
|---|---|---|---|---|
| 1 | 6.28078315 | 0.01484044 | <.0001 | 1 |
| 2 | 4.66908575 | 0.01493053 | <.0001 | 2 |
| 3 | 3.53313110 | 0.01485253 | <.0001 | 3 |

Least Squares Means for Effect treat ③

t for H0: LSMean(i)=LSMean(j) / Pr > \|t\|

Dependent Variable: y

| i/j | 1 | 2 | 3 |
|---|---|---|---|
| 1 | | 76.30326 | 131.1113 |
| | | <.0001 | <.0001 |
| 2 | −76.3033 | | 53.7152 |
| | <.0001 | | <.0001 |
| 3 | −131.111 | −53.7152 | |
| | <.0001 | <.0001 | |

| (1) | (2) | (3) | (4) | (5) | ④ |
|---|---|---|---|---|---|
| | | Standard | H0:LSMEAN=0 | H0:LSMean1=LSMean2 | |
| se | y LSMEAN | Error | Pr > \|t\| | t Value | Pr > \|t\| |
| 1 | 4.82943420 | 0.01213093 | <.0001 | 0.21 | 0.8388 |
| 2 | 4.82589913 | 0.01213093 | <.0001 | | |

输出结果②为药物因素各水平下修正均数、标准误和修正均数与 0 比较的统计学检验的 $P$ 值。

输出结果③为药物因素各水平下的修正均数的两两比较,结果解释参见例 5.8。

输出结果④实验次序各水平下的修正均数、标准误和修正均数与 0 比较的统计学检验的 $P$ 值;第 5 列为两次实验结果给药量修正均数的比较,当因素只有两个水平时, $t$ 检验的结果和 $F$ 检验的结果是相同的,其中 $t^2 = F$。

## 第五节　两个协变量完全随机化设计的协方差分析

**例 7.4**　某地测量 30 名初生至 3 周岁儿童的身高(cm)、体重(kg)和体表面积($cm^2$),数据如表 7.4 所示。比较男女两组体表面积 $y$ 对身高 $x_1$ 和体重 $x_2$ 修正后的修正均数之间有无差异(此例参见何清波所著的《医学统计学及其软件包》,上海科技文献出版社,2002 年,第 102 页)。

**表 7.4　初生至 3 周岁男、女儿童的身高、体重和体表面积**

| 男 | | | 女 | | |
|---|---|---|---|---|---|
| 身高 $x_1$/cm | 体重 $x_2$/kg | 体表面积 $y_1$/$cm^2$ | 身高 $x_1$/cm | 体重 $x_2$/kg | 体表面积 $y_1$/$cm^2$ |
| 54.0 | 3.00 | 2446.2 | 54.0 | 3.00 | 2117.3 |
| 50.5 | 2.25 | 1928.4 | 53.0 | 2.25 | 2200.2 |
| 51.0 | 2.50 | 2094.5 | 51.5 | 2.50 | 1906.2 |
| 56.5 | 3.50 | 2506.7 | 51.0 | 3.00 | 1850.3 |
| 52.0 | 3.00 | 2121.0 | 51.0 | 3.00 | 1632.5 |
| 76.0 | 9.50 | 3845.9 | 77.0 | 7.50 | 3934.0 |
| 80.0 | 9.00 | 4380.8 | 77.0 | 10.0 | 4180.4 |
| 74.0 | 9.50 | 4314.2 | 77.0 | 9.50 | 4246.1 |
| 80.0 | 9.00 | 4078.4 | 74.0 | 9.00 | 3358.8 |
| 76.0 | 8.00 | 4134.5 | 73.0 | 7.50 | 3809.7 |
| 96.0 | 13.5 | 5830.2 | 91.0 | 12.0 | 5358.4 |
| 97.0 | 14.0 | 6013.6 | 91.0 | 13.0 | 5601.7 |
| 99.0 | 16.0 | 6410.6 | 94.0 | 15.0 | 6074.9 |
| 92.0 | 11.0 | 5283.3 | 92.0 | 12.0 | 5299.4 |
| 94.0 | 15.0 | 6101.6 | 91.0 | 12.5 | 5291.5 |

解析:本例为带有两个协变量的单因素设计的协方差分析,程序见 ch7_4.sas。

建立检验假设:

(1) $H_0$:$x_1$ 与 $y$ 之间不存在线性回归关系;

　　$H_1$:$x_1$ 与 $y$ 之间存在线性回归关系。

(2) $H_0$:$x_2$ 与 $y$ 之间不存在线性回归关系；

　　$H_1$:$x_2$ 与 $y$ 之间存在线性回归关系。

(3) $H_0$:男女两组体表面积的修正均数相同；

　　$H_1$:男女两组体表面积修正均数不相同。

　　$\alpha = 0.05$

```
data dat4;
    do i=1 to 15;
        do sex=1 to 2;
            input x1 x2 y @@;
            output;
        end;
    end;
cards;
54.0   3.00   2446.2   54.0   3.00   2117.3
50.5   2.25   1928.4   53.0   2.25   2200.2
51.0   2.50   2094.5   51.5   2.50   1906.2
56.5   3.50   2506.7   51.0   3.00   1850.3
52.0   3.00   2121.0   51.0   3.00   1632.5
76.0   9.50   3845.9   77.0   7.50   3934.0
80.0   9.00   4380.8   77.0   10.0   4180.4
74.0   9.50   4314.2   77.0   9.50   4246.1
80.0   9.00   4078.4   74.0   9.00   3358.8
76.0   8.00   4134.5   73.0   7.50   3809.7
96.0   13.5   5830.2   91.0   12.0   5358.4
97.0   14.0   6013.6   91.0   13.0   5601.7
99.0   16.0   6410.6   94.0   15.0   6074.9
92.0   11.0   5283.3   92.0   12.0   5299.4
94.0   15.0   6101.6   91.0   12.5   5291.5
;
proc glm data=dat4;
    class sex;
    model y=sex x1 x2;
    lsmeans sex / stderr tdiff pdiff;
run;
quit;
```

程序说明：

本例有两个协变量,都放在 MODEL 语句的等号后面,但在 CLASS 语句中不能出现。其余和例 7.1 相同。

以下为主要输出结果：

The GLM Procedure

Dependent Variable：y

| Source | DF | Sum of Squares | Mean Square | F Value | Pr > F |
|---|---|---|---|---|---|
| Model | 3 | 68523072.11 | 22841024.04 | 557.41 | <.0001 |
| Error | 26 | 1065399.76 | 40976.91 | | |
| Corrected Total | 29 | 69588471.87 | | | |

| R-Square | Coeff Var | Root MSE | y Mean |
|---|---|---|---|
| 0.984690 | 5.131187 | 202.4276 | 3945.043 |

| Source | DF | Type III SS | Mean Square | F Value | Pr > F ① |
|---|---|---|---|---|---|
| sex | 1 | 139769.3397 | 139769.3397 | 3.41 | 0.0762 |
| x1 | 1 | 938153.7036 | 938153.7036 | 22.89 | <.0001 |
| x2 | 1 | 368954.7895 | 368954.7895 | 9.00 | 0.0059 |

输出结果①为协方差分析的结果，协变量 $x_1$ 项的 $F=22.8$、$P<0.0001$，说明 $x_1$ 与因变量 $y$ 之间存在线性关系，协变量 $x_2$ 项的 $F=9.00$、$P=0.0059$，说明 $x_2$ 与因变量 $y$ 之间存在线性关系，扣除 $x_1$ 和 $x_2$ 的影响后，男女两组体表面积的修正均数的差异无统计学意义（$F=3.41$，$P=0.0762$），没有理由认为男女两组体表面积的修正均数是不同的。

The GLM Procedure
Least Squares Means

| sex | y LSMEAN | Standard Error | H0:LSMEAN=0 Pr > \|t\| | H0:LSMean1=LSMean2 ② t Value | Pr > \|t\| |
|---|---|---|---|---|---|
| 1 | 4013.45764 | 52.32694 | <.0001 | 1.85 | 0.0762 |
| 2 | 3876.62903 | 52.32694 | <.0001 | | |

输出结果②男女两组体表面积的修正均数、标准误和修正均数与 0 比较的统计学检验的 $P$ 值；第 5 列为男女两组修正均数的比较，当因素只有两个水平时，$t$ 检验的结果和 $F$ 检验的结果是相同的，其中 $t^2=F$。

（宋艳艳）

# 第八章  计数资料的统计分析

将观察单位按某种属性和类别分组后，计数得到各组观察单位数的资料称为计数资料（enumeration data）。下表是计数资料的一个实例。

**表 8.1  某地某年居民钩虫感染人数**

| 年龄组/岁 | 检查人数 | 感染人数 |
| --- | --- | --- |
| 0～14 | 453 | 48 |
| 15～49 | 824 | 78 |
| 50 及以上 | 206 | 18 |
| 合计 | 1 483 | 144 |

注:表中的数值都是绝对数字,计数资料的统计分析,通常先计算相对数。

## 第一节  相对数

相对数（relative number）是两个有联系的指标之比,按用途与性质可分为相对比、构成比、率等。

### 一、相对比（relative ratio）

相对比有时简称为比（ratio）,它可以是两个有关的同类指标之比,也可以是不同性质的指标之比,常以倍数或百分数表示:

$$相对比 = \frac{甲指标}{乙指标}$$

这里的甲、乙指标值可以是绝对数、相对数或平均数等。表 8.1 中 0～14 岁组与 15～49 岁组钩虫感染人数相对比为 48/78×100％＝61.54％,0～14 岁组与 15～49 岁组钩虫感染率的相对比为 10.60％/9.47％＝1.12（倍）。上面两个比都是同类的指标之比。而每万人的床位数则是床位数/人口数,是两个不同性质的指标的比。

### 二、构成比（constituent ratio）

构成比表示事物或现象内部各构成部分的比重,通常以 100 作为比例基数,故常称为百分比:

$$构成比 = \frac{事物内部某一构成部分的观察单位数}{事物各组成部分的观察单位总数}$$

表 8.1 资料可计算钩虫感染者的年龄构成比:0～14 岁组 48/144＝33.33％,15～49 岁组

78/144＝54.17％,50 岁及以上岁组为 18/144＝12.50％,合计值为 100％。

### 三、率(rate)

率是一个具有时期概念的比,用于说明在某一时期内某个现象发生的频率或强度。某事件在某时期的发生率为:

$$率 = \frac{某时期内发生某事件的观察单位数}{该时期开始时暴露的观察单位数}。$$

率常以百分率(％)、千分率(‰)、万分率(1/万)、十万分率(1/10 万)等表示。在用率的指标时,应说明观察时期的时间单位。常用的率有生存率、发病率等。

**例 8.1**　2000 年初,在某地区调查了 1 000 名 60 岁以上老人,经检查有 80 人患糖尿病。在 2001 年初随访这 1 000 名 60 岁以上老人,并进行体检,发现其中有 95 名老人患有糖尿病。则糖尿病的发病率为

$$糖尿病的年发病率 = \frac{95-80}{1\,000-80} = \frac{15}{920} = 1.63\%。$$

即该地区 60 岁以上的老人在 2000 年的糖尿病发病率为 1.63％。

"率"不同于"构成比",它的分子是某事件在规定的观察时期(通常是 1 年)内的累计数。它是一个反映强度的指标。医学中有许多率的指标,但其中有许多并不符合上述率的定义。下面我们对医学中称为率的一些指标进行说明,并进行分类以明确其性质。

(1) 真正意义上的率。这些指标是完全符合上述率的定义的。例如,对肝癌患者进行手术治疗,随访观察 1 年,生存人数与手术人数之比为 1 年生存率。真正意义上的率有一个时期的概念,这些指标均需观察一段时间后才能得出。在这类指标中,常引进"人时"的概念,也就是观察单位数×观察时间。这一类率的比较常用到生存分析的统计方法。

(2) 名为率,实质为构成比的指标。如患病率,是在某一时点对人群中某病患者所占比例的描述。研究者只关心在调查时研究对象是否患病,而对于其调查前后的状态并不关心。其他类似的还有糖尿病并发症知晓率、低体重儿发生率。这些指标的特点也是分子是分母的一部分,数值也在 0 和 1 之间变动。它们也是相应概率的估计值。平时遇到最多的就是这一类的率的计算和比较,只需要用卡方检验进行假设检验。

(3) 名称为率,实质为比的指标。常见有下面两种情况:①分子与分母不是同一范畴的"率",如婴儿死亡率,为当年死亡婴儿数与当年活产婴儿数之比。当年死亡的婴儿不一定是当年出生的,而当年出生的活产婴儿如果在 1 岁以内死亡也不一定在当年死亡。②分子可重复计数的"率",如计算某地区某年内流感的发病率(新发病例数与年平均人口数的比值),每个人在 1 年时间内可以是多个新病例,其年发病率可能＞1,因而也不符合率的定义。这两种情况的"率",不能直接用后面介绍的有关率的统计推断方法作差别的假设检验,也不能简单地进行置信区间的计算。

使用相对数时必须注意:

(1) 计算率时,分母不能太小。一般地说样本量越多,算得的率越稳定,其意义也较大,例数较少时,最好以绝对数字表示,例如"两个人中治愈 1 人",不宜写成治愈率 50％。

(2) 构成比和率是两个不同的相对数,用途不一样,不能混淆。

(3) 当各组例数不相等时,计算几个率的平均值时,不能将几个率相加再求平均数,而应

以总的发生例数除以总的可能发生例数。如表 8.1 中,平均率应为(144/1483)×100%=9.71%。请注意:该数值不是(10.60%+9.47%+8.74%)/3=9.60%。

(4) 用率作比较时,应注意其可比性。应审慎思考影响的因素,不能凭表面数值贸然下结论。对于内部构成不同的两个率,应先作标准化处理,才能进行比较,这称为率的标准化,经标准化后的率称为标准化率(standardized rate)。

### 四、标准化率

标准化率又称调整率,简称为标化率。对于内部构成不同的率进行比较时,按选定的标准进行调整,使得内部构成统一后再计算标化率。计算方法可分为直接法与间接法。在一般情况下,两者计算结果接近,由于直接法计算简便,易于理解,更为常用。标准化率多用于人口死亡率、某病病死率、发病率、患病率的比较。标准化率的计算过程为:①选定标准组,标准组一般为有代表性的,较稳定的,数量较大的人群,如全国的、全省的、全地区的人口数据;②按选定的计算方法(直接法或间接法)计算标准化率。

**例 8.2** 甲乙两县的食管癌死亡率见表 8.2。

表 8.2 甲、乙两县人口数与食管癌死亡人数及病死率

| 年龄组/岁 | 甲县 | | | 乙县 | | |
|---|---|---|---|---|---|---|
| | 人口数/个 | 死亡数/个 | 病死率/1/10 万 | 人口数/个 | 死亡数/个 | 病死率/1/10 万 |
| 0~ | 378 977 | 2 | 0.5 | 282 762 | 1 | 0.4 |
| 30~ | 63 436 | 11 | 17.3 | 39 443 | 4 | 10.1 |
| 40~ | 54 910 | 55 | 100.2 | 40 488 | 29 | 71.6 |
| 50~ | 41 970 | 151 | 359.8 | 33 309 | 99 | 297.2 |
| 60~ | 25 060 | 163 | 650.4 | 23 167 | 122 | 526.6 |
| 70~ | 10 780 | 70 | 649.4 | 14 548 | 98 | 673.6 |
| 合计 | 575 133 | 452 | 78.6 | 433 717 | 353 | 81.4 |

上表中(除 70~年龄组外),在各个年龄组内甲县的病死率都比乙县高,但总的病死率却是乙县高,似乎很矛盾。这是由于两县年龄构成不一致,年龄越大食管癌病死率越高,而乙县中 70~年龄组构成比较高,造成总的病死率反而高于甲县。因此需将两县内部年龄构成调整成一致后,计算标准化死亡率。

**(一) 直接法**

首先选择甲、乙两县所属地区的数据作为标准组(见表 8.3)。

表 8.3 标准组的人口数和食管癌死亡数及病死率

| 年龄组/岁 | 人口数/个 | 食管癌死亡数/个 | 食管癌病死率/1/10 万 |
|---|---|---|---|
| 0~ | 3 970 027 | 20 | 0.5 |
| 30~ | 570 014 | 55 | 9.6 |
| 40~ | 548 990 | 413 | 75.2 |

（续表）

| 年龄组/岁 | 人口数/个 | 食管癌死亡数/个 | 食管癌病死率/1/10 万 |
|---|---|---|---|
| 50～ | 496 011 | 1 043 | 210.3 |
| 60～ | 354 421 | 1 648 | 465.0 |
| 70～ | 213 529 | 1 239 | 580.2 |
| 合计 | 6 152 992 | 4 418 | 71.8 |

选择标准组的各年龄人口数作为标准内部构成,用直接法计算标准化率如表 8.4 中,

**表 8.4　按标准组人口构成用直接法计算标准化率**

| 年龄组/岁 | 标准组人口数/个 | 甲县 | | 乙县 | |
|---|---|---|---|---|---|
| | | 病死率 1/10 万 | 期望死亡人数/个 | 病死率 1/10 万 | 期望死亡人数/个 |
| 0～ | 3 970 027 | 0.5 | 19.85 | 0.4 | 15.88 |
| 30～ | 570 014 | 17.3 | 98.61 | 10.1 | 57.57 |
| 40～ | 548 990 | 100.2 | 550.09 | 71.6 | 391.98 |
| 50～ | 496 011 | 359.8 | 1 784.65 | 297.2 | 1 474.14 |
| 60～ | 354 421 | 650.4 | 2 305.15 | 526.6 | 1 866.38 |
| 70～ | 213 529 | 649.4 | 1 386.66 | 673.6 | 1 438.33 |
| 合计 | 6 152 992 | | 6 145.01 | | 5 244.28 |

甲、乙两县的病死率抄自表 8.2 中,期望死亡数是由标准组人口数乘以两县相应的病死率而得。

甲县食管癌标准化病死率＝6145.01/6152992＝99.9(1/10 万),乙县食管癌标准化病死率＝5244.28/6152992＝85.2(1/10 万)

（二）间接法

用标准组的食管癌病死率作为标准,计算见表 8.5。

**表 8.5　按标准组食管癌的病死率,用间接法计算标准化率**

| 年龄组/岁 | 标准组食管癌病死率/1/10 万 | 甲县 | | 乙县 | |
|---|---|---|---|---|---|
| | | 人口数/个 | 期望死亡人数/个 | 人口数/个 | 期望死亡人数/个 |
| 0～ | 0.5 | 378 977 | 1.89 | 282 762 | 1.41 |
| 30～ | 9.6 | 63 436 | 6.09 | 39 443 | 3.79 |
| 40～ | 75.2 | 54 910 | 41.29 | 40 488 | 30.45 |
| 50～ | 210.3 | 41 970 | 88.26 | 33 309 | 70.05 |
| 60～ | 465.0 | 25 060 | 116.53 | 23 167 | 170.73 |
| 70～ | 580.2 | 10 780 | 62.55 | 14 548 | 84.41 |
| 合计 | 71.8 | | 316.61 | | 297.84 |

表 8.5 中甲、乙两县的人口数抄自表 8.2，期望死亡人数系由两县各自人口数×标准组食管癌病死率而得。

实际死亡人数与期望死亡人数之比称为标准化死亡比（standard mortality ratio），简记为 SMR，若 SMR＞1，表示该县的病死率高于标准组；若 SMR＜1，表示该县的病死率低于标准组。SMR 乘以标准组的病死率就是标准化率。

本资料中有：

甲县 SMR＝452/316.61＝1.428；

乙县 SMR＝353/297.84＝1.185；

甲县标准化率＝71.8×1.428＝102.5（1/10 万）；

乙县标准化率＝71.8×1.185＝85.1（1/10 万）。

使用标准化率时必须注意：

（1）标准化的目的是使对比组之间更有可比性，它适用于由于内部构成不同而影响总率比较时的情况。

（2）计算相互比较的几组资料的标准化率要用同一标准。标准化率仅反映对比资料的相对水平，并不反映实际水平。标准化率仅仅是一个虚拟的率。

（3）样本标准化率也存在抽样误差。

# 第二节　总体率的估计

与样本平均数一样，样本率 $P$ 也是一种统计量，它也有抽样误差，用率的标准误 $S_p$ 反映抽样误差的大小。

$$S_p = \sqrt{P(1-P)/n} \tag{8-1}$$

式中：$P$ 为样本率，$n$ 为样本含量。

**例 8.3**　抽样检查某地区农民 80 人，查出感染钩虫者 20 人，试计算样本钩虫感染率及其标准误。

样本感染率 $P$ ＝（20/80）×100％＝25％；

标准误 $S_p$ ＝$\sqrt{0.25(1-0.25)/80}$＝4.84％。

总体率 $\pi$ 是一个总体的参数，当用样本率 $P$ 对其估计时，有点估计（point estimation）和区间估计（interval estimation）两种。点估计是用样本率 $P$ 直接估计 $\pi$；区间估计习惯上使用 95％和 99％置信区间。所谓总体率的 95％置信区间是指从被估计的总体中随机抽取含量为 $n$ 的样本，理论上进行许多次同样的随机抽样研究，因而可以由每个样本计算出一个 95％置信区间，则在这些置信区间中有 95％个置信区间将包含总体率。实际工作中，如果只进行了一次抽样研究，往往会认为本次抽样研究属于这 95％个置信区间中的一个，这样的可信程度有 95％。当然这种做法也有犯错误的可能：即本次资料所计算出来的置信区间可能没有包含总体率，然而犯这种错误的可能性不会超过 5％。

## 一、正态理论法估计率的置信区间

样本含量 $n$ 较大时，且样本率 $P$ 和 $(1-P)$ 均不太小，如 $nP(1-P) \geqslant 5$ 时，$P$ 的抽样分

布接近正态,可用正态分布计算置信区间的上下限,如95％置信区间的上下限计算为:

下限＝$P-1.96S_p$;

上限＝$P+1.96S_p$。

欲求99％置信区间时,只须将$S_p$前面的系数换成2.58即可;$n$较小时可用查表法求出上下限,该表是根据二项分布的原理算得的。

例8.3中,总体钩虫感染率$\pi$的点估计值就是样本感染率0.25,欲求95％置信区间时,可用正态近似法得

下限＝$0.25-1.96\times0.0484＝0.1551$;

上限＝$0.25+1.96\times0.0484＝0.3449$。

故总体率$\pi$的95％置信区间为15.51％～34.49％,同样可得99％置信区间为12.51％～37.49％。

### 二、精确法估计率的置信区间:

当不满足正态理论法的前提条件,如$nP(1-P)<5$时,如何估计总体率的置信区间? 下面提供一种小样本情形下总体率置信区间的估计方法:建立在精确二项分布基础上的精确法。目标是求得区间$(p_1,p_2)$,其中$p_1$及$p_2$满足下面的等式8-2及8-3:

$$P_r(X\geqslant x\mid p=p_1)=\frac{\alpha}{2}=\sum_{k=0}^{x}\binom{n}{k}p_1^{k}(1-p_1)^{n-k} \tag{8-2}$$

$$P_r(X\leqslant x\mid p=p_2)=\frac{\alpha}{2}=\sum_{k=0}^{x}\binom{n}{k}p_2^{k}(1-p_2)^{n-k} \tag{8-3}$$

式8-2及8-3求解的困难之处是计算式8-4:

$$\sum_{k=0}^{x}\binom{n}{k}p^{k}(1-p)^{n-k} \tag{8-4}$$

为此,已经有人专门做了计算并绘制了图形或制作好了表格。因而,采用精确法估计率的置信区间时,可以查阅有关教材的图表或者本教材的附表9即可。举例如下:

**例8.4**　某医院对出生11～12个月的幼儿20人进行结核菌素试验,得阳性者2人,试计算总体率的95％置信区间。

**解**:本例$n=20$,属于小样本资料,$nP(1-P)<5$,不满足正态理论法的应用条件,因而可查附表9二项分布中95％置信区间表,由样本含量$n=20$,实际数$x=2$,两者交叉处查得1～32,因此阳性率的95％置信区间为1％～32％。

# 第三节　率的假设检验

率的假设检验可以区分为3种情况:①样本率和总体率的比较;②两样本率的比较;③多个样本率的比较。使用的检验主要有$\chi^2$检验和$U$检验两种,读者可以选用其中之一。

### 一、样本率和总体率的比较

设样本含量为$n$,阳性数为$x$,则样本率$P=x/n$,欲检验该样本来自的总体率$\pi$是否与$\pi_0$相等,称为样本率和总体率的比较。其工作假设为:

$H_0 : \pi = \pi_0$；

$H_1 : \pi \neq \pi_0$。

当 $n$ 较小时，如 $\pi_0$ 很小或近于 1 时，宜用泊松分布（Poisson distribution）作检验；$\pi_0$ 不近于 0 或 1 时，宜用二项分布作检验；当 $n$ 较大，且 $n\pi_0 \geq 5$ 时，可用本节所介绍的 $\chi_2$ 检验，或 $u$ 检验。

$$u = |P - \pi_0| / \sqrt{\pi_0 (1 - \pi_0)/n} \tag{8-5}$$

由于 $u$ 从标准正态分布，可据 $u_{0.05} = 1.960, u_{0.01} = 2.576$ 作出统计推断，如果 $u < u_{0.05}$，则 $P > 0.05$，不拒绝 $H_0$；$u_{0.05} \leq u < u_{0.01}$，则 $0.01 < P \leq 0.05$，在 $\alpha = 0.05$ 水平上，拒绝 $H_0$；$u_{0.01} \leq u$，则 $P \leq 0.01$，在 $\alpha = 0.01$ 水平上，拒绝 $H_0$。也可用 $\chi^2$ 检验，先据 $\pi_0$ 求出理论阳性数 $n\pi_0$，理论非阳性数 $n(1 - \pi_0)$，即表 8.6。

表 8.6    阳性与非阳性的观察频数和理论频数

| | 观察频数 $O$ | 理论频数 $T$ |
|---|---|---|
| 阳性数 | $x$ | $n\pi_0$ |
| 非阳性数 | $n - x$ | $n(1 - \pi_0)$ |

有    $\chi^2 = \sum (O - T)^2 / T = (x - n\pi_0)^2 / n\pi_0 + [(n - x) - n(1 - \pi_0)]^2 / [n(1 - \pi_0)]$

$$= (x - n\pi_0)^2 / [n\pi_0 (1 - \pi_0)]; \tag{8-6}$$

$v = 1$。

最后据自由度，查 $\chi^2$ 界值表（附表 3），得 $\chi^2_{0.05}$，$\chi^2_{0.01}$，如果 $\chi^2 < \chi^2_{0.05}$，则 $P > 0.05$，不拒绝 $H_0$；$\chi^2_{0.05} \leq \chi^2 < \chi^2_{0.01}$，则 $0.01 \leq P < 0.05$，在 $\alpha = 0.05$ 水平上，拒绝 $H_0$；$\chi^2_{0.01} \leq \chi^2$，则 $P \leq 0.01$，在 $\alpha = 0.01$ 水平上，拒绝 $H_0$。

$\nu = 1$ 时，$\chi^2$ 界值表中有 $\chi^2_{0.05} = 3.841$、$\chi^2_{0.01} = 6.635$。比较上面所列的 $\chi^2$ 与 $u$ 的公式，式 8-4 与式 8-5，读者会发现有 $\chi^2 = u^2$，临界值也有 $\chi^2_{0.05} = (u_{0.05})^2$，$\chi^2_{0.01} = (u_{0.01})^2$，故两种检验完全等价。

**例 8.5**    根据以往经验，某药物治疗某病的治愈率为 80%，现有一医师采用新药治疗 100 个患者，治愈 87 人，问新药的治愈率与 80% 的差别有无统计学意义？

**解**：这里 $n = 100, P = 0.87, \pi_0 = 0.80$

$H_0 : \pi = 0.80$

$H_1 : \pi \neq 0.80$

$$u = |0.87 - 0.80| / \sqrt{0.80(1 - 0.80)/100} = 1.75$$

或    $\chi^2 = (87 - 100 \times 0.80)^2 / [100 \times 0.80 \times (1 - 0.80)] = 3.0625$

（注意：$\chi^2 = 3.0625 = u^2 = 1.75^2$）

由于 $u < u_{0.05} = 1.960$，或 $\chi^2 < \chi^2_{0.05} = 3.841$，故 $P > 0.05$，不能拒绝 $H_0$，认为新药治疗的治愈率与 0.80 的差异无统计学意义。

**二、两样本率的比较**

设两个样本的含量、阳性数、样本率分别记为 $n_1$、$x_1$、$p_1$，与 $n_2$、$x_2$、$p_2$，两个样本率比较的检验假设是它们各自所代表的总体是同一总体，即

$H_0: \pi_1 = \pi_2$；

$H_1: \pi_1 \neq \pi_2$。

可用 $U$ 检验或 $\chi^2$ 检验。

$$u = |p_1 - p_2| / \sqrt{p_0(1-p_0)(1/n_1 + 1/n_2)} \tag{8-7}$$

式中：$p_0 = (x_1 + x_2)/(n_1 + n_2)$

用 $\chi^2$ 检验时，一般可列成 $2 \times 2$ 表（$2 \times 2$ Table）或四格表（fourfold table）形式。

|  | 阳性数 | 非阳性数 | 合计 |
|---|---|---|---|
| 甲样本 | $x_1$ | $n_1 - x_1$ | $n_1$ |
| 乙样本 | $x_2$ | $n_2 - x_2$ | $n_2$ |
| 合计 | $x_1 + x_2$ | $n_1 + n_2 - x_1 - x_2$ | $n_1 + n_2$ |

4个格子中的频数为观察频数，各格子理论频数应为相应的行合计与列合计之积除以总例数。如相应于 $x_1$ 的一格。理论频数为 $n_1(x_1 + x_2)/(n_1 + n_2)$。同样，$x_2$ 一格的理论频数为 $n_2(x_1 + x_2)/(n_1 + n_2)$，4个格子的理论频数算得后，再用公式：$\chi^2 = \sum(O-T)^2/T$ 求得 $\chi^2$ 值

如果四格表中各频数用

| $a$ | $b$ |
|---|---|
| $c$ | $d$ |

表达时，计算 $\chi^2$ 时有简算公式为

$$\chi^2 = [(ad-bc)^2(a+b+c+d)]/[(a+b)(c+d)(a+c)(b+d)] \tag{8-8}$$
$$\nu = 1$$

比较式 8-7 与式 8-8，同样地有 $\chi^2 = u^2$。

**例 8.6**　某医院治疗慢性肾炎患者，其中用西药治疗 79 例，有效者 63 人，有效率 79.75%，用中药治疗 54 例，有效者 47 人，有效率 87.04%，问两种药物治疗慢性肾炎有效率是否相同？

**解：**

$H_0: \pi_1 = \pi_2$

$H_1: \pi_1 \neq \pi_2$

如用 $U$ 检验，有

$$p_0 = (63+47)/(79+54) = 0.8271$$

$$u = |0.7975 - 0.8704| / \sqrt{0.8271 \times (1 - 0.8271) \times (1/79 + 1/54)} = 1.092$$

如用 $\chi^2$ 检验，可列出四格表为：

|  | 有效 | 无效 | 合计 | 有效率/% |
|---|---|---|---|---|
| 西药组 | 63 | 16 | 79 | 79.75 |
| 中药组 | 47 | 7 | 54 | 87.04 |
| 合计 | 110 | 23 | 133 |  |

四个格子的理论频数，可算得为

| 65.34 | 13.66 |
|-------|-------|
| 44.66 | 9.34  |

例如 63 一格的理论频数＝79×110/133＝65.34

$\chi^2 = (63-65.34)^2/65.34 + (16-13.66)^2/13.66 + (47-44.66)^2/44.66 +$
$(7-9.34)^2/9.34 = 1.192$

或用简算公式：

$$\chi^2 = [(63\times7-16\times47)^2\times133]/(79\times54\times110\times23) = 1.192$$

由于 $u < u_{0.05} = 1.960$，或 $\chi^2 < \chi^2_{0.05} = 3.841$，故 $P > 0.05$，不能拒绝 $H_0$，认为两种药物治疗慢性肾炎的有效率的差别无统计学意义。

由于 $\chi^2$ 分布是一个连续型的分布，(正态分布也是连续型的分布)，而计数资料中的频数是间断性的，使用的 $\chi^2$ 检验与真正的 $\chi^2$ 分布有一定的误差，统计学家已经证明，当自由度比较大时，误差较小；自由度＝1 时，特别当 $n$ 较小，或理论频数 <5 时，误差较大，使得所得概率值偏小。为此，英国统计学家于 1934 年提出了一个校正方法，称为 Yates 校正法或连续性 Yates 校正(Yates correction for continuity)。有

$$\chi^2_c = \sum (|O-T| - 0.5)^2/T \qquad (8-9)$$

在实际工作中，对于四格表资料的卡方检验，通常有以下应用条件：

(1) 当 $n \geqslant 40$，且所有格子的理论频数 $\geqslant 5$ 时，无须使用 $\chi^2$ 检验的校正公式。

(2) 当 $n \geqslant 40$，且有任意格子的理论频数 $1 \leqslant T < 5$ 时，须使用使用 $\chi^2$ 检验的校正公式或者以下四格表专用校正公式

$$\chi^2_c = [(|ad-bc|-n/2)^2 n]/[(a+b)(c+d)(a+c)(b+d)] \qquad (8-10)$$

(3) 当 $n < 40$，或有任意格子的理论频数 $T < 1$，或当 $\chi^2$ 检验的 $P$ 值 $\approx \alpha$ 时，须采用 Fisher 确切概率法。

### 三、多个样本率的比较

当有 $K$ 个样本，其中第 $i$ 个样本的含量、阳性数、阳性率分别为 $n_i, x_i, p_i$。欲检验各个样本所代表的总体率是否相同，称为多个样本率的比较。$K = 2$ 时就是两个样本率的比较。此时有：

$H_0: \pi_1 = \pi_2 = \cdots = \pi_k$；

$H_1$：至少存在一对 $i$、$j$，使得 $\pi_i \neq \pi_j$。

一般使用 $\chi^2$ 检验。先列出 $K \times 2$ 表如下：

| 样本 | 阳性数 | 非阳性数 | 合计 | 样本率 |
|------|--------|----------|------|--------|
| 1 | $x_1$ | $n_1-x_1$ | $n_1$ | $p_1$ |
| 2 | $x_2$ | $n_2-x_2$ | $n_2$ | $p_2$ |
| $\vdots$ | $\vdots$ | $\vdots$ | $\vdots$ | $\vdots$ |
| $k$ | $x_k$ | $n_k-x_k$ | $n_k$ | $p_k$ |

对于 $K \times 2$ 表中的各个观察频数使用与 $2 \times 2$ 表中每个格子计算理论频数相同的规则，算

得各个相应格子的理论频数,再用 $\chi^2 = \sum (O-T)^2/T$ 算得 $\chi^2$ 值,自由度为 $K-1$。最后据 $\chi^2$ 界值表(附表 3)中的 $\chi^2_{0.05}$、$\chi^2_{0.01}$ 值作出统计推断,$K\times 2$ 表 $\chi^2$ 值的简算公式与 $R\times C$ 列联表 $\chi^2$ 公式相同(详见下一节)。

**例 8.7** 例 8.6 资料中如增加中西医结合组,治疗 68 例慢性肾炎病人,有效者 65 人,有效率为 95.59%,问 3 种疗法的有效率是否有差别?

**解**:这时有 $3\times 2$ 表如下:

| | 有效 | 无效 | 合计 | 有效率/% |
|---|---|---|---|---|
| 西药组 | 63 | 16 | 79 | 79.75 |
| 中药组 | 47 | 7 | 54 | 87.04 |
| 中西医结合组 | 65 | 3 | 68 | 95.59 |
| 合计 | 175 | 26 | 201 | |

$H_0$:3 种疗法的有效率相同;

$H_1$:至少有两种疗法的有效率不相同。

先计算各个格子的理论频数,得:

| | |
|---|---|
| 68.78 | 10.22 |
| 47.01 | 6.99 |
| 59.20 | 8.80 |

其中相应于 63 格的理论频数 $=79\times 175/201=68.78$。

$$\chi^2 = (63-68.78)^2/68.78+(16-10.22)^2/10.22+(47-47.01)^2/47.01+$$
$$(7-6.99)^2/6.99+(65-59.20)^2/59.20+(3-8.80)^2/8.80$$
$$=8.143$$

$v=2$

由 $\chi^2$ 界值表(附表 3),$v=2$ 时,查得 $\chi^2_{0.05}=5.99$,$\chi^2_{0.01}=9.21$。

现 $\chi^2_{0.05}=5.99<\chi^2<\chi^2_{0.01}$,故 $0.01<P<0.05$,拒绝 $H_0$,认为 3 种疗法治疗慢性肾炎有效率不相同,其中以中西结合组有效率最高,西药组最低。

# 第四节　$R\times C$ 列联表的统计分析

计数资料的统计分析中,常将资料表达成列联表的形式,可理解为来自一个总体的样本,按两个或多个属性分类计数,表达成表格形式。当按两个属性变量分类计数称为二维列联表,按 3 个属性变量分类计数称为三维列联表,三维及以上时称为高维列联表,其统计分析方法常采用的模型是对数线性模型(loglinear model,参阅其他文献)或本书第十一章危险度分析及 Logistic 回归。

二维列联表中有 $R$ 行、$C$ 列时,就称为 $R\times C$ 列联表($R\times C$ contingency table)(表 8.7)。

### 表 8.7 $R \times C$ 列联表

| | 1 | 2 | ⋯ | $C$ | 合计 |
|---|---|---|---|---|---|
| 1 | $x_{11}$ | $x_{12}$ | ⋯ | $x_{1C}$ | $m_1$ |
| 2 | $x_{21}$ | $x_{22}$ | ⋯ | $x_{2C}$ | $m_2$ |
| ⋮ | ⋮ | ⋮ | | ⋮ | ⋮ |
| $R$ | $x_{R1}$ | $x_{R2}$ | ⋯ | $x_{RC}$ | $m_R$ |
| 合计 | $n_1$ | $n_2$ | ⋯ | $n_C$ | $n$ |

其中：$x_{ij}$ 为观察频数，$m_1, m_2, \cdots, m_R$ 为行合计；$n_1, n_2, \cdots, n_C$ 为列合计。两者统称为边际合计，或边际和，$n$ 为总例数，仅有 2 行 2 列时，就是 $2 \times 2$ 表（四格表）；$K$ 行 2 列时，就是 $K \times 2$ 表，它们都是 $R \times C$ 列联表的一种形式。

$R \times C$ 列联表可以区分为下列 3 种情况，不同情况下，所用的统计检验方法是不一样的。

（1）行列皆无序的列联表，这时的研究问题是行变量和列变量有无关联，或者说行变量的各个水平之间按照列变量分类的构成比是否相等；

（2）行与列之一有序的列联表，这时的研究问题是行变量（假定行变量无序，列变量有序）的各个水平之间，列变量的水平（常用某种评分来衡量）有无差别；或者随着行变量的变化，列变量是否有某种趋势。

（3）行列皆有序的列联表，这时的研究问题是行变量和列变量是否相关，也就是是否随着行变量水平的增加，列变量有增加（或减少）的趋势。

对于第 1 种情况可以用 Pearson $\chi^2$ 检验法；第 2 种情况相当于等级资料的组间比较可用 Wilcoxon 秩和检验或者 Kruskal—Wallis 检验法；第 3 种情况相当于等级资料的等级相关，可用 Spearman 等级相关或 Jonckleere-Terpstra 检验（简称 JT 检验）。在 SAS 软件中 Freq 过程的 CMH—$\chi^2$（Cochran—Mantel—Haenszel）检验可以同时处理上面 3 种情况，所以常常用 CMH—$\chi^2$ 来处理 $R \times C$ 列联表资料。

### 一、行列皆无序的 $R \times C$ 列联表

形如表 8.7 的 $R \times C$ 列联表，当行与列皆无序时，称为行列皆无序的 $R \times C$ 列联表，可用 $\chi^2$ 检验法。对 $x_{ij}$ 的每一个格子其理论频是由 $m_i n_j / n$ 计算而得，然后使用 $\chi^2 = \sum (O - T)^2 / T$，$df = (R-1)(C-1)$。也可不计算理论频数，使用简算公式：

$$\chi^2 = (\sum_i \sum_j x_{ij}^2 / m_i / n_j - 1) n \tag{8-11}$$

再据 $\chi^2$ 界值表（附表 3），查得 $\chi^2_{0.05}$、$\chi^2_{0.01}$，作出合适的统计推断。$\chi^2$ 简算公式 8-10 同样适用于上述 $K \times 2$ 表。

样本较小时，宜用确切概率计算法。

**例 8.8** 3 个民族的血型分布见表 8.8，问它们的构成比有无不同 或者血型与民族有无关系。

**表 8.8　3 个民族的血型分布**

| 民族 | 血型 | | | | 合计 |
|------|------|------|------|------|------|
| | $A$ | $B$ | $O$ | $AB$ | |
| 傣族 | 112 | 150 | 205 | 40 | 507 |
| 佤族 | 200 | 112 | 135 | 73 | 520 |
| 土家族 | 362 | 219 | 310 | 69 | 960 |
| 合计 | 674 | 481 | 650 | 182 | 1987 |

这是一个行与列皆无序的 $3 \times 4$ 列联表，

$H_0$：血型与民族无关，或者 3 个民族的血型分布构成比相同；

$H_1$：血型与民族有关，或者 3 个民族的血型分布构成比不相同。

代入式 8-11，有：

$$\chi^2 = [112^2/(507 \times 674) + 150^2/(507 \times 481) + \cdots + 69^2/(960 \times 182) - 1] \times 1\,987$$
$$= 71.5186$$

$$v = (3-1)(4-1) = 6$$

由 $v=6$ 查 $\chi^2$ 界值表（附表 3），得 $\chi^2_{0.05} = 12.59$、$\chi^2_{0.01} = 16.81$，现 $\chi^2 > \chi^2_{0.01}$，故 $P < 0.01$ 拒绝 $H_0$，认为血型分布与民族有关。

上面统计量 $\chi^2$ 就是 SAS Freq 过程中的输出的 Pearson$\chi^2$，在样本量比较大的时候，和 SAS—Freq 输出的 CMH—$\chi^2$ 的"General Association"统计量非常近似。

在实际工作中，对于行×列无序列联表资料，一般认为所有格子的理论频数不宜小于 1，且理论频数 $1 \leqslant T < 5$ 的格子数不宜超过总格子数的 1/5。若出现上述情况，有以下解决方案：

（1）通过增大样本含量，增大理论频数。

（2）根据专业知识，删除理论频数太小的行或列，或将性质相近的行或列的频数合并。

（3）改用 Fisher 确切概率法。

其中，增大样本含量是最佳方案，但可行性往往受限制；删除或合并行或列的做法可行性虽好，但易导致有用信息的损失，故采用此方案时须慎重。

### 二、行列之一有序的 $R \times C$ 列联表

在 $R \times C$ 列联表中，习惯将组别变量作为行变量，将指标变量作为列变量。行列之一有序的 $R \times C$ 列联表可分为以下两种情况：

（一）列有序

列有序具体指的是指标变量为有序变量，如疗效（无效、好转、显效）。这种情况下，往往要回答不同行（即不同组别）之间列变量的平均水平是否相同的问题。常用的一种方法是采用 Wicoxon 秩和检验或者 Kruskal—Wallis 检验法（请参见第九章非参数检验），而本章采用 CMH—$\chi^2$ 来处理这个问题，主要介绍 SAS 的 Freq 过程中的几个统计量。例 8.9 以最简单的 $2 \times R$ 列联表为例进行介绍。

**例 8.9**　两种药物对某病的疗效如下，问试验药和对照药的疗效是否有差别？

**表 8.9　两种药物对某病的疗效**

| 药物 | 疗效 | | | 合计 |
| --- | --- | --- | --- | --- |
| | 无效 | 好转 | 显效 | |
| 试验药 | 13 | 10 | 6 | 29 |
| 对照药 | 21 | 7 | 4 | 32 |
| 合计 | 34 | 17 | 10 | 61 |

这里的指标变量疗效是有序的,若该资料仍用 Pearson 卡方检验只能得出两组构成是否相同的结论。因为 Pearson 卡方仅仅将"无效、好转、显效"当做 3 个分类,而没有考虑到三分类间的次序关系,故此时 Pearson 卡方不是最佳选择。Mantel(1963)年提出了一种指标(反应)变量是有序的检验方法,它通过比较两组间反应变量的平均分差值来检验组间是否存在差异。

Mantel 的方法是给各疗效一个评分,如无效赋值为 1,好转为 2,显效为 3,并可计算其均数,称之为行平均得分(Row mean Score)。公式为

$$\overline{f}_1 = \sum_{j=1}^{3} \frac{a_j n_{1j}}{n_{1+}} \tag{8-12}$$

式中:$a_j$ 为各疗效的得分,$n_{1j}$ 为第一行的各疗效频数,$n_{1+}$ 为第一行合计。由此求得第一行的行平均得分 $\overline{f}_1$。

在本例中,试验组的平均分是 $\overline{f}_1 = \dfrac{13 \times 1 + 10 \times 2 + 6 \times 3}{29} = 1.759$,

这里作假设检验只需要计算的一行的平均分。

根据无效假设,如果两组没有差别,意味着两组可以合并,或者说试验组的平均分等于对照组的平均分,也等于合计的平均分。由此,得行平均得分差值检验统计量 $Q_s$:

$$Q_s = \frac{(\overline{f}_1 - u_a)^2}{\{(n - n_{1+})/[n_{1+}(n-1)]\}\nu_a} \tag{8-13}$$

如果 $\overline{f}_1$ 近似正态分布,则 $Q_s$ 近似服从自由度为 1 的卡方分布。

其中 $n$ 为合计数,$u_a$ 为平均期望得分;$v_a$ 为方差,可由列合计得出

$$E(\overline{f}_1 \mid H_0) = u_a = \frac{\sum\limits_{j=1}^{r} a_j n_{+j}}{n} \tag{8-14}$$

$$v_a = \frac{\sum\limits_{j=1}^{r} (a_j - u_a)^2 (n_{+j})}{n} \tag{8-15}$$

本例中,$E(\overline{f}_1 \mid H_0) = u_a = \dfrac{34 \times 1 + 17 \times 2 + 10 \times 3}{61} = 1.606$

$$v_a = \frac{(1 - 1.606)^2 \times 34 + (2 - 1.606)^2 \times 17 + (3 - 1.606)^2 \times 10}{61} = 0.5645$$

$$Q_s = \frac{(1.759 - 1.606)^2}{\{(61 - 29)/[29 \times (61 - 1)]\} \times 0.5645} = 2.2829$$

由于计算过程中进行了四舍五入,故 $Q_s$ 的上述结果 2.2829 与统计软件 SAS 计算结果

2.2194(参见本章 SAS 程序的输出结果)间有些出入。根据自由度为 1 的 $\chi^2$ 的界值 3.84，$P>0.05$，还不能认为试验组和对照组的疗效有差别。

上面得到的 $Q_s$ 统计量就是 SAS－Freq 输出的 $CMH-\chi^2$ 中第二行"Row mean score differ"。

对于行变量为多分类无序变量的 $R\times C$ 列联表，其 $Q_s$ 统计量的计算过程与上述行变量为两分类情况类似，自由度 $df=$(行变量水平－1)×(列变量水平－1)，其计算公式略。

（二）行有序

行有序具体指的是组别变量为有序变量，如药物剂量(低、中、高)或工龄(1、2、3、4)等。这种情况下，列变量多为"有"和"无"，或"发生"与"不发生"两分类变量。对这种 $R\times2$ 有序列联表的统计检验被称之为百分比(率)的趋势检验，又称 Cochran-Artimage 趋势检验(Cochran-Artimage test for trend)。示例如下：

**例 8.10**　某毒理试验观察不同剂量情况下小白鼠的反应，得到如下的数据：

表 8.10　不同毒物剂量小白鼠的毒性反应

| 毒物剂量 | 中毒反应 | | 合计 |
|---|---|---|---|
| | 有 | 无 | |
| 低 | 59 | 25 | 84 |
| 中 | 169 | 29 | 198 |
| 高 | 196 | 9 | 205 |
| 合计 | 424 | 63 | 487 |

在本研究中，行变量毒物的剂量是有序变量，研究者想探讨小白鼠的中毒反应是否存在某种趋势：是否随着毒物剂量的升高，中毒反应发生率越高。

为了进行 Cochran－Artimage 趋势检验，资料进一步整理如表 8.11，在这里给毒物的低中高 3 个剂量分别赋值 $Z(1,2,3)$，而中毒反应有无分别为 $(1,0)$。

表 8.11　百分率趋势检验

| 毒物剂量 | 中毒反应 | | 合计$(n)$ | 分数$(Z)$ | $tZ$ | $nZ$ | $nZ^2$ |
|---|---|---|---|---|---|---|---|
| | 有$(t)$ | 无 | | | | | |
| 低 | 59 | 25 | 84 | 1 | 59 | 84 | 84 |
| 中 | 169 | 29 | 198 | 2 | 338 | 396 | 792 |
| 高 | 196 | 9 | 205 | 3 | 588 | 615 | 1845 |
| 合计 | 424$(T=\sum t)$ | 63 | 487$(N=\sum n)$ | | 985$(\sum tZ)$ | 1095$(\sum nZ)$ | 2721$(\sum nZ^2)$ |

$t$ 为各剂量组发生阳性事件人数，$n$ 为各剂量组患者数，$Z$ 是各剂量组赋值得分(默认情况下，第 1 行为 1，第 2 行为 2，第 3 行为 3，以此类推)，$T=\sum t$，$N=\sum n$。根据以下 Cochran-Artimage 趋势检验公式：

$$\chi^2 = \frac{N(N\sum tZ - T\sum nZ)^2}{T(N-T)\left[N\sum nZ^2 - (\sum nZ)^2\right]} \tag{8-16}$$

把有关数据代入式(8-16)可得：

$$\chi^2 = \frac{487(487\times985 - 424\times1\,095)^2}{424(487-424)\left[487\times2\,721 - (1\,095)^2\right]} = 34.354\,8$$

在本例 Cochran-Artimage 趋势检验的 $\chi^2 = 34.354\,8$，大于自由度为 1 的 $\chi^2$ 分布的界值 3.84。所以拒绝 $H_0$，认为中毒反应与毒物剂量间存在线性趋势，从具体数值看，随着毒物剂量由低到高的增加，中毒反应发生率随之增加。

### 三、行列皆有序的 $R\times C$ 列联表

$R\times C$ 列联表中行与列皆为有序时，称为行列皆有序的 $R\times C$ 列联表。请看下面的例子：

**例 8.11**　表 8.12 资料为年龄与视力的关系，问各年龄组的视力差异有无统计学意义？

表 8.12　年龄与视力的关系

| 年龄组/岁 | 视力 | | | | 合计 |
|---|---|---|---|---|---|
| | ≤0.6 | 0.7～0.9 | 1.0～1.2 | 1.5 | |
| 5～ | 4 | 11 | 143 | 411 | 569 |
| 11～ | 9 | 37 | 317 | 1183 | 1546 |
| 21～ | 39 | 22 | 182 | 355 | 598 |
| 41～ | 147 | 94 | 139 | 160 | 540 |
| 合计 | 199 | 164 | 781 | 2109 | 3253 |

这是一个行、列都有序的 $R\times C$ 列联表。在这里给年龄的 4 个组赋值 $(1,2,3,4)$，而视力也为 $(1,2,3,4)$。这里的做法和例 8.9 的类似。

这样，每一行的平均分为：$\bar{f} = \sum\limits_{i=1}^{4} c_i \bar{f}_i \left(\dfrac{n_{i+}}{n}\right) = \sum\limits_{i=1}^{4}\sum\limits_{j=1}^{4} \dfrac{c_i a_j n_{ij}}{n}$。

在本例中：

$$\bar{f} = \frac{1\times1\times4 + 1\times2\times11 + 1\times3\times143 + 1\times4\times411}{3\,235} + \cdots$$

$$+ \frac{4\times1\times147 + 4\times2\times94 + 4\times3\times139 + 4\times4\times160}{3235} = 7.791$$

当 $H_0$ 成立的时候，也就是假定行变量和列变量没有相关的时候，

$$E\{\bar{f} \mid H_0\} = \sum_{i=1}^{4} c_i \left(\frac{n_{i+}}{n}\right) \sum_{j=1}^{4} a_j \left(\frac{n_{+j}}{n}\right) = \mu_c \mu_a \tag{8-17}$$

方差 $V\{\bar{f} \mid H_0\} = \sum\limits_{i=1}^{4} (c_i - \mu_c)^2 \left(\dfrac{n_{i+}}{n}\right) \sum\limits_{j=1}^{4} (a_j - \mu_a)^2 \left(\dfrac{n_{+j}/n}{n-1}\right) = \dfrac{v_c v_a}{n-1}$ $\tag{8-18}$

在本例 $E\{\bar{f} \mid H_0\} = \dfrac{1\times199 + 2\times164 + 3\times781 + 4\times2109}{3235}$

$$\times \frac{1\times569 + 2\times1\,546 + 3\times598 + 4\times540}{3\,235} = 8.136$$

$$其中\mu_c=\frac{1\times199+2\times164+3\times781+4\times2\,109}{3\,235}=3.476$$

$$\mu_a=\frac{1\times569+2\times1\,546+3\times598+4\times540}{3\,235}=2.341$$

$$V\{\bar{f}\mid H_0\}=(\frac{(1-3.476)^2\times199+(2-3.476)^2\times164+(3-3.476)^2\times781+(4-3.476)^2\times2\,109}{3235}$$

$$\times\frac{(1-2.341)^2\times569+(2-2.341)^2\times1\,546+(3-2.341)^2\times598+(4-2.341)^2\times540}{3\,235})/$$

$$(3235-1)=0.000\,2$$

最后，$Q_{cs}=\dfrac{(\bar{f}-E\{\bar{f}\mid H_0\})^2}{V\{\bar{f}\mid H_0\}}=\dfrac{(n-1)[\sum\limits_{i=1}^{4}\sum\limits_{j=1}^{4}(c_i-\mu_c)(a_j-\mu_a)n_{ij}]^2}{[\sum\limits_{i=1}^{4}(c_i-\mu_c)^2n_{i+}][\sum\limits_{j=1}^{4}(a_j-\mu_a)^2n_{+j}]}=(n-1)r_{\alpha}^2$ 　(8-19)

在本例 $Q_{cs}=\dfrac{(7.791-8.136)^2}{0.000\,2}=593.28$。大于自由度为 1 的 $\chi^2$ 分布的界值 3.84。所以拒绝 $H_0$，认为行变量和列变量存在相关关系，从数值看，随着年龄的增加，视力下降。

上面得到的统计量就是 SAS－Freq 过程输出的 CMH$\chi^2$ 的"Nonzero Correlation"。

列联表统计分析的注意点：

(1) 前面提到的 $Q_{cs}$ 统计量，可以由 SAS Freq 过程的 Chisq 选项输出，就是 Mantel－Haenszel 统计量。在列变量有序的 $2\times C$ 表时，它相当于 CMH 输出的"Row Mean Scores Differ"。在行变量有序的 $R\times2$ 表或者行变量和列变量都有序的 $R\times C$ 表时，它相当于 CMH 输出的"Nonzero Correlation"。其自由度都是 1。

(2) CMH 卡方目前应用比较广泛，SAS 默认的赋值是整数(1,2,3)，在 SAS 中还有其他的赋值方式，比如 Ridit 等。但是这些赋值都免不了有主观的成分，应用时应考虑和实际情况是否相符。当样本量允许的情况下，对于有序的多分类的数据的分析可以考虑用 Logistic 回归来处理。

(3) 为了阐述的方便，前面举的例子都是没有分层因素的 $R\times C$ 表，但是真正能体现 CMH 卡方的价值的应该是分层的 $R\times C$ 表。在未分层的时候，Chisq 选项输出的 Mantel－Haenszel 统计量都能解决各类问题，但是有分层因素的时候，CMH 卡方的独到之处就体现出来了(参见本书第十一章中危险度分析及 Logistic 回归中的分层分析 Mantel－Haenszel 检验一节)。

(4) $Q_{cs}$ 统计量仅在样本量比较大，$\bar{f}$ 近似正态分布时才近似卡方分布。可见，CMH 卡方不论是 Row Mean Scores Differ 还是 Nonzero Correlation 对样本量都有要求。对于 Row Mean Score Differ 来说，一种常用的样本量参考标准是将列变量(有序的那一个)按照任意的切点来划分来得到合并的四格表，只要绝大多数的格子内的数$>$5，就可以认为样本量是足够的。可见 Row Mean Score Differ 对样本量的要求比 Pearson 卡方低。

(5) 行变量、列变量有序还是无序，不仅仅要看数据本身，也要看研究的问题。然后再选择合适的统计量。如例 8.11 的数据，从数据来看行可以是有序的，列也可以是有序的。但是如果研究问题只是不同年龄组之间的视力有无差别。这时可把年龄看成无序的分类变量；如果研究问题是是否随着年龄的增大，视力存在某种变化趋势，这时可把年龄看做有序变量似乎更合理。

(王筱金　罗剑锋)

# 第五节 方表的统计分析

两个评估者对 $n$ 个观察对象逐一评估它们属于 $C$ 个类别中的哪一类别时，就是两评估者处理 $C$ 类别的配对计数资料（paired enumeration data），常可归纳成 $C \times C$ 列联表形式，称为方表（square table）。

评估者乙

| 类别 | 1 | 2 | ⋯ | $C$ | 合计 |
|------|------|------|------|------|------|
| 1 | $x_{11}$ | $x_{12}$ | ⋯ | $x_{1C}$ | $m_1$ |
| 2 | $x_{21}$ | $x_{22}$ | ⋯ | $x_{2C}$ | $m_2$ |
| 评估者甲 ⋮ | ⋮ | ⋮ | ⋮ | ⋮ | ⋮ |
| $C$ | $x_{C1}$ | $x_{C2}$ | ⋯ | $x_{CC}$ | $m_C$ |
| 合计 | $n_1$ | $n_2$ | ⋯ | $n_C$ | $n$ |

上表中 $x_{ij}$ 表示评估者甲判断为第 $i$ 类，而评估者乙判断为第 $j$ 类别的观察对象数，$x_{ii}$ 为两个评估者评估结果一致的计数值，$x_{ij}(i \neq j)$ 为两个评估者评估结果不一致的计数值。

根据研究问题的不同，对于方表资料可有不同统计检验方法。如果是比较一致性，可采用 $Kappa$ 检验。如果是比较两个率是否相等，可采用 McNemar 检验（例如，配对病例—对照研究的统计分析，请参考流行病学教材的相关章节）。

$Kappa$ 检验（Kappa test）主要检验上述 $C \times C$ 列联表中，主对角线上的计数值 $F$（即两个评估者评估结果一致的计数值），与由于机遇而得的期望计数值 $F_e$ 的差异是否具有统计学意义。

两评估者评估一致的观察计数值 $F_o = \sum x_{ii}$，其频率 $P_o = F_o/n$，两评估者评估一致的期望计数值 $F_e = \sum M_i N_i/n$，其频率 $P_e = F_e/n$。

$Kappa$ 统计量

$$K = (F_o - F_e)/(n - F_e) \tag{8-20}$$

或者 
$$K = (P_o - P_e)/(1 - P_e)$$

$K$ 的方差为

$$V(K) = 1/[n(1 - P_e)^2][P_e + P_e^2 - \sum m_i n_i(m_i + n_i)/n^3] \tag{8-21}$$

$Kappa$ 检验的工作假设为：

$H_0 : Kappa = 0$；

$H_1 : Kappa > 0$。

大样本时检验统计量采用

$$U = K/\sqrt{V(K)} \tag{8-22}$$

$U$ 服从标准正态分布，由于系单侧检验，故可据 $U_{0.05} = 1.645$、$U_{0.01} = 2.326$ 作出统计推断；小样本时可用确切概率计算法。当不拒绝 $H_0$ 时，就认为两个评估者评估一致的观察计数值与由于机遇所得的期望一致计数值的差异无统计学意义,也就是说不能认为两个评估者评估结果一致;当拒绝 $H_0$ 时,就认为两个评估者评估结果一致,$Kappa$ 值越大,说明一致性越好。

**例 8.12** 用常规培养法与荧光抗体法检验同一批鸭样沙门菌。其结果如表 8.13 所示。

**表 8.13 用两法检验同一批鸭样的结果**

| 荧光抗体法 | 常规培养法 | | 合计 |
|---|---|---|---|
| | + | − | |
| + | 160 | 26 | 186 |
| − | 5 | 48 | 53 |
| 合计 | 165 | 74 | 239 |

这是配对计数资料 $2 \times 2$ 方表,可作下列 $Kappa$ 检验:

$H_0 : Kappa = 0$;

$H_1 : Kappa > 0$。

据表 8.13 有

$F_o = 160 + 48 = 208$

$P_o = 208/239 = 0.870\ 3$

$F_e = 165 \times 186/239 + 74 \times 53/239 = 144.82$

$p_e = 144.82/239 = 0.605\ 9$

$K = (208 - 144.82)/(239 - 144.82) = 0.670\ 8$

$V(K) = 1/[239(1 - 0.605\ 9)^2]\{0.6059 + 0.605\ 9^2 -$
$\qquad [186 \times 165(186 + 165) + 53 \times 74 \times (53 + 74)]/239^3\}$
$\qquad = 3.976\ 1 \times 10^{-3}$

$U = 0.6708/\sqrt{3.976\ 1 \times 10^{-3}} = 10.64$

由于 $U > U_{0.01} = 2.326$,故 $P < 0.01$,拒绝 $H_0$,$Kappa > 0$,认为常规培养法与荧光抗体法对鸭样沙门菌的检查结果一致。

**例 8.13** 病理科医生对病理切片标本的阅读结果表达为 3 个类别之一,现有某医生对 116 个病理切片标本,半年前后的阅读结果如下:

| | 类别 | 半年前 | | | 合计 |
|---|---|---|---|---|---|
| | | 1 | 2 | 3 | |
| 半年后 | 1 | 19 | 5 | 26 | 50 |
| | 2 | 2 | 3 | 1 | 6 |
| | 3 | 4 | 0 | 56 | 60 |
| | 合计 | 25 | 8 | 83 | 116 |

试作出合适的统计分析。

**解**:用 $Kappa$ 检验,由式 8-20~8-22 得 $K = 0.3859$,$V(K) = 5.0745 \times 10^{-3}$,$U = 5.4173$,

$P<0.01$ 表明半年前后读片结果基本一致。

# 第六节  $R\times C$ 列联表的确切概率计算法

### 一、小样本资料的确切概率计算

医学生物学研究中,不论是实验室研究,还是临床医学研究,都有大量的小样本资料统计分析问题。由于统计方法有大小样本之区分,统计工作者常常会遇到手头的资料究竟应该用大样本方法,还是小样本方法的问题。事实上,怎样的样本才算大样本,并无客观标准,各个统计工作者有不同的理解。有人认为 30 以上就算大样本,还有人认为 50 以上、100 以上甚至更大的样本才算大样本。总的来讲,当一个统计方法所依据的是有关统计量的精确分布,就是小样本方法;如果所依据的有关统计量,当样本含量趋于无穷大时的极限分布,就是大样本方法。

医学统计中,有些方法实质上是大样本方法,如无序 $R\times C$ 列联表的 $\chi^2$ 检验、方表的 *Kappa* 检验、率比较时的 $U$ 检验等,据这些方法所得的统计量都是根据样本含量趋于无穷大的极限分布。不论样本有多大,使用极限分布总有偏差存在,只不过随着样本的增大,偏差减少。为减少这些偏差,当样本不大时,统计学家也提出了不少校正的方法,如 Yates 校正数、相等秩次的修正因子等。但是,这些校正方法,有时矫枉过正,有时却不足。因此,最好的方法就是进行确切检验,计算确切概率值。本节将讨论 $R\times C$ 列联表的确切概率计算法(calculation of exact probability)。

### 二、四格表的 Fisher 确切概率计算法

英国统计学家 R. A. Fisher 于 1934 年提出 $2\times 2$ 表(四格表)的确切概率计算法,它基于四格表的边际和固定,后人称此法为 Fisher 确切概率计算法。

对于四格表资料

$$
\begin{array}{cc|c}
n_{11} & n_{12} & n_{1.} \\
n_{21} & n_{22} & n_{2.} \\
\hline
n_{.1} & n_{.2} & n_{..}
\end{array}
$$

从边际和固定的全部可能四格表中抽得上述表中 $\begin{array}{cc} n_{11} & n_{12} \\ n_{21} & n_{22} \end{array}$ 的概率 $P$,可以证明有

$$p = \prod_i n_{i.}! \prod_j n_{.j}!/n_{..}!/\prod_i \prod_j n_{ij}! \tag{8-23}$$

四格表的 Fisher 确切概率计算步骤为:

(1) 确定一个统计量,例如 $\chi^2$ 值,计算原表的 $\chi^2$ 值记为 $\chi_0^2$;

(2) 列出边际和固定的全部四格表,对于每一个可能的四格表计算 $\chi^2$ 及 $P$;

(3) 符合 $\chi^2 \geqslant \chi_0^2$ 的那些四格表的 $P$ 值之和,就是确切概率 $P$ 值。

**例 8.14**  用 $^{60}\text{Co}$(钴-60)对狗造成放射病,然后用药进行治疗得:

|  | 死亡 | 存活 | 合计 |
|---|---|---|---|
| 用药组 | 2 | 6 | 8 |
| 对照组 | 6 | 1 | 7 |
| 合计 | 8 | 7 | 15 |

问两组死亡率有无显著差异?

(1) 原表 $\chi_0^2 = 5.52933$。

(2) 列出边际和固定的全部可能四格表共 8 个,计算 $\chi^2$ 及 $P$ 值,得表 8.14。

表 8.14　全部可能的四格表及 $\chi^2$ 和 $P$ 值

| 序号 | 四格表 | $\chi^2$ | $P$ |
|---|---|---|---|
| 1 | 1　7<br>7　0 | 11.48438 | $1.243202 \times 10^{-3}$ |
| 2 | 2　6<br>6　1 | 5.529337 | 0.03045844 |
| 3 | 3　5<br>5　2 | 1.72672 | 0.1827506 |
| 4 | 4　4<br>4　3 | 0.076531 | 0.3807301 |
| 5 | 5　3<br>3　4 | 0.578762 | 0.3045842 |
| 6 | 6　2<br>2　5 | 3.233417 | 0.09137529 |
| 7 | 7　1<br>1　6 | 8.040497 | $8.702409 \times 10^{-3}$ |
| 8 | 8　0<br>0　7 | 15.000000 | $1.554001 \times 10^{-4}$ |

满足 $\chi^2 \geqslant \chi_0^2 = 5.52933$ 的四格表序号为 1、2、7、8。它们的 $P$ 值之和为 $P = 0.04055945$ 即为确切概率值。

### 三、$R \times C$ 列联表的确切概率计算

设 $R \times C$ 列联表为

| | | | | |
|---|---|---|---|---|
| $n_{11}$ | $n_{12}$ | $\cdots$ | $n_{1C}$ | $n_1.$ |
| $n_{21}$ | $n_{22}$ | $\cdots$ | $n_{2C}$ | $n_2.$ |
| $\vdots$ | $\vdots$ | $\vdots$ | $\vdots$ | $\vdots$ |
| $n_{R1}$ | $n_{R2}$ | $\cdots$ | $n_{RC}$ | $n_R.$ |
| $n._1$ | $n._2$ | $\cdots$ | $n._C$ | $n..$ |

从边际和固定的 $R \times C$ 列联表中抽得上述表的概率 $P$

$$p = \Pi n_{i.}! \Pi n_{.j}! / n_{..}! / \Pi\Pi n_{ij}! \tag{8-24}$$

确切概率计算步骤：

(1) 确定一个统计量(比如 $\chi^2$ 值),计算原始观察表的 $\chi^2$ 值记为 $\chi_0^2$;

(2) 列出边际和固定的全部可能的 $R \times C$ 列联表,对于每一个表计算该统计量(比如 $\chi^2$ 值)及其 $P$ 值;

(3) 凡统计量(如 $\chi^2$ 值)$\geqslant$ 原始表的统计量值(即 $\chi^2 \geqslant \chi_0^2$)的那些 $R \times C$ 表的 $P$ 值之和,即为确切概率 $P$ 值。

**例 8.15** 在对狗的放射病治疗的实验研究中,3 种治疗方法的死亡情况如下:

| | 死亡 | 存活 | 合计 |
|---|---|---|---|
| 甲法 | 4 | 1 | 5 |
| 乙法 | 4 | 2 | 6 |
| 丙法 | 1 | 6 | 7 |
| 合计 | 9 | 9 | 18 |

问:3 种治疗方法的存活率有无显著差异?

**解**:先确定选用统计量 $\chi^2$:

(1) 原始表的 $\chi_0^2 = 6.038095$(注:如用 $df=2$ 的 $\chi^2$ 值表,因为 $\chi_{2,0.05}^2 = 5.99$,故 $P<0.05$);

(2) 列出边际和固定的全部可能的 $3 \times 2$ 表,且计算其 $\chi^2$ 值及 $P$ 值。

**表 8.15 全部可能的 $3 \times 2$ 表及其 $\chi^2$ 与 $P$ 值**

| 序号 | $3 \times 2$ 表 | | $\chi^2$ | $P$ |
|---|---|---|---|---|
| 1,2 | 5 0<br>4 2<br>0 7 | 0 5<br>2 4<br>7 0 | 12.66667 | $3.085148 \times 10^{-4}$ |
| 3,4 | 5 0<br>3 3<br>1 6 | 0 5<br>3 3<br>6 1 | 8.571426 | $2.879467 \times 10^{-3}$ |
| 5,6 | 5 0<br>2 4<br>2 5 | 0 5<br>4 2<br>5 2 | 6.95238 | $6.478803 \times 10^{-3}$ |

（续表）

| 序号 | 3×2表 | | $\chi^2$ | $P$ |
|---|---|---|---|---|
| 7,8 | 5 0<br>1 5<br>3 4 | 0 5<br>5 1<br>4 3 | 7.809524 | $4.319203 \times 10^{-4}$ |
| 9,10 | 5 0<br>0 6<br>4 3 | 0 5<br>6 0<br>3 4 | 11.14286 | $7.198669 \times 10^{-4}$ |
| 11,12 | 4 1<br>5 1<br>0 7 | 1 4<br>1 5<br>7 0 | 11.46667 | $6.170293 \times 10^{-4}$ |
| 13,14 | 4 1<br>4 2<br>1 6 | 1 4<br>2 4<br>6 1 | 6.038095 | 0.01079801 |
| 15,16 | 4 1<br>3 3<br>2 5 | 1 4<br>3 3<br>5 2 | 3.085714 | $4.319202 \times 10^{-2}$ |
| 17,18 | 4 1<br>2 4<br>3 4 | 1 4<br>4 2<br>4 3 | 2.609523 | 0.05399 |
| 19,20 | 4 1<br>1 5<br>4 3 | 1 4<br>5 1<br>3 4 | 4.609525 | 0.02159601 |
| 21,22 | 4 1<br>0 6<br>5 2 | 1 4<br>6 0<br>2 5 | 9.085714 | $2.159601 \times 10^{-3}$ |
| 23,24 | 3 2<br>6 0<br>0 7 | 2 3<br>0 6<br>7 0 | 13.2 | $2.056765 \times 10^{-4}$ |
| 25,26 | 3 2<br>5 1<br>1 6 | 2 3<br>1 5<br>6 1 | 6.438096 | $8.638406 \times 10^{-3}$ |
| 27,28 | 3 3<br>4 2<br>2 5 | 3 3<br>2 4<br>5 2 | 2.152381 | 0.06478804 |

（续表）

| 序号 | 3×2 表 | | $\chi^2$ | $P$ |
|------|------|------|------|------|
| 29,30 | 3 2<br>3 3<br>3 4 | 2 3<br>3 3<br>4 3 | 0.3428571 | 0.1439734 |
| 31,32 | 3 2<br>2 4<br>4 3 | 2 3<br>4 2<br>3 4 | 1.009523 | 0.10798 |
| 33,34 | 3 2<br>1 5<br>5 2 | 2 3<br>5 1<br>2 5 | 4.152382 | 0.02591522 |
| 35,36 | 3 2<br>0 6<br>6 1 | 2 3<br>6 0<br>1 6 | 9.771429 | $1.439735 \times 10^{-3}$ |

全部 36 个 3×2 表中，$\chi^2 \geqslant \chi_0^2 = 6.038095$ 的有序号 1～14、21～26 一共 20 个，其 $P$ 值之和为 0.07712861。由于确切概率 $P$ 值 >0.05，故知 3 种治疗方法的存活率在 $\alpha = 0.05$ 水平上无显著差异。

**例 8.16**　设有 3×3 表如下：

| | | | |
|------|------|------|------|
| 0 | 0 | 2 | 2 |
| 2 | 0 | 1 | 3 |
| 0 | 3 | 1 | 4 |
| 2 | 3 | 4 | 9 |

当确定 $\chi^2$ 值为统计量后，

（1）原表 $\chi_0^2 = 9.5625$。

（2）列出边际和固定的全部可能 3×3 表共 39 个，对于每一个计算 $\chi^2$ 值及 $P$ 值。

（3）$\chi^2 \geqslant \chi_0^2$ 的共有下列 9 个，其 $P$ 值之和为 0.05556（注：如果据原表 $\chi^2 = 9.5625$，$df = 4$，$\chi_{4,0.05}^2 = 9.49$，将得出 $P < 0.05$ 之结论）。

**表 8.16　满足 $\chi^2 \geqslant 9.5625$ 的 9 个 3×3 表的 $\chi^2$ 及 $P$ 值**

| 序号 | 3×3 表 | $\chi^2$ | $P$ |
|------|------|------|------|
| 1 | 0 0 2<br>0 3 0<br>2 0 2 | 11.25 | $4.761904 \times 10^{-3}$ |

（续表）

| 序号 | 3×3表 | $\chi^2$ | $P$ |
|---|---|---|---|
| 2 | 0 0 2 <br> 2 0 1 <br> 0 3 1 | 9.5625 | $9.523808 \times 10^{-3}$ |
| 3 | 0 2 0 <br> 0 0 3 <br> 2 1 1 | 9.5625 | $9.523808 \times 10^{-3}$ |
| 4 | 0 2 0 <br> 2 0 1 <br> 0 1 3 | 9.5625 | $9.523808 \times 10^{-3}$ |
| 5 | 1 0 1 <br> 0 0 3 <br> 1 0 3 | 9.5625 | $9.523808 \times 10^{-3}$ |
| 6 | 0 2 0 <br> 2 1 0 <br> 0 0 4 | 13 | $2.380954 \times 10^{-3}$ |
| 7 | 2 0 0 <br> 0 0 3 <br> 0 3 1 | 14.0625 | $3.174602 \times 10^{-3}$ |
| 8 | 2 0 0 <br> 0 2 1 <br> 0 1 3 | 10.5625 | $9.523808 \times 10^{-3}$ |
| 9 | 2 0 0 <br> 0 3 0 <br> 0 0 4 | 18 | $7.936505 \times 10^{-3}$ |

综上，我们可以归纳出确切概率计算法的一般过程：

对于一个样本资料，先定义一个统计量 $T$，原观察资料的统计量值记为 $T_0$，再导出从该资料全部可能排列中，抽得一个特定排列的概率 $P$ 值计算公式。然后列出全部可能的排列，对于每一种排列计算统计量 $T$ 值和 $P$ 值，凡统计量 $T \geqslant T_0$（有时用 $T \leqslant T_0$，或 $|T| \leqslant T_0$，或 $|T| \geqslant T_0$，需视具体情况而定）的那些排列，就是符合条件的排列，其 $P$ 值之和即为该样本资

料在统计量 $T$ 定义下的确切概率值。

对于行或列一侧有序的 $R \times C$ 列联表，行与列皆有序的 $R \times C$ 列联表，其确切概率计算原理同上，只须将上述统计量 $\chi^2$ 改为 $KW$ 值或 $JT$ 值即可。

$2 \times 2$ 表的 Fisher 确切概率计算法，需将全部边际和固定，实际上还可以根据实际情况仅固定一部分边际和，然后用二项分布的原理导出一种新的确切概率计算法，它比 Fisher 法效率更高，称之为 William 确切概率计算法，详见有关文献。

# 第七节　四格表和 $R \times C$ 表卡方检验等 SAS 程序

四格表和行×列表卡方检验用于率或构成比差异的显著性检验以及两种属性间独立性检验。SAS 的 FREQ 过程可用于四格表和行×列表的卡方检验。

## 一、四格表卡方检验

对于例 8.6 的资料，用 SAS 进行统计分析。

**解**：SAS 程序如下：

**程序 8.1**

```
data dat1;
   do r＝1 to 2;
     do c＝1 to 2;
        input freq @@;
     output;
     end;
   end;
cards;
63    16
47     7
;
run;

proc freq data＝dat1;
  tables r * c/chisq;
  weight freq;
run;
```

**程序 8.1 说明**：

(1) 本例用循环语句输入数据；治疗组为行变量，用 $r$ 表示；疗效为列变量，用 $c$ 表示；输入每小格的频数，用 freq 表示。总共 133 例，但数据集 dat1 中只读入 4 个观测；每个观测包含了许多例。每个观测所包含的例数用变量 freq 指明，称为频数变量。例如第 1 个观测，西药组($r＝1$)有效($c＝1$)共 63 例(freq＝63)。

(2) 过程步用 FREQ 过程。

（3）TABLES 语句定义列表的格式：行变量×列变量，本例为 $R×C$。斜杠后面是选择项，选择项"CHISQ"表示要进行卡方检验。

（4）WEIGHT 语句指定频数变量。本例为 freq。

**程序 8.1 输出结果：**

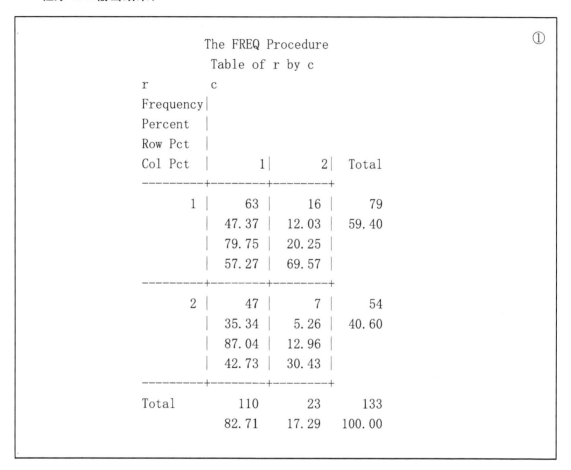

```
                        Fisher Exact Test
..............................................................................
      Cell (1,1) Frequency (F)              63
      Left—sided Pr <= F                    0.1963
      Right—sided Pr >= F                   0.9091

      Table Probability (P)                 0.1054
      Two—sided Pr <= P                     0.3528

                   Sample Size = 133
```

输出结果①中给出四格表。每小格中有 4 行,分别代表频数(Frequency)、总百分比(Percent,小格频数/总频数)、行百分比(Row Pct,小格频数/行合计)以及列百分比(Col Pct,小格频数/列合计)。$c=1$ 为有效,所以 $c=1$ 这一列的行百分比就是有效率,分别为 79.75% 和 87.04%。

输出结果②中给出四格表的卡方(Chi—Square)、似然比卡方(Likelihood Ratio Chi—Square)、连续性校正卡方(Continuity Adj Chi—Square)和 MH 卡方(Mantel—Haenszel Chi—Square)检验的自由度($DF$)、卡方值(Value)和 $P$ 值(Prob)。同时输出了行变量和列变量之间关联性的统计量,包括 $\varphi$ 系数(Phi Coefficient)、列联系数(Contingency Coefficient)和 Cramer's V 统计量。Fisher's 确切检验(Fisher's Exact Test)的左侧(left)、右侧(right)和双侧(2—Tail)概率,最后给出了总例数(Sample Size)为 133 例。

通常不需要总百分比和列百分比这两项;为此,可在 TABLES 语句后加上选择项"NOPERCENT"或"NOPCT"和"NOCOL"以去掉总百分比和列百分比的输出。

如需计算每小格的理论频数,可加上选择项"EXPECTED",如:

    tables r * c/chisq nopercent nocol expected;

结果四格表输出如下,每小格中第二行即为的理论频数:

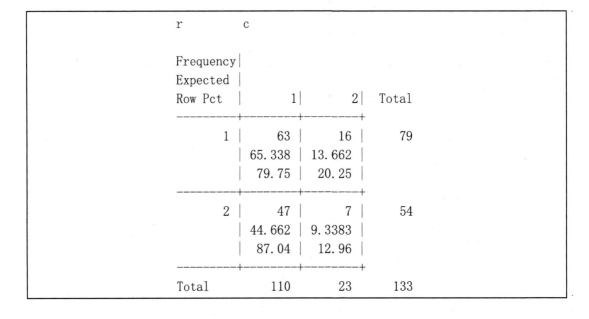

```
         r        c

  Frequency|
  Expected |
  Row Pct  |      1|      2| Total
  ---------+--------+--------+
        1 |     63 |    16 |    79
          | 65.338 | 13.662 |
          | 79.75 | 20.25 |
  ---------+--------+--------+
        2 |     47 |     7 |    54
          | 44.662 | 9.3383 |
          | 87.04 | 12.96 |
  ---------+--------+--------+
  Total        110      23    133
```

## 二、$K \times 2$ 表的卡方检验

对于例 8.7 的资料,用 SAS 软件包进行统计分析。

**解**:SAS 程序如下:

**程序 8.2**

```
data dat2;
    do r=1 to 3;
        do c=1 to 2;
            input freq @@;
            output;
        end;
    end;
cards;
63   16
47   7
65   3
;
proc freq data=dat2;
    tables r * c/chisq nopercent nocol;
    weight freq;
run;
```

**程序 8.2 说明**:

$K \times 2$ 表的程序和四格表分析用的 8.1 程序基本相同,仅行数改变。

**程序 8.2 输出结果**:

```
                    The FREQ Procedure                      ①
                    Table of r by c
        r            c
        Frequency|
        Row Pct  |      1|      2|  Total
        ---------+--------+--------+
              1 |    63 |    16 |    79
                | 79.75 | 20.25 |
        ---------+--------+--------+
              2 |    47 |     7 |    54
                | 87.04 | 12.96 |
        ---------+--------+--------+
              3 |    65 |     3 |    68
                | 95.59 |  4.41 |
        ---------+--------+--------+
        Total        175      26     201
```

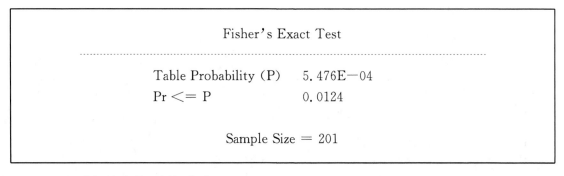

Statistics for Table of r by c  ②

| Statistic | DF | Value | Prob |
|---|---|---|---|
| Chi－Square | 2 | 8.1431 | 0.0171 |
| Likelihood Ratio Chi－Square | 2 | 8.9728 | 0.0113 |
| Mantel－Haenszel Chi－Square | 1 | 8.0887 | 0.0045 |
| Phi Coefficient | | 0.2013 | |
| Contingency Coefficient | | 0.1973 | |
| Cramer's V | | 0.2013 | |

Sample Size = 201

输出结果①中给出了 $K \times 2$ 表。$c=1$ 这列的行百分比为各组的有效率。

输出结果②中给出了各种卡方检验和关联性统计量的结果。卡方检验的 $P$ 值等于 0.017。结论为 3 种疗法有效率的差别有统计学意义。

和四格表的结果相比较,这里缺少了校正卡方和确切检验的结果。如需要进行确切检验,可在 TABLES 语句后面加上选择项"EXACT"。如:

tables r * c/chisq nopercent nocol exact;

结果会增加如下确切检验内容:

Fisher's Exact Test

Table Probability (P)  5.476E－04
Pr <= P  0.0124

Sample Size = 201

Fisher 确切检验的双侧概率为 0.0124。

### 三、$R \times C$ 表的统计学检验

（一）行列皆无序

对于例 8.8 的资料,用 SAS 软件包进行统计分析。

**解**:SAS 程序如下:

**程序 8.3**

```
data dat3;
    do r=1 to 3;
        do c=1 to 4;
```

```
        input freq @@;
        output;
      end;
    end;
cards;
112 150 205 40
200 112 135 73
362 219 310 69
;
run;


proc freq data＝dat3;
  tables r * c/chisq nopercent nocol;
  weight freq;
run;


proc freq data＝dat3;
  tables r * c/cmh;
  weight freq;
run;
```

**程序 8.3 说明：**

此程序和程序 8.1 相似，仅行数和列数不同。

**程序 8.3 输出结果：**

```
                        Table of r by c                      ①
      r         c
      Frequency|
      Row Pct  |      1|      2|      3|      4| Total
      ---------+--------+--------+--------+--------+
            1 |   112 |   150 |   205 |    40 |   507
              | 22.09 | 29.59 | 40.43 |  7.89 |
      ---------+--------+--------+--------+--------+
            2 |   200 |   112 |   135 |    73 |   520
              | 38.46 | 21.54 | 25.96 | 14.04 |
      ---------+--------+--------+--------+--------+
            3 |   362 |   219 |   310 |    69 |   960
              | 37.71 | 22.81 | 32.29 |  7.19 |
      ---------+--------+--------+--------+--------+
      Total        674     481     650     182    1987
```

②

```
                    Statistics for Table of r by c

    Statistic                        DF        Value       Prob
    ----------------------------------------------------------------
    Chi-Square                        6       71.5186      <.0001
    Likelihood Ratio Chi-Square       6       72.2521      <.0001
    Mantel-Haenszel Chi-Square        1       19.7684      <.0001
    Phi Coefficient                           0.1897
    Contingency Coefficient                   0.1864
    Cramer's V                                0.1342


                        Sample Size = 1987
```

③

```
          Cochran-Manteel-Haenszel Statistics (Based on Table Scores)

    Statistic   Alternative Hypothesis    DF      Value       Prob
    ----------------------------------------------------------------
       1        Nonzero Correlation        1      19.7684     <.0001
       2        Row Mean Scores Differ     2      21.0918     <.0001
       3        General Association        6      71.4826     <.0001
```

输出结果①为行×列表。其中行百分比即为各民族血型的构成比。

输出结果②为各种卡方检验和关联性统计量的结果。$P=0.000$,结论为:这 3 个民族的血型构成比不同,或者这 3 个民族的血型分布与民族有关系。

输出结果③CMH 的输出结果,在行列都无序的情况下,看"General Association",它的结果和 Pearson Chi—Square 是相近的。

注意:

前面几例介绍的都是已经有了四格表或行×列表的资料,把表中各小格的频数输入产生数据文件,然后再用 FREQ 过程进行统计分析。由于输入的是频数,数据集中每个观测包含了许多例,所以要用 WEIGHT 语句指定频数变量。频数变量中包含了每个观测代表多少例的信息。当输入的是原始数据时,每个观测仅代表一例,这时不需要使用 WEIGHT 语句。程序执行后 SAS 会自动产生四格表或行×列表。

(二) 行无序、列有序

对于例 8.9 的资料,用 SAS 软件包进行统计分析。

**解**:SAS 程序如下:

**程序 8.4**

```
data dat4;
    do r=1 to 2;
        do c=1 to 3;
            input freq @@;
            output;
        end;
    end;
cards;
13 10 6
21 7 4
;
proc freq data=dat4;
    tables r*c/nopct nocol chisq cmh;
    weight freq;
run;
```

**程序 8.4 说明:**

这时行变量两分类无序,而列变量有序。TABLES 语句后加入 CMH 选项,意在输出 CMH$-\chi^2$ 统计量的相关结果。

**程序 8.4 输出结果:**

```
                    Table of r by c
    r         c                                        ①
Frequency|
Row Pct  |     1|      2|      3| Total
---------+--------+--------+--------+
       1 |     13 |     10 |      6 |    29
         |  44.83 |  34.48 |  20.69 |
---------+--------+--------+--------+
       2 |     21 |      7 |      4 |    32
         |  65.63 |  21.88 |  12.50 |
---------+--------+--------+--------+
Total          34       17       10      61
```

| Statistics for Table of r by c | | | | ② |
|---|---|---|---|---|
| Statistic | DF | Value | Prob | |
| Chi—Square | 2 | 2.6707 | 0.2631 | |
| Likelihood Ratio Chi—Square | 2 | 2.6874 | 0.2609 | |
| Mantel—Haenszel Chi—Square | 1 | 2.2194 | 0.1363 | |
| Phi Coefficient | | | 0.2092 | |
| Contingency Coefficient | | | 0.2048 | |
| Cramer's V | | | 0.2092 | |

Sample Size = 61

| Summary Statistics for r by c | | | | | ③ |
|---|---|---|---|---|---|
| Cochran—Mantel—Haenszel Statistics (Based on Table Scores) | | | | | |
| Statistic | Alternative Hypothesis | DF | Value | Prob | |
| 1 | Nonzero Correlation | 1 | 2.2194 | 0.1363 | |
| 2 | Row Mean Scores Differ | 1 | 2.2194 | 0.1363 | |
| 3 | General Association | 2 | 2.6269 | 0.2689 | |

输出结果①为行×列表。

输出结果②为各种卡方检验和关联性统计量的结果。

输出结果③为 $CMH\chi^2$ 的输出结果，在行变量无序、列变量有序的情况下，看"Row Mean Scores Differ"对应的结果。在二维列联表中，$CMH\chi^2$ 中"Nonzero Correlation"对应卡方值与 Mantel—Haenszel Chi—Square 的结果相同。由于本例中列变量为两分类变量，故可看成有序变量的特例，此时"Row mean score difference"与"Nonzero Correlation"对应的卡方值和自由度一致。

**（三）行有序、列无序**

对于例 8.10 的资料，用 SAS 软件包进行统计分析。

**解**：SAS 程序如下：

**程序 8.5**

```
data dat5;
    do r=1 to 3;
        do c=1 to 2;
            input freq @@;
            output;
        end;
    end;
cards;
59 25
169 29
196 9
;
```

run；

proc freq data＝dat5；
　tables r＊c/nopct nocol trend；
　weight freq；
run；

**程序 8.5 说明：**

这时行变量有序，而列变量两分类无序。与程序 8.5 相似，TREND 选项，意在输出 Cochran－Armitage 趋势卡方检验的的相关结果。

**程序 8.5 输出结果：**

```
                      The FREQ Procedure
                      Table of r by c
        r         c

        Frequency|
        Row Pct  |      1|      2|  Total
        ---------+-------+-------+
               1 |    59 |    25 |    84
                 | 70.24 | 29.76 |
        ---------+-------+-------+
               2 |   169 |    29 |   198
                 | 85.35 | 14.65 |
        ---------+-------+-------+
               3 |   196 |     9 |   205
                 | 95.61 |  4.39 |
        ---------+-------+-------+
        Total       424      63     487

        Statistics for Table of r by c

        Cochran-Armitage Trend Test
        ----------------------------------
        Statistic (Z)        5.8613
        One-sided Pr >  Z    <.0001
        Two-sided Pr > |Z|   <.0001

             Sample Size = 487
```

输出结果 Cochran－Armitage 趋势检验统计量 $Z$ 及 $P$ 值，其中 $Z^2 = \chi^2$，即 $(5.8613)^2 = 34.3548$，与前文例题中计算结果一致。

（四）行列皆有序

对于例 8.11 的资料，用 SAS 软件包进行统计分析。

**解**:SAS 程序如下:

**程序 8.6**

```
data dat6;
    do r=1 to 4;
        do c=1 to 4;
            input freq @@;
            output;
        end;
    end;
cards;
4 11 143 411
9 37 317 1183
39 22 182 355
147 94 139 160
;
run;

proc freq data=dat6;
    tables r * c/nopct nocol norow chisq cmh;
    weight freq;
run;
```

**程序 8.6 说明**:

这时行、列变量皆为有序变量。与程序 8.5 相似,只不过在 SAS 结果输出中所要的 CMH$-\chi^2$ 不同。

**程序 8.6 输出结果**:

```
                       The FREQ Procedure                          ①
                        Table of r by c
            r       c
            Frequency|     1|     2|     3|     4| Total
            ---------+------+------+------+------+
                   1 |    4 |   11 |  143 |  411 |  569
            ---------+------+------+------+------+
                   2 |    9 |   37 |  317 | 1183 | 1546
            ---------+------+------+------+------+
                   3 |   39 |   22 |  182 |  355 |  598
            ---------+------+------+------+------+
                   4 |  147 |   94 |  139 |  160 |  540
            ---------+------+------+------+------+
            Total      199    164    781   2109   3253
```

Statistics for Table of r by c

| Statistic | DF | Value | Prob |
|---|---|---|---|
| Chi—Square | 9 | 858.9587 | <.0001 |
| Likelihood Ratio Chi—Square | 9 | 713.7555 | <.0001 |
| Mantel—Haenszel Chi—Square | 1 | 593.2791 | <.0001 |
| Phi Coefficient | | 0.5139 | |
| Contingency Coefficient | | 0.4570 | |
| Cramer's V | | 0.2967 | |

Sample Size = 3253

Summary Statistics for r by c　②

Cochran—Mantel—Haenszel Statistics (Based on Table Scores)

| Statistic | Alternative Hypothesis | DF | Value | Prob |
|---|---|---|---|---|
| 1 | Nonzero Correlation | 1 | 593.2791 | <.0001 |
| 2 | Row Mean Scores Differ | 3 | 783.8167 | <.0001 |
| 3 | General Association | 9 | 858.6946 | <.0001 |

Total Sample Size = 3253

　　输出结果①为各种卡方检验和关联性统计量的结果。这时的 Mantel—Haenszel Chi—Square 就是我们需要的统计量。

　　输出结果②为 CMH 的输出结果，在行、列变量皆有序的情况下，看"Nonzero Correlation"，它的结果和 Mantel—Haenszel Chi—Square 是相同的。

### 四、方表的一致性检验

对于例 8.12 的资料，用 SAS 软件包进行统计分析。

**解**：SAS 程序如下：

**程序 8.7**

```
data dat7；
    do r=1 to 2；
      do c=1 to 2；
        input freq @@；
        output；
      end；
    end；
```

```
cards;
160 26
5 48
;

proc freq data=dat7;
  tables r*c/nopct nocol norow agree;
  weight freq;
run;
```

**程序 8.7 说明:**

AGREE 选项,意在输出一致性检验的的相关结果。

**程序 8.7 输出结果:**

```
                        Table of r by c
         r         c
         Frequency|       1|       2|  Total
         ---------+--------+--------+
               1 |   160 |    26 |    186
         ---------+--------+--------+
               2 |     5 |    48 |     53
         ---------+--------+--------+
         Total          165      74      239


              Statistics for Table of r by c
                    McNemar's Test
              ---------------------------

              Statistic (S)    14.2258
              DF                      1
              Pr > S           0.0002


              Simple Kappa Coefficient
              ---------------------------

              Kappa                 0.6708
              ASE                   0.0534
              95% Lower Conf Limit  0.5663
              95% Upper Conf Limit  0.7754


              Sample Size = 239
```

（王炳顺）

# 第九章 非参数统计

统计推断方法可分为两大类:参数统计(parametric statistics)和非参数统计(nonparametric statistics)。前面介绍的 $t$ 检验和方差分析属参数统计方法,其原理是基于某种假定分布(如正态分布),并对总体分布的参数(如总体均数)进行估计或检验。实际工作中,数据可能不是来自于假定分布的总体,或总体分布不易确定,或分布呈非正态而又无适当的数据转换方法,还有可能数据不能或未加精确测量,只能以严重程度、好坏优劣、次第先后等作记录的资料。此时,只能用非参数统计方法来处理。非参数统计方法对总体分布不作任何规定,不依赖于总体分布类型,因此非参数统计方法又称任意分布检验(distribution-free test)。

非参数统计方法简单易行,适用面广。

## 第一节 配对设计资料和单样本资料的检验

### 一、配对设计资料的符号检验

#### (一)计算方法和实例

根据正、负符号个数的假设检验方法称为符号检验(sign test)。首先需将原始观察值按设定的规则转换成正、负号,然后计数正、负号的个数作出检验。该检验可用于样本中位数和总体中位数的比较,数据的升降趋势检验,特别可用于总体分布不服从正态分布或分布不明的配对资料,有时当配对比较的结果只能定性地表达(如颜色深浅、程度强弱),而不能获得具体数字时,也可用本法。

用于配对资料时,符号检验计算步骤为:首先定义成对数据指定正号或负号的规则,然后计数正号的个数 $n^+$ 及负号的个数 $n^-$,并取 $n=n^++n^-$,当 $n$ 较小时,应使用确切概率计算法,当 $n$ 较大时可用 $\chi^2$ 检验,其自由度为1。

$$\chi^2 = \frac{(|n^+ - n/2| - 0.5)^2}{n/2} + \frac{(|n^- - n/2| - 0.5)^2}{n/2}$$

实际计算时可用以下简便公式:

$$\chi^2 = (|n^+ - n^-| - 1)^2 / (n^+ + n^-) \tag{9-1}$$

式中:$n^+$ 为比较结果为"+"号的对子数;

$n$ 为比较结果为"-"号的对子数;

$n^0$ 为比较结果为"0"的对子数,在统计时可剔除。

**例 9.1** 9名受试者接受 A、B 两种镇痛药物的试验,分别给予评价,评价结果见表9.1,试分析两种药物的镇痛效果有无差别?

**表 9.1  9 名受试者对两种镇痛药的评价**

| 镇痛药物 | 病例号 | | | | | | | | |
|---|---|---|---|---|---|---|---|---|---|
| | 1 | 2 | 3 | 4 | 5 | 6 | 7 | 8 | 9 |
| A | 好 | 好 | 好 | 差 | 好 | 好 | 好 | 好 | 好 |
| B | 差 | 差 | 差 | 好 | 差 | 差 | 差 | 差 | 差 |
| 符号 | ＋ | ＋ | ＋ | － | ＋ | ＋ | ＋ | ＋ | ＋ |

**解：**

(1) 建立检验假设，确定检验水准：

H_0：两种药镇痛效果无差别；

$H_0$：两种药镇痛效果无差别；

$H_1$：两种药镇痛效果有差别；

$\alpha = 0.05$。

(2) 规定 A 药比 B 药好为"＋"，A 药比 B 药差为"－"，得 $n^+ = 8, n^- = 1$。

代入式9-1，得：

$$\chi^2 = (|8-1|-1)^2/(8+1) = 4。$$

而查表得：

$$\chi^2_{0.05,1} = 3.84。$$

现 $\chi^2 > \chi^2_{0.05,1}$，故 $P < 0.05$，拒绝 $H_0$，认为在 $\alpha = 0.05$ 水平上差异有统计学意义，即两种药物镇痛效果有差别。

符号检验的基本思想是：如果 $H_0$ 成立，由于抽样误差的存在，出现"＋"与出现"－"的次数虽不一定相等，但差别不应太大。当两者相差太大，超过了抽样误差可以解释的范围时，我们有理由怀疑 $H_0$ 的正确性，从而拒绝 $H_0$。

（二）符号检验的 SAS 程序

例 9.1 的 SAS 程序见程序 9.1。

**程序 9.1**

```
data dat1;
input a b;
    d＝a-b;
cards;
1 0
1 0
1 0
0 1
1 0
1 0
1 0
1 0
1 0
;
proc univariate data＝dat1;
  var d;
```

run;

**程序 9.1 说明：**

首先对于定性资料进行数量化。本例，评价好取为 1，评价差取为 0。数据的输入和配对 $t$ 检验相同，即数据一对一对地输入，然后求出差值。过程步也和配对 $t$ 检验相同，不过必须用 UNIVARIATE 过程，不能用 MEANS 过程。

**程序 9.1 输出结果：**

The UNIVARIATE Procedure
Variable：d

Moments

| | | | |
|---|---|---|---|
| N | 9 | Sums Weights | 9 |
| Mean | 0.77777778 | Sum Observations | 7 |
| Std Deviation | 0.66666667 | Variance | 0.44444444 |
| Skewness | −3 | Kurtosis | 9 |
| Uncorrected SS | 9 | Corrected SS | 3.55555556 |
| Coeff Variation | 85.7142857 | Std Error Mean | 0.22222222 |

Basic Statistical Measures

| Location | | Variability | |
|---|---|---|---|
| Mean | 0.777778 | Std Deviation | 0.66667 |
| Median | 1.000000 | Variance | 0.44444 |
| Mode | 1.000000 | Range | 2.00000 |
| | | Interquartile Range | 0 |

Tests for Location：Mu0＝0

| Test | | —Statistic— | | ———p Value——— | |
|---|---|---|---|---|---|
| Student's t | t | 3.5 | Pr>\|t\| | | 0.0081 |
| Sign | M | 3.5 | Pr>=\|M\| | | 0.0391 |
| Signed Rank | S | 17.5 | Pr>=\|S\| | | 0.0391 |

符号统计量 M(Sign)＝3.5，$P$ 值＝0.0391。$P<0.05$，结论为两种药物镇痛效果的差别有统计学意义。注意：SAS 中符号检验的计算方法和本节中的计算方法不同，但结论相同。

### 二、配对设计资料的符号秩和检验

**（一）计算方法和实例**

配对资料如例 9.1 其差值不是具体数字，只能用符号检验，但若资料有具体数字，符号检验只利用了它的"＋"、"－"号，而对数字大小中所包含的信息却未加利用，故效率较低。

Wilcoxon 符号秩和检验（Wilcoxon signed rank sum test）用于推断配对资料的差值是否来自中位数为零的总体。此检验既考虑"＋"、"－"符号，又利用了差值的大小，故效率较符号检验高，以下通过实例说明其计算过程。

**例 9.2** 某研究中心为观察溶脲脲原体（UU）感染对家兔精子质量的影响，分别测定 10 只兔子感染 UU 前后的精子密度（$10^9$/L），数据见表 9.2，试分析溶脲脲原体是否影响家兔的精子密度。

**表 9.2  UU 感染前后家兔精子密度（$10^9$/L）的变化**

| 编 号 | 1 | 2 | 3 | 4 | 5 | 6 | 7 | 8 | 9 | 10 |
|---|---|---|---|---|---|---|---|---|---|---|
| 感染前 | 336 | 371 | 386 | 364 | 377 | 292 | 288 | 304 | 333 | 302 |
| 感染后 | 258 | 291 | 300 | 285 | 298 | 303 | 312 | 260 | 339 | 290 |
| 差值 $d$ | 78 | 80 | 86 | 79 | 79 | －11 | －24 | 44 | －6 | 12 |
| $\lvert d\rvert$ 的秩次 | 6 | 9 | 10 | 7.5 | 7.5 | 2 | 4 | 5 | 1 | 3 |
| 有符号的秩次 | 6 | 9 | 10 | 7.5 | 7.5 | －2 | －4 | 5 | －1 | 3 |

**解：**

由表 9.2 可计算配对差值 $d$，其均数 $\bar{d}=41.7$，标准差为 $Sd=44.45$。对这些差值进行正态性检验，$W=0.8212$，$P<0.05$，认为差值不服从正态分布，不满足配对 $t$ 检验的条件，该资料宜用 Wilcoxon 符号秩和检验。

（1）建立检验假设，确定检验水准。

　　　$H_0:M_d=0$，即差值的总体中位数等于零；

　　　$H_1:M_d\neq0$，即差值的总体中位数不等于零；

　　　$\alpha=0.05$。

（2）求差值：求出每对数据的差值 $d$，见表 9.2 第 3 行。

（3）编秩：按差值 $d$ 的绝对值由小到大编秩，见表 9.2 第 4 行，并按差值的正负给秩次加上正负号，见表 9.2 第 6 行。编秩时，若差值为 0，舍去不计；若差值的绝对值相等，取平均秩次。

（4）求秩和：将所排的秩次赋以原差值的符号，求出正、负差值秩次之和，分别以 $T^+$ 和 $T^-$ 表示。记差值不等于 0 的对子数为 $n$，则 $T^+$ 和 $T^-$ 之和应为 $n(n+1)/2$。

此处：
$$n=10$$
$$T^+=6+9+10+7.5+7.5+5+3=48$$
$$T^-=2+4+1=7$$

（5）确定统计量 $T$。

$$取\ T=\min(T^+,T^-)=7$$

（6）确定 $P$ 值，作出推断结论。

| | 双侧检验 | 单侧检验（1） | 单侧检验（2） |
|---|---|---|---|
| 假设检验 | $H_0 : M_d = 0$<br>$H_1 : M_d \neq 0$ | $H_0 : M_d = 0$<br>$H_1 : M_d > 0$ | $H_0 : M_d = 0$<br>$H_1 : M_d < 0$ |
| 小样本查表法 | 若 $T \leqslant T_{\alpha/2}(n)$，<br>则拒绝 $H_0$ | 若 $T_- \leqslant T_\alpha(n)$，<br>则拒绝 $H_0$ | 若 $T_+ \leqslant T_\alpha(n)$，<br>则拒绝 $H_0$ |
| 大样本正态近似法 | 若 $|U| > U_{\alpha/2}$，<br>则拒绝 $H_0$ | 若 $|U| > U_\alpha$，<br>则拒绝 $H_0$ | 若 $|U| > U_\alpha$，<br>则拒绝 $H_0$ |

（ⅰ）小样本查表法：当 $5 < n \leqslant 25$ 时，查附表 10（符号秩和检验用 $T$ 界值表）。

查附表 10 得 $n = 10$、$T_{0.05} = 8$，$T_{0.01} = 3$，现 $T = 7 < T_{0.05}$，所以 $P < 0.05$，按 $\alpha = 0.05$ 检验水准拒绝 $H_0$，认为溶脲脲原体感染前后家兔精子密度的变化有统计学意义，即溶脲脲原体感染影响家兔的精子密度。

本例如用符号检验，$n^+ = 7$，$n^- = 3$，$\chi^2 = 0.9$，$\chi^2 < \chi^2_{0.05,1}$，故 $P > 0.05$，可见符号秩和检验的效率较高。

（ⅱ）大样本正态近似法：

当 $n > 25$，且不存在相同秩次时可按式 9-2 求 $U$ 值。

$$U = | T - [n(n+1)]/4 | / \sqrt{n(n+1)(2n+1)/24} \tag{9-2}$$

$U$ 服从标准正态分布，故有：$U \geqslant 2.58$ 时，$P \leqslant 0.01$；$U \geqslant 1.96$ 时，$P \leqslant 0.05$；$U < 1.96$ 时，$P > 0.05$。

当 $n$ 不很大时，统计量 $U$ 需要作出如下的连续性校正：

$$U = (| T - [n(n+1)]/4 | - 0.5) / \sqrt{n(n+1)(2n+1)/24} \tag{9-3}$$

若有相同秩次，用公式 9-3 求得的 $U$ 值偏小，应按公式 9-4 计算校正的统计量 $U_C$。

$$U_C = \frac{| T - [n(n+1)]/4 | - 0.5}{\sqrt{\dfrac{n(n+1)(2n+1)}{24} - \dfrac{\sum (t_j^3 - t_j)}{48}}} \tag{9-4}$$

式中：$t_j$ 为第 $j (j = 1, 2, \cdots)$ 个相同秩次的个数。

**例 9.3**　设有 60 对资料进行符号秩和检验，算得 $n = 60$，$T^+ = 85$，$T^- = 735$，有两个秩次为 2.5，有 4 个秩次为 8.5，问差异有否显著意义？

**解：**

$H_0$：不存在差异。

$H_1$：存在差异。

本例 $n = 60$，采用 $U$ 检验，

$$T = \min(T^+, T^-) = 85, t_1 = 2, t_2 = 4,$$

$$\sum (t_j^3 - t_j) = (t_1^3 - t_1) + (t_2^3 - t_2) = (2^3 - 2) + (4^3 - 4) = 66$$

由式 9-4 得：

$$U_C = \frac{| T - [n(n+1)]/4 | - 0.5}{\sqrt{\dfrac{n(n+1)(2n+1)}{4} - \dfrac{\sum (t_j^3 - t_j)}{48}}}$$

$$= \frac{\left| 85 - [60(60+1)]/4 \right| - 0.5}{\sqrt{\dfrac{60(60+1)(2 \times 60+1)}{24} - \dfrac{66}{48}}}$$

$$= 6.11。$$

由于 $U > 2.58$，$P < 0.01$，拒绝 $H_0$，认为差异有统计学意义。

符号秩和检验的基本思想是：如果 $H_0$ 成立，由于抽样误差的存在，统计量 $T$ 与正、负秩和的均数 $n(n+1)/4$ 不一定相等，但差别不应太大。当 $T$ 与 $n(n+1)/4$ 相差太大，超过了抽样误差可以解释的范围时，我们有理由怀疑 $H_0$ 的正确性，从而拒绝 $H_0$。

（二）配对设计资料符号秩和检验的 SAS 程序

例 9.2 的 SAS 程序见程序 9.2。

**程序 9.2**

```
data dat2;
  input before after;
  d=before-after;
cards;
336 258
371 291
386 300
364 285
377 298
292 303
288 312
304 260
333 339
302 290
;
proc univariate data=dat2 normal;
  var d;
run;
```

**程序 9.2 说明：**

数据的输入和配对 $t$ 检验相同，即数据一对一对地输入，然后求出差值。过程步也和配对 $t$ 检验相同，不过必须用 UNIVARIATE 过程，不能用 MEANS 过程。本例用了"normal"选择项对于差值 $d$ 作正态性检验；如呈正态分布，可用配对 $t$ 检验。

**程序 9.2 输出结果：**

```
                The UNIVARIATE Procedure
                      Variable：d


                        Moments
```

| N | 10 | Sum Weights | 10 |
|---|---|---|---|
| Mean | 41. 7 | Sum Observations | 417 |
| Std Deviation | 44. 454846 | Variance | 1976. 23333 |
| Skewness | −0. 42674 | Kurtosis | −1. 8853568 |
| Uncorrected SS | 35175 | Corrected SS | 17786. 1 |
| Coeff Variation | 106. 606345 | Std Error Mean | 14. 0578566 |

Basic Statistical Measures

| Location | | Variability | |
|---|---|---|---|
| Mean | 41. 70000 | Std Deviation | 44. 45485 |
| Median | 61. 00000 | Variance | 1976 |
| Mode | 79. 00000 | Range | 110. 00000 |
| | | Interquartile Range | 85. 00000 |

Tests for Location：Mu0＝0

| Test | | —Statistic— | | ———p Value——— | |
|---|---|---|---|---|---|
| Student's t | t | 2. 966313 | Pr>|t| | | 0. 0158 |
| Sign | M | 2 | Pr>=|M| | | 0. 3438 |
| Signed Rank | S | 20. 5 | Pr>=|S| | | 0. 0352 |

Tests for Normality

| Test | | —Statistic— | | ———p Value——— | |
|---|---|---|---|---|---|
| Shapiro-Wilk | W | 0. 821193 | Pr<W | | 0. 0262 |
| Kolmogorov-Smirnov | D | 0. 29291 | Pr>D | | 0. 0162 |
| Cramer-von Mises | W-Sq | 0. 133766 | Pr>W-Sq | | 0. 0336 |
| Anderson-Darling | A-Sq | 0. 802425 | Pr>A-Sq | | 0. 0243 |

对差值进行正态性检验，$W=0.821193$，其 $P$ 值见 $Pr<W$，本例等于 $0.0262$，$P<0.05$，认为差值不服从正态分布，不满足配对 $t$ 检验的条件，宜用 Wilcoxon 符号秩和检验。

符号秩和检验统计量为 $S$(signed rank)，本例中为 $20.5$，其 $P$ 值见 $Pr>=|S|$，本例中为 $0.0352$，$P<0.05$，所以结论为溶脲脲原体感染前后家兔精子密度的变化有统计学意义，即溶脲脲原体感染影响家兔的精子密度。注意：SAS 中符号秩和检验的计算方法和本节中的计算

方法不同,但结论相同。

### 三、单样本资料的符号秩和检验

#### (一)计算方法和实例

若单组随机样本来自正态总体,比较其总体均数与某常数是否不同,可用 $t$ 检验;若样本来自非正态总体或总体分布无法确定,也可用 Wilcoxon 符号秩和检验,检验总体中位数是否等于某已知数值。

**例 9.4** 已知正常人乙酰胆碱酯酶的平均值为 1.44 单位,现测得 10 例慢性气管炎患者的乙酰胆碱酯酶结果见表9.3。问慢性气管炎患者的平均乙酰胆碱酯酶是否高于正常人?

**表 9.3 10 名慢性气管炎乙酰胆碱酯酶含量测定结果**

| 乙酰胆碱酯酶含量 $x$ | 差值 $d=x-1.44$ | $\lvert d \rvert$ 的秩次 | 带符号的秩次 |
|---|---|---|---|
| 1.40 | −0.04 | 2.0 | −2.0 |
| 2.34 | 0.90 | 5.5 | 5.5 |
| 2.36 | 0.92 | 7.0 | 7.0 |
| 2.34 | 0.90 | 5.5 | 5.5 |
| 1.42 | −0.02 | 1.0 | −1.0 |
| 1.87 | 0.43 | 3.0 | 3.0 |
| 2.42 | 0.98 | 8.0 | 8.0 |
| 2.33 | 0.89 | 4.0 | 4.0 |
| 2.56 | 1.12 | 10.0 | 10.0 |
| 2.54 | 1.10 | 9.0 | 9.0 |

**解:**

由表 9.3 第一栏可计算观察值与已知中位数 $M_0=1.44$ 的差值 $d$,其均数为 $\bar{d}=0.718$,标准差为 $S_d=0.4365$。对差值 $d$ 进行正态性检验,$W=0.7786$,$P<0.01$。因此,不满足单样本 $t$ 检验的条件,该资料宜用 Wilcoxon 符号秩和检验。

(1)建立检验假设,确定检验水准。

$H_0:M_d=0$,即差值的总体中位数等于零;

$H_1:M_d\neq0$,即差值的总体中位数不等于零;

$\alpha=0.05$。

(2)求差值。

差值为 $d=x-M_0$,见表 9.3 第 2 列。

(3)编秩。

对差值的绝对值编秩。

(4)求正、负秩和,确定检验统计量。

本例,$T^+=52$,$T^-=3$。取 $T=\min(T^+,T^-)=3$。

(5)确定 $P$ 值,作出推断结论。

本例中,$n=10$,$T=3$。查附表 10 得 $T_{0.05}=8$,$T_{0.01}=3$,现 $T=T_{0.01}$,所以 $P=0.01$,按 $\alpha=0.05$ 检验水准拒绝 $H_0$。认为慢性气管炎患者的平均乙酰胆碱酯酶高于正常人。

（二）单样本资料的符号秩和检验的 SAS 程序

例 9.4 的 SAS 程序见程序 9.3

**程序 9.3**

```
data dat3;
 input x @@;
 d＝x－1.44;
cards;
1.40 2.34 2.36 2.34 1.42 1.87 2.42 2.33 2.56 2.54
;
run;
proc univariate data＝dat3 normal;
 var d;
run;
```

**程序 9.3 输出的结果略。**

# 第二节　两独立样本秩和检验

两样本秩和检验(rank sum test)又称 Wilcoxon 秩和检验,适用于未配对样本的统计学分析。配对样本当然也可用本法检验,但损失了配对信息,以用符号秩和法为宜。

## 一、原始数据两样本比较的秩和检验

（一）计算步骤和实例

例 9.5　测得铅作业与非铅作业工人的血铅值($\mu$ mol/L),如表 9.4 所示,问两组工人的血铅值有无差异？

表 9.4　两组血铅值的比较

| 铅作业组(8 例) | 秩　次 | 非铅作业组(10 例) | 秩　次 |
|---|---|---|---|
| 0.32 | 4 | 0.26 | 3 |
| 0.47 | 9 | 0.24 | 2 |
| 0.57 | 10 | 0.59 | 12 |
| 2.21 | 17 | 0.37 | 6 |
| 0.64 | 13 | 0.58 | 11 |
| 3.08 | 18 | 0.21 | 1 |
| 0.67 | 14.5 | 0.33 | 5 |
| 2.13 | 16 | 0.42 | 7 |
| | | 0.67 | 14.5 |
| | | 0.45 | 8 |
| $n_1=8$ | $T_1=101.5$ | $n_2=10$ | $T_2=69.5$ |

**解:**

本资料经正态性检验认为铅作业组的血铅值不服从正态分布,故该资料宜用 Wilcoxon 秩和检验。

(1) 建立检验假设,确定检验水准。

H$_0$:两组工人的血铅值无差异;

H$_1$:两组工人的血铅值有差异;

$\alpha = 0.05$。

(2) 编秩:将两样本混合由小到大排列统一编秩,相同的数据一律给以平均秩次。

(3) 求秩和并计算统计量 $T_1$:两样本分别求秩和,分别以 $n_1$,$n_2$ 代表两样本含量,并规定 $n_1 \leqslant n_2$,将含量为 $n_1$ 组别的秩和记为 $T_1$,如 $n_1 = n_2$,可任取一组的秩和为 $T_1$。

本例中,$n_1 = 8$,$n_2 = 10$。

$n_1$ 组的 $T_1$ 为:

$$T_1 = 4 + 9 + 10 + \cdots + 14.5 + 16 = 101.5$$

(4) 确定 $P$ 值,作出推断结论。

( i )查表法:当 $n_1 \leqslant 10$、$n_2 - n_1 \leqslant 10$ 时,查附表 11,如算得的 $T_1$ 值在相应概率水平 $P$ 值一行的上下界值范围内时,$P$ 就大于表中的概率水平;反之,则概率水平小于表中的 $P$。

本例中,$n_1 = 8$,$n_2 - n_1 = 2$,表中 $p = 0.05$ 一行的上下界限为 $53 \sim 99$,$P = 0.01$ 一行的上下界限为 $47 \sim 105$,$T_1$ 在 $P = 0.05$ 行的界限外,但在 $P = 0.01$ 行的界限内,所以 $0.01 < P < 0.05$,按 $\alpha = 0.05$ 检验水准拒绝 H$_0$,认为两组血铅值的差异有统计学意义。

( ii )正态近似法:当 $n_1 > 10$ 或 $n_2 - n_1 > 10$ 时,已超出附表 11 的范围,可用 $U$ 检验。

$$U = \left[ \mid T_1 - n_1(n_1 + n_2 + 1)/2 \mid - 0.5 \right] / \sqrt{n_1 n_2 (n_1 + n_2 + 1)/12} \tag{9-5}$$

$U$ 服从标准正态分布,故可据 $U_{0.05} = 1.96$、$U_{0.01} = 2.58$ 作出统计推断。

若两组有相同秩次,公式 9-5 应按下式进行校正。

$$U_C = \frac{U}{\sqrt{C}} \tag{9-6}$$

式中:$c = 1 - \sum (t_j^3 - t_j)/(n^3 - n)$,$t_j$ 为第 $j$ 个相同秩次的个数,$n = n_1 + n_2$。

**例 9.6** 随机抽取了南、北方学生各 10 人,按身高依次混合排列得以下结果。

表 9.5　两样本比较

| 秩 | 1 | 2 | 3 | 4 | 5 | 6 | 7 | 8 | 9 | 10 | 11 | 12 | 13 | 14 | 15 | 16 | 17 | 18 | 19 | 20 |
|---|---|---|---|---|---|---|---|---|---|---|---|---|---|---|---|---|---|---|---|---|
| 南方学生 | + | + | | + | + | | | + | | + | | | + | + | + | | | + | | |
| 北方学生 | | | + | | | + | + | | + | | + | + | | | | + | + | | + | + |

问南、北方学生身高有否差异?

本例资料没有具体数据,而只有相对大小,可用秩和检验法。

**解:**

(1) 建立检验假设,确定检验水准:

H$_0$:南北方学生身高无差异;

H$_1$:南北方学生身高有差异;

$\alpha = 0.05$。

(2) $n_1 = n_2$,可取任一组求秩和 $T_1$,现求南方学生组的 $T_1$:

$$T_1 = 1 + 2 + 4 + 5 + 8 + 10 + 13 + 14 + 15 + 18 = 90。$$

（3）查附表 11,当 $n_1=10, n_1-n_2=0$ 时,$P=0.05$ 的界限为 78~132,现 $T_1$ 在此界限内,所以 $P>0.05$,不拒绝 $H_0$,认为南北学生身高的差异无统计学意义。

**例 9.7**　设有甲、乙两批抗毒素,其含量经 10 次测定,得结果如表 9.6 所示,问两批抗毒素含量是否相同?

表 9.6　两样本比较

| 甲批抗毒素 | 乙批抗毒素 |
| :---: | :---: |
| <0.005 | 0.025 |
| 0.050 | 0.050 |
| 0.015 | 0.005 |
| 0.400 | 0.035 |
| 0.005 | 0.100 |
| <0.005 | 0.010 |
| 0.025 | <0.005 |
| <0.005 | 0.015 |
| 0.010 | 0.020 |
| 0.050 | <0.005 |

本例资料中有些数值没有确定之值,可用本法计算。

**解:**

（1）建立检验假设,确定检验水准。

　　$H_0$:两批含量相同;

　　$H_1$:两批含量不相同;

　　$\alpha=0.05$。

（2）编秩,见表 9.7。

表 9.7　排秩表

| 次　序 | 甲批抗毒素 | 乙批抗毒素 | 秩 甲　批 | 秩 乙　批 |
| :---: | :---: | :---: | :---: | :---: |
| 1 | <0.005 | | 3 | |
| 2 | <0.005 | | 3 | |
| 3 | <0.005 | | 3 | |
| 4 | | <0.005 | | 3 |
| 5 | | <0.005 | | 3 |
| 6 | 0.005 | | 6.5 | |
| 7 | | 0.005 | | 6.5 |
| 8 | 0.010 | | 8.5 | |
| 9 | | 0.010 | | 8.5 |
| 10 | 0.015 | | 10.5 | |
| 11 | | 0.015 | | 10.5 |
| 12 | | 0.020 | | 12 |
| 13 | 0.025 | | 13.5 | |
| 14 | | 0.025 | | 13.5 |

（续表）

| 次　序 | 甲批抗毒素 | 乙批抗毒素 | 秩 | |
| --- | --- | --- | --- | --- |
| | | | 甲　批 | 乙　批 |
| 15 | | 0.035 | | 15 |
| 16 | 0.050 | | 17 | |
| 17 | 0.050 | | 17 | |
| 18 | | 0.050 | | 17 |
| 19 | | 0.100 | | 19 |
| 20 | 0.400 | | 20 | |

两组样本大小相同，可任选一组求 $T_1$，现以甲批的秩和为 $T_1$：
$$T_1 = 3 + 3 + 3 + 6.5 + 8.5 + 10.5 + 13.5 + 17 + 17 + 20 = 102。$$

（3）查附表 11，$n_1 = 10$、$n_2 - n_1 = 0$、$P = 0.05$ 的界限为 $78 \sim 132$，$T_1$ 在此界限内，所以 $P > 0.05$，不拒绝 $H_0$，认为两批抗毒素含量的差异无统计学意义。

（二）原始数据两样本比较的秩和检验的 SAS 程序

例 9.5 的 SAS 程序见程序 9.4。

**程序 9.4**

```
data dat4;
 do group=1 to 2;
  input n;
  do i=1 to n;
   input x @@;
   output;
  end;
 end;
cards;
8
0.32 0.47 0.57 2.21 0.64 3.08 0.67 2.13
10
0.26 0.24 0.59 0.37 0.58 0.21 0.33 0.42 0.67 0.45
;
run;
proc univariate data=dat4 normal;
class group;
var x;
run;
proc npar1way data=dat4 wilcoxon;
 class group;
 var x;
run;
```

**程序 9.4 说明：**

数据步和团体 $t$ 检验相同。

过程步先调用 UNIVARIATE 过程分组进行正态性检验，后面用选择项"normal"。

再调用 NPAR1WAY 过程，后面用选择项"Wilcoxon"，CLASS 语句后给出分组变量名，VAR 语句后给出要分析的变量名。

**程序 9.4 主要输出结果：**

The UNIVARIATE Procedure ①

Variable：x

group＝　　　　1

Tests for Normality

| Test | —Statistic— | | ———p Value——— | |
| --- | --- | --- | --- | --- |
| Shapiro-Wilk | W | 0.809828 | Pr<W | 0.0364 |
| Kolmogorov-Smirnov | D | 0.338681 | Pr>D | 0.0100 |
| Cramer-von Mises | W-Sq | 0.144549 | Pr>W-Sq | 0.0222 |
| Anderson-Darling | A-Sq | 0.767741 | Pr>A-Sq | 0.0263 |

The UNIVARIATE Procedure ②

Variable：x

group＝　　　　2

Tests for Normality

| Test | —Statistic— | | ———p Value——— | |
| --- | --- | --- | --- | --- |
| Shapiro-Wilk | W | 0.937764 | Pr<W | 0.5284 |
| Kolmogorov-Smirnov | D | 0.153372 | Pr>D | 0.1500 |
| Cramer-von Mises | W-Sq | 0.037543 | Pr>W-Sq | 0.2500 |
| Anderson-Darling | A-Sq | 0.268409 | Pr>A-Sq | 0.2500 |

The NPAR1WAY Procedure ③

Wilcoxon Scores (Rank Sums) for Variable x

Classified by Variable group

| group | N | Sum of Scores | Expected Under $H_0$ | Std Dev Under $H_0$ | Mean Score |
|---|---|---|---|---|---|
| 1 | 8 | 101.50 | 76.0 | 11.248820 | 12.68750 |
| 2 | 10 | 69.50 | 95.0 | 11.248820 | 6.95000 |

Average scores were used for ties.

Wilcoxon Two-Sample Test

| Statistic | 101.5000 |
|---|---|

Normal Approximation

| Z | 2.2225 |
|---|---|
| One-Sided Pr>Z | 0.0131 |
| Two-Sided Pr>|Z| | 0.0263 |

t Approximation

| One-Sided Pr>Z | 0.0201 |
|---|---|
| Two-Sided Pr>|Z| | 0.0401 |

Z includes a continuity correction of 0.5.

Kruskal-Wallis Test

| Chi-Square | 5.1389 |
|---|---|
| DF | 1 |
| Pr>Chi-Square | 0.0234 |

输出结果①为第 1 组的正态性检验,$W = 0.809828$,其 $P$ 值见 $Pr < W$,本例中为 $0.0364$,$P < 0.05$,认为不服从正态分布,不满足团体 $t$ 检验的条件,宜用 Wilcoxon 两样本秩和检验。

输出结果③为过程步 NPAR1WAY 的运行结果。显示出各组的例数($N$)、秩和(Sum of Scores)、根据无效假设两组秩和(Expected Under $H_0$)及标准差(Std Dev Under $H_0$)、平均秩和(Mean Score)、Wilcoxon 两样本秩和检验的统计量 $S = 101.5$(较小样本的秩和)以及正态近似检验的结果:$Z = 2.2225$,$P = 0.0263$(双侧),差异显著。同时还给出了近似 $t$ 检验和卡方检验的结果:近似 $t$ 检验的 $P = 0.0401$(双侧),近似卡方检验的 $\chi2 = 5.1389$,自由度为 1,$P = 0.0234$。结论为:两组血铅值的差异有统计学意义。根据平均秩和的结果,第 1 组为 $12.6875$,第 2 组为 $6.95$,第 1 组(铅作业组)较大;铅作业组的血铅值>非铅作业组。

例 9.6 的 SAS 程序见程序 9.5

**程序 9.5**

```
data dat5;
    do rank=1 to 20;
      input group@@;
       output;
      end;
cards;
1 1 2 1 1 2 2 1 2 1 2 2 1 1 1 2 2 1 2 2
;
run;
proc npar1way data=dat5 wilcoxon;
    class group;
     var rank;
run;
```

**程序 9.5 的输出结果略。**

例 9.7 的 SAS 程序见程序 9.6。

**程序 9.6**

```
data dat6;
    do group=1 to 2;
      do i=1 to 10;
        input x @@;
        output;
      end;
    end;
cards;
0.004 0.05 0.015 0.4 0.005 0.004 0.025 0.004 0.01 0.05
0.025 0.05 0.005 0.035 0.1 0.01 0.004 0.015 0.02 0.004
;
run;
proc npar1way data=dat6 wilcoxon;
    class group;
    var x;
run;
```

**程序 9.6 说明：**

本资料中有些数值没有确定之值，只知道<0.005，故须用 Wilcoxon 秩和检验。由于该检验只涉及到原数据的秩次，故输入数据时，只需将"<0.005"替换成<0.005 的任一数即可，本例以"0.004"替代。

**程序 9.6 的输出结果略。**

**二、等级资料两样本比较的秩和检验**

医学资料中有不少观察结果介于定性和定量之间,常称为半定量资料。如患者的疗效可按恶化、无效、好转、痊愈的等级分组;皮下注射后的局部反应可按＋＋＋＋、＋＋＋、＋＋、＋、±、－的等级分组,这类资料可用非参数法处理。

例如:表 9.8 的资料就是按等级分组的资料,它实际上是一侧有序的 $R \times C$ 列联表,因而可用两样本秩和检验进行统计推断。

**(一)计算步骤和实例**

**例 9.8**  某药对不同类型支气管炎的疗效见表 9.8 中 1～3 栏所示,分析该药对两种类型的支气管炎的治疗效果是否有差异?

**表 9.8　某药对两种类型支气管炎的治疗效果**

| 疗效<br>(1) | 人　数 | | | | 秩次范围<br>(6) | 平均秩次<br>(7) | 秩　和 | |
|---|---|---|---|---|---|---|---|---|
| | 单纯型<br>(2) | 喘息型<br>(3) | 合计<br>(4) | 累计<br>(5) | | | 单纯型<br>(8)=(2)×(7) | 喘息型<br>(9)=(3)×(7) |
| 无效 | 4 | 13 | 17 | 17 | 1～17 | 9 | 36 | 117 |
| 有效 | 15 | 26 | 41 | 58 | 18～58 | 38 | 570 | 988 |
| 显效 | 32 | 21 | 53 | 111 | 59～111 | 85 | 2 720 | 1 785 |
| 控制 | 13 | 8 | 21 | 132 | 112～132 | 122 | 1 586 | 976 |
| 合计 | 64 | 68 | 132 | | | | 4 912 | 3 866 |

**解:**

(1)建立检验假设,确定检验水准:

　　$H_0$:某药对两种支气管炎的疗效相同;

　　$H_1$:某药对两种支气管炎的疗效不相同;

　　$\alpha = 0.05$。

(2)编秩:本例为等级资料,在编秩时,先计算各等级的合计人数,见表 9.8 第(4)栏,由此确定各组段秩次范围,见第(6)栏,然后计算出各等级的平均秩次,见第(7)栏。

(3)求秩和:以各等级的平均秩次分别与两组各等级例数相乘,再求和。见第(8)、(9)栏。因 $n_1 = 64$、$n_2 = 68$,故 $T_1 = 4\,912$、$T_2 = 3\,866$。

(4)计算统计量:本例 $n_1 = 64$,已超出附表 11 范围,需用近似正态检验。本例是等级资料,相同秩次较多,必须用校正公式。相同秩次的个数即为每个等级的人数。可按式 9-5 和式 9-6 计算 $U_c$ 值。

$$U = \{ \mid 4\,912 - [64(64+68+1)]/2 \mid -0.5 \} / \sqrt{[64 \times 68 \times (64+68+1)]/12} = 2.984\,6$$

$$c = 1 - \sum (t_j^3 - t_j)/(n^3 - n)$$

$$= 1 - \frac{(17^3 - 17) + (41^3 - 41) + (53^3 - 53) + (21^3 - 21)}{132^2 - 132} = 0.899\,2$$

$$U_c = \frac{U}{\sqrt{C}} = \frac{2.984\,6}{\sqrt{0.899\,2}} = 3.147\,5$$

(5) 确定 $P$ 值,作出推断结论:因为 $U_C > 2.58$,所以 $P < 0.01$。按 $\alpha = 0.05$ 检验水准拒绝 $H_0$,认为该药对两种类型的支气管炎的疗效的差别有统计学意义。

(二) 等级资料两样本比较的秩和检验的 SAS 程序

例 9.8 的 SAS 程序见程序 9.7。

**程序 9.7**

```
data dat7;
  do group=1 to 2;
    do rank=1 to 4;
      input freq @@;
        do i=1 to freq;
          output;
        end;
      end;
    end;
  cards;
4 15 32 13
13 26 21 8
;
proc npar1way data=dat7 wilcoxon;
  class group;
  var rank;
run;
```

**程序 9.7 说明:**

(1) 本例的分组变量是支气管炎类型 group,分别用 1 和 2 表示单纯型支气管炎和喘息型支气管炎。需要统计的指标是疗效 rank,分别用 1、2、3 和 4 表示无效、有效、显效和控制。数据以循环语句输入,实际上共有 132 例;但数据步中只读入 8 个数据,代表了频数,用 freq 表示。数据步中用了第三重循环 "do i=1 to freq; output; end;" 使读入的每个观测能重复输出,输出的次数等于其频数变量 freq 的值。

(2) 过程步和前面几例相同。注意 VAR 语句后面的变量是 rank,不是 freq。

**程序 9.7 输出结果:**

The NPAR1WAY Procedure

Wilcoxon Scores (Rank Sums) for Variable rank
Classified by Variable group

| group | N | Sum of Scores | Expected Under $H_0$ | Std Dev Under $H_0$ | Mean Score |
|---|---|---|---|---|---|

| 1 | 64 | 4912.0 | 4256.0 | 208.260091 | 76.750000 |
| 2 | 68 | 3866.0 | 4522.0 | 208.260091 | 56.852941 |

Average scores were used for ties.

Wilcoxon Two-Sample Test

Statistic                4912.00

Normal Approximation
Z                           3.1475
One-Sided Pr>Z              0.0008
Two-Sided Pr>|Z|           0.0016

t Approximation
One-Sided Pr>Z              0.0010
Two-Sided Pr>|Z|           0.0020

Z includes a continuity correction of 0.5.

Kruskal-Wallis Test

Chi-Square                  9.9219
DF                             1
Pr>Chi-Square              0.0016

Wilcoxon 两样本秩和检验的统计量 $S=4912$（较小样本的秩和）。正态近似检验的结果：$Z=3.1475$、$P=0.0016$（双侧），认为该药对两种类型的支气管炎的疗效的差别有统计学意义。

# 第三节　完全随机设计多个独立样本秩和检验

当有多个样本按完全随机化设计进行比较时，若不满足方差分析的条件，可用 Kruskal Wallis 检验（Kruskal Wallis test），又称 K-W 检验或 H 检验。

## 一、原始数据多个独立样本比较的秩和检验

### （一）计算步骤和实例

**例 9.9**　研究轻度和重度再障贫血患者血清中可溶性 CD8 抗原水平（U/ml）与正常人之

间的差别有无显著性意义,以反映患者免疫状态紊乱而导致造血功能障碍的程度。从 3 种人群中分别随机抽取了若干人,测得 CD8 抗原水平如表 9.9。

**表 9.9　3 种人群 CD8 抗原水平的比较**

| 正常人 | | 轻度再障贫血患者 | | 重度再障贫血患者 | |
|---|---|---|---|---|---|
| CD8 抗原水平 | 秩　次 | CD8 抗原水平 | 秩　次 | CD8 抗原水平 | 秩　次 |
| 293 | 13.0 | 441 | 23.0 | 807 | 27.0 |
| 409 | 20.5 | 538 | 24.0 | 833 | 28.0 |
| 392 | 18.0 | 390 | 17.0 | 409 | 20.5 |
| 244 | 8.0 | 589 | 25.0 | 914 | 30.0 |
| 213 | 6.0 | 244 | 8.0 | 380 | 16.0 |
| 409 | 20.5 | 409 | 20.5 | 883 | 29.0 |
| 57 | 1.0 | 72 | 2.0 | 254 | 11.0 |
| 97 | 3.0 | 168 | 4.5 | 993 | 31.0 |
| 244 | 8.0 | 254 | 11.0 | 667 | 26.0 |
| 254 | 11.0 | 374 | 15.0 | | |
| 352 | 14.0 | | | | |
| 168 | 4.5 | | | | |
| $T_i$ | 127.5 | 150 | | 218.5 | |
| $n_i$ | 12 | 10 | | 9 | |
| $\bar{T}_i$ | 10.625 | 15 | | 24.278 | |

**解:**本资料经 Levene 检验认为各组 CD8 抗原水平的方差不齐,故该资料宜用 Kruskal Wallis 检验。

(1)建立检验假设,确定检验水准:

　　$H_0$:各组 CD8 抗原水平无差别;

　　$H_1$:各组 CD8 抗原水平有差别;

　　$\alpha = 0.05$。

(2)编秩:将各组数据混合由小到大排列并编秩,有相等值时给以平均秩次,见表 9.9 第 2、4、6 列。

(3)求秩和:分别将各组秩次相加,得 $T_1 = 127.5, T_2 = 150, T_3 = 218.5, n = 12 + 10 + 9 = 31$。

(4)计算统计量:

$$H = 12/[n(n+1)] \sum_{i=1}^{k} T_i^2/n_i - 3(n+1) \tag{9-7}$$

式中:$T_i$ 为各组的秩和,$n_i$ 为各组的样本含量,$n$ 为总例数,有 $n = \sum n_i$。

本例 $H = 12/[31(31+1)](127.5^2/12 + 150^2/10 + 218.5^2/9) - 3(31+1) = 11.7748$。

(5)确定 $P$ 值并作出推断结论:

( i )当样本数 $k=3$,各个样本含量均$\leqslant 5$ 时,可由附表 12 查得 H 临界值,$H_{0.01}$,$H_{0.05}$。

当 $H < H_{0.05}$ 时,$P > 0.05$,不拒绝 $H_0$,$H_{0.05} \leqslant H < H_{0.01}$ 时,$0.01 < P \leqslant 0.05$,在 $\alpha = 0.05$ 水平上拒绝 $H_0$,$H \geqslant H_{0.01}$ 时,$P \leqslant 0.01$,在 $\alpha = 0.01$ 水平上拒绝 $H_0$。

（ii）当样本数 $k > 3$ 或各样本含量超过附表 12 范围时，由于 H 分布近似于 $\chi^2$ 分布，其自由度为 $k-1$，可查 $\chi^2$ 值表（附表3），作出统计推断。

当具有相同观察值的例数较多时，按式 9-7 算得的 H 值偏小，须按式 9-8 校正，校正系数 $C$ 由式 9-9 求得。

$$H_C = H/C \qquad (9\text{-}8)$$

$$C = 1 - \left[\sum (t_j'^3 - t_j')\right] \big/ (n^3 - n) \qquad (9\text{-}9)$$

式中：$t_j'$ 为第 $j$ 个相等值的个数，$n = \sum n_i$。

本例中，各样本含量超出附表 12 范围，故用 $\chi^2$ 检验。因有相等值，故需求校正 $H_C$ 值，由表 9.10 计算 $C$ 值。

表 9.10　相等值校正 $C$ 计算表

| $j$ | 相等值 | 相等值的个数 $t_j'$ | $t_j'^3 - t_j'$ |
|---|---|---|---|
| 1 | 168 | 2 | 6 |
| 2 | 244 | 3 | 24 |
| 3 | 254 | 3 | 24 |
| 4 | 409 | 4 | 60 |
| 合计 | | | 114 |

代入式 9-9，得：$C = 1 - 114/(31^3 - 31) = 0.9962$。

由式 9-8 求 $H_C$：

$$H_C = 11.7748/0.9962 = 11.82。$$

查 $\chi^2$ 值表（附表3），$d_f = k - 1 = 2$ 时，$\chi^2_{0.01,2} = 9.21$，现 $H_C > \chi^2_{0.01,2}$，所以 $P < 0.01$，按 $\alpha = 0.05$ 检验水准拒绝 $H_0$，认为各组 CD8 抗原水平的差异有统计学意义。

**例 9.10**　设有 3 组资料要比较，已知 $n_1 = 5$，$n_2 = 4$，$n_3 = 2$，并算得 $H = 5.273$，问 3 组间的差别是否显著？

**解：**本例 $k = 3$，$n = 11$，查附表 12，得 $H_{0.05} = 5.27$，$H_{0.01} = 7.12$。现 $H > H_{0.05}$，所以 $P < 0.05$，拒绝 $H_0$，认为 3 组之间的差异有统计学意义。

**（二）原始数据多个独立样本比较的秩和检验的 SAS 程序**

例 9.9 的 SAS 程序见程序 9.8。

**程序 9.8**

```
data dat8;
  do group=1 to 3;
  input n;
    do i=1 to n;
    input x @@;
    output;
    end;
  end;
cards;
12
```

293 409 392 244 213 409 57 97 244 254 352 168

10

441 538 390 589 244 409 72 168 254 374

9

807 833 409 914 380 883 254 993 667

;

proc glm data＝dat8;

class group;

model x＝group;

means group/hovtest＝levene;

run;

proc npar1way data＝dat8 wilcoxon;

　class group;

　var x;

run;

**程序 9.8 说明：**

数据的输入用循环语句,和完全随机化设计方差分析的数据输入完全相同。

先用 GLM 过程对各组进行方差齐性检验,选择项 HOVTEST＝LEVENE 表示选用 Levene 检验。

过程步用 NPAR1WAY 过程,同时用 WILCOXON 选择项要求进行多样本比较的 Kruskal-Wallis 检验。CLASS 语句定义分组变量,本例为 group;VAR 语句指定所要统计的指标,本例为 $x$。

**程序 9.8 主要输出结果：**

The GLM Procedure

Class Level Information

| Class | Levels | Values |
|-------|--------|--------|
| group | 3 | 1 2 3 |

| | |
|---|---|
| Number of Observations Read | 31 |
| Number of Observations Used | 31 |

The GLM Procedure

Levene's Test for Homogeneity of x Variance

ANOVA of Squared Deviations from Group Means

| Source | DF | Sum of Squares | Mean Square | F Value | Pr>F |
|--------|----|--------|--------|---------|------|
| group | 2 | 1.459E10 | 7.295E9 | 6.17 | 0.0060 |
| Error | 28 | 3.312E10 | 1.1827E9 | | |

The NPAR1WAY Procedure

Wilcoxon Scores (Rank Sums) for Variable x
Classified by Variable group

| group | N | Sum of Scores | Expected Under $H_0$ | Std Dev Under $H_0$ | Mean Score |
|-------|----|--------|--------|--------|--------|
| 1 | 12 | 127.50 | 192.0 | 24.610383 | 10.62500 |
| 2 | 10 | 150.00 | 160.0 | 23.618951 | 15.000000 |
| 3 | 9 | 218.50 | 144.0 | 22.934198 | 24.277778 |

Average scores were used for ties.

Kruskal-Wallis Test

| | |
|---|---|
| Chi-Square | 11.8201 |
| DF | 2 |
| Pr>Chi-Square | 0.0027 |

方差齐性结果 $F=6.17$，$P=0.0060$，故各组方差不齐，须用 Kruskal-Wallis 检验。结果中显示出各组的例数（$N$）、秩和（sum of scores）、根据无效假设各组秩和（expected under $H_0$）及标准差（std Dev under $H_0$）和平均秩和（mean score）。多样本的 Kruskal-Wallis 检验的统计量 $\chi^2=11.8201$，自由度为 2，$P=0.0027$。结论为各组 CD8 抗原水平的差异有统计学意义。根据平均秩和的结果，第 1 组（正常人）最低，第 3 组（重度再障贫血患者）最高。

### 二、等级资料多个独立样本比较的秩和检验

#### （一）计算步骤和实例

**例 9.11**　4 种疾病患者痰液内嗜酸粒细胞的检查结果见表 9.11 中 1～6 栏所示，问 4 种疾病患者痰液内嗜酸粒细胞的等级分布有无差别？

**表 9.11　4 种疾病患者痰液内嗜酸粒细胞等级比较**

| 白细胞等级 | 例 数 | | | | 合计 | 累计 | 秩次范围 | 平均秩次 | 秩 和 | | | |
| --- | --- | --- | --- | --- | --- | --- | --- | --- | --- | --- | --- | --- |
| | 支气管扩张 | 肺水肿 | 肺癌 | 病毒性呼吸道感染 | | | | | 支气管扩张 | 肺水肿 | 肺癌 | 病毒性呼吸道感染 |
| — | 1 | 4 | 7 | 4 | 16 | 16 | 1～16 | 8.5 | 8.5 | 34 | 59.5 | 34 |
| ＋ | 3 | 6 | 9 | 7 | 25 | 41 | 17～41 | 29 | 87 | 174 | 261 | 203 |
| ＋＋ | 10 | 6 | 5 | 5 | 26 | 67 | 42～67 | 54.5 | 545 | 327 | 272.5 | 272.5 |
| ＋＋＋ | 7 | 2 | 4 | 1 | 14 | 81 | 68～81 | 74.5 | 521.5 | 149 | 298 | 74.5 |
| 合计 | 21 | 18 | 25 | 17 | 81 | | | $T_i$ | 1 162 | 684 | 891 | 584 |
| | | | | | | | | $\bar{T_i}$ | 55.33 | 38 | 35.64 | 34.35 |

**解：**

（1）建立检验假设，确定检验水准：

　　$H_0$：4 种疾病患者痰液内嗜酸粒细胞的等级的总体分布相同；

　　$H_1$：4 种疾病患者痰液内嗜酸粒细胞的等级的总体分布不全相同；

　　$\alpha=0.05$。

（2）编秩：先计算各等级的合计人数，由此确定各组段秩次范围，然后计算出各等级的平均秩次。

（3）求秩和：以各等级的平均秩次分别与各组各等级例数相乘，再求和。本例
$n_1=21$，$n_2=18$，$n_3=25$，$n_4=17$，$n=81$，$T_1=116\,2$，$T_2=684$，$T_3=891$，$T_4=584$。

（4）计算统计量：

按式 9-7 可得：

$$H=12/[n(n+1)]\sum_{i=1}^{k}T_i^2/n_i-3(n+1)$$

$$=\frac{12}{81\times(81+1)}\left[\frac{1\,162^2}{21}+\frac{684^2}{18}+\frac{891^2}{25}+\frac{584^2}{17}\right]-3\times(81+1)=10.742$$

本例是等级资料，相同秩次较多，必须用校正公式。相同秩次的个数即为每个等级的人数

$$c=1-\sum(t_j^3-t_j)/(n^3-n)$$

$$=1-\frac{(16^3-16)+(25^3-25)+(26^3-26)+(14^3-14)}{81^3-81}=0.924\,8$$

$$H_C=\frac{H}{C}=\frac{10.742}{0.924\,8}=11.615\,5$$

（5）确定 $P$ 值并作出推断结论。

由于各样本含量超出附表 12 的范围，查 $\chi^2$ 值表（附表 3），$df=k-1=3$ 时，$\chi^2_{0.05,3}=7.81$，现 $H_C>\chi^2_{0.05,3}$，所以 $P<0.01$，按 $\alpha=0.05$ 检验水准拒绝 $H_0$，认为 4 种疾病患者痰液内嗜酸粒细胞的等级的差异有统计学意义。

（二）等级资料多个独立样本比较的秩和检验的 SAS 程序

例 9.11 的 SAS 程序见程序 9.9。

**程序 9.9**

data dat9；

```
   do group=1 to 4;
    do rank=1 to 4;
     input freq @@;
      do i=1 to freq;
       output;
      end;
     end;
   end;
     cards;
1 3 10 7
4 6 6 2
7 9 5 4
4 7 5 1
;
       proc npar1way data=dat9 wilcoxon;
   class group;
   var rank;
 run;
```

**程序 9.9 的输出结果略。**

# 第四节 随机单位组设计秩和检验

当有多个样本按随机单位组设计进行比较时,若不满足方差分析的条件,可用 Friedman 秩和检验(Friedman test)。

**(一)计算步骤和实例**

**例 9.12** 将 12 只大白鼠背部烫伤同样大小的面积 3 块,用 3 种药物 $A_1$、$A_2$、$A_3$ 治疗,8 天后其创面治愈百分比见表 9.12 的 2、4、6 栏,试比较这 3 种药物的疗效。

表 9.12　12 只大白鼠使用 3 种药物的创面治愈百分比

| 大白鼠号 | A 药 | | B 药 | | C 药 | |
|---|---|---|---|---|---|---|
| | 伤口治愈百分比/% | 秩 次 | 伤口治愈百分比/% | 秩 次 | 伤口治愈百分比/% | 秩 次 |
| 1 | 48.02 | 1 | 71.90 | 3 | 66.27 | 2 |
| 2 | 52.70 | 1 | 56.35 | 2 | 60.59 | 3 |
| 3 | 60.22 | 1 | 70.08 | 3 | 66.12 | 2 |
| 4 | 44.49 | 1 | 86.60 | 3 | 55.36 | 2 |
| 5 | 49.31 | 1 | 68.25 | 3 | 53.39 | 2 |
| 6 | 46.23 | 1 | 63.36 | 3 | 52.34 | 2 |
| 7 | 55.16 | 1.5 | 66.12 | 3 | 55.16 | 1.5 |
| 8 | 42.48 | 1 | 70.02 | 3 | 58.64 | 2 |

（续表）

| 大白鼠号 | A 药 | | B 药 | | C 药 | |
|---|---|---|---|---|---|---|
| | 伤口治愈百分比/% | 秩　次 | 伤口治愈百分比/% | 秩　次 | 伤口治愈百分比/% | 秩　次 |
| 9 | 50.84 | 2 | 66.97 | 3 | 44.01 | 1 |
| 10 | 39.38 | 1 | 67.05 | 3 | 52.49 | 2 |
| 11 | 45.16 | 1 | 69.89 | 3 | 59.99 | 2 |
| 12 | 53.47 | 1 | 61.08 | 2.5 | 61.08 | 2.5 |
| $T_i$ | | 13.5 | | 34.5 | | 24 |

**解:**

（1）建立检验假设,确定检验水准:

　　$H_0$:3 种药物的创面治愈百分比的总体分布相同;

　　$H_1$:3 种药物的创面治愈百分比的总体分布不全相同;

　　$\alpha=0.05$。

（2）编秩:在各个单位组对 3 个处理的观察值由小到大排列给予秩次。

（3）求各处理组的秩和,得

$$T_1=13.5, T_2=34.5, T_3=24。$$

（4）计算统计量 $H$:

$$H = 12/[bk(k+1)] \sum T_i^2 - 3b(k+1) \tag{9-10}$$

式中:$b$ 为单位组数,$k$ 为处理数。

　　本例中 $b=12, k=3$,由式 9-10 得:

$$H=12/[12 \times 3 \times (3+1)](13.5^2+34.5^2+24^2)-3 \times 12 \times (3+1)=18.375。$$

（5）确定 $P$ 值,作出推断结论。

① 当 $k=3$、$b \leqslant 15$ 或 $k=4$、$b \leqslant 8$ 时,可由附表 13 查得其界值。

当 $H < H_{0.05}$ 时,$P > 0.05$,不拒绝 $H_0$;

当 $H_{0.05} \leqslant H < H_{0.01}$ 时,$0.01 < P \leqslant 0.05$,在 $\alpha=0.05$ 水平上拒绝 $H_0$;

当 $H_{0.01} \leqslant H$ 时,$P \leqslant 0.01$,在 $\alpha=0.01$ 水平上拒绝 $H_0$。

② 当 $k$、$b$ 超过附表 13 范围时,H 近似于 $\chi^2$ 分布,可按 $df=k-1$ 查 $\chi^2$ 值表(附表 3)作统计判断。

　　当具有相同观察值的例数较多时,H 值需按式 9-11 校正,校正系数 $C$ 由式 9-12 求得。

$$H_C = H/C \tag{9-11}$$

$$C = 1 - \frac{\sum_{i-1}^{b} \sum_{j=1}^{m_i} (t_{ij}^3 - t_{ij})}{bk(k^2-1)} \tag{9-12}$$

式中:$t_{ij}$ 为第 $i$ 个单位组内第 $j$ 个相等值的个数,$m_i$ 为第 $i$ 个单位组内相等数据群的数目。

　　本例中 $b=12$、$k=3$,查附表 13 得:$H_{0.05}=6.17$,$H_{0.01}=9.50$,$P<0.01$。按 $\alpha=0.05$ 的检验水准拒绝 $H_0$,认为对 3 种药物的创面治愈合百分比的差异有统计学意义。

（二）随机单位组设计秩和检验的 SAS 程序

　　例 9.12 的 SAS 程序见程序 9.10。

**程序 9. 10**

```
data dat10;
  do block＝1 to 12;
    do treat＝1 to 3;
      input x @@;
      output;
    end;
  end;
cards;
48. 02 71. 90 66. 27
52. 70 56. 35 60. 59
60. 22 70. 08 66. 12
44. 49 86. 60 55. 36
49. 31 68. 25 53. 39
46. 23 63. 36 52. 34
55. 16 66. 12 55. 16
42. 48 70. 02 58. 64
50. 84 66. 97 44. 01
39. 38 67. 05 52. 49
45. 16 69. 89 59. 99
53. 47 61. 08 61. 08
;
proc freq data＝dat10;
tables block*treat*x/noprint scores＝rank cmh2;
run;
```

**程序 9. 10 说明：**

调用 FREQ 过程进行 Friedman 秩和检验。产生三维列联表，TREAT 为行，X 为列，BLOCK 的每个水平为列联表的一个层次。SCORES＝RANK 选项指定用秩次进行计算，CMH2 选项要求计算 CMH 统计量的前两个。

**程序 9. 10 输出结果：**

---

The FREQ Procedure

Summary Statistics for treat by x
Controlling for block

Cochran-Mantel-Haenszel Statistics（Based on Rank Scores）

---

| Statistic | Alternative Hypothesis | DF | Value | Prob |
|:---:|:---:|:---:|:---:|:---:|
| 1 | Nonzero Correlation | 1 | 4.7935 | 0.0286 |
| 2 | Row Mean Scores Differ | 2 | 19.1739 | <0.0001 |

Total Sample Size＝36

查看第 2 个 Cochran-Mantel-Haenszel 统计量（Row Mean Scores Differ），即对相同秩次个数进行了校正的 Friedman $\chi^2$ 统计量＝19.173 9,$P$<0.000 1。结论为 3 种药物的创面治愈百分比的差异有统计学意义。

# 第五节　多个样本间的多重比较

无论是对完全随机设计多个样本比较用的 Kruskal-Wallis 秩和检验,还是对随机单位组设计用的 Friedman 秩和检验,当推断结论为拒绝 $H_0$、接受 $H_1$ 时,与方差分析类似,只能得出各总体分布不全相同的结论,若需进一步判断每两个总体分布有无不同,须作组间的多重比较。

## 一、完全随机设计多个样本间的两两比较

（一）计算步骤和实例

**例 9.13**　对例 9.9 资料用 Nemenyi 法检验做 3 个独立样本间的两两比较。

**解:**建立检验假设,确定检验水准。

$H_0$:第 $i$ 组与第 $j$ 组的 CD8 抗原水平无差别;

$H_1$:第 $i$ 组与第 $j$ 组的 CD8 抗原水平有差别;

$\alpha=0.05$。

计算第 $i$ 个样本与第 $j$ 个样本比较的 $\chi^2$ 值。

$$统计量\ \chi^2_{i,j} = \frac{(\overline{T}_i - \overline{T}_j)^2}{\frac{n(n+1)}{12}\left(\frac{1}{n_i} + \frac{1}{n_j}\right)C} \tag{9-13}$$

式中:自由度 $\nu=k-1$,$k$ 为样本个数,$n$ 为总样本量,$\overline{T}_i$ 与 $\overline{T}_j$ 分别为第 $i$ 组与第 $j$ 组的平均秩和,$C$ 为校正系数（见式 9-9）。

本例在例 9.9 中已算得 $C=0.996\,2$,各组的平均秩和见表 9.9 的最后一行。

$$\chi^2_{1,2} = \frac{(10.625 - 15)^2}{\frac{31 \times (31+1)}{12}\left(\frac{1}{12} + \frac{1}{10}\right) \times 0.996\,2} = 1.267\,8;$$

$$\chi^2_{1,3} = \frac{(10.625 - 24.278)^2}{\frac{31 \times (31+1)}{12}\left(\frac{1}{12} + \frac{1}{9}\right) \times 0.996\,2} = 11.64;$$

$$\chi^2_{2,3} = \frac{(15 - 24.278)^2}{\frac{31 \times (31+1)}{12}\left(\frac{1}{10} + \frac{1}{9}\right) \times 0.996\,2} = 4.951\,2;$$

$$\nu = 3 - 1 = 2。$$

查附表 3（$\chi^2$ 界值表）可得：$\chi^2_{0.05,2}=5.99$，$\chi^2_{0.01,2}=9.21$。

当 $\chi^2<\chi^2_{0.05}$ 时，$P>0.05$，不拒绝 $H_0$；

$\chi^2_{0.05}\leqslant\chi^2<\chi^2_{0.01}$ 时，$0.01<P\leqslant0.05$，在 $\alpha=0.05$ 水平上拒绝 $H_0$；

$\chi^2\geqslant\chi^2_{0.01}$ 时，$P\leqslant0.01$，在 $\alpha=0.01$ 水平上拒绝 $H_0$。

故按 $\alpha=0.05$ 的检验水准，第 1 组（正常人）与第 3 组（重度再障贫血患者）的 CD8 抗原水平的差异有统计学意义，而第 1 组（正常人）与第 2 组（轻度再障贫血患者），第 2 组（轻度再障贫血患者）与第 3 组（重度再障贫血患者）的 CD8 抗原水平的差异无统计学意义。

**例 9.14**　对例 9.11 的资料用 Nemenyi 法检验做 3 个样本间的两两比较。

**解**：建立检验假设，确定检验水准：

$H_0$：第 $i$ 组与第 $j$ 组的疾病患者痰液内嗜酸粒细胞的等级无差别；

$H_1$：第 $i$ 组与第 $j$ 组的疾病患者痰液内嗜酸粒细胞的等级有差别；

$\alpha=0.05$。

本例在例 9.11 中已算得 $C=0.9248$，各组的平均秩和见表 9.11 的最后一行。

查附表 3（$\chi^2$ 界值表）可得：$\chi^2_{0.05,3}=7.81$，$\chi^2_{0.01,3}=11.34$。两两比较结果如表9.13：

表 9.13　4 种疾病患者痰液内嗜酸粒细胞的等级的两两比较

| 对比组 | 样本含量 | | $\chi^2_{i,j}$ | $P$ 值 |
|---|---|---|---|---|
| 1 与 2 | 21 | 18 | 5.69 | $>0.05$ |
| 1 与 3 | 21 | 25 | 8.65 | $<0.05$ |
| 1 与 4 | 21 | 17 | 8.08 | $<0.05$ |
| 2 与 3 | 18 | 25 | 0.1139 | $>0.05$ |
| 2 与 4 | 18 | 17 | 0.227 | $>0.05$ |
| 3 与 4 | 25 | 17 | 0.033 | $>0.05$ |

故按 $\alpha=0.05$ 的检验水准，只有第 1 组（支气管扩张）与第 3 组（肺癌），第 1 组（支气管扩张）与第 4 组（病毒性呼吸道感染）病患者痰液内嗜酸粒细胞等级的差异有统计学意义，其余各组两两比较都无差异。

（二）完全随机设计多个样本间的多重比较 Nemenyi 检验的 SAS 程序

例 9.13 的 SAS 程序见程序 9.11。

**程序 9.11**

```
%macro nemenyi(file,x,group);
proc rank data=&file out=rr;var &x;ranks r;run;
proc sort data=rr;by r;run;
data c(keep=r tj);
    set rr; by r;
    if first. r then tj=0;
    tj+1;
    if last. r then output c;
run;
data c;set c;tj2=tj**3-tj;run;
proc means data=c sum noprint;var tj2;output out=cc sum=sumtj;run;
```

data cc;set cc;keep sumtj;run;

proc means data=rr n mean noprint;var r;class group;output out=m n=n mean=mean;run;

data m;set m;if group=. then delete;run;

proc transpose data=m out=mm prefix=x;run;

data num r;set mm;keep x1-x&group;

if _name_='n' then output num;if _name_='mean' then output r;run;

data num;set num;%do i=1 %to &group;n&i=x&i;%end;keep n1-n&group;run;

data r;set r;%do i=1 %to &group;r&i=x&i;%end;keep r1-r&group;run;

data uu;merge num r cc;array nn{*} n1-n&group;array r{*} r1-r&group;

num=sum(of nn{*});c=1-sumtj/(num**3-num);

chi005=cinv(0.95,&group-1);chi001=cinv(0.99,&group-1);

%do i=1 %to &group-1;

%do j=&i+1 %to &group;

%do;chi&i&j=12*(r{&i}-r{&j})**2/(c*num*(num+1)*(1/nn{&i}+1/nn{&j}));

if chi&i&j>=chi001 then p&i&j='<=0.01';

else if chi&i&j>=chi005 then p&i&j='<=0.05';else p&i&j='>0.05';%end;

%end;

%end;

run;

proc print data=uu;run;

%mend nemenyi;

%nemenyi(dat8,x,3);

**程序 9.11 说明：**

先编写宏程序 NEMENYI,其有 3 个自由参数 FILE、X 与 GROUP,分别代表欲分析的数据集,欲比较的变量和欲比较的样本个数。%MARCO 与 %MEND 分别代表宏程序的开始与结束。

%NEMENYI(dat8,x,3)表示调用宏程序 NEMENYI,指明欲对数据集 dat8 的 3 个样本间用 Nemenyi 检验对 $x$ 变量进行多重比较。

**程序 9.11 输出结果：**

| The SAS System | | | | | | | | | |
|---|---|---|---|---|---|---|---|---|---|
| Obs | n1 | n2 | n3 | r1 | r2 | r3 | sumtj | num | c | chi005 |
| 1 | 12 | 10 | 9 | 10.625 | 15 | 24.2778 | 114 | 31 | 0.99617 | 5.99146 |

| Obs | chi001 | chi12 | p12 | chi13 | p13 | chi23 | p23 |
|---|---|---|---|---|---|---|---|
| 1 | 9.21034 | 1.26780 | >0.05 | 11.6408 | <=0.01 | 4.95123 | >0.05 |

3 组的样本量分别为 12、10、9;平均秩和分别为 10.625、15、24.2778;总样本量为 31,校正系数 $C=0.99617$;$\chi^2_{0.05,2}=5.99146$,$\chi^2_{0.01,2}=9.21034$;$\chi^2_{1,2}=1.2678$,$\chi^2_{1,3}=11.6408$,$\chi^2_{2,3}=4.95123$;3 组间两两比较的 $P$ 值分别为 $>0.05$、$\leqslant 0.01$、$>0.05$。

所以,第 1 组(正常人)与第 3 组(重度再障贫血患者)的 CD8 抗原水平的差异有统计学意义,而第 1 组(正常人)与第 2 组(轻度再障贫血患者)、第 2 组(轻度再障贫血患者)与第 3 组(重度再障贫血患者)的 CD8 抗原水平的差异无统计学意义。

例 9.14 的 SAS 程序见程序 9.12。

**程序 9.12**

%nemenyi(dat9,rank,4);

**程序 9.12 输出结果:**

The SAS System

| Obs | n1 | n2 | n3 | n4 | r1 | r2 | r3 | r4 | sumtj | num | c | chi005 | chi001 | chi12 |
|-----|----|----|----|----|------|------|------|------|-------|-----|---|--------|--------|-------|
| 1 | 21 | 18 | 25 | 17 | 55.3333 | 38 | 35.64 | 34.3529 | 39960 | 81 | 0.92480 | 7.81473 | 11.3449 | 5.68889 |

| Obs | p12 | chi13 | p13 | chi14 | p14 | chi23 | p23 | chi24 | p24 | chi34 | p34 |
|-----|-----|-------|-----|-------|-----|-------|-----|-------|-----|-------|-----|
| 1 | >0.05 | 8.64721 | <=0.05 | 8.07882 | <=0.05 | 0.11387 | >0.05 | 0.22718 | >0.05 | 0.032747 | >0.05 |

4 组的样本量分别为 21、18、25、17;平均秩和分别为 55.3333、38、35.64、34.3529;总样本量为 81,校正系数 $C=0.9248$,$\chi^2_{0.05,3}=7.81473$,$\chi^2_{0.01,3}=11.3449$;$\chi^2_{1,2}=5.68889$,$P>0.05$;$\chi^2_{1,3}=8.6472$,$P<=0.05$;$\chi^2_{1,4}=8.07882$,$P\leqslant 0.05$;$\chi^2_{2,3}=0.11387$,$P>0.05$;$\chi^2_{2,4}=0.22718$,$P>0.05$;$\chi^2_{3,4}=0.032747$,$P>0.05$。

只有第 1 组(支气管扩张)与第 3 组(肺癌),第 1 组(支气管扩张)与第 4 组(病毒性呼吸道感染)病患者痰液内嗜酸粒细胞的等级的差异有统计学意义,其余各组两两比较都无差异。

## 二、随机单位组设计多个样本间的两两比较

**(一)计算步骤和实例**

**例 9.15** 对例 9.12 资料用 $q$ 检验做 3 个相关样本间的两两比较。

**解**:建立检验假设,确定检验水准:

$H_0$:第 $i$ 组与第 $j$ 组药物的创面治愈百分比无差别;

$H_1$:第 $i$ 组与第 $j$ 组药物的创面治愈百分比有差别;

$\alpha=0.05$。

将 $k$ 个样本的秩和从小到大排列后,相邻两组其组数 $a=2$,中间间隔 1 个组的 $a=3$,间隔两个组的 $a=4\cdots$

计算第 $i$ 个样本与第 $j$ 个样本比较的 $q$ 值。

$$q = \frac{|T_i - T_j|}{\sqrt{b \cdot MS_{误差}}}, \text{自由度} \nu = (b-1)(k-1) \tag{9-14}$$

式中：
$$MS_{误差} = \frac{\frac{bk(k+1)(2k+1)}{6} - \frac{1}{b}\sum T_i^2 - \frac{1}{12}\sum(t_j^3 - t_j)}{(b-1)(k-1)} \tag{9-15}$$

本例由表 9.12 可知 $b=12, k=3, \nu=(12-1)(3-1)=22$，

$$\sum T_i^2 = 13.5^2 + 34.5^2 + 24^2 = 1\,948.5, \sum(t_j^3 - _j) = (2^3 - 2) + (2^3 - 2) = 12;$$

$$MS_{误差} = \frac{\frac{12\times3(3+1)(2\times3+1)}{6} - \frac{1}{12}\times1\,948.5 - \frac{1}{12}\times12}{(12-1)(3-1)} = 0.210\,2;$$

故 $q_{1,2} = \dfrac{|13.5 - 34.5|}{\sqrt{12\times0.210\,2}} = 13.22, a=3;$

$\quad q_{1,3} = \dfrac{|13.5 - 24|}{\sqrt{12\times0.210\,2}} = 6.61, a=2;$

$\quad q_{2,3} = \dfrac{|34.5 - 24|}{\sqrt{12\times0.210\,2}} = 6.61, a=2.$

查附表 6($q$ 界值表)，$\nu=22$，当组数 $a=2$ 时，查得 $q_{0.05}=2.93, q_{0.01}=4.01$；当 $a=3$ 时查得 $q_{0.05}=3.56, q_{0.01}=4.60$。故按 $\alpha=0.05$ 的检验水准，任意两种药的创面治愈百分比的差异都有统计学意义。

(二) 随机单位组设计多个样本间两两比较的 SAS 程序

例 9.15 的 SAS 程序见程序 9.13。

**程序 9.13**

```
proc sort data=dat10;by block;run;
proc rank data=dat10 out=a;
var x;
by block;
ranks r;
run;
proc glm data=a;
class treat block;
model r=treat block;
means treat/snk;
run;
```

**程序 9.13 说明：**

先用 SORT 过程步对原变量 $X$ 在各单位组进行排序，然后用 RANK 过程步对原变量 $X$ 在各单位组进行秩变换，再用秩次 $R$ 代替原变量值 $X$ 进行多组样本的两两比较，选项 SNK 表示用 SNK 法进行两两比较。

**程序 9.13 输出结果：**

The GLM Procedure

Class Level Information

| Class | Levels | Values |
|---|---|---|
| treat | 3 | 1 2 3 |
| block | 12 | 1 2 3 4 5 6 7 8 9 10 11 12 |

Number of Observations Read    36
Number of Observations Used    36          ①

The GLM Procedure

Dependent Variable: r Rank for Variable x

| Source | DF | Sum of Squares | Mean Square | F Value | Pr>F |
|---|---|---|---|---|---|
| Model | 13 | 18.37500000 | 1.41346154 | 6.72 | <0.0001 |
| Error | 22 | 4.62500000 | 0.21022727 | | |
| Corrected Total | 35 | 23.00000000 | | | |

| R-Square | Coeff Var | Root MSE | r Mean |
|---|---|---|---|
| 0.798913 | 22.92527 | 0.458505 | 2.000000 |

| Source | DF | Type I SS | Mean Square | F Value | Pr>F |
|---|---|---|---|---|---|
| treat | 2 | 18.37500000 | 9.18750000 | 43.70 | <0.0001 |
| block | 11 | 0.00000000 | 0.00000000 | 0.00 | 1.0000 |

| Source | DF | Type III SS | Mean Square | F Value | Pr>F |
|---|---|---|---|---|---|
| treat | 2 | 18.37500000 | 9.18750000 | 43.70 | <0.0001 |
| block | 11 | 0.00000000 | 0.00000000 | 0.00 | 1.0000 |

The GLM Procedure ②

Student-Newman-Keuls Test for r

NOTE：This test controls the Type I experimentwise error rate under the complete null hypothesis but not under partial null hypotheses.

| | |
|---|---|
| Alpha | 0.05 |
| Error Degrees of Freedom | 22 |
| Error Mean Square | 0.210227 |

| Number of Means | 2 | 3 |
|---|---|---|
| Critical Range | 0.3881964 | 0.4702183 |

Means with the same letter are not significantly different.

| SNK Grouping | Mean | N | treat |
|---|---|---|---|
| A | 2.8750 | 12 | 2 |
| B | 2.0000 | 12 | 3 |
| C | 1.1250 | 12 | 1 |

结果输出①为对原变量 $X$ 进行秩变换后的 $F$ 检验。由于关于各单位组编秩，故秩变换后的单位组变异为 0。

结果输出②为用 SNK 法对秩次进行两两比较。

# 第六节　等级分组资料的 Ridit 检验

Ridit 系指与特定分布相对应(relative to an identified distribution)的单位(unit)的缩写。实际上是将等级资料的等级变量看成是一种连续性变量,通过对资料的频数分布作积分变换,给每一等级赋予所谓的 Ridit 值,在此基础上对各组进行分析和比较。

其计算步骤：

(1) 选定标准组,计算标准组各等级的 Ridit 值 $R$。

(2) 由 $R$ 计算各比较组的平均 Ridit 值。

(3) 作出统计推断。

### 一、样本与总体比较的 Ridit 检验

#### (一) 计算步骤和实例

总体可作为比较时的标准组,但总体常常不易获得,通常可选择一个公认比较稳定,而且例数较多的组作为标准组,把它作为总体看待。

进行 Ridit 分析时,先计算标准组各等级的 Ridit 值 $R$ 以及标准组的平均 Ridit 值 $\bar{R}$(此值恒为 0.5),然后以标准组各等级的 $R$ 值为标准,分别算出对比组的平均 $R$ 值(在 0~1 之间)及可信区间。

如果对比组的 95％可信区间包含 0.5,就认为样本与总体在 0.05 水平上没有显著差别,反之,则有显著差别。

计算 Ridit 值时的公式有

$$\bar{R} = \left(\sum fR\right)\Big/ n \tag{9-16}$$

$$S_R^2 = \left[\sum fR^2 - \left(\sum fR\right)^2\Big/ n\right]\Big/(n-1) \tag{9-17}$$

$$S_{\bar{R}} = S_R/\sqrt{n} \tag{9-18}$$

95％可信区间为 $\qquad \bar{R} = \pm 1.96 S_{\bar{R}}$ (9-19)

或 $\qquad \bar{R} \pm 1/\sqrt{3n}$ (9-20)

式中:$R$ 为标准组中各等级的 $R$ 值;$f$ 为标准组或对比组中各等级的频数;$n$ 为该组的总频数;$\bar{R}$ 为平均 $R$ 值;$S_R$ 为 $R$ 的标准差。

式 9-17 和式 9-18 是计算 $S_{\bar{R}}$ 的精确公式,当 $n$ 较大且等级较多时,$S_R^2$ 近似于 $1/12$,此时,$S_{\bar{R}} = 1/\sqrt{12n}$,故可用式 9-20 求 95％可信区间。

**例 9.16** 某单位用苯巴比妥治疗 A、B 两组癫痫患儿,其疗效见表 9.14,问两组疗效是否有差别?

**解:**(1) $H_0$:两组疗效相同;

$\qquad H_1$:两组疗效不相同。

表 9.14 两组患儿的疗效

| 组别 | 无效 | 有效 | 显效 | 完全控制 | 合计 |
|---|---|---|---|---|---|
| A 组 | 76 | 56 | 62 | 125 | 319 |
| B 组 | 4 | 7 | 20 | 49 | 80 |

(2) 本例 A 组患儿人数比 B 组多得多,不妨将它作为总体对待,作为标准组,而把 B 组作为样本。为此,先将 A 组资料列成表 9.15 第 1、2 列格式,并计算各等级的 Ridit 值 $R$。

表 9.15 标准组 Ridit 值的计算

| 等级<br>(1) | 人数 $f$<br>(2) | $f/2$<br>(3) | 人数累计值<br>并移下一行<br>(4) | (3)+(4)<br>(5) | $R$ 值＝(5)/<br>总人数<br>(6) |
|---|---|---|---|---|---|
| 无效 | 76 | 38 | 0 | 38 | 0.119 1 |
| 有效 | 56 | 28 | 76 | 104 | 0.326 0 |

（续表）

| 等级<br>（1） | 人数 $f$<br>（2） | $f/2$<br>（3） | 人数累计值<br>并移下一行<br>（4） | （3）＋（4）<br>（5） | $R$ 值＝（5）/<br>总人数<br>（6） |
|---|---|---|---|---|---|
| 显效 | 62 | 31 | 132 | 163 | 0.511 0 |
| 完全控制 | 125 | 62.5 | 194 | 256.5 | 0.804 1 |
| 合　计 | 319 | | | | |

（3）由式 9-16 得标准组的 $\bar{R}_A$。

$$\bar{R}_A=(76\times0.119\,1+56\times0.326\,0+62\times0.511\,0+125\times0.804\,1)/319=0.5$$

（4）以 B 组各等级的频数 $f$ 乘标准组各相应等级的 $R$ 值再累加得 $\sum fR$，除以 B 组总频数，即求得 B 组的 $\bar{R}_B$：

$$\bar{R}_B=(4\times0.119\,1+7\times0.326\,0+20\times0.511\,0+49\times0.804\,1)/80=0.654\,7。$$

（5）由式 9-20，B 组 $\bar{R}$ 的 95% 可信区间近似为：

$$0.654\,7\pm1/\sqrt{3\times80}=0.654\,7\pm0.064\,5。$$

此可信区间即（0.590 2～0.719 2）不包括 0.5 在内，所以 $P<0.05$，拒绝 $H_0$，认为两组疗效的差异有统计学意义，由表 9.15 知 Ridit 值越大疗效越好，而 $\bar{R}_B>\bar{R}_A$，故 B 组疗效优于 A 组。

（二）样本与总体比较的 Ridit 检验的 SAS 程序

例 9.16 的 SAS 程序见程序 9.14。

**程序 9.14**

```
data dat14；
do group＝1 to 2；
 do rank＝1 to 4；
  input f @@；
  half＝f/2；n＋f；
  output；
 end；
 end；
cards；
76 56 62 125
4 7 20 49
；
run；
%macro riditone(file,group,rank)；
%do i＝1 %to &group；
data a&i；set &file；if group＝&i then output a&i；run；
%end；
data sum；set a1；sum＝n；keep sum；if _n_＝&rank then output；run；
```

```
%do i=1 %to &rank;
 proc append base=sum1 data=sum; run;
%end;
data nn;set a1;keep n;if _n_=&rank then delete;run;
data n;n=0;output;run;
proc append base=n data=nn; run;
data a;merge a1 n sum1;keep half n sum; run;
data b;set a;r=sum(half,n)/sum;keep r;run;
%do i=1 %to &group;
data f&i;merge a&i b;run;
proc means data=f&i n mean std noprint; var r; freq f; output out=m&i mean=
mean&i n=n&i std=std&i ;run;
%end;
%mend riditone;
%riditone(dat14,2,4);
data mm;merge m1 m2;
conf1=mean2-1.96*std1/sqrt(n2);conf2=mean2+1.96*std1/sqrt(n2);
if conf1>0.5 or conf2<0.5 then p='<0.05';else p='>0.05';run;
proc print data=mm;var n1 n2 mean1 mean2 conf1 conf2 p;run;
```

**程序 9.14 说明：**

先编写宏程序 RIDITONE，其有 3 个自由参数 FILE、GROUP 与 RANK，分别代表欲分析的数据集、组别和等级。%MARCO 与 %MEND 分别代表宏程序的开始与结束。

%RIDITONE(dat14,2,4) 表示调用宏程序 RIDITONE，指明欲分析数据集 dat14，有 2 组资料，等级数为 4。

**程序 9.14 输出结果：**

| | | | The SAS System | | | | |
|---|---|---|---|---|---|---|---|
| Obs | n1 | n2 | R1 | R2 | conf1 | conf2 | p |
| 1 | 319 | 80 | 0.5 | 0.65472 | 0.59416 | 0.71528 | <0.05 |

标准组（A 组）例数 $n_1=319$，$\overline{R}_A=0.5$；对照组（B 组）例数 $n_2=80$，$\overline{R}_B=0.65472$；

$\overline{R}_B$ 的 95% 的可信区间为 (0.59416, 0.71528)，此可信区间由精确公式算得，其不包括 0.5，$P$ 值 $<0.05$，认为两组疗效的差异有统计学意义。

### 二、两样本比较的 Ridit 检验

#### （一）计算步骤和实例

欲比较两个样本时，可按两样本对比的 Ridit 分析法处理。

本法可将对比的两组合并作为标准组，求出各等级的 $R$ 值，再据此分别计算两组的平均

Ridit 值 $\bar{R}$，进行 $U$ 检验。

$$U = |\bar{R}_1 - \bar{R}_2| / \sqrt{s_{\bar{R}_1}^2 + s_{\bar{R}_2}^2} = |\bar{R}_1 - \bar{R}_2| / \sqrt{s_{\bar{R}}^2(1/n_1 + 1/n_2)} \quad (9\text{-}21)$$

$$或\ U = |\bar{R}_1 - \bar{R}_2| / \sqrt{(1/n_1 + 1/n_2)/12} \quad (9\text{-}22)$$

式中：$\bar{R}_1$、$\bar{R}_2$ 分别为两组的平均 Ridit 值，$s_{\bar{R}_1}^2$、$s_{\bar{R}_2}^2$ 分别表示 $\bar{R}_1$ 与 $\bar{R}_2$ 的标准误。

式 9-21 是精确公式，当 $n$ 较大且等级较多时，$s_{\bar{R}}^2$ 近似于 $1/12$，故可用式 9-22 近似获得 $U$。$U$ 服从标准正态分布，故可据 $U_{0.05} = 1.96$、$U_{0.01} = 2.58$ 作出统计推断。

**例 9.17** 某医院用两种处方治疗早期突发性耳聋患者各 100 例，疗效见表 9.16，问两疗法的疗效有无差别？

表 9.16 两种处方的疗效比较

| 处方 | 疗效 | | | | 合计 |
| --- | --- | --- | --- | --- | --- |
| | 无效 | 进步 | 显效 | 痊愈 | |
| 甲 | 49 | 31 | 5 | 15 | 100 |
| 乙 | 24 | 35 | 16 | 25 | 100 |
| 合计 | 73 | 66 | 21 | 40 | 200 |

**解：** (1) $H_0$：两组疗效相同；

$H_1$：两组疗效不同。

(2) 两组例数相同，不能从中确定哪一个为标准组，故将两组各等级的频数相加作为标准组频数分布，并列表计算各等级的 Ridit 值。

表 9.17 标准组 Ridit 值计算

| 疗效<br>(1) | 两组合计 $f$<br>(2) | $f/2$<br>(3) | $f$ 累计并<br>移下一行<br>(4) | (3)+(4)<br>(5) | $R$ 值=(5)/<br>总人数<br>(6) |
| --- | --- | --- | --- | --- | --- |
| 无效 | 73 | 36.5 | 0 | 36.5 | 0.182 5 |
| 进步 | 66 | 33 | 73 | 106 | 0.530 0 |
| 显效 | 21 | 10.5 | 139 | 141 1.5 | 0.747 5 |
| 痊愈 | 40 | 20 | 160 | 180 | 0.900 0 |
| 合计 | 200 | | | | |

(3) 用两组各等级的频数 $f$ 与 Ridit 值按式 9-16 分别求两组的平均 Ridit 值 $\bar{R}$，得：

$\bar{R}_1 = (49 \times 0.182\,5 + 31 \times 0.530\,0 + 5 \times 0.747\,5 + 15 \times 0.900\,0)/100 = 0.426\,1$；

$\bar{R}_2 = (24 \times 0.182\,5 + 35 \times 0.530\,0 + 16 \times 0.747\,5 + 25 \times 0.900\,0)/100 = 0.573\,9$。

(4) 由式 9-22 计算 $U$，得：

$$U = |0.573\,9 - 0.426\,1| / \sqrt{(1/100 + 1/100)/12} = 3.62。$$

现 $U > 2.58$，故 $P < 0.01$，拒绝 $H_0$，认为两处方疗效的差异有统计学意义，由表 9.17 知 Ridit 值越大疗效越好，而 $\bar{R}_2 > \bar{R}_1$，故乙处方疗效优于甲处方。

(二) 两样本比较的 Ridit 检验的 SAS 程序

例 9.17 的 SAS 程序见程序 9.15。

**程序 9.15**

```
data dat15;
do rank=1 to 4;
do group=1 to 2;
  input f @@;
    ff+f;sum+f;half=ff/2;
  output;
 end;
 ff=0;
 end;
cards;
49 24
31 35
5 16
15 25
;
run;
%macro ridit(file,group,rank);
%do i=1 %to &group;
data a&i;set &file;if group=&i then output a&i;
data b&i;set a&i;keep f;run;
%end;
data sum;set a&group;keep sum;if _n_=&rank then output;run;
data b;set a&group;keep ff half;run;
%do i=1 %to &rank;
  proc append base=sum1 data=sum; run;
  %end;
data nn;set a&group;n=sum;keep n;if _n_=&rank then delete;run;
data n;n=0;output;run;
  proc append base=n data=nn; run;
data aa;merge b n sum1;keep half n sum; run;
data bb;set aa;r=sum(half,n)/sum;keep r;run;
%do i=1 %to &group;
data f&i;merge b&i bb;run;
proc means data=f&i n mean stderr noprint;var r;freq f;output out=m&i mean=R&i
n=n&i stderr=stderr&i;run;
%end;
%mend ridit;
%ridit(dat15,2,4);
data mm;merge m1 m2;u=abs(R1-R2)/sqrt(stderr1**2+stderr2**2);
```

if u>2.58 then p=′<0.01′;else if u>=1.96 then p=′<=0.05′;else p=′>0.05′;run;

proc print data=mm;var n1 n2 R1 R2 stderr1 stderr2 u p;run;

**程序 9.15 说明：**

先编写宏程序 RIDIT，其有 3 个自由参数：FILE、GROUP 与 RANK，分别代表欲分析的数据集、组别和等级。%MARCO 与 %MEND 分别代表宏程序的开始与结束。

%RIDITONE(dat15,2,4)表示调用宏程序 RIDITONE，指明欲分析数据集 dat15，有 2 组资料，等级数为 4。

**程序 9.15 输出结果：**

| | | | | The SAS System | | | | |
|---|---|---|---|---|---|---|---|---|
| Obs | n1 | n2 | R1 | R2 | stderr1 | stderr2 | u | p |
| 1 | 100 | 100 | 0.4261 | 0.5739 | 0.026832 | 0.026371 | 3.92858 | <0.01 |

第 1 组（甲处方）例数 $n_1=100$，$\bar{R}_1=0.4261$，标准误 $s_{\bar{R}_1}^2=0.026832$；第 2 组（乙处方）例数 $n_2=100$，$\bar{R}_2=0.5739$，标准误 $s_{\bar{R}_2}^2=0.026371$；统计量 $U=3.92858$，由精确公式算得 $P<0.01$，拒绝 $H_0$，认为两处方疗效的差异有统计学意义。

### 三、多个样本比较的 Ridit 检验

欲比较多个样本时，可按多个样本比较的 Ridit 分析法处理。

本法可将各组合并作为标准组，求出各等级的 $R$ 值，再据此分别计算各组的平均 Ridit 值 $\bar{R}$，进行 $\chi^2$ 检验。

$$\chi^2 = 12\sum_{i=1}^{k} n_i(\bar{R}_i - 0.5)^2,$$
$$自由度 \nu = k-1 \tag{9-23}$$

式中：$n_i$ 和 $\bar{R}_i$ 分别为第 $i$ 个样本的样本量和 Ridit 值均数，$k$ 为样本个数。

**（一）计算步骤和实例**

**例 9.18** 某医院用复方石苇冲剂治疗老年慢性支气管炎患者，不同病情的患者疗效如表 9.18 所示，问该冲剂对 4 种患者的疗效是否有差异？

**表 9.18 复方石苇冲剂治疗 4 种病型慢性支气管炎的疗效**

| 疗效 | 病 型 | | | | 合计 | Ridit 值 |
|---|---|---|---|---|---|---|
| | 单纯性 | 喘息性 | 单纯性合并肺气肿 | 喘息性合并肺气肿 | | |
| 控制 | 65 | 77 | 42 | 94 | 278 | 0.256 |
| 显效 | 18 | 16 | 6 | 11 | 51 | 0.559 |
| 有效 | 30 | 36 | 23 | 47 | 136 | 0.731 |
| 无效 | 13 | 18 | 11 | 36 | 78 | 0.928 |
| 合计 | 126 | 147 | 82 | 188 | 543 | |

**解：**(1) $H_0$：该冲剂对 4 种患者的疗效相同；

$H_1$：该冲剂对 4 种患者的疗效不全相同。

（2）以 4 组的合计作为标准组，计算标准组的 Ridit 值见表 9.18 最后一列。

（3）用 4 组各等级的频数 $f$ 与 Ridit 值按式 9-16 分别求 4 组的平均 Ridit 值 $\bar{R}$，得 $\bar{R}_1 = 0.482$、$\bar{R}_2 = 0.488$、$\bar{R}_3 = 0.502$、$\bar{R}_4 = 0.521$。

（4）作 $\chi^2$ 检验。

$$\chi^2 = 12[126 \times (0.482 - 0.5)^2 + 147 \times (0.488 - 0.5)^2 +$$
$$82 \times (0.502 - 0.5)^2 + 188 \times (0.521 - 0.5)^2]$$
$$= 1.74$$

本例中 $k = 4$、$\nu = 3$，查附表 3（$\chi^2$ 界值表）得 $\chi^2_{0.05,3} = 7.81$，$P > 0.05$，不拒绝 $H_0$，认为该冲剂对 4 种患者疗效的差异无统计学意义。

（二）多个样本比较的 Ridit 检验的 SAS 程序

例 9.18 的 SAS 程序见程序 9.16。

**程序 9.16**

```
data dat16;
do rank＝1 to 4;
do group＝1 to 4;
  input f @@;
    ff＋f;sum＋f;half＝ff/2;
  output;
 end;
 ff＝0;
 end;
cards;
65 77 42 94
18 16 6 11
30 36 23 47
13 18 11 36
;
run;
％ridit(dat16,4,4);
data mm;merge m1 m2 m3 m4;array u｛*｝ u1-u4;array num｛*｝ n1-n4;array m｛*｝
R1-R4;
do i＝1 to 4;u(i)＝num(i)*(m(i)-0.5)**2;end;
v＝12*sum(of u(*));v001＝cinv(0.99,3);v005＝cinv(0.95,3);
if v＞＝v001 then p＝'＜＝0.01';else if v＞＝v005 then p＝'＜＝0.05';else p＝'＞
0.05';run;
proc print data＝mm;var n1 R1 n2 R2 n3 R3 n4 R4 v p;run;
```

**程序 9.16 说明：**

调用％RIDIT 宏程序，指明欲分析数据集 dat16，有 4 组资料，等级数为 4。

cinv(0.95,3)表示 $\chi^2_{0.05,3}$，cinv(0.99,3)表示 $\chi^2_{0.01,3}$。

程序 9.16 输出结果：

| | | | | | The SAS System | | | | | |
| Obs | n1 | R1 | n2 | R2 | n3 | R3 | n4 | R4 | v | p |
| --- | --- | --- | --- | --- | --- | --- | --- | --- | --- | --- |
| 1 | 126 | 0.48174 | 147 | 0.48763 | 82 | 0.50159 | 188 | 0.52121 | 1.79155 | >0.05 |

第 1 组（单纯性）例数 $n_1 = 126, \bar{R}_1 = 0.48174$；第 2 组（喘息性）例数 $n_2 = 147, \bar{R}_2 = 0.48763$；第 3 组（单纯性合并肺气肿）例数 $n_3 = 82, \bar{R}_3 = 0.50159$；第 4 组（喘息性合并肺气肿）例数 $n_4 = 188, \bar{R}_4 = 0.52121$；统计量 $\chi^2 = 1.79155, P > 0.05$，不拒绝 $H_0$，认为该冲剂对 4 种患者疗效的差异无统计学意义。

# 第七节　秩相关

秩相关（rank correlation）又称等级相关，它是一种分析 $x$、$y$ 两个变量的等级间是否相关的方法。适用于某些不能准确地测量指标值而只能以严重程度、名次先后、反应大小等定出等级的资料，也适用于某些不呈正态分布或难于判断分布类型的资料。

本章只介绍最常用的 Spearman 等级相关分析，其相关程度大小用等级相关系数 $r_s$ 来表示。

（一）计算步骤和实例

其计算步骤为：

(1) 将 $x, y$ 分别由小到大排列，并给以秩次 $r_x$、$r_y$。

(2) 求成对数据 $(x, y)$ 的秩次差值 $d = r_x - r_y$。

(3) 计算 $r_s$，再据附表 14 作出统计推断。

$$r_s = \frac{\sum (r_{xi} - \bar{r_x})(r_{yi} - \bar{r_y})}{\sqrt{\sum (r_{xi} - \bar{r_x})^2 \sum (r_{yi} - \bar{r_y})}} \tag{9-24}$$

当 $x_1, x_2, \cdots, x_n$ 和 $y_1, y_2, \cdots, y_n$ 中都不存在相同秩次时，可用简化公式 9-25 计算。

$$r_s = 1 - 6 \sum d^2 / [n(n^2 - 1)] \tag{9-25}$$

式中：$n$ 为观察值的对子数。

**例 9.19**　对某省不同地区水质的碘含量及其甲状腺肿的患病率作了调查后得到表 9.19 第 1～3 列的数据，问不同地区的甲状腺肿的患病率与本地区水质的碘含量有无关系？

**解**：本例碘含量 $x$ 为计量资料，患病率 $y$ 是属二项分布的分类资料，要研究 $x$、$y$ 之间的关系，只能用秩相关分析法。

(1) $H_0$：$x, y$ 间无相关性；

　　$H_1$：$x, y$ 间有相关性。

(2) 将 $x$、$y$ 分别由小到大排队，并给以秩次（也可将 $x$、$y$ 都由大到小排列），相等时取平均秩次。

表 9.19 某省不同地区水质碘含量与甲状腺肿患病率

| 地区 | 碘含量 $x/\mu g/L$ | 患病率 $y/\%$ | 秩 次 | | $d$ | $d^2$ |
| | | | $x$ | $y$ | | |
|---|---|---|---|---|---|---|
| 1 | 1.1 | 41.2 | 1 | 15 | $-14$ | 196 |
| 2 | 2.3 | 37.6 | 2 | 13 | $-11$ | 121 |
| 3 | 2.5 | 38.8 | 3 | 14 | $-11$ | 121 |
| 4 | 3.7 | 24.3 | 4 | 11 | $-7$ | 49 |
| 5 | 3.8 | 23.0 | 5 | 10 | $-5$ | 25 |
| 6 | 4.0 | 32.4 | 6 | 12 | $-6$ | 36 |
| 7 | 4.6 | 16.1 | 7 | 8 | $-1$ | 1 |
| 8 | 4.9 | 18.4 | 8 | 9 | $-1$ | 1 |
| 9 | 7.6 | 7.1 | 9 | 5 | 4 | 16 |
| 10 | 8.1 | 8.0 | 10 | 6 | 4 | 16 |
| 11 | 8.2 | 9.1 | 11 | 7 | 4 | 16 |
| 12 | 8.4 | 4.2 | 12 | 3 | 9 | 81 |
| 13 | 8.8 | 5.3 | 13 | 4 | 9 | 81 |
| 14 | 18.7 | 0.2 | 14 | 2 | 12 | 144 |
| 15 | 23.5 | 0.0 | 15 | 1 | 14 | 196 |
| 合计 | | | | | | 1 100 |

将 $x$、$y$ 的秩次记于表中第 4、5 列。

(3) 求各对 $x$、$y$ 秩次的差,记为 $d$,置于第 6 列。

(4) 求各 $d$ 的平方,置于第 7 列,并求得其和为 $\sum d^2 = 1\,100$。

(5) 由简化公式 9-25 得:$r_s = 1 - 6 \times 1\,100 / [15(15^2 - 1)] = -0.964\,3$。

查附表 14,$n=15$ 时,$r_{s0.01(15)} = 0.654$,现 $|r_s| > r_{s0.05}$,所以 $P < 0.01$,拒绝 $H_0$,认为不同地区的甲状腺肿的患病率与本地区水质的碘含量呈负相关。

(二)秩相关的 SAS 程序

例 9.19 的 SAS 程序见程序 9.17。

**程序 9.17**

```
    data dat17；
 input x y @@；
cards；
1.1 41.2
2.3 37.6
2.5 38.8
3.7 24.3
3.8 23.0
4.0 32.4
4.6 16.1
4.9 18.4
7.6 7.1
```

8. 1 8. 0
8. 2 9. 1
8. 4 4. 2
8. 8 5. 3
18. 7 0. 2
23. 5 0. 0
;
proc corr data＝dat17 spearman;
  var x;
  with y;
run;

**程序 9.17 说明：**

等级相关仍用相关过程 CORR 分析，只需在选择项中指定为何种等级相关，如 Spearman 等。如不用任何选择项，则计算 Pearson 相关系数。

**程序 9.17 主要输出结果：**

The CORR Procedure

1 With Variables： y
1      Variables： x

Simple Statistics

| Variable | N | Mean | Std Dev | Median | Minimum | Maximum |
|----------|---|------|---------|--------|---------|---------|
| y | 15 | 17. 71333 | 14. 44254 | 16. 10000 | 0 | 41. 20000 |
| x | 15 | 7. 34667 | 6. 17019 | 4. 90000 | 1. 10000 | 23. 50000 |

Spearman Correlation Coefficients， N＝15
Prob＞|r| under $H_0$： Rho＝0

|  | x |
|--|---|
| y | −0. 96429 |
|  | ＜0. 0001 |

Spearman 等级相关 $r_s$＝−0. 964 29，$P$＜0. 0001。

结论为不同地区的甲状腺肿的患病率与本地区水质的碘含量呈负相关。

（张莉娜）

# 第十章　判别分析

## 第一节　判别分析的基本概念

　　判别分析(discriminant analysis)是根据已掌握的一批分类明确的样品的某些特征指标构造判别函数(即分类标准),来指导对未知类别的新样品进行归类的一种多元统计分析方法。在医学研究中经常遇到这类问题。例如,临床上常需根据就诊者的各项症状、体征、实验室检查、病理学检查及医学影像学资料等对其作出是否有某种疾病的诊断或对几种可能患有的疾病进行鉴别诊断;有时已初步诊断为某种疾病,还需进一步作出属该类疾病中哪一种或哪一型的判断,这些问题都可使用判别分析法。通过判别分析还可对各指标所起判断作用的大小作出估计,因而还有因素分析的作用。

　　下面用一个实例来说明判别分析的基本思想。欲用显微分光光度计对患者细胞进行检查以判断其是否患有癌症。研究中对于若干已明确诊断为癌症的患者和无癌症的患者均用显微分光光度计对细胞进行检测,分析步骤为:

　　(1)确定解释变量:用逐步判别方法筛选解释变量。解释变量并非越多越好,需要进行筛选。共 3 个指标;$X_1$:三倍体的得分;$X_2$:八倍体的得分;$X_3$:不整倍体的得分。

　　(2)建立判别函数:根据实测资料(常称训练样本)用判别分析方法可建立判别函数: $Y = X_1 + 10X_2 + 10X_3$。

　　(3)确定判别准则: $Y > 100$ 则判断为癌症, $Y < 100$ 则判断为非癌症。如有某患者的 $X_1$、$X_2$、$X_3$ 实测值,代入上述判别函数可得 $Y$ 值,从而对其进行判别分类。

　　(4)考核判别函数:该判别函数是否有实用价值还需要进行考核,如考核的结果,其诊断符合率达到临床要求则可应用于实践。

　　通过此例子,可得出判别分析的一般步骤(图 10.1)。

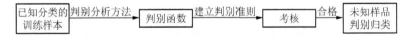

图 10.1　判别分析步骤

　　判别函数及判别准则建立后必须进行考核。考核就是将样品逐一用所建立的判别准则进行归类,求出其假阳性率、假阴性率及总的错误率。考核可分为回顾性考核与前瞻性考核。回顾性考核也称回代或内考核(internal validation),即用原来的训练样本进行考核。前瞻性考核也称外考核,是对新的已知其分类的样品(称为考核样品)进行考核。用前瞻性考核可估计总体中的假阳性率、假阴性率和总的错误率。在实践应用时,前瞻性考核是必不可少的。只有当前瞻性考核有较好的判别效果即获得较高的符合率时,才能认为此判别准则有较强的判别能力,然后才能用于实践。因此,一般来说,必须有训练样本以建立判别函数,也必须有考核样本以进行前瞻性考核。考核样本也需要分类正确、数据可靠及有足够的样本量。在科研设计中可把所收集的样本随机地分为两组:一组作为训练样本,另一组作为考核样本。

除了可用前瞻性考核来估计总体中的错误率外,还可用刀切法(jackknife)交叉考核(cross validation)。其方法如下:设训练样本中共有 $n$ 个个体,先搁置第 1 个个体,对其余 $n-1$ 个个体进行判别分析,求出判别准则,用该准则对第 1 个个体进行考核;然后放回第一个个体,搁置第 2 个个体,用其余 $n-1$ 个个体求出判别准则,对第 2 个个体进行考核……每次搁置一个个体,用其余的 $n-1$ 个个体作出分类函数(注意,这些分类函数可能不相同),对搁置的个体进行考核,一共进行 $n$ 次,遍历每一个个体。如此可求出假阳性率、假阴性率、总错误率和 $ROC$ 曲线等,这种考核方法称为刀切法交叉考核,它们可作为前瞻性考核的辅助信息。可以证明,大样本时,刀切法估计的总错误率是总体错误率的无偏估计。

判别分析的方法很多,常用的方法有:

(1)最大似然法:该法是建立在概率论中独立事件乘法定律的基础上,适用于各指标是定性的或半定量的情况。

(2)Fisher 判别分析:用于两类或两类以上间判别,但常用于两类间判别,上例中应用的就是 Fisher 判别分析方法。

(3)Bayes 判别分析:用于两类或两类以上间判别,要求各类内指标服从多元正态分布。

(4)Logistic 回归:常用于两类间判别。它不要求多元正态分布的假设,故可用于各指标为两值变量或半定量的情况。

判别分析要求样本足够大,具有较好的代表性,样本的原始分类必须准确无误,判别指标的选择要适当,能代表分类对象的主要特征。

# 第二节 Fisher 判别

Fisher 判别又称典则判别(canonical discriminant),适用于两类和多类判别。

## 一、两类判别

假定试图用两个解释变量 $X_1$[血清天冬氨酸氨基转移酶(AST)]和 $X_2$($\alpha$ 羟丁酸脱氢酶)来区分大骨节患者和健康人。那么在图10.2(a)上每个个体就表现为一个点。单从血清 AST 看,两类人差别不大;单从羟丁酸脱氢酶看,两类差别也不大。但是,把两项指标结合起来,在平面上就比较容易区分这两种人。实际上,我们是从某个斜的方向来看这些点在其上的投影。如果两种人在某方向上的投影容易区分,我们就借此对新来的人进行分类,只要算一算新来的人这个"点子"在那个斜方向上的投影值,根据这个投影值所在范围下结论看其是否得大骨节病。哪个方向最有利于区分两个类别?从方差分析的观点出发,自然要求每一类内点在此投影轴上投影值的类内方差尽可能小,而不同类间的投影值的类间方差尽可能大,这就是 Fisher 准则的基本思想。

设有 A、B 两类观察对象,A 类有 $n_A$ 例,B 类有 $n_B$ 例,分别记录了 $X_1, X_2, \cdots, X_p$ 这 $p$ 个观察指标,称为判别指标或变量。Fisher 判别法就是找出一个线性组合:

$$Z = a_1 X_1 + a_2 X_2 + \cdots + a_p X_p \tag{10-1}$$

使得综合指标 $Z$ 在 A 类的均数 $\overline{Z}_A$ 与在 B 类的均数 $\overline{Z}_B$ 的差异尽可能大,而两类内综合指标 $Z$ 的变异 $S_A^2 + S_B^2$ 尽可能小,即使

$$\lambda = \frac{|\overline{Z}_A - \overline{Z}_B|}{S_A^2 + S_B^2} \tag{10-2}$$

达到最大。公式 10-1 称为 Fisher 判别函数(discriminant function),这一组常数 $a_1, a_2, \cdots, a_p$ 便称为判别系数(discriminant coefficient)。显然,判别函数相当于以判别系数为权重对 $X_1$, $X_2, \cdots, X_p$ 作综合评分,使得这样的评分能最好地拉开两组的距离。这样,原本是就多个变量来区分两总体的问题,归结为就单个变量 $Z$ 来区分。

单个变量 $Z$ 的分类问题并不难,只需确定一个分界值 $C$,规定个体 $Z \leqslant C$ 时判属其中的一类;若 $Z > C$,则判属另一类就可解决。

为了确定分界值 $C$,可以利用两组样本分别画出判别得分的频率直方图,根据问题性质权衡图 10.2(b) 中的 $\alpha$ 和 $\beta$ 来选择 $C$ 的大小。

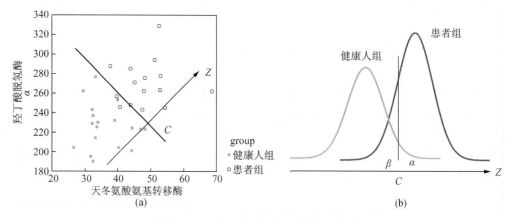

图 10.2　Fisher 准则下判别分析示意图

(a) 二维散点图,在 $Z$ 方向投影重叠最少;　(b) $Z$ 得分分布图和分界值 $C$

## 二、多类判别

我们的目标仍是寻找一个方向,使得各样本点在其上的区分性较好,仍然用类间方差与类内方差之比来表示这种区分性。经推导,可以得到欲求的判别系数 $A = (a_1, a_2, \cdots, a_p)$ 必须满足矩阵方程

$$[B - \lambda W]A = 0 \tag{10-3}$$

或

$$|W^{-1}B - \lambda E| = 0 \tag{10-4}$$

式中:$B$ 为类别与类别间方差－协方差矩阵,$W$ 为类别内部的方差-协方差矩阵。

式 10-4 称为矩阵 $W^{-1}B$ 的特征方程,可以就 $\lambda$ 解出多个大小不等的特征根,由式 10-3 又可就向量 $A$ 解出相应的特征向量。用最大的特征根所对应的特征向量作判别系数构成第 1 个判别函数 $Z_1$;用次大的特征根所对应的特征向量作判别系数构成第 2 个判别函数 $Z_2 \cdots$ 这样,最多可以构成 $p = \min(p, g-1)$ 个判别函数。通常总是选用少数几个判别函数 $Z_1, Z_2, \cdots$ 把各个类别的样本点尽量拉开距离。由上可见,Fisher 准则下 $k$ 个总体的判别是两个总体判

别方法的推广。当变量数目 $p > g-1$ 时,可以有 $g-1$ 个判别函数。然后分别计算出每个类的各个判别函数值的均值,即每个类的中心点。最后,欲对某待判样品进行归类,先计算它的各个判别函数值,然后分别计算该样品到每个类中心点的距离,把它归到离中心点的距离最短的那一类。

一般说来,多个总体的判别效果往往不如两个总体的判别效果好,因为多个总体常常挤在一起,存在种种重叠。

**例 10.1** 某医院眼科研究糖尿病患者的视网膜病变情况,视网膜病变分轻、中、重三型。研究者用年龄(age)、患糖尿病年数(time)、血糖水平(glucose)、视力(vision)、视网膜电图中的 $a$ 波峰时($at$)、$a$ 波振幅($av$)、$b$ 波峰时($bt$)、$b$ 波振幅($bv$)、$qp$ 波峰时($qpt$)及 $qp$ 波振幅($qpv$)等指标建立判别视网膜病变的分类函数,以判断糖尿病患者的视网膜病变属于轻、中、重中哪一型。为此观察 131 例糖尿病患者,要求其患眼无其他明显眼前段疾患,眼底无明显其他视网膜疾病和视神经、葡萄膜等疾患,测定了他们的以上各指标值,并根据统一标准诊断其疾患类型,记分类指标名为 group。见表 10.1(表中仅列出前 5 例)。该资料已存放在 eye1.xls 文件(参见附录 2)中,试以此为训练样本,仅取 age、vision、$at$、$bt$ 和 $qpv$ 5 项指标,作 Fisher 判别分析。

**表 10.1 131 例糖尿病患者各指标实测记录(前 5 例)**

| 例号 | 年龄 | 患病年数 | 血糖 | 视力 | $a$ 波峰时 | $a$ 波振幅 | $b$ 波峰时 | $b$ 波振幅 | $qp$ 波峰时 | $pq$ 波振幅 | 视网膜病变程度 |
|---|---|---|---|---|---|---|---|---|---|---|---|
| 1 | 49 | 2.00 | 191 | 1.5 | 12.25 | 235.40 | 52.50 | 417.57 | 78.5 | 27.43 | A1 |
| 2 | 49 | 2.00 | 191 | 1.2 | 13.50 | 225.15 | 52.00 | 391.20 | 78.5 | 46.69 | A1 |
| 3 | 63 | 4.00 | 200 | 1.0 | 14.25 | 318.92 | 53.25 | 616.35 | 77.5 | 35.38 | A1 |
| 4 | 63 | 4.00 | 200 | 0.6 | 14.00 | 361.90 | 55.00 | 723.30 | 77.0 | 47.01 | A1 |
| 5 | 54 | 10.00 | 137 | 0.6 | 13.75 | 269.59 | 55.50 | 451.27 | 78.0 | 33.70 | A2 |

**程序 10.1**

```
PROC IMPORT OUT=eye1
            DATAFILE ="C:\Program Files\SAS Institute\SAS\SASCLASS\eye1. xls"
            DBMS=EXCEL2000 REPLACE;
      GETNAMES=YES;
RUN;
proc candisc data=eye1 out=outeye1;
   class group;
   var age vision at bt qpv;
   run;
   data outeye1;set outeye1;
   center11=1.241203024;center12=0.364061843;
   center21=-0.531169249;center22=-0.976368610;
   center31=-3.078076395;center32=0.861382245;
   d1=sqrt((can1-center11)**2+(can2-center12)**2);
   d2=sqrt((can1-center21)**2+(can2-center22)**2);
```

```
        d3＝sqrt((can1－center31)**2＋(can2－center32)**2);
        n0＝1;
        if d2＜d1 then n0＝2;
        if d3＜d1 and d3＜d2 then n0＝3;
run;
proc print data＝outeye1;var group can1 can2 d1 d2 d3 n0;run;
proc freq data＝outeye1;
        tables group*n0/nocol nopercent;
run;
```

**程序 10.1 说明：**

(1) 先用 SAS 的"import"过程从外部数据文件"eye1. xls"中读入数据，建立 SAS 数据集 "eye1"；其中有 11 个变量。前 10 个为用于判别分析的指标，最后一个变量"group"是类别变量，在 SAS 中属于字符型变量。

(2) 用 SAS 的"candisc"过程进行 Fisher 判别（典则判别）。

选择项"DATA＝SAS 数据集名"指定用于分析的 SAS 数据集，即训练样本。选择项 "OUT＝SAS 数据集名"生成一个输出 SAS 数据集，该数据集包含每例的判别函数得分。

CLASS 语句指定判别分析用的分类变量名，该变量可以是数字型，也可以是字符型。

VAR 语句指定判别分析用的各指标的变量名。

(3) 变量 center$i$1,center$i$2,$i$＝1、2、3 分别表示第 $i$ 类判别函数的中心点。其值由 candisc 过程运行结果而得。

(4) 变量 $d_1$、$d_2$、$d_3$ 分别表示各样品到各类中心点的欧氏距离。

(5) 变量 $n_0$ 为判别分类结果。

(6) 用 SAS 的 freq 过程得到实际分类与判别分类情况的列联表。

**程序 10.1 输出结果：**

The CANDISC Procedure ①

| | | | |
|---|---|---|---|
| Observations | 131 | DF Total | 130 |
| Variables | 5 | DF Within Classes | 128 |
| Classes | 3 | DF Between Classes | 2 |

Class Level Information

| group | Variable Name | Frequency | Weight | Proportion |
|---|---|---|---|---|
| A1 | A1 | 68 | 68.0000 | 0.519084 |
| A2 | A2 | 43 | 43.0000 | 0.328244 |
| A3 | A3 | 20 | 20.0000 | 0.152672 |

The CANDISC Procedure ②

Multivariate Statistics and F Approximations

S=2  M=1  N=61

| Statistic | Value | F Value | Num DF | Den DF | Pr>F |
|---|---|---|---|---|---|
| Wilks' Lambda | 0. 19558740 | 31. 28 | 10 | 248 | <. 0001 |
| Pillai's Trace | 1. 04158049 | 27. 17 | 10 | 250 | <. 0001 |
| Hotelling-Lawley Trace | 2. 90021099 | 35. 77 | 10 | 183. 27 | <. 0001 |
| Roy's Greatest Root | 2. 39361653 | 59. 84 | 5 | 125 | <. 0001 |

NOTE: F Statistic for Roy's Greatest Root is an upper bound.
NOTE: F Statistic for Wilks' Lambda is exact.

The CANDISC Procedure ③

| | Canonical Correlation | Adjusted Canonical Correlation | Approximate Standard Error | Squared Canonical Correlation |
|---|---|---|---|---|
| 1 | 0. 839839 | 0. 833319 | 0. 025844 | 0. 705329 |
| 2 | 0. 579872 | 0. 570509 | 0. 058215 | 0. 336251 |

Test of $H_0$: The canonical correlations in the current row and all that follow are zero

Eigenvalues of Inv(E)*H
=CanRsq/(1−CanRsq)

| | Eigenvalue | Difference | Proportion | Cumulative | Likelihood Ratio | Approximate F Value | Num DF | Den DF | Pr>F |
|---|---|---|---|---|---|---|---|---|---|
| 1 | 2. 3936 | 1. 8870 | 0. 8253 | 0. 8253 | 0. 19558740 | 31. 28 | 10 | 248 | <. 0001 |
| 2 | 0. 5066 | | 0. 1747 | 1. 0000 | 0. 66374862 | 15. 83 | 4 | 125 | <. 0001 |

## The CANDISC Procedure ④

### Total Canonical Structure

| Variable | Can1 | Can2 |
|---|---|---|
| age | −0. 127801 | −0. 746463 |
| vision | 0. 861909 | 0. 460335 |
| at | −0. 784414 | 0. 230520 |
| bt | −0. 414330 | 0. 228401 |
| qpv | 0. 601335 | 0. 205822 |

### Between Canonical Structure

| Variable | Can1 | Can2 |
|---|---|---|
| age | −0. 240675 | −0. 970606 |
| vision | 0. 938239 | 0. 345989 |
| at | −0. 980029 | 0. 198856 |
| bt | −0. 934592 | 0. 355721 |
| qpv | 0. 973193 | 0. 229991 |

### Pooled Within Canonical Structure

| Variable | Can1 | Can2 |
|---|---|---|
| age | −0. 077509 | −0. 679456 |
| vision | 0. 735409 | 0. 589488 |
| at | −0. 575133 | 0. 253667 |
| bt | −0. 242336 | 0. 200495 |
| qpv | 0. 381868 | 0. 196165 |

## The CANDISC Procedure ⑤

### Total-Sample Standardized Canonical Coefficients

| Variable | Can1 | Can2 |
|---|---|---|
| age | 0. 699541044 | −0. 819377480 |

| | | |
|---|---|---|
| vision | 1. 317164421 | 0. 701622099 |
| at | −0. 670583380 | 0. 957388451 |
| bt | −0. 046505930 | 0. 130803328 |
| qpv | 0. 393779989 | 0. 159200067 |

Pooled Within-Class Standardized Canonical Coefficients

| Variable | Can1 | Can2 |
|---|---|---|
| age | 0. 6309983854 | −0. 7390929686 |
| vision | 0. 8445165091 | 0. 4498538196 |
| at | −. 5003398140 | 0. 7143325859 |
| bt | −. 0434982019 | 0. 1223437443 |
| qpv | 0. 3392280363 | 0. 1371454301 |

Raw Canonical Coefficients ⑥

| Variable | Can1 | Can2 |
|---|---|---|
| age | 0. 060922339 | −0. 071358776 |
| vision | 3. 941019324 | 2. 099287080 |
| at | −0. 527380988 | 0. 752939131 |
| bt | −0. 008976821 | 0. 025248352 |
| qpv | 0. 025218271 | 0. 010195415 |

Class Means on Canonical Variables

| group | Can1 | Can2 |
|---|---|---|
| A1 | 1. 241203024 | 0. 364061843 |
| A2 | −0. 531169249 | −0. 976368610 |
| A3 | −3. 078076395 | 0. 861382245 |

⑦

| Obs | group | Can1 | Can2 | d1 | d2 | d3 | n0 |
|---|---|---|---|---|---|---|---|
| 1 | A1 | 3. 15672 | 0. 71753 | 1. 94785 | 4. 05830 | 6. 23645 | 1 |
| 2 | A1 | 1. 80538 | 1. 21266 | 1. 01902 | 3. 20176 | 4. 89607 | 1 |
| 3 | A1 | 1. 17811 | 0. 27473 | 0. 10936 | 2. 11823 | 4. 29643 | 1 |

| 4 | A1 | 0.01113 | −0.59046 | 1.55698 | 0.66559 | 3.41336 | 2 |
| 5 | A2 | −0.74547 | −0.25954 | 2.08225 | 0.74818 | 2.58796 | 2 |

The FREQ Procedure ⑧

Table of group by n0

| group<br>Frequency<br>Row Pct | n0 | | | |
| --- | --- | --- | --- | --- |
| | 1 | 2 | 3 | Total |
| A1 | 60 | 7 | 1 | 68 |
| | 88.24 | 10.29 | 1.47 | |
| A2 | 5 | 36 | 2 | 43 |
| | 11.63 | 83.72 | 4.65 | |
| A3 | 0 | 1 | 19 | 20 |
| | 0.00 | 5.00 | 95.00 | |
| Total | 65 | 44 | 22 | 131 |

输出结果①中打印出训练样本的例数，判别指标数及分类数、各类频数、频率及先验概率。

输出结果②中打印出多元统计量、F 近似值、自由度和概率值。进行判别效果的显著性检验，本例所得判别函数有统计学意义。

输出结果③中打印出两个特征根，分别为 2.393 6 和 0.506 6。

输出结果④中分别打印出判别函数和原始变量间的全样本相关；判别函数和原始变量间的类间相关；判别函数和原始变量间的合并类内相关。

输出结果⑤中分别打印出全样本标准化的判别系数；合并类间标准化判别系数。

输出结果⑥中打印出原始判别系数以及判别函数的类均值。

输出结果⑦中打印出每例的判别函数得分到各类中心点的距离，判别分类结果，这里仅列出第 1 例至第 5 例的结果。

输出结果⑧中打印出实际分类与判别分类情况。

# 第三节　Bayes 判别

**一、Bayes 准则**

设有定义明确的 $g$ 个总体 $\pi_1$、$\pi_2 \cdots \pi_g$，分别为 $X_1$、$X_2 \cdots X_p$ 的多元正态分布。对于任何一个个体，若已知 $p$ 个变量的观察值，要求判断该个体最可能属于哪一个总体。

如果我们制订了一个判别分类规则，难免会发生错分现象。如把实属第 $i$ 类的个体错分到第 $j$ 类的概率记为 $P(j|i)$，这种错分造成的损失记为 $C(j|i)$；Bayes 判别准则就是平均损失

最小的准则。按照这个准则去找一种判别分类的规则,就是 Bayes 判别。

### 二、分类函数

在 Bayes 准则下判别分析的分类函数形式如下:

$$\begin{cases} Y_1 = C_{01} + C_{11}X_1 + C_{21}X_2 + \cdots + C_{p1}X_p \\ Y_2 = C_{02} + C_{12}X_1 + C_{22}X_2 + \cdots + C_{p2}X_p \\ \qquad\qquad\qquad \cdots \\ Y_g = C_{0g} + C_{1g}X_1 + C_{2g}X_2 + \cdots + C_{pg}X_p \end{cases} \tag{10-5}$$

分类函数即 $g$ 个线性函数的联立方程,每个线性函数对应于某一类别。其中 $C_{0j}$、$C_{1j}\cdots C_{pj}(j=1、2\cdots g)$ 为需估计的参数。用 SAS 的 DISCRIM 过程可得到这些参数的估计值。判别函数建立后通常的判别准则为:如欲判断某样品属于上述 $g$ 类中的哪一类,可将该样品的各 $X_i$ 值代入式 10-5 中的各个方程,分别算出 $Y_1$、$Y_2\cdots Y_g$ 等值。其中如 $Y_f$ 为最大则意味着该样品属第 $f$ 类的概率最大,故判它属于第 $f$ 类。

### 三、先验概率(prior probability)

先验根率又称事前概率。如在所研究的总体中任取一个样品,该样品属于第 $f$ 类别的概率为 $q(y_f)$,则称它为类别 $f$ 的事前概率。例如,阑尾炎患者总体中分泌性占 50%,蜂窝织炎占 30%,坏疽性占 10%,腹膜炎占 10%,则在该总体中任取一个阑尾炎患者,该患者属于以上 4 种类型的概率分别为 0.5、0.3、0.1 和 0.1,它们也分别是这 4 种类型的事前概率。式 10-5 的判别函数并未考虑事前概率,当考虑事前概率时,判别函数如下式:

$$\begin{cases} Y_1 = C_{01} + C_{11}X_1 + C_{21}X_2 + \cdots + C_{p1}X_p + \ln[q(Y_1)] \\ Y_2 = C_{02} + C_{12}X_1 + C_{22}X_2 + \cdots + C_{p2}X_p + \ln[q(Y_2)] \\ \qquad\qquad\qquad \cdots \\ Y_g = C_{0g} + C_{1g}X_1 + C_{2g}X_2 + \cdots + C_{pg}X_p + \ln[q(Y_g)] \end{cases} \tag{10-6}$$

它和式 10-5 的差别仅仅在于 $\ln[q(Y_j)]$ 项。

考虑事前概率可适当提高判别的敏感性,但是困难在于事前概率往往不容易知道,如果训练样本是从所研究的总体中随机抽取的,则可用训练样本中各类的发生频率 $Q(Y_j)$ 来估计各类别的事前概率 $q(Y_j)$。如果事前概率未知,而又不可以用 $Q(Y_j)$ 来估计 $q(Y_j)$,就只能将事前概率取为相等值,即取 $q(Y_j)=1/g$。

### 四、后验概率(posterior probability)

后验概率又称事后概率。如果已知某样品各个指标 $X_i$ 的观察值为 $S_i$,则在该条件下,样品属于 $Y_j$ 类别的概率 $P(Y_j/S_1,S_2,\cdots,S_P)$ 称为事后概率。引入事后概率后,可用事后概率来描述某样品属于 $Y_j$ 类别的概率;这就使得判别的可靠性有一个数量的表达。

例如:欲判别某样品属于哪个类别时,可据样品各指标的取值 $S_1、S_2,\cdots,S_P$ 代入判别函数,求得各类别之 $Y$ 值,即 $Y_1,Y_2,\cdots,Y_g$。

此时事后概率的计算公式为:

$$\begin{cases} P(Y_1/S_1S_2\cdots S_P) = \exp(Y_1)\Big/\sum_{i=1}^{g}\exp(y_i) \\[2mm] P(Y_2/S_1S_2\cdots S_P) = \exp(Y_2)\Big/\sum_{i=1}^{g}\exp(y_i) \\[2mm] \cdots \\[2mm] P(Y_g/S_1S_2\cdots S_P) = \exp(Y_g)\Big/\sum_{i=1}^{g}\exp(y_i) \end{cases} \tag{10-7}$$

当式 10-7 中 $Y_j$ 过大或过小时,计算 $\exp(Y_j)$ 将溢出,为避免溢出,可在计算事后概率前将各个 $Y_j$ 值减去(或加上)一个相同的常量。例如减去 $Y^* = \max(Y_1、Y_2\cdots Y_g)$ 再进行计算,此时公式成为:

$$P(Y_j/S_1S_2\cdots S_P) = \exp(Y_j - Y^*)\Big/\sum_{i=1}^{g}(\exp(y_i - y^*)) \quad (j = 1、2\cdots g) \tag{10-8}$$

仅凭哪一个事后概率为最大就判为哪一类别有时是不够的。例如:某样品属于 3 个类别的事后概率分别为 0.95、0.03、0.02,则判为第 1 类的可靠性就较大。但如果 3 个事后概率分别为 0.4、0.3、0.3,再判为第 1 类的可靠性就较差了。与临床上诊断相类似,当对某患者的诊断把握不大时,常定为可疑或待查等。SAS 的 DISCRIM 过程中可以定义一个事后概率 $p$ 的临界值,当各类别最大的事后概率大于此值时,就作出判别归类,否则将被判为 other 类,相当于可疑或待查。

需要注意的是,对于 $g$ 个总体的判别,Bayes 准则下的判别借助 $g$ 个分类函数,Fisher 准则下的判别却借助 $min(p, g-1)$ 个判别函数。在二分类判别的情况下,Fisher 判别和 Bayes 判别是一致的;而当类别 $g > 2$ 时,这两种判别分析方法并不等价。

**例 10.2** 以例 10.1 为训练样本,仅取 age、vision、at、bt 和 qpv 5 项指标,求分类函数,并进行组内考核和刀切法考核。另有 31 例样本存放在 eye2.xls 文件(参见附录 2)中,对其进行组外样品的前瞻性考核。并根据王其的信息:38 岁、视力 1.0、视网膜图 at=14.25、bv=383.39,qpv=43.18 判断其视网膜病变属于哪一型。

**解**:假定样本系从总体中随机抽取,则样本中 3 种疾患类型的样本量可近似地反映先验概率,利用 SAS 的 *DISCRIM* 过程可得分类函数:

$$Y_1 = -181.447 + 0.473(\text{age}) + 60.369(\text{vision})$$
$$+ 17.708(\text{at}) + 0.048(\text{bv}) + 0.364(\text{qpv});$$
$$Y_2 = -165.830 + 0.472(\text{age}) + 49.782(\text{vision})$$
$$+ 17.658(\text{at}) + 0.034(\text{bv}) + 0.325(\text{qpv});$$
$$Y_3 = -189.228 + 0.178(\text{age}) + 43.974(\text{vision})$$
$$+ 20.447(\text{at}) + 0.040(\text{bv}) + 0.265(\text{qpv})。$$

以王某的观察值代入分类函数,得:

$$Y_1 = -181.447 + 0.473 \times 38 + 60.369 \times 1.0$$
$$+ 17.708 \times 14.25 + 0.048 \times 383.39 + 0.364 \times 43.18$$
$$= 183.36$$

同样可算得:$Y_2 = 180.58$,$Y_3 = 179.66$。

其中最大者为 $Y_1$,故判断为轻度病变。

由上例可见，$Y_1$、$Y_2$、$Y_3$ 的数值相差不多，单纯凭分类函数值的大小作决策有时易出偏差。这时，分别估计该个体属于各总体的概率却能客观地反映该个体的各种可能归属，而避免武断，令 $Y^* = 179$，从而有：

$$P(Y_1 \mid X_1、X_2\cdots X_5) = \mathrm{e}^{(183.36-179)}/(\mathrm{e}^{(183.36-179)} + \mathrm{e}^{(180.58-179)} + \mathrm{e}^{(179.66-179)})$$
$$= \mathrm{e}^{4.36}/(\mathrm{e}^{4.36} + \mathrm{e}^{1.58} + \mathrm{e}^{0.66})$$
$$= 0.920\,2$$

类似地，可得：

$$P(Y_2 \mid X_1、X_2\cdots X_5) = 0.057\,1;$$
$$P(Y_3 \mid X_1、X_2\cdots X_5) = 0.022\,7。$$

由此可见：王某为轻度病变的概率为 0.920 2，因此把他判断为轻度病变可靠性较大。

**程序 10.2**

```
PROC IMPORT OUT=eye2
                DATAFILE="C:\Program Files\SAS Institute\SAS\SASCLASS\
                eye2.xls"
                DBMS=EXCEL2000 REPLACE;
        GETNAMES=YES;
RUN;
proc discrim data=eye1 testdata=eye2 list crosslist testlist;
  class group;
  var age vision at bv qpv;
run;
```

**程序 10.2 说明：**

（1）先用 SAS 的"import"过程从外部数据文件"eye2.xls"中读入数据，建立 SAS 数据集"eye2"。该数据集将用于组外考核。

（2）用 SAS 的"discrim"过程进行判别分析。

（3）选择项"data=SAS 数据集名"定义了训练样本数据集；选择项"testdata=SAS 数据集名"定义了组外考核样本数据集。

（4）选择项"list"要求列出所有训练样品的回顾性考核结果。

（5）选择项"crosslist"要求列出所有训练样品的刀切法考核结果。

（6）选择项"testlist"要求列出所有组外考核样品的前瞻性考核结果。

（7）在"proc discrim"语句后可以用的其他常用选择项有：

如果不需要列出所有样品的考核结果而只想列出考核错误的样品，则上述选择项"list"、"crosslist"和"testlist"可分别改为"listerr"、"crosslisterr"及"testlisterr"。如果考核错误的样品也不需要列出，则以上 3 种选择项都不用也可，但需加上选择项"crossvalidate"，以便进行刀切法检验，打印出刀切法判别效果及错误率。

选择项"SIMPLE"要求打印各变量总的及每一类内的简单描述性统计量。

选择项"threshold=P 值"指定判别分类时最小的可接受的事后概率 $P$，默认为 0。

（8）CLASS 语句指定判别分析用的分类变量名，该变量可以是数字型，也可以是字符型。

（9）VAR 语句指定判别分析用的各指标的变量名。

(10) 另外,还可用"priors"语句指定各类事先概率值。用法如下:

"priors equal"表示各类事先概率值相等,这是默认值。

"priors prop" 表示各类事先概率值取训练样本中各类所占比例。

"priors 类别变量的输出格式值 $1=P_1$、值 $2=P_2\cdots$"给出各类事先概率值。

**程序 10.2 主要输出结果:**

DISCRIMINANT ANALYSIS ①

| | | | |
|---|---|---|---|
| 131 | Observations | 130 | DF Total |
| 5 | Variables | 128 | DF Within Classes |
| 3 | Classes | 2 | DF Between Classes |

Class Level Information

| GROUP | Frequency | Weight | Proportion | Probability |
|---|---|---|---|---|
| A1 | 68 | 68.0000 | 0.519084 | 0.333333 |
| A2 | 43 | 43.0000 | 0.328244 | 0.333333 |
| A3 | 20 | 20.0000 | 0.152672 | 0.333333 |

DISCRIMINANT ANALYSIS

LINEAR DISCRIMINANT FUNCTION ②

$$\text{Constant}=-.5\overline{X}_j'\text{COV}^{-1}\overline{X}_j \qquad \text{Coefficient Vector}=\text{COV}^{-1}\overline{X}_j$$

GROUP

| | A1 | A2 | A3 |
|---|---|---|---|
| CONSTANT | −180.79159 | −164.71614 | −187.34860 |
| AGE | 0.47316 | 0.47162 | 0.17768 |
| VISION | 60.36854 | 49.78225 | 43.97383 |
| AT | 17.70848 | 17.65781 | 20.44669 |
| BV | 0.04760 | 0.03448 | 0.04019 |
| QPV | 0.36394 | 0.32459 | 0.26538 |

DISCRIMINANT ANALYSIS ③

Classification Results for Calibration Data:WORK. EYE1

Resubstitution Results using Linear Discriminant Function

Generalized Squared Distance Function:

$$D^2_j(X) = (X - \bar{X}_j)' \, COV^{-1} \, (X - \bar{X}_j)$$

Posterior Probability of Membership in each GROUP:

$$Pr(j|X) = exp(-.5D^2_j(X))/SUM_k \, exp(-.5D^2_k(X))$$

Posterior Probability of Membership in GROUP:

| Obs | From GROUP | Classified into GROUP | A1 | A2 | A3 |
|---|---|---|---|---|---|
| 1 | A1 | A1 | 0.9991 | 0.0009 | 0.0000 |
| 2 | A1 | A1 | 0.9873 | 0.0127 | 0.0000 |
| 3 | A1 | A1 | 0.9919 | 0.0081 | 0.0000 |
| 4 | A1 | A1 | 0.9173 | 0.0816 | 0.0012 |
| 5 | A2 | A2 | 0.1488 | 0.8131 | 0.0381 |
| 6 | A2 | A2 | 0.0043 | 0.9514 | 0.0443 |
| 7 | A2 | A2 | 0.0388 | 0.9572 | 0.0040 |
| 8 | A1 | A1 | 0.9811 | 0.0187 | 0.0001 |
| 9 | A1 | A1 | 0.9786 | 0.0202 | 0.0011 |
| 10 | A1 | A1 | 0.9990 | 0.0010 | 0.0001 |

## DISCRIMINANT ANALYSIS ④

Classification Summary for Calibration Data: WORK. EYE1
Resubstitution Summary using Linear Discriminant Function
Generalized Squared Distance Function:

$$D^2_j(X) = (X - \bar{X}_j)' \, COV^{-1} \, (X - \bar{X}_j)$$

Posterior Probability of Membership in each GROUP:

$$Pr(j|X) = exp(-.5D^2_j(X))/SUM_k \, exp(-.5D^2_k(X))$$

Number of Observations and Percent Classified into GROUP:

| From GROUP | A1 | A2 | A3 | Total |
|---|---|---|---|---|
| A1 | 62 | 4 | 2 | 68 |
| | 91.18 | 5.88 | 2.94 | 100.00 |
| A2 | 1 | 41 | 1 | 43 |
| | 2.33 | 95.35 | 2.33 | 100.00 |
| A3 | 1 | 0 | 19 | 20 |
| | 5.00 | 0.00 | 95.00 | 100.00 |
| Total | 64 | 45 | 22 | 131 |
| Percent | 48.85 | 34.35 | 16.79 | 100.00 |
| Priors | 0.3333 | 0.3333 | 0.3333 | |

Error Count Estimates for GROUP:

| | A1 | A2 | A3 | Total |
|---|---|---|---|---|
| Rate | 0.0882 | 0.0465 | 0.0500 | 0.0616 |
| Priors | 0.3333 | 0.3333 | 0.3333 | |

## DISCRIMINANT ANALYSIS ⑤

Classification Results for Calibration Data: WORK. EYE1
Cross-validation Results using Linear Discriminant Function

Posterior Probability of Membership in GROUP:

| Obs | From GROUP | Classified into GROUP | A1 | A2 | A3 |
|---|---|---|---|---|---|
| 1 | A1 | A1 | 0.9992 | 0.0008 | 0.0000 |
| 2 | A1 | A1 | 0.9868 | 0.0132 | 0.0000 |
| 3 | A1 | A1 | 0.9916 | 0.0084 | 0.0000 |
| 4 | A1 | A1 | 0.8954 | 0.1028 | 0.0018 |

| 5 | A2 | A2 | 0.1587 | 0.8002 | 0.0411 |
| 6 | A2 | A2 | 0.0044 | 0.9468 | 0.0488 |
| 7 | A2 | A2 | 0.0415 | 0.9542 | 0.0043 |
| 8 | A1 | A1 | 0.9785 | 0.0213 | 0.0002 |
| 9 | A1 | A1 | 0.9775 | 0.0212 | 0.0012 |
| 10 | A1 | A1 | 0.9991 | 0.0008 | 0.0001 |

DISCRIMINANT ANALYSIS　⑥

Classification Summary for Calibration Data: WORK. EYE1

Cross-validation Summary using Linear Discriminant Function

Generalized Squared Distance Function:

Posterior Probability of Membership in each GROUP:

$$Pr(j|X) = exp(-.5D^2_j(X))/SUM_k exp(-.5D^2_k(X))$$

Number of Observations and Percent Classified into GROUP:

| From GROUP | A1 | A2 | A3 | Total |
|---|---|---|---|---|
| A1 | 60 | 6 | 2 | 68 |
|  | 88.24 | 8.82 | 2.94 | 100.00 |
| A2 | 2 | 40 | 1 | 43 |
|  | 4.65 | 93.02 | 2.33 | 100.00 |
| A3 | 1 | 0 | 19 | 20 |
|  | 5.00 | 0.00 | 95.00 | 100.00 |
| Total | 63 | 46 | 22 | 131 |
| Percent | 48.09 | 35.11 | 16.79 | 100.00 |
| Priors | 0.3333 | 0.3333 | 0.3333 | |

Error Count Estimates for GROUP:

|  | A1 | A2 | A3 | Total |
|---|---|---|---|---|
| Rate | 0.1176 | 0.0698 | 0.0500 | 0.0791 |
| Priors | 0.3333 | 0.3333 | 0.3333 |  |

## CLASSIFICATION RESULTS FOR TEST DATA: WORK. EYE2 ⑦

Classification Results using Linear Discriminant Function

Generalized Squared Distance Function:

Posterior Probability of Membership in each GROUP:

$$Pr(j|X) = \exp(-.5D_j^2(X))/SUM_k \exp(-.5D_k^2(X))$$

Posterior Probability of Membership in GROUP:

| Obs | From GROUP | Classified into GROUP |  | A1 | A2 | A3 |
|---|---|---|---|---|---|---|
| 1 | A1 | A2 | * | 0.4831 | 0.5018 | 0.0151 |
| 2 | A1 | A1 |  | 0.9764 | 0.0235 | 0.0001 |
| 3 | A1 | A1 |  | 0.9577 | 0.0410 | 0.0013 |
| 4 | A1 | A1 |  | 0.9997 | 0.0003 | 0.0000 |
| 5 | A1 | A1 |  | 0.5355 | 0.4627 | 0.0018 |
| 6 | A1 | A1 |  | 0.5541 | 0.4428 | 0.0031 |
| 7 | A1 | A1 |  | 0.8157 | 0.1842 | 0.0000 |
| 8 | A1 | A1 |  | 0.6750 | 0.3249 | 0.0001 |
| 9 | A1 | A1 |  | 0.9979 | 0.0021 | 0.0000 |
| 10 | A1 | A1 |  | 0.8334 | 0.1666 | 0.0000 |

* Misclassified observation

## CLASSIFICATION SUMMARY FOR TEST DATA: WORK. EYE2 ⑧

Classification Summary using Linear Discriminant Function

Generalized Squared Distance Function:

$$D_j^2(X) = (X - \bar{X}_j)'\, COV^{-1}\, (X - \bar{X}_j)$$

Posterior Probability of Membership in each GROUP:

$$Pr(j|X) = exp(-.5D^2_j(X))/SUM\ exp(-.5D^2_k(X))$$

Number of Observations and Percent Classified into GROUP：

| From GROUP | A1 | A2 | A3 | Total |
|---|---|---|---|---|
| A1 | 14 | 1 | 0 | 15 |
|  | 93.33 | 6.67 | 0.00 | 100.00 |
| A2 | 1 | 9 | 1 | 11 |
|  | 9.09 | 81.82 | 9.09 | 100.00 |
| A3 | 0 | 0 | 5 | 5 |
|  | 0.00 | 0.00 | 100.00 | 100.00 |
| Total | 15 | 10 | 6 | 31 |
| Percent | 48.39 | 32.26 | 19.35 | 100.00 |
| Priors | 0.3333 | 0.3333 | 0.3333 | |

Error Count Estimates for GROUP：

| | A1 | A2 | A3 | Total |
|---|---|---|---|---|
| Rate | 0.0667 | 0.1818 | 0.0000 | 0.0828 |
| Priors | 0.3333 | 0.3333 | 0.3333 | |

　　输出结果①中打印出训练样本的例数、判别指标数、分类数、各类频数、频率及先验概率。

　　输出结果②中打印出判别函数中的常数项及各指标系数。

　　输出结果③中打印出每例的回顾性考核结果,这里仅列出第1例至第10例的结果。

　　输出结果④中打印出回顾性考核的判别效果矩阵。

　　输出结果⑤中打印出每例的刀切法考核部分结果。

　　输出结果⑥中打印出刀切法考核的判别效果矩阵。

　　输出结果⑦中打印出组外考核的部分结果。

　　输出结果⑧中打印组外考核的判别效果矩阵。

　　如要考虑事先概率,则应加上 Priors 语句。当用训练样本中各类的发生频率来估计各类的事先概率时,Priors 语句为"Priors Prop;"。

假设已知所研究的总体中,轻型占 60%、中等型占 30%、重型占 10%,则 Priors 语句为:"Priors A1＝0.6 A2＝0.3 A3＝0.1;"。

如在判别准则中欲指定最小临界值 $P$ 为 0.6,即当 $A_f$ 类的后验概率最大且大于 0.6 时,则判为 $A_f$ 类,否则判为 OTHER 类。此时可在"Proc discrim"语句后增加一个选择项 threshold＝0.6。

## 第四节　逐步判别分析

从逐步回归分析中我们已知道,回归方程中的自变量并非越多越好。作用不大的变量进入方程后不但无益,反而有害。在判别分析中也有类似情况,解释变量并非越多越好。解释变量的特异性越强,判别能力越强,这类解释变量当然越多越好;相反,那些判别能力不强的解释变量如果引入分类函数,同样也是有害无益的,不但增加了搜集数据和处理数据的工作量,而且还可能削弱判别效果。因此我们希望在建立分类函数时既不要遗漏有显著判别能力的变量,也不要引入不必要的判别能力很弱的变量。逐步判别分析是达到上述目标的重要方法。它像逐步回归分析一样,可以在很多候选变量中挑选一些有重要作用的变量来建立分类函数,使方程内的变量都较重要而方程外的变量都不甚重要。分类函数内的变量是否有重要作用可用 $F$ 检验,检验的零假设是:该变量对判别的贡献为零。若 $P$ 值较小便拒绝零假设,认为该变量的贡献具有统计学意义。例 10.1 的问题若用 10 个变量建立分类函数,各变量的显著性检验结果如表 10.2 所示。

表 10.2　含 10 个变量的分类函数中各变量的统计检验

| 变量 | $F$ 值 | $P$ 值 |
| --- | --- | --- |
| 年龄 | 25.338 | 0.0001 |
| 病程 | 1.211 | 0.3016 |
| 血糖 | 1.255 | 0.2889 |
| 视力 | 45.956 | 0.0001 |
| at | 20.310 | 0.0001 |
| av | 0.219 | 0.8037 |
| bt | 0.950 | 0.3898 |
| bv | 6.012 | 0.0033 |
| qpt | 0.971 | 0.3818 |
| apv | 1.989 | 0.1414 |

从表 10.2 中可以看出,若显著性水平取为 0.05,则有 6 个变量不显著,可见很有必要进行逐步判别分析。

SAS 中的 STEPDISC 过程可用于逐步判别分析的变量选择。其基本步骤与逐步回归极为类似。先规定选入变量及剔除变量的显著性水平(即 I 型错误的概率),设分别为 $P_1$ 和 $P_2$。$P_1$ 和 $P_2$ 可取为相等,如取 0.05、0.1 或 0.15 等。$P_1$ 和 $P_2$ 也可取不相等,但 $P_1$ 必须 $\leqslant P_2$。一般来说,$P_1$ 取得越小,分类函数内选入的变量就越少。逐步判别分析中变量选择也是一步一步地进行的,每一步挑选一个判别能力最大且具有统计学意义的变量进入分类函数,而且在每步选变量之前先对已选入的变量逐个检验其重要性,如果发现某个变量因为新变量的进入而变得不重要就剔除这个变量,只有在不能剔除时才考虑选入新变量。这样一步一步地进行下去,直至分类函数中包含的所有变量都重要而分类函数外的所有变量都不重要为止。然后可用筛选出来的变量用 SAS 中的 DISCRIM 过程最终建立分类函数。

例 10.3　用例 10.1 中的训练样本经 SAS 的 STEPDISC 过程筛选后得到 5 个变量(剔除和选入的显著性水平均取 0.05),结果见表 10.3。

从表 10.3 中可见,选入的 5 个变量(年龄、视力、at、av、qpv)都有重要作用,而在年龄等 5 个变量选入后,其他 5 个指标(病程、血糖、bv、bt、qpt)的贡献均无统计学意义,故不能选入分类函数。

再用 SAS 的 DISCRIM 过程对年龄、视力、at、av、qpv 等 5 个变量进行判别分析,就可得出分类函数(见例 10.1)。

表 10.3　逐步判别分析剔选变量结果

| 判别函数内 | | | 判别函数内 | | |
| 变量 | $F$ 值 | $P$ 值 | 变量 | $F$ 值 | $P$ 值 |
| --- | --- | --- | --- | --- | --- |
| 年龄 | 28.818 | 0.0001 | 病程 | 0.891 | 0.4127 |
| 视力 | 46.491 | 0.0001 | 血糖 | 0.793 | 0.4548 |
| at | 24.964 | 0.0001 | av | 0.397 | 0.6730 |
| bv | 9.387 | 0.0002 | bt | 0.421 | 0.6572 |
| qpv | 3.829 | 0.0243 | qpt | 1.016 | 0.3649 |

**程序 10.3**

```
PROC IMPORT OUT=eye1
            DATAFILE ="C:\Program Files\SAS Institute\SAS\SASCLASS\eye1.xls"
            DBMS=EXCEL2000 REPLACE;
      GETNAMES=YES;
RUN;
proc stepdisc data=eye1 slentry=0.05 slstay=0.05;
    var age time glucose vision at av bt bv qpt qpv;
    class group;
run;
```

**程序 10.3 说明:**

(1) 先用 SAS 的"import"过程从外部数据文件"eye1.xls"中读入数据,建立 SAS 数据集"eye1";其中有 11 个变量。前 10 个为用于判别分析的指标,最后一个变量"group"是类别变量。

(2) 用 SAS 的"stepdisc"过程进行逐步判别分析。

(3) 选择项"DATA=SAS 数据集名"指定用于分析的 SAS 数据集,即训练样本。

(4) 选择项"SLENTRY=$P$ 值"指定选入方程的显著性水平,$\alpha_{选}$,默认值为 0.15。选择项"SLSTAY=$P$ 值"指定剔出方程的显著性水平,$\alpha_{剔}$,默认值为 0.15。这两个选择项也可分别简写为"SLE=$P$ 值"及"SLS=$P$ 值"。

(5) 在"proc stepdisc"语句后可以用的其他常用选择项有:①选择项"START=$n$ 值"指

定 VAR 语句中前 $n$ 个变量先进入方程,然后再开始剔选;②选择项"INCLUDE＝$n$ 值"指定 VAR 语句中前 $n$ 个变量必须包含在方程中;③选择项"SIMPLE"要求打印各变量总的及每一类内的简单描述性统计量。

(6) CLASS 语句指定判别分析用的分类变量名,该变量可以是数字型,也可以是字符型。

(7) VAR 语句指定判别分析用的各指标的变量名。

**程序 10.3 主要输出结果:**

---

STEPWISE DISCRIMINANT ANALYSIS ①

131　Observations　　10　Variable(s) in the Analysis

3　Class Levels　　0　Variable(s) will be included

The Method for Selecting Variables will be: STEPWISE

Significance Level to Enter＝0.0500

Significance Level to Stay＝0.0500

Class Level Information

| GROUP | Frequency | Weight | Proportion |
|---|---|---|---|
| A1 | 68 | 68.0000 | 0.519084 |
| A2 | 43 | 43.0000 | 0.328244 |
| A3 | 20 | 20.0000 | 0.152672 |

---

STEPWISE DISCRIMINANT ANALYSIS ②

Stepwise Selection: Step 1

Statistics for Entry, DF＝2, 128

| Variable | R**2 | F | Prob>F | Tolerance |
|---|---|---|---|---|
| AGE | 0.1989 | 15.888 | 0.0001 | 1.0000 |
| TIME | 0.1597 | 12.161 | 0.0001 | 1.0000 |
| GLUCOSE | 0.0188 | 1.224 | 0.2975 | 1.0000 |
| VISION | 0.5952 | 94.116 | 0.0001 | 1.0000 |
| AT | 0.4519 | 52.759 | 0.0001 | 1.0000 |
| AV | 0.1331 | 9.826 | 0.0001 | 1.0000 |
| BT | 0.1386 | 10.300 | 0.0001 | 1.0000 |
| BV | 0.1508 | 11.363 | 0.0001 | 1.0000 |
| QPT | 0.0740 | 5.111 | 0.0073 | 1.0000 |
| QPV | 0.2693 | 23.586 | 0.0001 | 1.0000 |

Variable VISION will be entered

The following variable(s) have been entered:

---

VISION

Multivariate Statistics

Wilks' Lambda=0.40476497    F(2, 128)=94.116    Prob>F=0.0001

Pillai's Trace=0.595235    F(2, 128)=94.116    Prob>F=0.0001

Average Squared Canonical Correlation=0.29761751

---

Stepwise Selection: Step 2 ③

Statistics for Removal, DF=2, 128

| Variable | R**2 | F | Prob>F |
|----------|------|---|--------|
| VISION | 0.5952 | 94.116 | 0.0001 |

No variables can be removed

---

Stepwise Selection: Step 5 ④

Statistics for Entry, DF=2, 124

| Variable | Partial R**2 | F | Prob>F | Tolerance |
|----------|--------------|---|--------|-----------|
| TIME | 0.0181 | 1.144 | 0.3220 | 0.5353 |
| GLUCOSE | 0.0152 | 0.958 | 0.3865 | 0.5336 |
| AV | 0.0111 | 0.698 | 0.4994 | 0.4680 |
| BT | 0.0228 | 1.448 | 0.2389 | 0.5370 |
| QPT | 0.0139 | 0.871 | 0.4212 | 0.5392 |
| QPV | 0.0582 | 3.829 | 0.0243 | 0.5187 |

Variable QPV will be entered

The following variable(s) have been entered:

AGE    VISION    AT    BV    QPV

---

Stepwise Selection: Step 6 ⑤

Statistics for Removal, DF=2, 124

| Variable | Partial R**2 | F | Prob>F |
|----------|--------------|-----|--------|
| AGE | 0.3173 | 28.818 | 0.0001 |
| VISION | 0.4285 | 46.491 | 0.0001 |
| AT | 0.2871 | 24.964 | 0.0001 |
| BV | 0.1315 | 9.387 | 0.0002 |
| QPV | 0.0582 | 3.829 | 0.0243 |

No variables can be removed

Stepwise Selection: Step 6 ⑥

Statistics for Entry, DF=2, 123

| Variable | Partial R**2 | F | Prob>F | Tolerance |
|----------|--------------|-----|--------|-----------|
| TIME | 0.0143 | 0.891 | 0.4127 | 0.5166 |
| GLUCOSE | 0.0127 | 0.793 | 0.4548 | 0.5116 |
| AV | 0.0064 | 0.397 | 0.6730 | 0.4614 |
| BT | 0.0068 | 0.421 | 0.6572 | 0.5187 |
| QPT | 0.0163 | 1.016 | 0.3649 | 0.5187 |

No variables can be entered

No further steps are possible

Stepwise Selection: Summary ⑦

| Step | Variable Entered Removed | Number In | Partial R**2 | F Statistic | Prob>F |
|------|--------------------------|-----------|--------------|-------------|--------|
| 1 | VISION | 1 | 0.5952 | 94.116 | 0.0001 |
| 2 | AT | 2 | 0.2420 | 20.271 | 0.0001 |
| 3 | AGE | 3 | 0.2996 | 26.945 | 0.0001 |
| 4 | BV | 4 | 0.1560 | 11.549 | 0.0001 |
| 5 | QPV | 5 | 0.0582 | 3.829 | 0.0243 |

| Step | Variable Entered Removed | Number In | Wilks' Lambda | prob< Lambda | Average Squared Canonical Correlation | Prob> ASCC |
|------|--------------------------|-----------|---------------|--------------|---------------------------------------|------------|
| 1 | VISION | 1 | 0.40476497 | 0.0001 | 0.29761751 | 0.0001 |
| 2 | AT | 2 | 0.30682064 | 0.0001 | 0.40409365 | 0.0001 |
| 3 | AGE | 3 | 0.21490548 | 0.0001 | 0.50475961 | 0.0001 |
| 4 | BV | 4 | 0.18138668 | 0.0001 | 0.54833162 | 0.0001 |
| 5 | QPV | 5 | 0.17083512 | 0.0001 | 0.55729012 | 0.0001 |

输出结果①中打印出训练样本的例数、指标数、分类数、剔选变量的显著性水平,各类别的例数,所占百分比。

输出结果②中打印出第 1 步选择变量时方程外各指标 $F$ 值及 $P$ 值,选入方程的变量名及方程内变量共同作用的显著性检验。

输出结果③中打印出第 2 步选择变量前检验方程内变量是否要剔除。以下省略了以后各步剔选变量的打印显示。

输出结果④中打印出第 5 步选择变量的结果。

输出结果⑤中打印出第 6 步选择变量前检验方程内变量是否要剔除。

输出结果⑥中打印出第 6 步选择变量的结果。没有变量可选入方程,这样剔选过程结束。

输出结果⑦中打印出剔选变量过程的总结表。

最后方程内各变量的显著性检验可从最后一步选择变量前的方程内各变量检验中得到(即本例中的⑤)。

# 第五节　计数判别

对计数资料进行判别分析,可采用最大似然判别法和 Bayes 公式判别法。

## 一、最大似然判别法

### (一)判别原理

用独立事件的概率乘法定理得到判别对象归属某类的概率。

若有 $X_1$、$X_2 \cdots X_p$ 个判别指标,有 $g$ 类记为 $Y_1$、$Y_2 \cdots Y_g$。$p$ 个指标互相独立,$g$ 种类型互斥(即每个判别对象只可能归属其中一类)。假定已知属于第 $k$ 类时变量 $X_j$ 取值 $S_l$ 的条件概率为 $p(X_j(S_l)|Y_k)$,$(l=1、2 \cdots l_j; j=1、2 \cdots p; k=1、2 \cdots g)$。当某例的各指标 $X_1$、$X_2 \cdots X_p$ 分别取值 $S_1$、$S_2 \cdots S_p$,似然函数(取值概率)为

$$P_k = P(X_1(S_1)|Y_k) \cdot P(X_2(S_2)|Y_k) \cdots P(X_p(S_p)|Y_k), k=1、2 \cdots g \quad (10-9)$$

### (二)判别规则

求 $P = \max_{k=1,g}(P_k)$,如果 $P = P_{k_0}$,即被判为第 $P_{k_0}$ 类。

例 10.4　某医院用 7 种指标对 4 种类型(分泌性、蜂窝织炎性、坏疽性、腹膜炎性)的阑尾炎进行鉴别诊断。共收集 $n = 5668$ 份病例资料,其中分泌性 $n_1 = 3684$ 例、蜂窝织炎性 $n_2 = 1134$ 例、坏疽性 $n_3 = 567$ 例、腹膜炎性 $n_4 = 283$ 例。经过整理并计算得各类型阑尾炎下各症状、体征指标的各种表现的条件概率估计(即表中的构成比),列于表 10.4 中。

表 10.4　不同类型阑尾炎病的症状和体征发生频率/%

| | 症状与体征 | 分泌性 | 蜂窝织炎性 | 坏疽性 | 腹膜炎性 |
|---|---|---|---|---|---|
| $X_1$<br>腹部开始部位 | $X_{11}$:右下腹 | 57 | 34 | 35 | 21 |
| | $X_{12}$:下腹部 | 15 | 13 | 12 | 27 |
| | $X_{13}$:上腹部 | 12 | 35 | 35 | 34 |
| | $X_{14}$:脐周 | 12 | 10 | 9 | 6 |
| | $X_{15}$:全腹部 | 4 | 8 | 9 | 12 |
| $X_2$<br>恶心与呕吐 | $X_{21}$:恶心与呕吐 | 73 | 33 | 8 | 22 |
| | $X_{22}$:恶心 | 16 | 30 | 37 | 13 |
| | $X_{23}$:呕吐 | 11 | 37 | 55 | 65 |
| $X_3$<br>排便 | $X_{31}$:正常便 | 72 | 45 | 35 | 22 |
| | $X_{32}$:腹泻 | 20 | 40 | 55 | 34 |
| | $X_{33}$:腹泻+里急后重 | 8 | 15 | 10 | 44 |
| $X_4$<br>腹部压痛部位 | $X_{41}$:右下腹 | 95 | 93 | 81 | 9 |
| | $X_{42}$:广泛压痛 | 5 | 7 | 19 | 91 |
| $X_5$<br>腹肌性防御<br>与反跳痛 | $X_{51}$:肌性防御(+) | 8 | 39 | 79 | 96 |
| | $X_{52}$:肌性防御(—)反跳痛(+) | 70 | 34 | 12 | 3 |
| | $X_{53}$:肌性防御(—)反跳痛(—) | 22 | 27 | 9 | 1 |
| $X_6$<br>体温 | $X_{61}$:<37℃ | 61 | 32 | 18 | 10 |
| | $X_{62}$:37℃~38℃ | 31 | 57 | 59 | 46 |
| | $X_{63}$:>38℃ | 8 | 11 | 23 | 44 |
| $X_7$<br>白细胞 | $X_{71}$:<$10 \times 10^9$/L | 70 | 16 | 6 | 12 |
| | $X_{72}$:$(10 \sim 15) \times 10^9$/L | 22 | 56 | 33 | 31 |
| | $X_{73}$:>$15 \times 10^9$/L | 8 | 28 | 61 | 57 |

现有某病例,右下腹疼痛、呕吐、大便正常、右下腹压痛、腹肌防御(+)、反跳痛(+),体温 36.8℃、白细胞计数 $23.7 \times 10^9$/L,试对该病例进行诊断。

按公式 10-9 和表 10.5 得:

$$P_1 = 0.57 \times 0.11 \times 0.72 \times 0.95 \times 0.08 \times 0.61 \times 0.08 = 0.00017;$$
$$P_2 = 0.34 \times 0.37 \times 0.45 \times 0.93 \times 0.39 \times 0.32 \times 0.28 = 0.00184;$$
$$P_3 = 0.35 \times 0.55 \times 0.35 \times 0.81 \times 0.79 \times 0.18 \times 0.61 = 0.00473;$$
$$P_4 = 0.21 \times 0.65 \times 0.22 \times 0.09 \times 0.96 \times 0.10 \times 0.57 = 0.00015。$$

$P_3$ 最大,故诊断该病例最大可能是患坏疽性阑尾炎,与临床诊断一致。

**程序 10.4**

```
data lanwei;
array c(7);
c(1)=5;c(2)=3;c(3)=3;c(4)=2;c(5)=3;c(6)=3;c(7)=3;
do i=1 to 7;
```

```
  do k=1 to c(i);
   do j=1 to 4;
    input x@@;
    output;
   end;
  end;
end;
cards;
0. 57 0. 34 0. 35 0. 21
0. 15 0. 13 0. 12 0. 27
0. 12 0. 35 0. 35 0. 34
0. 12 0. 10 0. 09 0. 06
0. 04 0. 08 0. 09 0. 12
0. 73 0. 33 0. 08 0. 22
0. 16 0. 30 0. 37 0. 13
0. 11 0. 37 0. 55 0. 65
0. 72 0. 45 0. 35 0. 22
0. 20 0. 40 0. 55 0. 34
0. 08 0. 15 0. 10 0. 44
0. 95 0. 93 0. 81 0. 09
0. 05 0. 07 0. 19 0. 91
0. 08 0. 39 0. 79 0. 96
0. 70 0. 34 0. 12 0. 03
0. 22 0. 27 0. 09 0. 01
0. 61 0. 32 0. 18 0. 10
0. 31 0. 57 0. 59 0. 46
0. 08 0. 11 0. 23 0. 44
0. 70 0. 16 0. 06 0. 12
0. 22 0. 56 0. 33 0. 31
0. 08 0. 28 0. 61 0. 57
;
run;


%macro mle(file,m,k1,k2,k3,k4,k5,k6,k7);
%do i=1 %to &m;
data p&i;
set &file;
if j=&i and ((i=1 and k=&k1) or (i=2 and k=&k2) or (i=3 and k=&k3) or
(i=4 and k=&k4) or (i=5 and k=&k5) or (i=6 and k=&k6) or (i=7 and k=&k7))
```

```
then do;x&i=x;keep x&i;output;end;
run;
%end;
%do i=1 %to &m;
data p&i;set p&i;keep x&i;run;
%end;
%mend mle;

%mle(lanwei,4,1,3,1,1,1,1,3);
data p;merge p1 p2 p3 p4;run;
proc transpose data=p out=pp;run;
data pp;set pp;pp=col1*col2*col3*col4*col5*col6*col7;keep pp;run;
proc print data=pp;run;
```

**程序 10.4 说明：**

语句 array c(7)定义一个数组 $c$，它有 7 个元素，分别代表 7 个指标的细目数。

先编写宏程序 MLE，其参数 file 表示欲分析的数据集，$m$ 表示组别，$k_1 \sim k_7$ 表示欲诊断病例的 7 个指标的取值。%MARCO 与 %MEND 分别代表宏程序的开始与结束。

%MLE(lanwei,4,1,3,1,1,1,1,3)表示调用宏程序 MLE，把数据集 lanwei 作为训练样本，用最大似然判别法对某病例进行判别。

**程序 10.4 输出结果：**

| The SAS System | |
|---|---|
| Obs | pp |
| 1 | .000167430 |
| 2 | .001839707 |
| 3 | .004733836 |
| 4 | .000147892 |

4 组中 $P_3$ 最大，故诊断该病例最大可能是患坏疽性阑尾炎。

## 二、Bayes 公式判别法

### (一) 判别原理

与最大似然法原理相似。

若有 $X_1$、$X_2 \cdots X_p$ 个判别指标，有 $g$ 类记为 $Y_1$、$Y_2 \cdots Y_g$。$p$ 个指标互相独立，$g$ 种类型互斥（即每个判别对象只可能归属其中一类）。第 $k$ 类出现的概率为 $p(Y_k)$，$k=1$、$2 \cdots g$，即先验概率。假定某判别对象各指标 $X_j$ 分别取为 $S_j (j=1$、$2 \cdots p)$；则该对象属于第 $k$ 类的后验概率为

$$P(Y_k \mid S_1 S_2 \cdots S_p)$$

$$= \frac{P(Y_k)P(X_1(S_1) \mid Y_k) \cdot P(X_2(S_2) \mid Y_k) \cdots P(X_p(S_p) \mid Y_k)}{\sum_{k=1}^{g} P(Y_k)P(X_1(S_1) \mid Y_k) \cdot P(X_2(S_2) \mid Y_k) \cdots P(X_p(S_p) \mid Y_k)} \tag{10-10}$$

先验概率可以由有关文献查得,若查不到有关文献,可由样本数据估计。

(二) 判别规则

求 $P = \max\limits_{k=1,g}(P(Y_k | S_1 S_2 \cdots S_p))$,如果 $P = P_{k_0}$,即被判为第 $P_{k_0}$ 类。

**例 10.5** 用例 10.4 的资料,以 4 种类型阑尾炎患者的构成比估算各类的先验概率,计算例 10.4 的待判病例的后验概率。

$$p(Y_k) = n_k / n$$
$$p(Y_1) = 0.65,$$
$$p(Y_2) = 0.20,$$
$$p(Y_3) = 0.10,$$
$$p(Y_4) = 0.05$$

$$P(Y_1 | S_1 S_2 \cdots S_p) = \frac{0.65 \times 0.00017}{0.65 \times 0.00017 + 0.20 \times 0.00184 + 0.1 \times 0.00473 + 0.05 \times 0.00015}$$
$$= 0.11522$$

同理,$P(Y_2 | S_1 S_2 \cdots S_p) = 0.38373$

$$P(Y_3 | S_1 S_2 \cdots S_p) = 0.49322$$

$$P(Y_4 | S_1 S_2 \cdots S_p) = 0.00782$$

$P(Y_3 | S_1 S_2 \cdots S_p)$ 最大,故诊断为坏疽性阑尾炎。

(张莉娜)

# 第十一章 危险度分析及 Logistic 回归

危险度分析是流行病学和医学研究的重要内容,确切地讲是分析"危险因素"与疾病间的统计学关联及强度,通常以疾病发生与否或严重程度等分类变量作为因变量。本章主要介绍三方面内容:①危险度分析的主要描述性指标及其假设检验;②控制较少个数混杂因素的分层分析方法——Mantel-Haenszel 检验;③控制多个混杂因素或分析修饰效应的多因素分析方法——Logistic 回归。

## 第一节 基本的危险度分析

危险度是指疾病发生的危险性,危险度越高表示疾病发生的概率越大,一般用发病率来衡量。可进行危险度分析的调查研究设计主要有队列研究和病例—对照研究两类。两类研究设计中危险度分析的相关指标既有区别又有联系,其假设检验和区间估计方法相似。

### 一、队列研究中的危险度分析

#### (一)队列研究的基本概念

队列研究(cohort study)又称前瞻性研究(prospective study)或追踪观察研究(follow-up study),其特点是从因到果。在该类研究中,观察人群按是否暴露于某可疑危险因素或暴露程度分组,然后进行追踪观察,并随时记录这两组人群中的发病或病死情况,经过一定时间后,比较两组人群的发病率或病死率,从而对该危险因素有无致病作用或致病强度高低进行分析和推断。为简单起见,此处只讨论暴露水平为两水平的情况(图 11.1)。

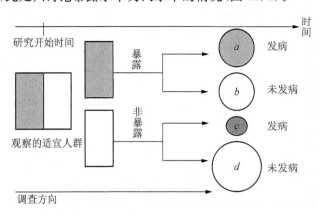

图 11.1 队列研究原理示意图

其数据可整理成表11.1。

表 11.1　队列研究用 2×2 频数表

| 组　别 | 疾　病 | | 小　计 |
| --- | --- | --- | --- |
| | 发　病 | 未发病 | |
| 暴露组 | $a$ | $b$ | $a+b$ |
| 非暴露组 | $c$ | $d$ | $c+d$ |
| 小　计 | $a+c$ | $b+d$ | $a+b+c+d$ |

（二）危险度分析的主要指标

由表 11.1 所示，通过队列研究可方便地计算出暴露组与非暴露组疾病的累计发生率，以下简称 $P_1$ 和 $P_0$。

暴露组发病率　　　　　　　　　　$P_1 = a/(a+b)$　　　　　　　　　　　（11-1）

非暴露组发病率　　　　　　　　　$P_0 = c/(c+d)$　　　　　　　　　　　（11-2）

进而得到两组间的率比（rate ratio）和率差（rate difference），即危险度分析中的两个常用指标，相对危险度（risk ratio，$RR$）与特异危险度（attributable risk，$AR$），后者又称归因危险度。

1. 相对危险度

相对危险度简记为 $RR$，是指研究人群中暴露于某因素者的发病率 $P_1$ 与非暴露于某因素者的发病率 $P_0$ 的比值。它表示暴露组的发病风险是非暴露组的多少倍，可按以下公式计算：

$$RR = \frac{p_1}{p_0} = a(c+d)/[c(a+b)]　　　　　　　　（11-3)$$

$RR$ 值越偏离 1，表明暴露因素与疾病发生的关联强度越大。当 $RR > 1$ 时，表示该暴露因素为危险因素，可使疾病发生的危险度增大；当 $RR < 1$ 时，表示该暴露因素为保护因素，可使疾病发生的危险度减少。当 $RR = 1$ 时，表示该因素对疾病的发生无影响。

2. 特异危险度（或归因危险度）

特异危险度简记为 $AR$，是指暴露组与非暴露组发病率的差值，表示由于暴露因素引起疾病发生率变化的绝对数量。也可以说是该暴露因素消失或出现，暴露组疾病的发生率预期将减少或增加的绝对数值。其计算公式为：

$$AR = P_1 - P_0　　　　　　　　　　　（11-4)$$

由公式 11-3 可知，$P_1 = RR \times P_0$，将 $P_1$ 代入公式 11-4，$RR$ 和 $AR$ 两指标可通过以下公式相互换算：

$$AR = RR \times P_0 - P_0 = P_0(RR-1)　　　　　　　（11-5)$$

3. 人群特异危险度（或人群归因危险度）

人群特异危险度（population attributable risk）简记为 $PAR$，是指全人群与非暴露组发病率的差值，表示在全人群中，由于暴露因素引起发病率变化的绝对数量。如果将全人群发病率记为 $\bar{p}$，计算公式为

$$PAR = \bar{p} - p_0　　　　　　　　　　（11-6)$$

以上 3 个指标相比，相对危险度主要具有流行病学和病因学方面的意义，可说明暴露因素与疾病间的关联。而特异危险度具有更多疾病控制和公共卫生方面的意义，可说明当对某暴露因素采取一定的措施后，暴露人群中发病率下降的情况。人群特异危险度的意义与特异危险度相似，但它针对全人群而言。

特异危险度和人群特异危险度也可以表示为相对数的形式，称为特异危险度百分比（或比

率)(attributable risk percent，$ARP$、$AR\%$)和人群特异危险度百分比(或比率)(population attributable risk percent，$PARP$、$PAR\%$)。计算公式为 11-7，11-8)，详细内容可参阅流行病学书籍的相关内容。

$$ARP = \frac{p_1 - p_0}{p_1} \tag{11-7}$$

$$PARP = \frac{\bar{p} - p_0}{\bar{p}} \tag{11-8}$$

**例 11.1**　为研究血液中儿茶酚胺水平与冠心病发病之间的关系，对 609 名男子按血液中儿茶酚胺水平分为高低两组，经过 10 年追踪观察，所得结果如表 11.2 所示，试作危险度分析。

**表 11.2　血中儿茶酚胺水平与冠心病发病关系**

| 血中儿茶酚胺水平 | 冠心病 | | 合计 |
|---|---|---|---|
| | 发　病 | 未发病 | |
| 高 | 27($a$) | 95($b$) | 122($a+b$) |
| 低 | 44($c$) | 443($d$) | 487($c+d$) |
| 合计 | 71($a+c$) | 538($b+d$) | 609($a+b+c+d$) |

**解：**

(1) 相对危险度的点估计值：$\hat{RR}=\hat{p}_1/\hat{p}_0=27\times(44+443)/[44\times(27+95)]=2.45$，表明血中儿茶酚胺水平高者发生冠心病的可能性是水平低者的 2.45 倍，即血中儿茶酚胺水平与冠心病间存在一定的关联。

(2) 特异危险度的点估计值：$\hat{AR}=[27/(27+95)]\times100\%-[44/(44+443)]\times100\%=22.13\%-9.03\%=13.10\%$，表明血中儿茶酚胺水平高者冠心病发病率比水平低者高出了 13.10％倍。

(3) 人群特异危险度点估计值：假定全人群发病率为 $\bar{p}=71/609=11.7\%$(系样本点估计值)，$\hat{PAR}=11.7\%-9.00\%=2.7\%$。表明若全人群血中儿茶酚胺保持在低水平，冠心病发病率将降低 2.7％。

(4) 人群特异危险度比例的点估计值：$\hat{PARP}=(11.7\%-9.00\%)/11.7\%=23.1\%$，表明若全人群血中儿茶酚胺保持在低水平，减少的冠心病患者为原来患者总数的 23.1％，也可以理解为 23.1％的冠心病是由于血中高水平的儿茶酚胺引起的。

(三) 相对危险度的假设检验和区间估计

队列研究多为抽样研究，为了排除抽样误差对统计学结论的影响，需进一步作假设检验。上述指标在病因学中相对危险度最为常用和重要，其假设检验的具体步骤如下：

(1) 建立检验假设和确定检验水准($\alpha=0.05$)：

$H_0$：总体相对危险度为 1，即 $RR=1$；

$H_1$：总体相对危险度不为 1，即 $RR\neq1$。

(2) 计算假设检验统计量：根据发病率的统计学性质不同，选择不同的统计量。Mantel-Haenszel 根据超几何分布的方差导出统计量 $\chi^2_{MH}$，适用于例 11.1 中通过累计发病率计算的 $RR$，其计算公式为：

$$\chi^2_{MH} = [(ad-bc)^2(n-1)]/[(a+b)(c+d)(a+c)(b+d)] \tag{11-9}$$

公式中的符号所代表的意义参见表 11.1。显然,此处的 $\chi^2_{MH}$ 与第八章计数资料的统计分析中四格表 $\chi^2$ 检验的统计量间存在如下关系:

$$\chi^2_{MH} = [(n-1)/n]\chi^2 \tag{11-10}$$

当 $n$ 较大时,两者差别甚微,故有些统计学家建议上述检验仍采用未校正或校正的四格表 $\chi^2$ 值。

本例中 $\chi^2_{MH} = [(27 \times 443 - 44 \times 95)^2(609-1)]/(122 \times 487 \times 71 \times 538) = 16.22$。

(3) 作出统计学结论:当 $n$ 较大时,在 $H_0$ 成立的条件下,$\chi^2_{MH}$ 服从自由度为 1 的 $\chi^2$ 分布,故根据该统计量的大小可作出是否拒绝 $H_0$ 的决定。本例中 $\chi^2_{MH} = 16.22 > \chi^2_{0.01}$,故 $P < 0.01$,拒绝 $H_0$,认为总体相对危险度不为 1,即血液中儿茶酚胺水平高低与冠心病发病之间存在的关联具有统计学意义。由 $RR$ 值可知,血中儿茶酚胺水平高者冠心病发病的可能性是低者的 2.45 倍。

因关联具有统计学意义,可进一步估计相对危险度 $RR$ 的 $(1-\alpha)$ 可信区间,Miettinen 法的计算公式为:

$$\widehat{RR}^{(1 \pm u_{\alpha/2}/\sqrt{\chi^2_{MH}})} \tag{11-11}$$

上式中 $u$ 为标准正态变量,在计算 $RR$ 的 $95\%CI$ 及 $99\%CI$ 时,$u_{\alpha/2}$ 分别取值 1.96 和 2.58。本例中 $RR$ 的 $95\%CI = 2.45^{(1 \pm 1.96/\sqrt{16.22})}$ 或 $(1.58, 3.79)$;$RR99\%CI = 2.45^{(1 \pm 2.58/\sqrt{16.22})}$ 或 $(1.38, 4.35)$。两个可信区间均未包括 1,区间估计与假设检验的结果一致。

本例在 SAS 中分析过程及结果如下:

**程序 11.1**

(1) 使用循环语句建立 SAS 数据集。

```
data dat1;
   do r=1 to 2;
      do c=1 to 2;
         input freq @@;
         output;
      end;
   end;
cards;
27 95 44 443
   ;
run;
```

(2) 估计相对危险度及其 $95\%$ 可信区间,并作假设检验。

```
proc freq data=dat1;
tables r*c/nopercent nocol chisq cmh;
weight freq;
run;
```

**程序 11.1 说明:**

计算相对危险度的程序和四格表 $\chi^2$ 检验的程序基本相似,不同之处为在 TABLES 语句后面加上选择项"CMH"。

**程序 11.1 输出结果：**

TABLE OF R BY C

①

```
R          C
Frequency
Row Pct        1        2    Total
         1    27       95      122
             22.13    77.87
         2    44      443      487
              9.03    90.97
Total        71      538      609
```

Statistics for Table of r by c

②

| Statistic | DF | Value | Prob |
|---|---|---|---|
| Chi-Square | 1 | 16.2465 | <.0001 |
| Likelihood Ratio Chi-Square | 1 | 14.1312 | 0.0002 |
| Continuity Adj. Chi-Square | 1 | 14.9998 | 0.0001 |
| Mantel-Haenszel Chi-Square | 1 | 16.2198 | <.0001 |
| Phi Coefficient | | 0.1633 | |
| Contingency Coefficient | | 0.1612 | |
| Cramer's V | | 0.1633 | |

Fisher's Exact Test

| | |
|---|---|
| Cell (1,1) Frequency (F) | 27 |
| Left-sided Pr<=F | 1.0000 |
| Right-sided Pr>=F | 1.374E-04 |
| Table Probability (P) | 9.264E-05 |
| Two-sided Pr<=P | 2.049E-04 |

Sample Size=609

Summary Statistics for r by c

③

Cochran-Mantel-Haenszel Statistics (Based on Table Scores)

| Statistic | Alternative Hypothesis | DF | Value | Prob |
|:---:|:---|:---:|:---:|:---:|
| 1 | Nonzero Correlation | 1 | 16.2198 | <.0001 |
| 2 | Row Mean Scores Differ | 1 | 16.2198 | <.0001 |
| 3 | General Association | 1 | 16.2198 | <.0001 |

Estimates of the Common Relative Risk (Row1/Row2)

④

| Type of Study | Method | Value | 95% Confidence | Limits |
|:---|:---|:---:|:---:|:---:|
| Case-Control | Mantel-Haenszel | 2.8615 | 1.6878 | 4.8513 |
| (Odds Ratio) | Logit | 2.8615 | 1.6878 | 4.8513 |
| | | | | |
| Cohort | Mantel-Haenszel | 2.4495 | 1.5837 | 3.7887 |
| (Col1 Risk) | Logit | 2.4495 | 1.5837 | 3.7887 |
| | | | | |
| Cohort | Mantel-Haenszel | 0.8560 | 0.7756 | 0.9448 |
| (Col2 Risk) | Logit | 0.8560 | 0.7756 | 0.9448 |

Total Sample Size=609

结果输出①为四格表,包括行百分比,第一列的行百分比即为累计发病率。

结果输出②为各种假设检验结果。主要看 Mantel-Haenszel Chi-Square 的结果,即相对危险度的假设检验结果。本例 $\chi^2_{\mathrm{MH}}=16.220, P<0.0001$。总体相对危险度不等于1。

结果输出③中列出了各种备择假设,但假设检验结果都相同。

结果输出④中给出了相对危险度的估计值及其95%可信区间。本例为队列研究,应看标有 Cohort(队列)这一行的结果;同时由于在资料输入时,第1列为病例,故取(Col1 Risk),也就是中间两行的结果。若在资料输入时,第2列为病例,应取(Col2 Risk),即最后两行的结果。本例相对危险度为2.4495,其95%可信区间给出了两种方法计算的结果,其中利用 Mantel-Haenszel 卡方计算的结果为(1.5837,3.7887)。

## 二、病例-对照研究中的危险度分析

### (一)病例-对照研究的基本概念

病例-对照研究(case-control study)是一种最常见的回顾性研究(retrospective study),其特点是从"果"到"因",即在已经发病之后研究发病的原因,这种研究需要两类对象,第1类是患有某种疾病的人,称为病例,第2类是不患有该病的人,称为对照。分别调查这两类对象过去是否接触过危险因素,以及接触的比例与强度如何,然后由这两类对象接触该危险因素的不同程度,估计发病与危险因素之间的关系,在此基础上对所提出的病因学假设做出推断(图

11.2)。

病例-对照研究大体可划分为成组病例-对照研究（grouped case-control study）和配对病例-对照研究（matched case-control study），后者又可细分为 1:1,1:2 和 1:M 配对3种类型。由于使用 SAS 分析配对病例-对照研究设计的数据时，调用 Logistic 过程步，这部分内容将在本章第三节进行介绍。为便于理解，此处仅以暴露水平为两水平的成组病例-对照研究为例。

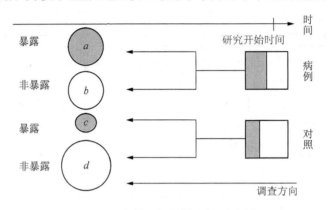

图 11.2  病例-对照研究原理示意图

其数据可整理成表11.3。

表 11.3  病例-对照研究用 2×2 频数表

| 组　别 | 疾病 | | 合　计 |
|---|---|---|---|
| | 暴　露 | 非暴露 | |
| 病例组 | $a$ | $b$ | $a+b$ |
| 对照组 | $c$ | $d$ | $c+d$ |
| 合　计 | $a+c$ | $b+d$ | $a+b+c+d$ |

（二）危险度分析的主要指标

在通常情况下，因病例-对照研究一般不能获得发病率资料，与队列研究中危险度分析的指标不同，病例-对照研究中危险度分析采用比数比，也被称作优势比（odds ratio，OR）反映病例与对照在暴露上的差异，以分析暴露与疾病是否存在关联。

比数（odds）是指一个事件发生的概率与其对立事件发生的概率之比。在病例组和对照组中，暴露的比数为暴露的概率与非暴露的概率之比。由上图表所示，将病例组暴露的比数 $odds_1$ 与对照组的暴露比数 $odds_0$ 之比定义为比数比 $OR$，其计算公式为：

$$odds_1 = \frac{a/(a+b)}{b/(a+b)} = \frac{a}{b} \tag{11-12}$$

$$odds_0 = \frac{c/(c+d)}{d/(c+d)} = \frac{c}{d} \tag{11-13}$$

$$OR = \frac{odds_1}{odds_0} = \frac{a/b}{c/d} = \frac{ad}{cb} \tag{11-14}$$

若已知全人群中暴露者和非暴露者的发病率分别为 $P_1$ 和 $P_0$，又知全人群中暴露者所占比例为 $r$，设全人群为数 1，则病例—对照研究数据又可用概率的形式整理为表格 11.4。

**表 11.4　病例-对照研究用 2×2 概率表**

| 组　别 | 疾　病 | | 合　计 |
| --- | --- | --- | --- |
| | 暴　露 | 非暴露 | |
| 病例组 | $rP_1$ | $(1-r)P_0$ | $rP_1+(1-r)P_0$ |
| 对照组 | $r(1-P_1)$ | $(1-r)(1-P_0)$ | $r(1-P_1)+(1-r)(1-P_0)$ |
| 合　计 | $r$ | $1-r$ | $1$ |

由上表所示,病例组与对照组关于暴露的比数比 $OR$ 的计算公式又可表示为:

$$OR = \frac{P_1/(1-P_1)}{P_0/(1-P_0)} \tag{11-15}$$

通常,在不同患病率或发病率的情况下,$OR$ 与 $RR$ 是有差别的。比较式 11-13 和式 11-15,可以发现,当所研究疾病的发生率很低时,$OR \approx RR$。此时,比数比的含义与相对危险度相同,即暴露组发病的危险性是非暴露组的多少倍。这一特点是病例-对照研究可用于病因学研究的重要前提。

**例 11.2**　为研究子宫内膜癌与绝经期使用雌激素的关系,采用成组病例-对照研究,对 183 名子宫内膜癌患者(病例组)及 183 名非子宫内膜癌患者(对照组)进行调查,得口服雌激素情况如下,试作危险度分析。(此例参见何清波所著的《医学统计学及其软件包》,上海科学技术文献出版社,2002 年,第 321 页)

**表 11.5　子宫内膜癌与口服雌激素的关系**

| 组　别 | 暴　露 | | 合　计 |
| --- | --- | --- | --- |
| | 使用过雌激素 | 未用过雌激素 | |
| 病例组(子宫内膜癌患者) | $55(a)$ | $128(b)$ | $183(a+b)$ |
| 对照组(非子宫内膜癌患者) | $19(c)$ | $164(d)$ | $183(c+d)$ |
| 合　计 | $74(a+c)$ | $292(b+d)$ | $366(a+b+c+d)$ |

**解:**

由式 11-19,相对危险度点估计值 $\widehat{OR}=(55\times164)/(19\times128)=3.71$。

(三)比值比的假设检验和区间估计

为排除抽样误差对统计学结论的影响,需进一步作假设检验,其具体步骤如下:

(1)建立检验假设和确定检验水准($\alpha=0.05$):

　　$H_0$:总体比数比为 1,即 $OR=1$;

　　$H_1$:总体比数比不为 1,即 $OR \neq 1$。

(2)计算检验假设统计量:仍可用 $\chi^2_{MH}$ 作出统计推断,参见式 11-9。

本例中 $\chi^2_{MH}=[(55\times164-128\times19)^2(366-1)]/(74\times292\times183\times183)=21.89$。

(3)作出统计学结论。

由于本例中 $\chi^2_{MH}>\chi^2_{0.01}=6.635$,故 $P<0.01$,拒绝 $H_0$,认为总体比数比不为 1,并估计绝经期使用过雌激素的妇女患子宫内膜癌的相对危险度是不用者的 3.17 倍。

比数比 $OR$ 的 $(1-\alpha)$ 可信区间,仍可用 Miettinen 基于 $M-H\chi^2$ 检验结果提出的公式计算。

$$\widehat{OR}^{(1\pm u_{\alpha/2}/\sqrt{\chi^2_{MH}})} \tag{11-16}$$

本例在 SAS 中的分析过程及结果如下:

**程序 11. 2**

(1) 使用循环语句建立 SAS 数据集：

**data** dat2；

  do group＝**1** to **2**；

    do exposure＝**1** to **2**；

      input freq @@；

      output；

    end；

  end；

cards；

55 128 19 164

；

**run**；

(2) 估计相对危险度及其 95％可信区间，并作假设检验：

**proc freq** data＝dat2；

  tables group*exposure/nopercent nocol chisq cmh；

  weight freq；

**run**；

**程序 11. 2 说明：**

本程序和程序 11.1 基本相同，仅数据不同。

**程序 11. 2 输出结果：**

TABLE OF R BY C ①

GROUP    EXPOSURE

| Frequency<br>Row Pct | 1 | 2 | Total |
|---|---|---|---|
| 1 | 55 | 128 | 183 |
| | 30. 05 | 69. 95 | |
| 2 | 19 | 164 | 183 |
| | 10. 38 | 89. 62 | |
| Total | 74 | 292 | 366 |

Statistics for Table of group by exposure ②

| Statistic | DF | Value | Prob |
|---|---|---|---|
| Chi-Square | 1 | 21. 9519 | ＜. 0001 |
| Likelihood Ratio Chi-Square | 1 | 22. 7291 | ＜. 0001 |

| Continuity Adj. Chi-Square | 1 | 20.7493 | <.0001 |
| Mantel-Haenszel Chi-Square | 1 | 21.8919 | <.0001 |
| Phi Coefficient | | 0.2449 | |
| Contingency Coefficient | | 0.2379 | |
| Cramer's V | | 0.2449 | |

Fisher's Exact Test

| Cell (1,1) Frequency (F) | 55 |
| Left-sided Pr<=F | 1.0000 |
| Right-sided Pr>=F | 1.858E-06 |
| | |
| Table Probability (P) | 1.382E-06 |
| Two-sided Pr<=P | 3.717E-06 |

Sample Size=366

---

Summary Statistics for group by exposure

③

Cochran-Mantel-Haenszel Statistics (Based on Table Scores)

| Statistic | Alternative Hypothesis | DF | Value | Prob |
|---|---|---|---|---|
| 1 | Nonzero Correlation | 1 | 21.8919 | <.0001 |
| 2 | Row Mean Scores Differ | 1 | 21.8919 | <.0001 |
| 3 | General Association | 1 | 21.8919 | <.0001 |

---

Estimates of the Common Relative Risk (Row1/Row2)

④

| Type of Study | Method | Value | 95% Confidence | Limits |
|---|---|---|---|---|
| Case-Control | Mantel-Haenszel | 3.7089 | 2.0964 | 6.5615 |
| (Odds Ratio) | Logit | 3.7089 | 2.0964 | 6.5615 |
| | | | | |
| Cohort | Mantel-Haenszel | 2.8947 | 1.7919 | 4.6764 |
| (Col1 Risk) | Logit | 2.8947 | 1.7919 | 4.6764 |
| | | | | |
| Cohort | Mantel-Haenszel | 0.7805 | 0.7013 | 0.8686 |
| (Col2 Risk) | Logit | 0.7805 | 0.7013 | 0.8686 |

Total Sample Size=366

结果输出①为四格表。

结果输出②为各种假设检验结果。主要看 Mantel-Haenszel Chi-Square 的结果，这是相对危险度或比数比的假设检验结果。本例 $\chi^2_{MH} = 21.8919$，$P < 0.001$。总体比数比不等于 1。

结果输出③中列出了各种备择假设，但假设检验结果都相同。

结果输出④中给出了比数比的估计值及其 95% 可信区间。本例为病例—对照研究，应看标有 Case-Control（病例—对照）对应的结果。本例比数比为 3.7089，95% 可信区间给出了两种方法计算的结果，其中基于 Mantel-Haenszel$\chi^2$ 的结果为 (2.0964, 6.5615)。

无论队列研究还是病例—对照研究，当暴露因素从低到高分为若干水平时，还需深入分析暴露因素与疾病发生的剂量效应关系（dose-response relationship），可参考本书第八章计数资料的统计分析中行有序的 CMH 卡方检验的相关内容。

## 第二节　分层分析 Mantel-Haenszel 检验

上述研究设计虽简单易行，却未能考虑混杂因素的影响，其结论的可靠性受到质疑。暴露与疾病间的关联常受到混杂因素（counfounder）的影响。混杂因素是指与暴露和疾病均存在关联的非研究因素，且不是暴露与疾病关系链上的中间环节，通常是性别、年龄、病型、病程等有关因素。它们的存在常常夸大或掩盖了暴露与疾病间的真实联系。当要考察的混杂因素较少、且为分类变量时，可用分层分析（stratified analysis）的 Mantel-Haenszel 检验控制混杂因素的影响，以下举例说明。

**例 11.3**　为研究卫生状况与某传染病发病之间的关系，采用病例—对照研究方法，调查 356 名患者与 1644 名对照者的卫生状况好坏。考虑到居住密度与疾病的传播和卫生条件可能均有关系，可能是潜在的混杂因素。据居住密度高低，分为 2 个水平（Ⅰ，Ⅱ），试分析混杂因素对研究结论的影响。资料整理如表 11.6 所示。（此例参见何清波所著的《医学统计学及其软件包》，上海科学技术文献出版社，2002 年，第 322 页）

**表 11.6　混杂因素干扰的假设示例**

| 组　别 | 未分层 | | 分　层 | | | | 合　计 |
|---|---|---|---|---|---|---|---|
| | 卫生差 | 卫生好 | 居住密度高（Ⅰ） | | 居住密度低（Ⅱ） | | |
| | | | 卫生差 | 卫生好 | 卫生差 | 卫生好 | |
| 病例组 | 300 | 56 | 294 | 21 | 6 | 35 | 356 |
| 对照组 | 700 | 944 | 606 | 79 | 94 | 865 | 1644 |
| 合　计 | 1000 | 1000 | 900 | 100 | 100 | 900 | 2000 |

**解：**

未按混杂因素分层时　$\widehat{OR} = (300 \times 944)/(56 \times 700) = 7.22$

按混杂因素分层时　Ⅰ层$\widehat{OR} = (294 \times 79)/(606 \times 21) = 1.83$

Ⅱ层$\widehat{OR} = (6 \times 865)/(94 \times 35) = 1.58$

未分层时$\widehat{OR} = 7.22$，表明该危险因素作用很大；但按混杂因素分为Ⅰ、Ⅱ两层后，$\widehat{OR}$ 分别仅为 1.83、1.58。由此可见，两种结果间差别很大，若要得到正确的结论需要控制混杂因素的影响。

分层分析是把病例与对照或者暴露与未暴露人群，放在匀质或较为匀质的范围予以比较，从而控制混杂因素的一种方法。例如,在某项研究中,我们认为年龄是混杂因素,可以将资料按不同年龄段分层,然后分别计算各年龄段中暴露与疾病的联系,从而排除年龄的混杂作用。统计分析时除需计算各层次的比数比外,还需计算合并比数比。假定混杂因素可分为 $K$ 个水平,分层分析时可将原始资料整理成 $K$ 层个 $2\times2$ 表资料。第 $i$ 层的 $2\times2$ 表如表 11.7 所示。

**表 11.7　分层分析的第 $i$ 层 $2\times2$ 表**

| 组　别 | 疾　病 | | 合　计 |
| --- | --- | --- | --- |
| | 暴　露 | 非暴露 | |
| 病例组 | $a_i$ | $b_i$ | $a_i+b_i$ |
| 对照组 | $c_i$ | $d_i$ | $c_i+d_i$ |
| 合　计 | $a_i+c_i$ | $b_i+d_i$ | $n_i=a_i+b_i+c_i+d_i$ |

下面介绍 Mantel-Haenszel 检验,其具体步骤为:

(1) $\hat{OR}$ 齐性检验或一致性检验(homogeneity test): $\hat{OR}$ 齐性检验是指检验各层是否同质,即是否存在一个公共的合并比数比 $\hat{OR}$。

$H_0$:各层 $OR_i$ 全相等 $OR_1=OR_2=\cdots=OR_k=OR$;

$H_1$:各层 $OR_i$ 不全相等。

$$\chi^2 = \sum W_i(\ln \hat{OR}_i)^2 - \left[\sum (W_i\ln \hat{OR}_i)\right]^2 \Big/ \sum W_i, df = K-1 \tag{11-17}$$

其中各层比数比
$$\hat{OR}_i = (a_id_i)/(b_ic_i) \tag{11-18}$$
$$W_i = (1/a_i + 1/b_i + 1/c_I + 1/d_i)^{-1} \tag{11-19}$$

据 $\chi^2$ 界值表(附表 3)作出统计推断。当拒绝 $H_0$ 时,表明不存在一个公共的合并比数比,应分层次作出统计推断,不必再作以下第二、三步的计算;当不拒绝 $H_0$ 时,表明存在一个公共的合并比数比,需进入第二步计算,进一步检验它是否等于 1。

(2) 检验公共的合并比数比是否为 1。

$H_0$:合并比数比为 1,即 $OR=1$;

$H_1$:合并比数比不为 1,即 $OR\neq1$。

使用 M-H 检验

$$\chi^2_{MH} = \left[\sum (a_id_i - b_ic_i)/n_i\right]^2 \Big/$$
$$\sum \{[(a_i+b_i)(c_i+d_i)(a_i+c_i)(b_i+d_i)]/[(n_i-1)n_i]\}, df = 1 \tag{11-20}$$

故可据 $\chi^2_{0.05}=3.841, \chi^2_{0.01}=6.635$ 作出统计推断。

当不拒绝 $H_0$ 时,表明合并比数比为 1,就不必进入第三步计算其估计值了;当拒绝 $H_0$ 时,表明合并比数比不为 1,应即进入第三步计算其估计值。

(3) 计算合并比数比的估计值:

M-H 合并比数比估计法 $\hat{OR}_c = \sum (a_id_i/n_i) \Big/ \sum (b_ic_i/n_i)$ $\tag{11-21}$

精度法(又称加权法) $\hat{OR}_w = \exp\left[\left(\sum w_i\ln \hat{OR}_i\right)\Big/ \sum (W_i)\right]$ $\tag{11-22}$

**例 11.4**　为研究心肌梗死与近期使用口服避孕药之间的关系,采用病例对照研究方法,调查 234 名心肌梗死患者与 1742 名对照者使用口服避孕药状况。为避免年龄可能造成对分析结果的影响,将病例组与对照组都按年龄分成5层,得如下资料(表11.8)。(此例参见何清波所著的《医学统计学及其软件包》,上海科学技术文献出版社,2003年,第323页)

**表 11.8　按年龄分层的心肌梗塞与口服避孕药的关系**

| 年龄分层 | 组　别 | 服过避孕药 | 未服用 | $\hat{OR}_i$ | $\ln \hat{OR}_i$ | $W_i$ |
|---|---|---|---|---|---|---|
| 25～ | 病例组 | 4 | 2 | 7.226 | 1.978 | 1.2977 |
| | 对照组 | 62 | 224 | | | |
| 30～ | 病例组 | 9 | 12 | 8.864 | 2.182 | 4.3992 |
| | 对照组 | 33 | 390 | | | |
| 35～ | 病例组 | 4 | 33 | 1.538 | 0.431 | 3.1076 |
| | 对照组 | 26 | 330 | | | |
| 40～ | 病例组 | 6 | 65 | 3.713 | 1.312 | 3.3792 |
| | 对照组 | 9 | 362 | | | |
| 45～ | 病例组 | 6 | 93 | 3.884 | 1.357 | 2.6265 |
| | 对照组 | 5 | 301 | | | |

试按年龄进行分层分析。

**解:**由原始观察值代入式11-18、11-19可求得 $\hat{OR}_i$、$\ln \hat{OR}_i$ 及 $W_i$,已列于表11.8中的右边3列。

(1) $\hat{OR}$ 齐性检验:

　　$H_0$:各层 $OR_i$ 全相等,$OR_1 = OR_2 = \cdots = OR_5 = OR$;

　　$H_1$:各层 $OR_i$ 不全相等。

本例数据代入式11-17可得 $\chi^2 = 6.03$,$df = 4$,由附表3可知 $P > 0.10$,故不拒绝 $H_0$,认为存在一个公共的比数比 $OR$。故需进入第二步计算,进一步检验它是否为1:

(2) 检验合并比数比是否为1。

　　$H_0$:合并比数比为1,即 $OR = 1$;

　　　　$H_1$:合并比数比不为1,即 $OR \neq 1$。

本例数据代入式11-19,得 $\chi^2_{MH} = 32.79$,$df = 1$,由附表3 $\chi^2$ 界值表,知 $P < 0.01$,故拒绝 $H_0$,认为合并比数比不等于1。故需继续第三步,计算该合并比数比的估计值。

(3) 计算合并比数比的估计值:本例数据代入式11-20、11-21分别得 $\hat{OR}_c = 3.97$,$\hat{OR}_w = 4.27$。

上述结果表明,各个在多个年龄层中存在一个公共的且不等于1的合并比数比,该值用M-H法估计为3.97,用精度法估计为4.27。因此服用过避孕药的妇女得心肌梗死的相对危险是未服用者的4倍。

上述研究若不考虑年龄这一混杂因素,将资料合并整理如下(表11.9):

**表 11.9　未按年龄分层心肌梗死与口服避孕药的关系**

| 组　别 | 暴　露 | | 合　计 |
|---|---|---|---|
| | 服用过避孕药 | 未服用过避孕药 | |
| 病例组 | 29 | 205 | 234 |
| 对照组 | 135 | 1607 | 1742 |
| 合　计 | 164 | 1812 | 1976 |

则得粗比数比 $\hat{OR}=1.68$，与按照年龄分层后计算的合并比数比的估计值 $\hat{OR}_c=3.97$ 或 $\hat{OR}_w=4.27$ 相去甚远。这充分表明分层分析可以控制混杂因素(年龄)的影响，对口服避孕药与心肌梗死之间的定量关系的描述更为可靠。

需要说明的是，当各层比较组间的趋势方向一致时，M-H 法检验比较有效。当各层比较组间的趋势方向不一致时，此方法则不容易检查出差别。此时应各层单独考虑或者采用其他方法。

本例在 SAS 中分析过程及结果如下：

**程序 11.3**

(1) 使用循环语句建立 SAS 数据集。

```
data dat3；
    do age＝1 to 5；
     do r＝1 to 2；
      do c＝1 to 2；
            input freq @@；
            output；
        end；
      end；
    end；
cards；
4 2 62 224
9 12 33 390
4 33 26 330
6 65 9 362
6 93 5 301
；
run；
```

(2) 估计相对危险度及其 95% 可信区间，并作假设检验。

```
proc freq data＝dat3；
/*tables r*c/nopercent nocol chisq cmh*/；
tables age*r*c/nopercent nocol chisq cmh；
weight freq；
run；
```

**程序 11.3 说明：**

本程序和程序 11.1 和 11.2 基本相似，不同之处在于数据步中又多了一重循环语句，FREQ 过程步 TABLES 语句中，r*c 前加入分层因素 age 项。其中写在注释语句/**/中的 TABLES 语句可用于计算未按年龄分层的粗比数比。

**程序 11.3 输出结果：**

Table 1 of r by c

①

Controlling for age=1

Frequency
Row Pct

| r \ c | 1 | 2 | Total |
|---|---|---|---|
| 1 | 4<br>66.67 | 2<br>33.33 | 6 |
| 2 | 62<br>21.68 | 224<br>78.32 | 286 |
| Total | 66 | 226 | 292 |

Statistics for Table 1 of r by c
Controlling for age=1

| Statistic | DF | Value | Prob |
|---|---|---|---|
| Chi-Square | 1 | 6.7990 | 0.0091 |
| Likelihood Ratio Chi-Square | 1 | 5.4246 | 0.0199 |
| Continuity Adj. Chi-Square | 1 | 4.4706 | 0.0345 |
| Mantel-Haenszel Chi-Square | 1 | 6.7758 | 0.0092 |
| Phi Coefficient | | 0.1526 | |
| Contingency Coefficient | | 0.1508 | |
| Cramer's V | | 0.1526 | |

WARNING: 50% of the cells have expected counts less
than 5. Chi-Square may not be a valid test.

Fisher's Exact Test

| | |
|---|---|
| Cell (1,1) Frequency (F) | 4 |
| Left-sided Pr<=F | 0.9974 |
| Right-sided Pr>=F | 0.0250 |
| | |
| Table Probability (P) | 0.0224 |
| Two-sided Pr<=P | 0.0250 |

Sample Size=292

Summary Statistics for r by c

②

Controlling for age
Cochran-Mantel-Haenszel Statistics (Based on Table Scores)

| Statistic | Alternative Hypothesis | DF | Value | Prob |
|---|---|---|---|---|
| 1 | Nonzero Correlation | 1 | 34.7230 | <.0001 |
| 2 | Row Mean Scores Differ | 1 | 34.7230 | <.0001 |
| 3 | General Association | 1 | 34.7230 | <.0001 |

Estimates of the Common Relative Risk (Row1/Row2)

③

| Type of Study | Method | Value | 95% Confidence | Limits |
|---|---|---|---|---|
| Case-Control | Mantel-Haenszel | 3.9699 | 2.4270 | 6.4937 |
| (Odds Ratio) | Logit | 4.2705 | 2.5663 | 7.1067 |
| | | | | |
| Cohort | Mantel-Haenszel | 3.2306 | 2.1996 | 4.7448 |
| (Col1 Risk) | Logit | 3.5443 | 2.5049 | 5.0150 |
| | | | | |
| Cohort | Mantel-Haenszel | 0.9046 | 0.8589 | 0.9527 |
| (Col2 Risk) | Logit | 0.9453 | 0.9087 | 0.9833 |

Breslow-Day Test for
Homogeneity of the Odds Ratios

④

| | |
|---|---|
| Chi-Square | 6.4051 |
| DF | 4 |
| Pr>ChiSq | 0.1709 |
| Total Sample Size=1976 | |

结果输出①为按照分 5 个年龄层分析的四格表及卡方检验的结果,限于篇幅,此处仅列出第一个年龄层[25,30)岁的结果。卡方检验结果中主要看 Mantel-Haenszel Chi-Square 的结果,即相对危险度的假设检验结果。本例 $\chi^2_{MH}=6.7758$、$P=0.0092$,故总体相对危险度不等于1。

结果输出②为控制了混杂因素年龄"age"后的各种备择假设,其假设检验结果均相同,$\chi^2=34.7230$、$P<0.0001$,认为合并比数比不等于1。

结果输出③给出了合并比数比的估计值及其 95% 可信区间。本例为病例—对照研究,应看标有 Case-contral 这一行的结果;由 M-H 法和加权法分别得合并比数比为 3.9699 和

4.2705，之后给出了相应的 95% 可信区间。

结果输出④为 5 层 $OR$ 的 Breslow-Day 齐性检验结果，$\chi^2 = 6.4051$，$dt = 4$，$P = 0.1709$，认为存在一个公共的比数比 $OR$。

# 第三节　Logistic 回归

在控制混杂因素方面，分层分析 Mantcl-Haenszel 检验这一经典方法也存在局限性。首先，它不能对混杂因素作用作定量估计，包括作用的大小和方向，更不能分析是否存在交互作用。其次，该方法对样本含量要求较大，当需要控制的混杂因素个数以及各因素的水平数较多时，划分到各层的频数会很少，甚至有时出现频数为 0 的现象，导致结论很不可靠。再次，Mantcl-Haenszel 检验不能控制连续性变量的影响，对因变量而言，也必须是二分类变量。上述缺陷无疑使其应用范围受到了极大的限制。

Logistic 回归可很好地解决上述问题，并且在一定条件下可预测某事件的发生概率。根据研究的设计类型，Logistic 回归分析可分为非条件 Logistic 回归（unconditional logistic regression），用于成组设计的资料分析；条件 Logistic 回归（conditional logistic regression），用于配对或配伍设计的资料分析。其中非条件 Logistic 回归，简称 Logistic。根据因变量的类型，Logistic 回归又可细分为二项分类、无序多项分类和有序多项分类因变量 Logistic 回归。本节主要介绍最基础的一类，即二项分类非条件 Logistic 回归。

## 一、Logistic 回归模型及参数意义

与一般线性多元回归不同，Logistic 回归属于概率模型非线性多元回归，是研究分类变量与一些影响因素之间关系的多变量分析方法。准确地说，Logistic 回归不是分析 $y$ 与 $x$ 的关系，而是建立一个概率函数 $P = P(x)$，分析 $y$ 取某个数值时的概率 $P$ 与 $x$ 的关系。这样的函数关系可以确保 $x$ 取任意值时，总有函数 $y$ 值在 [0,1] 范围内与之对应，且使 Logistic 回归模型的参数具有实际意义，便于理解。

（一）Logistic 回归模型及 Logit 转换

设因变量 $Y$ 是二分类变量，令 $Y = 1$ 表示出现阳性结果（如发病、有效、死亡等）；$Y = 0$ 表示出现阴性结果（如未发病、无效、存活等），另有多个影响 $Y$ 取值的自变量，记 $P$ 为自变量取值分别为 $X_1, X_2, \cdots, X_m$ 时出现阳性结果的概率，即 $P = P(Y = 1 | X_1, X_2, \cdots, X_m)$。Logistic 回归模型可以表示为：

$$P = \frac{1}{1 + \exp[-(\beta_0 + \beta_1 X_1 + \beta_2 X_2 + \cdots + \beta_m X_m)]} \tag{11-23}$$

其中：$\beta_0$ 为常数项，$\beta_1, \beta_1, \cdots, \beta_m$ 为回归系数。若用 $Z$ 表示 $m$ 个自变量的线性组合，则有：

$$Z = \beta_0 + \beta_1 X_1 + \beta_1 X_2 + \cdots + \beta_m X_m \tag{11-24}$$

则 $Z$ 与 $P$ 之间的曲线关系如图 11.3 所示。从图中可以看出，当 $Z$ 趋于 $+\infty$ 时，$P$ 值渐近 1；当 $Z$ 趋于 $-\infty$ 时，$P$ 值渐近 0；$P$ 值的变化在 0~1 范围内，并随 $Z$ 值的增加或减少，以点（0，0.5）为中心，呈对称的 $S$ 形变化。该曲线特征使 Logistic 回归模型能较准确地描述分类因变量与一系列自变量间的关系。

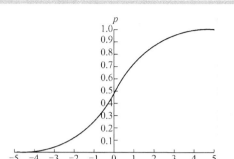

图 11.3　Logistic 回归模型中 $Z$ 与 $P$ 值的关系示意图

对式 11-24 作对数变换,Logistic 回归模型可以表示为以下线性形式

$$\ln\left(\frac{P}{1-P}\right) = \beta_0 + \beta_1 X_1 + \beta_1 X_2 + \cdots + \beta_m X_m \tag{11-25}$$

式 11-25 左侧为阳性结果发生概率与阴性结果发生概率之比的自然对数。$\ln\left(\frac{P}{1-P}\right)$ 也可简记为 LogitP,用 $\ln\left(\frac{P}{1-P}\right)$ 代替 $P$ 进行模型拟合称为 $P$ 的 Logit 变换,对应的模型称为 Logit 模型。可以验证,$P$ 取值 0~1 时,Logit $P$ 取值范围在 $(-\infty, +\infty)$。

（二）Logistic 回归模型的参数意义

与一般线性模型不同,Logistic 回归概率模型的参数具有鲜明的实际意义。由式 11-24 可知,$c(j=1,2,\cdots,m)$ 表示其他自变量不变的情况下,某一自变量 $X_j$ 改变一个单位时 Logit $P$ 的改变量。由式 11-26 可知,$\beta_j$ 与病例-对照研究中危险度分析指标比数比呈一一对应关系。例如,在假定其他影响因素水平固定不变的前提下,某一影响因素取两个不同的暴露水平 $X_j = C_1$ 与 $X_j = C_2$ 时,其比数比的自然对数为:

$$\ln OR = \ln\left(\frac{P_1/(1-P_1)}{P_0/(1-P_0)}\right) = \text{Logit } P_1 - \text{Logit } P_0 \tag{11-26}$$

$$= \left(\beta_0 + \beta_j C_1 + \sum_{t \neq 1}^{m} \beta_t X_t\right) - \left(\beta_0 + \beta_j C_0 + \sum_{t \neq j}^{m} \beta_t X_t\right) = \beta_j(C_1 - C_0)$$

即
$$OR_j = \exp[\beta_j(C_1 - C_0)] \tag{11-27}$$

式中:$P_1$ 和 $P_0$ 分别表示当 $X_j$ 分别取值为 $C_1$ 和 $C_2$ 时的阳性结果发生概率,$OR_j$ 称为多个影响因素调整后的比数比(adjusted odds ratios),表示扣除了其他影响因素影响后,该因素的独立作用。当 $P$ 为阳性结果未发生概率。在某些特殊情况下,如当 $X_j$ 仅取两个水平,如 1、0 分别表示暴露和非暴露时,则比数比可表示为:

$$OR_j = \exp(\beta_j) \tag{11-28}$$

由式 11-27、11-28 可知,当 $\beta_j = 0$,$OR_j = 1$,说明因素 $X_j$ 不是疾病发生的影响因素;当 $\beta_j < 0$,$OR_j < 1$,说明因素 $X_j$ 是影响疾病发生的保护因素;当 $\beta_j > 0$,$OR_j > 1$ 时,说明因素 $X_j$ 是影响疾病发生的危险因素。常数项 $\beta_0$ 所代表的意义为,当所有自变量取值为 0,即所有影响因素的暴露水平均为 0 时,某个体疾病发生概率与不发生概率之比的自然对数。由于 $OR_j$ 与常数项无关,$\beta_0$ 被视为无效参数。由此可见,Logistic 回归模型系数具有实际意义。

**二、Logistic 回归的参数估计**

（一）Logistic 回归系数的估计

Logistic 回归的参数估计常用最大似然估计法(maximum likelihood estimate,MLE)。其

基本原理为,对 $n$ 例样本建立似然函数和对数似然函数

$$L(\beta) = \prod_{i=1}^{n} P_i^{Y_i}(1-P_i)^{1-Y_i} \quad i = 1,2,\cdots,n \tag{11-29}$$

式 11-29 中:$P_i = P(Y=1|X_1,X_2,\cdots,X_m)$ 表示第 $i$ 例对象在自变量的作用下阳性结果发生的概率,如果实际出现的是阳性结果,取 $Y_i=1$,否则取 $Y_i=0$。最大似然估计就是求解式 11-29 中的参数,使得在一次抽样中获得现有样本的概率最大,即似然函数 $L(\beta)$ 达到最大值。由于似然函数 $L(\beta)$ 与对数似然函数 $\ln L(\beta)$ 有相同的极值,为简化计算过程,通常使用对数似然函数进行估计。

$$\ln L(\beta) = \sum_{i=1}^{n} \left[ Y_i \ln P_i + (1-Y_i)\ln(1-P_i) \right] \tag{11-30}$$

然后可采用 Newton-Raphson 迭代法使对数似然函数达到极大值,对数似然函数达到极大时的参数取值 $b_0,b_1,b_2,\cdots,b_m$,即为参数 $\beta_0,\beta_1,\beta_2,\cdots,\beta_m$ 的最大似然估计值。同时还可得到参数估计值的方差-协方差矩阵(对角线元素开平方为标准误 $S_{b0},S_{b1},S_{b2},\cdots,S_{bm}$)。样本量较大时,Logistic 回归模型参数的最大似然估计具有渐近正态性。因此,可用正态近似法计算 Logistic 总体回归系数的 $1-\alpha$ 可信区间,计算公式为:

$$(b_j \pm u_{\alpha/2}S_{b_j}) \tag{11-31}$$

(二)优势比 OR 的区间估计

在样本含量较大的情况下,比数比 $OR_j$ 也近似服从正态分布,其区间估计可以利用回归系数 $b_j$ 的抽样分布来估计。特殊情况下,当自变量取值两水平相差 1 时,则比数比 $OR_j$ 的 $1-\alpha$ 可信区间估计的公式为:

$$\exp(b_j \pm u_{\alpha/2}S_{b_j}) \tag{11-32}$$

(三)Logistic 回归模型的假设检验

得到 Logistic 回归方程的参数估计以后,还需对回归系数进行假设检验,以说明所研究的处理因素或影响因素 $X_j$ 对因变量 $Y$ 的影响是否具有统计学意义。这些检验主要包括 Logistic 回归模型的拟合优度检验和针对某个回归系数的假设检验。前者实质上是对模型回归系数整体的检验,即 $H_0:\beta_1=\beta_1=\cdots=\beta_m=0$,$H_1:\beta_j(j=1,2,\cdots,m)$ 不全为 0。而一个回归系数的检验假设为 $H_0:\beta_j=0$,$H_1:\beta_j\neq0$。常用的假设检验方法有以下 3 种:

(1)似然比检验(likelihood ratio test):似然比检验的基本思想是,比较两个含有不同自变量个数的模型的对数似然函数值大小的差别。当一个模型通过令若干自变量的系数为 0 得到另外一个模型,称这两个模型间具有嵌套关系,自变量个数较多的模型中有 $n$ 个回归系数,称为"原"模型;相应的另一个模型称为"简化"模型,有 $m$ 个回归系数($n>m$)。$2\ln L_n$,$2\ln L_m$ 分别为"原"模型与"简化"模型对应的最大似然函数对数值。似然比统计量的计算公式为:

$$G = 2\ln \frac{L_n}{L_m} = 2(\ln L_n - \ln L_m) \tag{11-33}$$

当样本含量较大时,在 $H_0$ 成立的条件下,似然比统计量近似地服从自由度为 $\mathrm{df}=(n-m)$ 的 $\chi^2$ 分布。

(2)Wald 检验:Wald 检验相对简单,只需将各参数的估计值与 0 比较,以标准误作为参照,其检验假设为 $H_0:\beta_j=0$,$H_1:\beta_j\neq0$。统计量计算如下:

$$u = \frac{b_j}{S_{b_j}} \text{ 或 } \chi^2 = \left(\frac{b_j}{S_{b_j}}\right)^2 \tag{11-34}$$

当样本含量较大时,在 $H_0$ 成立的条件下,Wald 统计量近似服从标准正态分布,或自由度为 1 的 $\chi^2$ 分布。

(3) 比分检验(Score test):由于该方法需要进行矩阵运算,其具体计算公式略。

3 种方法中,似然比检验更为常用,结果相对可靠。由于似然比检验的基本思想是两个具有嵌套关系的模型间的比较,既适合于某一个回归系数的假设检验,又适合于对多个回归系数同时进行假设检验;Wald 检验统计量的计算相对容易,比较适合单个自变量的检验,但结果略偏保守;比分检验有两个特点:一是在有些情况下,它与传统的 Mantel-Haenszel 分层检验方法所得结果完全相同;二是在小样本情况下,比分检验统计量的分布较似然比检验统计量更接近 $\chi^2$ 分布,犯 I 型错误的概率小些。实际工作中应注意统计软件采用的是何种统计量,采用不同方法所得结果可能有所不同。但通常样本较大情况下,3 种方法的结果基本一致。

**例 11.5** 某医生希望研究患者的年龄、性别、心电图检验是否有异常与是否患有冠心病有关,数据已存放在数据文件"table11_4a.xls",试进行 Logistic 回归分析。(此例参见张文彤所著的《SPSS 统计分析高级教程》,高等教育出版社,2004 年,第 167 页。冠心病的影响因素很多,本例仅提到其中 3 个用于示例)。

各数据的意义如下:

id 编号

age 年龄(岁)

sex 性别(女性=0,男性=1)

ECG 心电图检验是否有异常(正常=0、轻度异常=1、重度异常=2)

Y 冠心病患病情况(患病=1,不患病=0)

本例在 SAS 中分析过程及结果如下:

**程序 11.4a**

(1) 将原始数据转换成 SAS 数据集。

**proc import** out=data4a

datafile="C:\Program Files\SAS Institute\SAS\SASCLASS\table11_4a.xls"

dbms=excel2000 replace;

getnames=yes;

**run;**

(2) 进行 Logistic 回归分析,找出影响冠心病的影响因素。

**proc logistic** data=data4a descending;

model y=age sex ecg;

**run;**

**程序 11.4a 说明:**

(1) 用 IMPORT 命令实现 Excel 数据 table11_5a.xls 向 SAS 数据集 dat4a.sas7bdat 的转换。

(2) 用 LOGISTIC 过程进行 Logistic 回归分析,LOGISTIC 过程中各语句及选项和 REG 过程基本相同(参见第六章 相关与回归)。LOGISTIC 语句中"DESCENDING"选项表示按

照患冠心病的概率 $P(y=1|x)$ 拟合模型,否则 SAS 默认方式为以概率 $P(y=0|x)$ 拟合模型。"DESCENDING"还可简写为"DESC"。欲输出剔选过程的详细结果,可在 MODEL 语句的斜线后加上"selection＝stepwise sle＝**0.05** sls＝**0.05**"和"details"选项。

**程序 11.4a 输出结果:**

The Logistic Procedure
Model Information ①

| | | |
|---|---|---|
| Data Set | DAT4 | |
| Response Variable | y | y |
| Number of Response Levels | 2 | |
| Model | binary logit | |
| Optimization Technique | Fisher's scoring | |

| | |
|---|---|
| Number of Observations Read | 78 |
| Number of Observations Used | 78 |

Response Profile

| Ordered Value | y | Total Frequency |
|---|---|---|
| 1 | 1 | 41 |
| 2 | 0 | 37 |

Probability modeled is y＝1.

---

Model Convergence Status
Convergence criterion (GCONV＝1E-8) satisfied.

②

Model Fit Statistics

| Criterion | Intercept Only | Intercept and Covariates |
|---|---|---|
| AIC | 109.926 | 94.811 |
| SC | 112.282 | 104.238 |
| $-2$ Log L | 107.926 | 86.811 |

Testing Global Null Hypothesis: BETA＝0

| Test | Chi-Square | DF | Pr>ChiSq |
|---|---|---|---|
| Likelihood Ratio | 21.1145 | 3 | <.0001 |
| Score | 18.5624 | 3 | 0.0003 |
| Wald | 14.4410 | 3 | 0.0024 |

The LOGISTIC Procedure

Analysis of Maximum Likelihood Estimates

③

| Parameter | DF | Estimate | Standard Error | Wald Chi-Square | Pr>ChiSq |
|---|---|---|---|---|---|
| Intercept | 1 | −5.6418 | 1.8061 | 9.7572 | 0.0018 |
| age | 1 | 0.0929 | 0.0351 | 7.0003 | 0.0081 |
| sex | 1 | 1.3564 | 0.5464 | 6.1616 | 0.0131 |
| ECG | 1 | 0.8732 | 0.3843 | 5.1619 | 0.0231 |

Odds Ratio Estimates

| Effect | Point Estimate | 95% Wald Confidence | Limits |
|---|---|---|---|
| age | 1.097 | 1.024 | 1.175 |
| sex | 3.882 | 1.330 | 11.330 |
| ECG | 2.395 | 1.127 | 5.086 |

Association of Predicted Probabilities and Observed Responses

④

| Percent Concordant | 78.2 | Somers' D | 0.568 |
|---|---|---|---|
| Percent Discordant | 21.5 | Gamma | 0.569 |
| Percent Tied | 0.3 | Tau-a | 0.287 |
| Pairs | 1517 | c | 0.784 |

输出结果①为所用模型的信息。其中 Ordered Value 是 SAS 系统自动给出的对于因变量 $Y$ 各等级的编码,总是从小到大给予 1 和 2。本例因变量 $Y$ 各等级的编码是 1 和 0。如果选项“DESCENDING”缺失,则因变量 $Y$ 各等级编码的默认顺序是 0 和 1。最后一列 Count 是各等级的频数。最后一行提示 SAS 按概率 $P(y=1|x)$ 来拟合模型的。

输出结果②为整个模型是否成立的假设检验,其无效假设为总体 $\beta=0$。

输出结果③是 Logistic 回归分析的主要结果。各列依次为模型中变量名、自由度、回归系数的估计值、其标准误、假设检验的 Wald 卡方值、$P$ 值和标准化回归系数估计和比数比。由此可得 Logistic 回归方程为:$\text{Logit}(P)=-5.6418+0.0929\text{age}+1.3564\text{sex}+0.8732\text{ecg}$。

输出结果④关于预测概率与观察到结果的关联性,它包括对不同结果的个数对和 4 种秩相关指数的分析。

本例 Logistic 回归方程中 3 个回归系数均为正值,且假设检验结果的 $P$ 值均$<0.05$,故认为 3 个因素均为患有冠心病的危险因素,即某个变量取较大值时,患冠心病的危险增加。如回归中性别 sex 的估计为 $\beta_2=1.3564$,表示在冠心病患病率较低的情况下,心电图结果和年龄的取值固定时,男性患冠心病的危险相对女性增加了,$OR_2=\exp(1.3564)=3.882$ 倍。对连续性变量年龄 age 对应的 $\beta_1=0.0929$,的解释为,年龄每增加 1 岁,患冠心病的危险增加 $OR_1=$

$\exp(0.0929) = 1.097$ 倍;每增加 10 岁患冠心病的危险增加 $OR_{1(10)} = \exp(10 \times 0.0929) = 2.53198$ 倍。

若本例题的另一数据中年龄 agegroup 取值为 1~3 个水平,分别表示 $\leqslant 40$、$(40\sim50)$ 和 $>$ 50 这 3 个年龄段。由于事先不能明确 3 个年龄水平与冠心病间关联强度是否依次增强,暂且认为 agegroup 为无序变量。其他变量的名称与数值同例 11.5。在探讨冠心病危险因素时,想深入讨论男性和女性在不同年龄段患冠心病的风险是否存在差异,即性别和年龄之间是否存在交互作用。试进行 Logistic 回归分析。

SAS 中分析过程及结果如下:

**程序 11.4b**

(1) 将原始数据转换成 SAS 数据集。

```
proc import out=data4b
            datafile="C:\Program Files\SAS Institute\SAS\SASCLASS\table11_4b.xls"
            dbms=excel2000 replace;
         getnames=yes;
run;
```

(2) Logistic 分析前的 SAS 数据整理。

```
data data4b;
set data4b;
    agegroup1=(agegroup=2);
    agegroup2=(agegroup=3);
    sexage1=sex*agegroup1;
    sexage2=sex*agegroup2;
run;
```

(3) 进行 Logistic 回归分析,找出影响冠心病的影响因素,并深入分析年龄与性别间是否存在交互作用。

```
proc logistic data=data4b desc;
    model y=agegroup1 agegroup2 sex sexage1 sexage2 ecg;
run;
```

**程序 11.4b 说明:**

(1) 同程序 11.4a。

(2) 前两行将分类变量 agegroup 转换为哑变量(dummy variable)。"agegroup1=(agegroup= 2)"表示变量 agegroup 取值 2 时,赋值于新变量 agegroup1=1;否则,赋值 agegroup1=0。同样道理得另一变量 agegroup2。这样就巧妙地将原来 agegroup 三分类变量转化成了两个新的二分类变量,即哑变量。当两个哑变量均取值为 0 时,表示 agegroup=1,此水平为其他两个哑变量的参照水平。生成哑变量的 SAS 编程非常灵活,例如:

第 1 种:

```
agegroup1=(agegroup=2);
agegroup2=(agegroup=3);
```

第 2 种:

if agegroup=2 then agegroup1=1; else agegroup1=0;

if agegroup=3 then agegroup2=1; else agegroup2=0;

上面两种赋值方法是完全等价的，SAS 初学者可能更容易理解第 2 种赋值方法，其他方式可参考相关书籍。此外，根据分析目的的不同，分类变量中可任选某一水平作为参照。

data 步最后后两行"sexage1"与"sexage2"为生成哑变量与性别的交互项。

（3）用 LOGISTIC 过程进行 Logistic 回归分析。MODEL 语句中放入的是数据步中新生成的哑变量和交互项。

**程序 11.4b 输出结果：**

Analysis of Maximum Likelihood Estimates  ①

| Parameter | DF | Standard Estimate | Error | Wald Chi-Square | Pr>ChiSq |
|---|---|---|---|---|---|
| Intercept | 1 | −2.6373 | 1.1214 | 5.5309 | 0.0187 |
| agegroup1 | 1 | 1.2190 | 1.2603 | 0.9357 | 0.3334 |
| agegroup2 | 1 | 2.1461 | 1.2304 | 3.0423 | 0.0811 |
| sex | 1 | 1.7339 | 1.2570 | 1.9027 | 0.1678 |
| sexage1 | 1 | −0.6878 | 1.4952 | 0.2116 | 0.6455 |
| sexage2 | 1 | −0.0307 | 1.5944 | 0.0004 | 0.9847 |
| ECG | 1 | 0.9786 | 0.3899 | 6.3002 | 0.0121 |

Odds Ratio Estimates

| Effect | Point Estimate | 95% Wald Confidence | Limits |
|---|---|---|---|
| agegroup1 | 3.384 | 0.286 | 40.009 |
| agegroup2 | 8.551 | 0.767 | 95.359 |
| sex | 5.663 | 0.482 | 66.533 |
| sexage1 | 0.503 | 0.027 | 9.418 |
| sexage2 | 0.970 | 0.043 | 22.074 |
| ECG | 2.661 | 1.239 | 5.713 |

结果输出①是 Logistic 回归分析的主要结果，与程序 11.4b 相似。由于年龄哑变量 agegroup1，agegroup2 的 *OR* 点估计值依次增高，分别是 3.384 和 8.551，提示年龄 agegroup 应作为等级变量进入模型；性别与年龄的交互项的系数无统计学意义。提示需重新拟合模型，去掉交互项；其他结果略。故程序 11.4b 作相应调整得程序 11.4c。

**程序 11.4c**

**proc Logistic** data=data4b desc;

```
    model y＝agegroup sex ecg;
run;
```

**程序 11.4c 说明：**

用 LOGISTIC 过程进行 Logistic 回归分析。MODEL 语句中放入的是年龄的原始数据 agegroup，取消了性别与年龄的交互项。

**程序 11.4c 输出结果：**

Analysis of Maximum Likelihood Estimates

①

| Parameter | DF | Estimate | Standard Error | Wald Chi-Square | Pr>ChiSq |
|---|---|---|---|---|---|
| Intercept | 1 | −3.5322 | 1.0219 | 11.9477 | 0.0005 |
| agegroup | 1 | 1.0253 | 0.3697 | 7.6929 | 0.0055 |
| sex | 1 | 1.3796 | 0.5488 | 6.3188 | 0.0119 |
| ECG | 1 | 0.9628 | 0.3872 | 6.1810 | 0.0129 |

Odds Ratio Estimates

| Effect | Point Estimate | 95% Wald Confidence | Limits |
|---|---|---|---|
| agegroup | 2.788 | 1.351 | 5.753 |
| sex | 3.973 | 1.355 | 11.650 |
| ECG | 2.619 | 1.226 | 5.594 |

输出结果①与程序 11.4b 类似。本例 Logistic 回归方程中 3 个回归系数均为正值，且假设检验结果的 $P$ 值均$<0.05$，故认为 3 个因素均为患冠心病的危险因素。其中年龄 agegroup 对应的 $OR$ 为 2.788，表示年龄每增加一个等级（10 岁），患病危险度增加 2.788 倍。该结果与程序 11.4a 结果中每 10 岁患冠心病的危险增加 $OR_{1(10)}＝2.531\ 98$ 大体一致。故认为年龄 agegroup 被视为等级变量是较为合理的。

对于频数表资料，在编写 LOGISTIC 过程步程序时略有不同，以下举例说明。

**例 11.6** 为分析新生儿出生时体重（birthw）与支气管肺发育不良（BPD）的关系，调查了 234 名新生儿。调查数据列表（表 11.10）如下：

表 11.10　新生儿出生体重与支气管肺发育不良关系频数表

| 出生体重组别 | 出生体重值/g | 患 BPD 人数 | 为患 BPD 人数 | 观察人数/n |
|---|---|---|---|---|
| 551～950 | 750 | 49 | 19 | 68 |
| 951～1 350 | 1 150 | 18 | 62 | 80 |
| 1 351～1 750 | 1 550 | 9 | 66 | 75 |

注：此例引自董时富，《生物统计学》，科学出版社，2002 年，第 247 页。

本例在 SAS 中分析过程如下：

**程序 11.5**

（1）使用循环语句建立 SAS 数据集。

**data** dat5a；
　do birthwt＝750,1150,1550；
　　do bpd＝**1,0**；
　　　input freq @@；
　　　output；
　　end；
　end；
cards；
49 19 18 62 9 66

；

**run**；

（2）估计相对危险度及其 95％可信区间，并作假设检验。

**proc logistic** data＝dat5a descending；
　model bpd＝birthwt；
　weight freq；

**run**；

**程序 11.5 说明：**

本程序和程序 11.4 基本相同。由于分析的数据集整理为频数表的形式，MODEL 语句后加入了"WEIGHT"语句。值得注意的是，当因变量为两分类变量时，除了上述编程格式外，LOGISTIC 过程步中的 MODEL 语句还可写为另一种格式，即"MODEL EVENT 变量/TRIAL 变量＝变量/语句选择项"。这里 EVENT 变量指的是事件发生的次数，TRIAL 变量指的是全部事件的次数。该例题的 SAS 程序也可写为：

**data** dat5b；
　input birthwt n n_bpd；
cards；
750 68 49
1150 80 18
1550 75 9

；

**run**；

**proc logistic** data＝dat5b；
　model n_bpd/n＝birthwt；

**run**；

两种编程格式相比，除了数据步和 MODEL 语句方面的差异，还要特别注意"DESCENDING"选项和"WEIGHT"语句的不同。

### 三、条件 Logistic 回归模型

条件 Logistic 回归模型适用于配对设计的资料,无论是病例—对照研究还是队列研究。配对设计中,如果将每一个"对子"看成一"层",理论上可按非条件 Logistic 回归的原理进行分层分析。但匹配对子数越多,要分的层数也就越多,此时需要估计很多的参数,要求很大的样本含量。考虑到配对设计的目的在于控制混杂因素,而不必分析它们的效应,Breslow 和 Day 于 1978 提出了条件 Logistic 回归(conditional Logistic regression)模型,消除了不必要的参数估计。

实际工作中,配对病例—对照研究多为常见。所谓配对病例—对照研究,是指对一个或 $N$ 个病例匹配 1 个或 $M$ 个在性别、年龄或其他条件相似的对照。各种配对设计的条件 Logistic 回归分析的原理相似,本节以最简单的,也是最常用的 1:1 配对病例—对照研究为例介绍条件 Logistic 回归分析。

条件 Logistic 回归分析与非条件 Logistic 分析的区别在于参数估计中是否用到了条件概率,具体内容参见有关参考书籍。除此以外,两者在模型参数估计、模型及参数检验方面均采用相同方法。在表现形式上,条件 Logistic 回归不含常数项,它的一般形式是

$$\text{Logit}(P) = \ln\left(\frac{P}{1-P}\right) = \beta_1 X_1 + \beta_2 X_2 + \cdots + \beta_m X_m \tag{11-35}$$

**例 11.7**  为研究生活方式和胃癌的关系,按照 1:1 配比的设计收集了一批病例和对照的有关资料。为便于简明扼要的说明问题,本例仅用了 10 对样本和 3 个危险因子进行分析(表 11.11)。

各数据的意义如下:

id  配对编号

$x_1$  蛋白质摄入量$(0,1,2,3)$

$x_2$  不良饮食习惯$(0,1,2,3)$

$x_3$  精神状态$(0,1,2)$

$Y$  胃病患病情况(患病=1,不患病=0)

**表 11.11  生活方式和胃病关系的 1:1 配对病例对照研究资料**

| 配对编号 | 病例($y=1$) | | | 配对编号 | 对照($y=0$) | | |
| --- | --- | --- | --- | --- | --- | --- | --- |
| | $x_1$ | $x_2$ | $x_3$ | | $x_1$ | $x_2$ | $x_3$ |
| 1 | 1 | 3 | 0 | 1 | 1 | 0 | 1 |
| 2 | 0 | 3 | 1 | 2 | 1 | 3 | 0 |
| 3 | 0 | 1 | 2 | 3 | 0 | 2 | 0 |
| 4 | 1 | 2 | 0 | 4 | 1 | 0 | 0 |
| 5 | 1 | 1 | 1 | 5 | 1 | 2 | 1 |
| 6 | 0 | 2 | 2 | 6 | 2 | 0 | 0 |
| 7 | 1 | 1 | 1 | 7 | 1 | 0 | 0 |
| 8 | 1 | 1 | 2 | 8 | 0 | 0 | 0 |
| 9 | 3 | 3 | 2 | 9 | 2 | 2 | 0 |
| 10 | 2 | 2 | 2 | 10 | 0 | 0 | 0 |

注:此例引自董时富,《生物统计学》科学出版社,2004 年,第 254 页。

本例统计分析可通过分别调用 SAS 中的 LOGISTIC 和 PHREG 两个过程步来实现。具

体过程及结果如下：

1) 方法一:用分层 Cox 模型拟合。

**程序 11.6a**

(1) 建立 SAS 数据集。

**data** data6a；

input id y x1 x2 x3 @@；

y＝**1**-y；

cards；

```
1   1  1  3  0      1   0  1  0  1
2   1  0  3  1      2   0  1  3  0
3   1  0  1  2      3   0  0  2  0
4   1  1  2  0      4   0  1  0  0
5   1  1  1  1      5   0  1  2  1
6   1  0  2  2      6   0  2  0  0
7   1  1  1  1      7   0  0  0  0
8   1  1  1  2      8   0  0  0  0
9   1  3  3  2      9   0  2  2  0
10  1  2  2  2      10  0  0  0  0
```

；

**run**；

(2) 进行条件 Logistic 回归分析,找出影响胃病的危险因素。

**proc phreg** data＝data6a；

　model y＝x1-x3/risklimits；

　strata id；

**run**；

**程序 11.6a 说明:**

(1) 用"INPUT"和"CARDS"语句建立 SAS 数据集 data6a。其中"$y=1-y$"表示将病例和对照的赋值置换,即 1 表示对照,0 表示病例。其实,此语句是为了下面的 PHREG 过程步做准备的。这是因为 PHREG 过程步与 LOGISTIC 一样,默认方式为以结局变量升序取值排在前面的概率如 $P(y=0|x)$ 拟合模型,而且与 LOGISTIC 过程步不同的是,在 PHREG 过程步中无"DESCENDING"选项可用。可见,如果原数据中 1 表示对照,0 表示病例,就无须加入上述"$y=1-y$"语句。

(2) 用 PHREG 过程获得条件 Logistic 回归的参数估计和假设检验结果。PHREG 过程步本用于拟合生存分析中的 Cox 回归模型,用于此处有同工异曲之妙。这是由于两个模型具有一个共同的特点,它们均不含有常数项,且估计系数值的思路一致。其中"STRATA"语句用于标明配对序号。用此种方法拟合条件 Logistic 回归模型的适用范围广,不仅适用于 1∶1配对,还适用于 1∶M 和 N∶M 配对,对后者只需在"MODEL"语句后加入"TIES＝DISCRETE"选项即可,其具体过程介绍此处从略。关于 PHREG 过程步的具体内容请参考本书第十二章生存分析及 Cox 回归和其他相关书籍。

**程序 116a 输出结果:**

The PHREG Procedure

Model Information

①

| | |
|---|---|
| Data Set | WORK. DATA5 |
| Dependent Variable | y |
| Ties Handling | BRESLOW |
| Number of Observations Read | 20 |
| Number of Observations Used | 20 |

Summary of the Number of Event and Censored Values

| Stratum | id | Total | Event | Censored | Percent Censored |
|---|---|---|---|---|---|
| 1 | 1 | 2 | 2 | 0 | 0.00 |
| 2 | 2 | 2 | 2 | 0 | 0.00 |
| 3 | 3 | 2 | 2 | 0 | 0.00 |
| 4 | 4 | 2 | 2 | 0 | 0.00 |
| 5 | 5 | 2 | 2 | 0 | 0.00 |
| 6 | 6 | 2 | 2 | 0 | 0.00 |
| 7 | 7 | 2 | 2 | 0 | 0.00 |
| 8 | 8 | 2 | 2 | 0 | 0.00 |
| 9 | 9 | 2 | 2 | 0 | 0.00 |
| 10 | 10 | 2 | 2 | 0 | 0.00 |
| Total | | 20 | 20 | 0 | 0.00 |

Convergence Status

Convergence criterion (GCONV=1E-8) satisfied.

②

Model Fit Statistics

| Criterion | Without Covariates | With Covariates |
|---|---|---|
| $-2$ LOG L | 13.863 | 3.886 |
| AIC | 13.863 | 9.886 |
| SBC | 13.863 | 12.873 |

The PHREG Procedure

Testing Global Null Hypothesis：BETA＝0

| Test | Chi-Square | DF | Pr>ChiSq |
|------|-----------|-----|----------|
| Likelihood Ratio | 9.9768 | 3 | 0.0188 |
| Score | 6.9130 | 3 | 0.0747 |
| Wald | 2.5900 | 3 | 0.4592 |

Analysis of Maximum Likelihood Estimates

| Variable | DF | Parameter Estimate | Standard Error | Chi-Square | Pr>ChiSq | Hazard Ratio | 95% Hazard Confidence | ③ Ratio Limits |
|----------|-----|-----|-----|-----|-----|-----|-----|-----|
| x1 | 1 | −0.47908 | 2.95477 | 0.0263 | 0.8712 | 0.619 | 0.002 | 202.790 |
| x2 | 1 | 1.23178 | 0.83475 | 2.1775 | 0.1400 | 3.427 | 0.667 | 17.599 |
| x3 | 1 | 2.28981 | 1.76803 | 1.6773 | 0.1953 | 9.873 | 0.309 | 315.794 |

输出结果①为所用模型及生存分析中删失数据（censor data）的信息。

输出结果②为整个模型是否成立的假设检验，其无效假设为总体 $\beta=0$。

输出结果③是关于参数估计、假设检验和危险度指标估计。各列依次为模型中的变量名、自由度、回归系数的估计值、其标准误、假设检验的卡方值、$P$ 值和风险比（hazard ratio，HR）估计。HR 即为条件 Logistic 的比数比估计值。由此可得 Logistic 回归方程为 $\text{Logit}(P)=-0.47908x_1+1.23178x_2+2.28981x_3$。

本例 Logistic 回归方程中 3 个回归系数的假设检验结果 $P$ 值均>0.05。由于本例仅使用了部分数据，结果并不代表实际研究的情况。

2）方法二：产生变量差值直接采用 LOGISTIC 过程步分析。

**程序 11.6b**

（1）建立 SAS 数据集。

```
data data 6b；
input x11 x21 x31 x10 x20 x30@@；
x1=x11-x10；x2=x21-x20；x3=x31-x30；
y=1；
cards；
1  3  0    1  0  1
0  3  1    1  3  0
0  1  2    0  2  0
1  2  0    1  0  0
1  1  1    1  2  1
```

```
0  2  2     2  0  0
1  1  1     0  0  0
1  1  2     0  0  0;
3  3  2     2  2  0
2  2  2     0  0  0
```

**run;**

（2）进行条件 Logistic 回归分析，找出影响胃病的不良生活方式。

**proc logistic** data=data 6b;

model y=x1-x3/noint;

**run;**

**程序 11.6b 说明：**

（1）求出各自变量的每一对病例与对照的差值，由于因变量中病例与对照的差值固定为 1，故使用赋值语句"y=1"。注意比较"CARDS"后数据录入格式与程序 11.6a 的差别。

（2）调用 LOGISTIC 过程，通过差值直接拟合不含有常数项的成组 Logistic 模型。必须注意该方法只适用于 1:1 配对的资料，并且要求出各变量的差值，故同一对子中病例与对照的数据必须放在同一条记录中。

**程序 11.6b 输出结果：**

The LOGISTIC Procedure

Model Information

①

| | |
|---|---|
| Data Set | WORK. DATA5B |
| Response Variable | y |
| Number of Response Levels | 1 |
| Model | binary logit |
| Optimization Technique | Fisher's scoring |

| | |
|---|---|
| Number of Observations Read | 10 |
| Number of Observations Used | 10 |

Response Profile

| Ordered Value | y | Total Frequency |
|---|---|---|
| 1 | 1 | 10 |

Probability modeled is y=1.

Model Convergence Status

Convergence criterion (GCONV=1E-8) satisfied.

②

Model Fit Statistics

| Criterion | Without Covariates | With Covariates |
|---|---|---|
| AIC | 13.863 | 9.886 |
| SC | 13.863 | 10.794 |
| −2 Log L | 13.863 | 3.886 |

Testing Global Null Hypothesis：BETA=0

| Test | Chi-Square | DF | Pr>ChiSq |
|---|---|---|---|
| Likelihood Ratio | 9.9768 | 3 | 0.0188 |
| Score | 6.9130 | 3 | 0.0747 |
| Wald | 2.5900 | 3 | 0.4592 |

The LOGISTIC Procedure

Analysis of Maximum Likelihood Estimates

③

| Parameter | DF | Estimate | Standard Error | Wald Chi-Square | Pr>ChiSq |
|---|---|---|---|---|---|
| x1 | 1 | −0.4791 | 2.9548 | 0.0263 | 0.8712 |
| x2 | 1 | 1.2318 | 0.8347 | 2.1775 | 0.1400 |
| x3 | 1 | 2.2898 | 1.7680 | 1.6773 | 0.1953 |

Odds Ratio Estimates

| Effect | Point Estimate | 95% Wald Confidence | Limits |
|---|---|---|---|
| x1 | 0.619 | 0.002 | 202.790 |
| x2 | 3.427 | 0.667 | 17.599 |
| x3 | 9.873 | 0.309 | 315.794 |

输出结果①②与程序 11.4a 的结果相似。

输出结果③是条件 Logistic 回归分析的主要结果。与 11.4a 不同之处在于没有截距项"Intercept"。该方法所得 Logistic 回归方程中的系数估计和假设检验的结果与方法一的结果完全一致。

需要补充说明的是：

（1）以上条件 Logistic 回归程序可以在低版本如 SAS8.2 中实现,若在新版本如SAS9.13

中则可以采用如下简明程序 11.6c,其运行结果与方法一、二的结果相同(结果输出从略)。

**程序 11.6c**

```
data data 6c;
 input id y x1 x2 x3 @@;
cards;
1   1  1  3  0     1   0  1  0  1
2   1  0  3  1     2   0  1  3  0
3   1  0  1  2     3   0  0  2  0
4   1  1  2  0     4   0  1  0  0
5   1  1  1  1     5   0  1  2  1
6   1  0  2  2     6   0  2  0  0
7   1  1  1  1     7   0  0  0  0
8   1  1  1  2     8   0  0  0  0
9   1  3  3  2     9   0  2  2  0
10  1  2  2  2     10  0  0  0  0
;
run;


proc logistic data=data6c;
 strata id;
 model y(event='1')=x1-x3;
run;
```

(2) 按 1:1 配对设计且不考虑其他影响因素时,单因素分析的数据可整理成表 11.12 所示的四格表形式。

表 11.12　1:1 配对设计资料频数表

| 对　照 | 病　例 | | 合计(对子数) |
|---|---|---|---|
| | 暴　露 | 非暴露 | |
| 暴　露 | $a$ | $b$ | $a+b$ |
| 非暴露 | $c$ | $d$ | $c+d$ |
| 合计(对子数) | $a+c$ | $b+d$ | $n=a+b+c+d$ |

对于该类资料,可用配对设计的卡方检验 McNemar 公式,即 $\chi^2 = \dfrac{(b-c)^2}{(b+c)}$ 手工计算关于总体比数比 $OR$ 是否为 1 的假设检验的卡方统计量;用公式 $OR=c/b(b\neq 0)$ 计算比数比的点估计值;采用前面所述的 Miettinen 公式 $\widehat{OR}^{(1\pm u_{\alpha/2}/\sqrt{\chi^2_{\mathrm{MH}}})}$ 计算比数比的可信区间。其统计结论与模型中只含研究因素的单因素 LOGISTIC 回归分析的结论一致。

(3) 若原始数据已整理为频数表形式,对整理过的频数资料使用 LOGISTIC 和 PHREG 两过程步进行配对 Logistic 回归分析时,编写程序时可参照 SAS 程序 11.5。

### 四、Logistic 回归注意事项及其他应用

（一）Logistic 回归应用的注意事项

（1）对样本含量的要求：在自变量较多的情况下，进行 Logistic 回归分析要注意有足够的样本含量以保证参数估计的稳定性。随着自变量个数的增加，自变量水平的交叉分类数随之迅速增加。因此，确保每一变量各分类下均有一定数量的观察例数，获得的模型参数结果较为可靠。具体样本含量的确定因研究设计、影响因素个数和因素的类型而异，样本含量的具体计算公式需参考相关书籍。

（2）变量个数的限制及其筛选：多变量 Logistic 回归可用于筛选有统计意义的自变量，采用的方法有前进法、后退法和逐步法等。但分析者不应完全依赖计算机和检验水准所获得的结果。重要的是所建立的 Logistic 回归模型应符合生物学机制，使其参数的临床和流行病学的解释合理。分析者既可将计算过程中虽没有统计学意义，但根据专业知识和实际经验判定有重要意义的自变量保留在模型中；也可以去掉一些虽具有统计学意义，但解释不合理的变量。此外，在决定入选变量个数时应考虑样本含量的实际情况。有统计学家建议，对于多因素设计，自变量的个数最好不要超过样本例数的 $1/5 \sim 1/10$。总之，变量筛选不是在一次建模过程中就能完成的，有时需要对模型进行多次调整。

（3）不同类型变量的预处理及系数意义的解释：Logistic 回归模型中自变量可以是无序分类变量、有序分类变量和连续性数值变量。对同一资料的同一变量，若采用不同的变量类型，其参数估计值、符号及含义都有可能发生变化。对无序 $K$ 分类变量，常用 $K-1$ 个哑变量代替。SAS 编程实现哑变量方式灵活多样，并不限于本书提到的一种形式。对两分类变量，则可不必转化为哑变量，因为参数估计不会因此发生变化。对有序分类变量，若等级间程度相同或相近，可赋值为 $1,2,\cdots,g$；若等级间程度相差很大，则需按无序多分类变量处理。由于对回归方程中连续性数值变量的参数的解释较困难，可结合专业知识将数值变量转化为等级变量，以使参数的意义更加明确。如例 11.4，连续性变量年龄对应的 $OR$ 表示的是年龄增加 1 岁时疾病发生的比数比。但是从临床专业的角度，这一解释的实际意义不大。若以 10 岁为一个年龄段，把年龄由连续性变量转化为等级变量，使年龄对应的 $OR$ 值表示为年龄每增加 10 岁时疾病发生的比数比。这样参数的实际意义就更为明确了。但需要注意的是，有时将连续性变量改为等级变量会丢掉许多有用的信息。此外，回归方程中参数的符号与因变量和自变量水平的赋值有关，对此，在解释回归参数的意义时要特别注意。

（4）多项分类 Logistic 回归分析在 SAS 系统中的实现：多项分类 Logistic 是针对应变量而言的，即应变量为多分类变量。运用 SAS 进行 Logistic 回归分析时，多项分类 Logistic 回归与二项分类 Logistic 回归使用的过程步不同。二项分类 Logistic 回归使用的是 PROC LOGISTIC 和 PROC PHREG；而无序多项分类和有序多项分类 Logistic 回归使用的是 PROC GATMOD 和 PROC GENMOD 等过程步。其程序的具体内容可参考相关书籍。

（5）不同研究设计间的比较：Logistic 回归适用于队列研究、病例—对照研究和横断面研究 3 种研究设计的危险度分析。在 3 类研究设中，Logistic 回归模型的参数 $\beta$ 的意义一致，仅常数项不同（证明略）。若病例—对照研究，其常数项无直接的流行病学意义。$OR$ 对 $RR$ 的近似估计，是以发病率或患病率较低为前提条件的。

（二）Logistic 回归在医学上的其他应用

（1）分析药物或毒物的剂量反应关系：用于分析药物或毒物剂量反应关系的传统方法往往对实验设计有严格要求，如剂量需按照等级数排列，各剂量组的例数必须相对等，而 Logistic 回归则无须这些限制条件。

（2）用于临床医学的预测与判别：由于 Logistic 回归属于概率模型，非条件 Logistic 模型可以用于预测某事件发生的概率。根据概率大小作出分类判断，为进一步治疗提供依据，这是一般线性模型无法做到的。例如，临床上常常根据患者的一些检查指标，判断患者患有某种疾病概率的大小。

（王筱金　王炳顺）

# 第十二章　生存分析和 Cox 回归

　　分析疾病的预后情况时,不仅要考虑结局好坏,还要考虑出现这种结局所经历的时间长短,例如对于肿瘤、结核病等慢性疾病的疗效及预后的考核,生存时间也是重要指标,生存时间也即生存期,是指从某个标准时刻(如发病、确诊、开始治疗或进行手术的时间)算起至死亡为止的存活时间。此时要用生存分析(survival analysis)的方法进行处理。

　　生存分析的数据可分为两大类:①完全数据。当观察到某患者的明确结局时,该患者所提供的关于生存时间的信息是完整的,称这类数据为完全数据。②截尾数据。由于某种原因未能观察到患者的明确结局,所以不知道该患者的确切生存时间,称为截尾数据(censored data)。

　　截尾数据的产生原因主要有两个(图 12.1):①患者失访。由于种种原因与患者失去联系(图 12.1 中 5),或患者因其他原因而死亡,使不能观察到规定的终点(图 12.1 中 6);②当规定了观察的终止期时,患者还未达到明确结局,也即患者的生存期超出了研究的终止期(图 12.1 中 7)。

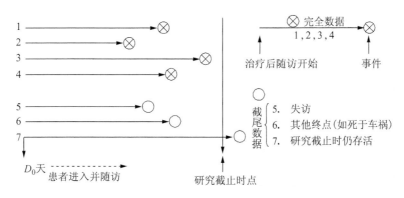

图 12.1　某疾病患者预后截尾示意图

　　虽然截尾数据所提供的关于生存时间的信息是不完全的,不知道其真正能生存多长时间,但这类数据提供了部分信息,它告诉我们该患者至少在已经经历的时间长度内没有死亡,其真实的生存时间只能长于所观察到的时间 $t$,符号上可表示为 $t^+$。

　　有时还收集一些有关因素(称为自变量或协变量),以分析这些协变量对生存时间的影响。这可以通过 Cox 回归进行分析。因此,Cox 回归可看成带有协变量的生存分析。

　　生存分析的主要内容可分为 3 部分:①描述生存过程:包括研究生存时间的分布特点,估计生存率、生存率曲线等。②比较生存过程:在获得生存率及其标准误的估计值后,进行两组或多组生存率比较。③生存过程的影响因素分析,通常用 Cox 回归进行分析。

# 第一节  生存分析常用指标

用于描述生存时间分布规律的函数主要有下列 3 个。

## 一、生存率

生存率(survival rate)又称为累积生存概率(cumulative probability of survival)或生存函数(survival function),它表示一个患者的生存时间长于 $t$ 的概率,用 $S(t)$ 表示:

$$S(t) = \int_t^\infty f(x)\mathrm{d}x \qquad (12-1)$$

其中 $f(x)$ 为概率密度函数。

如果无截尾数据,则

$$S(t) = \frac{t \text{ 时刻仍存活例数}}{\text{观察总例数}}$$

如果有截尾数据,分母必须分时段校正,故上式一般不能直接应用。

以时间 $t$ 为横坐标,$S(t)$ 为纵坐标所作的曲线称为生存率曲线,它是一条下降的曲线。下降的坡度越陡,表示生存率越低或生存时间越短,其斜率表示死亡速率。

## 二、概率密度函数

概率密度函数(probability density function)简称为密度函数,记为 $f(t)$,其定义为:

$$f(t) = \lim[\text{一个患者在区间}(t, t+\Delta t) \text{ 内死亡概率} /\Delta t] \quad \Delta t \to 0 \qquad (12-2)$$

表示一个体死于 $(t, t+\Delta t)$ 小区间内的概率的极限。

它表示死亡速率的大小。以 $t$ 为横坐标,$f(t)$ 为纵坐标作出的曲线称为密度曲线,由曲线上可看出不同时间的死亡速率及死亡高峰时间。纵坐标越大,其死亡速率越高,如曲线呈现单调下降,则死亡速率越来越小,如呈现峰值,则为死亡高峰。

## 三、风险函数

风险函数(hazard function)又称危险率函数、瞬时死亡率、死亡力、年龄别死亡率、条件死亡率,常用 $h(t)$ 表示,其定义为:

$$h(t) = \lim[\text{在时间 } t \text{ 生存的患者死于区间}(t, \Delta t) \text{ 的概率} /\Delta t] \quad \Delta t \to 0 \qquad (12-3)$$

由于计算 $h(t)$ 时,用到了生存到时间 $t$ 这一条件,故上式极限式中分子部分是一个条件概率。可将 $h(t)$ 称为生存到时间 $t$ 的患者在时间 $t$ 的瞬时死亡率或条件死亡速率或年龄别死亡速率。用 $t$ 作横坐标,$h(t)$ 为纵坐标所绘的曲线,如递增,则表示条件死亡速率随时间而增加;如平行于横轴,则表示没有随时间而加速(或减少)死亡的情况。

# 第二节  生存率的估计方法

生存率 $S(t)$ 表示患者生存时间长于 $t$ 的概率,如果以年作单位,则 $S(t)$ 就是 $t$ 年的生存率,生存率的估计方法主要有两个,即乘积极限法与寿命表法;前者主要用于观察例数较少而未分组的生存资料,后者适用于观察例数较多而分组的资料。不同的分组寿命表法的计算结果亦会不同,当分组资料中每一个分组区间中最多只有 1 个观察值时,寿命表法的计算结果与乘积极限法完全相同。

### 一、乘积极限法

乘积极限法(product-limit method)简称为积限法或 PL 法,它是由统计学家 Kaplan 和 Meier 于 1958 年首先提出的,因此又称为 Kaplan-Meier 法,是利用条件概率及概率的乘法原理计算生存率及其标准误的。

设 $S(t)$ 表示 $t$ 年的生存率,$S(t_i|(t_i-1))$ 表示活过 $t_i-1$ 年又活过 $t_i$ 年的条件概率,例如 $S(1)$、$S(2)$ 分别表示一年、二年的生存率,而 $S(2|1)$ 表示活过一年者再活一年的条件概率,据概率的乘法定律有:

$S(2)=S(1)S(2|1)$,一般地有:

$$S(t_i) = S(t_i-1)S(t_i \mid (t_i-1)) \tag{12-4}$$

上式是积限法的基本公式,下面通过实例(例 12.1)说明本法的计算过程以及有关的公式。

**例 12.1** 用某中药加化疗(中药组)和化疗(对照组)两种疗法治疗白血病后,随访记录各患者的生存时间,不带"+"号者表示患者已死亡,即完全数据,带"+"号者表示患者尚存活,即截尾数据,试作生存分析。时间单位为月。

中药组 10,2+,12+,13,18,6+,19+,26,9+,8+,6+,43+,9,4,31,24

对照组 2+,13,7+,11+,6,1,11,3,17,7

本例生存分析的内容可包括生存率估计,两组生存率的比较等。本节先以中药组为例说明积限法的计算法,以后各节将对本例资料作出生存率的比较等。

积限法的计算步骤为:

(1) 将 $n$ 个生存数据 $t_i$,按从小到大排列,当截尾数据与完全数据(非截尾值)相同时,截尾数据排列在后,并写出每个生存数据的状态 $S_i$(即死或活),见表 12.1 的第 1、2 列。

(2) 写出各个完全数据(即死亡状态)的期初人数 $n_i$ 和死亡人数 $d_i$,见表 12.1 的第 3、4 列。

(3) 计算条件生存率的估计值,见表中第 5 列。

$$\hat{S}(t_i/(t_i-1)) = (n_i-d_i)/n_i \tag{12-5}$$

(4) 计算累积生存率,即时间 $t_i$ 的生存率估计值(见表中第 6 列)。

$$\hat{S}(t_i) = \hat{S}(t_i-1)\hat{S}(t_i/(t_i-1)) \tag{12-6}$$

(5) 计算 $S(t_i)$ 的标准误(见表中第 9 列)。

$$SE(S(t_i)) = \hat{S}(t_i) \sqrt{\left\{ \sum_{j=1}^{i} d_j \Big/ \left[ n_j(n_j-d_j) \right] \right\}} \tag{12-7}$$

**表 12.1 例 12.1 资料中药组积限法计算生存率**

| 时间 $t_i$ | 状态 $s_i$ | 期初人数 $n_i$ | 死亡人数 $d_i$ | 条件生存率 $(n_i-d_i)/n_i$ | 累积生存率 $\hat{S}(t_i)$ | $\dfrac{d_i}{n_i(n_i-d_i)}$ | $\sum \dfrac{d_i}{n_i(n_i-d_i)}$ | 累积生存率标准误 |
|---|---|---|---|---|---|---|---|---|
| ① | ② | ③ | ④ | ⑤ | ⑥ | ⑦ | ⑧ | ⑨=⑥ $\sqrt{⑧}$ |
| 2 | 活 | | | | | | | |
| 4 | 死 | 15 | 1 | 0.933 3 | 0.933 3 | 0.004 762 | 0.004 762 | 0.064 4 |

（续表）

| 时间 $t_i$ | 状态 $s_i$ | 期初人数 $n_i$ | 死亡人数 $d_i$ | 条件生存率 $(n_i-d_i)/n_i$ | 累积生存率 $\hat{S}(t_i)$ | $\dfrac{d_i}{n_i(n_i-d_i)}$ | $\sum \dfrac{d_i}{n_i(n_i-d_i)}$ | 累积生存率标准误 |
|---|---|---|---|---|---|---|---|---|
| ① | ② | ③ | ④ | ⑤ | ⑥ | ⑦ | ⑧ | ⑨＝⑥ $\sqrt{⑧}$ |
| 6 | 活 | | | | | | | |
| 6 | 活 | | | | | | | |
| 8 | 活 | | | | | | | |
| 9 | 死 | 11 | 1 | 0.909 0 | 0.848 5 | 0.009 091 | 0.013 853 | 0.099 9 |
| 9 | 活 | | | | | | | |
| 10 | 死 | 9 | 1 | 0.888 9 | 0.754 2 | 0.013 889 | 0.027 742 | 0.125 6 |
| 12 | 活 | | | | | | | |
| 13 | 死 | 7 | 1 | 0.857 1 | 0.646 5 | 0.023 810 | 0.051 551 | 0.146 8 |
| 18 | 死 | 6 | 1 | 0.833 3 | 0.538 7 | 0.033 333 | 0.084 885 | 0.157 0 |
| 19 | 活 | | | | | | | |
| 24 | 死 | 4 | 1 | 0.750 0 | 0.404 0 | 0.083 333 | 0.168 218 | 0.165 7 |
| 26 | 死 | 3 | 1 | 0.666 7 | 0.269 4 | 0.166 667 | 0.334 885 | 0.155 9 |
| 31 | 死 | 2 | 1 | 0.500 0 | 0.134 7 | 0.500 000 | 0.834 885 | 0.123 1 |
| 43 | 活 | | | | | | | |

表 12.1 中已列出了积限法的全部结果，各个时间点的生存率和标准误分别在第 6、9 两列，例如两年生存率（即 24 个月）为 0.404 0±0.165 7。

### 二、寿命表法

寿命表法(life table method)亦称生命表法，它是根据某一人群的年龄别死亡率计算出来的一种统计表。由于寿命表法能利用截尾数据，综合反映各个不同年份的治疗效果，而且生存率估计值不会出现忽高忽低的不稳定情况，因此应用很广；特别适用于随访的病例数较多，将资料按生存期进行分组，在分组的基础上计算生存率的情况；本法也能用于不分组的资料，此时计算结果与积限法相同。本节仍用实例说明寿命表法的计算过程。

**例 12.2** 某医院 1946 年 1 月 1 日至 1951 年 12 月 31 日共收治了 126 例胃癌病例，生存情况如表 12.2 所示，试用寿命表法估计生存率。

**表 12.2 126 例胃癌患者寿命表法估计生存率**

| 时间/年 $t_i$ | 期初例数 $n_i'$ | 死亡例数 $d_i$ | 失访例数 $u_i$ | 截尾例数 $w_i$ | 有效例数 $n_i$ | 条件生存率 $\hat{S}(t_i/(t_i-1))$ | 累积生存率 $\hat{S}(t_i)$ | $\dfrac{d_i}{n_i(n_i-d_i)}$ | $\sum \dfrac{d_i}{n_i(n_i-d_i)}$ | 累积生存率标准误 |
|---|---|---|---|---|---|---|---|---|---|---|
| (1) | (2) | (3) | (4) | (5) | (6) | (7) | (8) | (9) | (10) | (11)＝(8) $\sqrt{(10)}$ |
| 0～ | 126 | 47 | 4 | 15 | 116.5 | 0.596 6 | 0.596 6 | $5.805 \times 10^{-3}$ | $5.805 \times 10^{-3}$ | 0.045 5 |
| 1～ | 60 | 5 | 6 | 11 | 51.5 | 0.902 9 | 0.538 6 | $2.088 \times 10^{-3}$ | $7.893 \times 10^{-3}$ | 0.047 9 |
| 2～ | 38 | 2 | 0 | 15 | 30.5 | 0.934 4 | 0.503 3 | $2.301 \times 10^{-3}$ | 0.010 2 | 0.050 8 |
| 3～ | 21 | 2 | 2 | 7 | 16.5 | 0.878 8 | 0.442 3 | $8.359 \times 10^{-3}$ | 0.018 6 | 0.060 2 |
| 4～ | 10 | 0 | 0 | 6 | 7.0 | 1.000 0 | 0.442 3 | 0 | 0.018 6 | 0.060 2 |
| 5～ | 4 | 0 | 0 | 4 | 2.0 | 1.000 0 | 0.442 3 | 0 | 0.018 6 | 0.060 2 |

寿命表法估计生存率步骤如下：

（1）将观察例数按时间段（年）0～、1～、2～…划分，分别计数期初例数、死亡、失访，截尾例数列入表 12.2 的 1～5 列。事实上，从第二个时间段开始，期初人数 $n'_i$ 可由下式算得：

$$n'_i = n'_{i-1} - d_i - u_i - w_i \tag{12-8}$$

例如第 2 行，即时间段 1～，有：

$$n'_2 = 126 - 47 - 4 - 15 = 60$$

（2）计算各时间段期初实际观察例数（亦称有效例数）$n_i$。

$$n_i = n'_i - u_i/2 - w_i/2 \tag{12-9}$$

上式表明在该时间段，期初例数中的失访及截尾例数只计其半，即为该时间段有效例数。如第一行，$n_1 = 126 - 4/2 - 15/2 = 116.5$

（3）分别用式（12-5）、（12-6）、（12-7）计算条件生存率 $\hat{S}(t_i/(t_i-1))$、累积生存率 $\hat{S}(t_i)$ 及其标准误。

计算结果已列于表 12.2 中第 7、8、11 列，表中第 9、10 两列是用于第 11 列的计算。

例如时间段 0～中

$$\hat{S}(t_i/(t_i-1)) = (116.5 - 47)/116.5 = 0.5966$$

$$\hat{S}(t_i) = 1 \times 0.5966 = 0.5966$$

$$SE(S(t_i)) = 0.5966 \times \sqrt{5.805 \times 10 - 3} = 0.0455$$

故一年生存率的估计为 $0.5966 \pm 0.0455$，同样，两年生存率的估计为 $0.5386 \pm 0.0479$。

由于寿命表法与积限法的累积生存率及其标准误的计算公式完全相同，所以，当分组资料中每一个分组区间中最多只有 1 个观察值时，寿命表法就是积限法。

# 第三节　生存率的比较

上面介绍了生存率的估计方法，当有两个或两个以上的生存分布时，我们常需比较它们是否来自同一生存分布，此时的假设检验为：

$H_0$：样本所来自的总体生存分布相同；

$H_1$：样本所来自的总体生存分布不相同。

可选用的检验方法有：Logrank 法、广义 Wilcoxon 法和 Cox-Mantel 法等，Logrank 法较常用。当拒绝 $H_0$ 时，认为几个生存分布不相同。

为节省篇幅，避免繁复的计算公式，本处只用 Logrank 法的两个生存分布的比较说明其计算过程，使用的统计量为标准正态分布 $Z$，当扩充至两个以上生存分布比较时，需用到统计量 $\chi^2$。下面通过例 12.1 资料中中药组与对照组生存分布的比较说明检验方法之计算步骤，此时的 $H_0$：两种疗法生存分布相同；$H_1$：两种疗法生存分布不同。

## 一、Logrank 检验

Logrank 检验的计算步骤如下：

（1）将两样本的生存数据混合，由小到大排列，并给以秩次 $i_1$，当截尾数据与完全数据数值相同时，截尾数据排列在后。并设两样本含量分别为 $m_1$、$m_2$，总例数 $n = m_1 + m_2$。

例 12.1 中中药组与对照组生存数据排列结果见表 12.3 中第 1、2 列。

(2) 列出所比较的两组中任一个组的序号 $i_2$(本处选用中药组),记入表 12.3 中第 3 列。

(3) 列出死亡例的序号 $i_3$(见表 12.3 中第 4 列)。

(4) 计算非截尾数据(完全数据)各时间点处于危险状态的例数 $r$,它表示该时刻时还剩下多少例数。$r$ 是由与 $i_3$ 相应的 $i_1$ 值计算而得。

$$r = n - i_1 + 1 \tag{12-10}$$

例如与生存期 7(月)相应的 $r$ 值是由 $r = 26 - 9 + 1 = 18$ 算得,见表中第 5 列。

(5) 对秩次 $i_1$ 作 Logrank 变换,即计算 Logrank 变换值 $W$。

秩次为 $i_1$,序号为 $i_3$ 的非截尾数据的 $W$ 值为:

$$W = \sum_{j=1}^{i_3} 1 \big/ r_i - 1 \tag{12-11}$$

秩次为 $i_1$ 的截尾数据,首先判断它在哪两个非截尾数据之间,如果它在序号 $i_3$ 与 $i_3 + 1$ 之间,则 $W$ 为:

$$W = \sum_{j=1}^{i_3} 1 \big/ r_j \tag{12-12}$$

特别地,当截尾数据在第一个非截尾数据之前时,取 $W = 0$,几个截尾数据落在同样序号的非截尾数据之间时,它们具有相同的 $W$ 值。

例如表 12.3 中第 1 个数据为非截尾数据(已死亡),则由式 12-11 得:

$$W = 1/26 - 1 = -0.96$$

第 2、3 个数据都是截尾数据(存活),它处于序号 $i_3 = 1$ 与 2 之间,据式 12-12,有:

$$W = 1/26 = 0.04$$

第 4 个数据为非截尾,则由式 12-11 得:

$$W = 1/26 + 1/23 - 1 = -0.92$$

余类推(见表 12.3 第 6 列)。

(6) 计算所指定的组别(本例为中药组,序号为 $i_2$)的 Logrank 变换值之和 $T$。

$$T = \sum_{i_2} W \tag{12-13}$$

上式的连加系在指定的 $i_2$ 范围内相加。其均数与方差分别为:

$$E(T) = m_1 / n \sum W$$

$$V(T) = m_1 m_2 / [n(n-1)] \sum (W - E(T)/m_1)^2 \tag{12-14}$$

式 12-14 中连加是在全部观察值上完成的,$m_1$ 是指所指定的组别的例数(本例为中药组,$m_1 = 16$),$n$ 为总例数。

$$Z = [T - E(T)] \big/ \sqrt{V(T)} \tag{12-15}$$

**表 12.3　例 12.1 资料两疗法生存比较的 Logrank 检验**

| 时间<br>$t_i$/年 | 秩次<br>$i_1$ | 中药组序号<br>$i_2$ | 死亡例序号(非截尾数据)<br>$i_3$ | 处于危险状态例数 | Logrank 变换值 $W$ |
|---|---|---|---|---|---|
| ① | ② | ③ | ④ | ⑤ | ⑥ |
| 1 | 1 | | 1 | 26 | −0.96 |
| 2+ | 2 | 1 | | | 0.04 |

（续表）

| 时间 $t_i$/年 | 秩次 $i_1$ | 中药组序号 $i_2$ | 死亡例序号（非截尾数据）$i_3$ | 处于危险状态例数 | Logrank 变换值 $W$ |
| --- | --- | --- | --- | --- | --- |
| ① | ② | ③ | ④ | ⑤ | ⑥ |
| 2+ | 3 | | | | 0.04 |
| 3 | 4 | | 2 | 23 | −0.92 |
| 4 | 5 | 2 | 3 | 22 | −0.87 |
| 6 | 6 | | 4 | 21 | −0.82 |
| 6+ | 7 | 3 | | | 0.18 |
| 6+ | 8 | 4 | | | 0.18 |
| 7 | 9 | | 5 | 18 | −0.77 |
| 7+ | 10 | | | | 0.23 |
| 8+ | 11 | 5 | | | 0.23 |
| 9 | 12 | 6 | 6 | 15 | −0.70 |
| 9+ | 13 | 7 | | | 0.30 |
| 10 | 14 | 8 | 7 | 13 | −0.63 |
| 11 | 15 | | 8 | 12 | −0.54 |
| 11+ | 16 | | | | 0.46 |
| 12+ | 17 | 9 | | | 0.46 |
| 13 | 18 | 10 | 9 | 9 | −0.37 |
| 13 | 19 | | 10 | 8 | −0.37 |
| 17 | 20 | | 11 | 7 | −0.16 |
| 18 | 21 | 11 | 12 | 6 | 0 |
| 19+ | 22 | 12 | | | 1.00 |
| 24 | 23 | 13 | 13 | 4 | 0.25 |
| 26 | 24 | 14 | 14 | 3 | 0.59 |
| 31 | 25 | 15 | 15 | 2 | 1.09 |
| 43+ | 26 | 16 | | | 2.09 |

$Z$ 服从标准正态分布，故可由 $Z_{0.05}=1.96$、$Z_{0.01}=2.58$ 作出统计推断。

本例资料有 $T=3.822$，$E(T)=0.4402\times10^{-6}$，$V(T)=3.1755$，$Z=2.145$，故 $P<0.05$，拒绝 $H_0$，认为两种疗法生存分布不相同。

### 二、Cox-Mantel 检验

Cox-Mantel 检验（Cox-Mantel Test）又称广义 Savage 检验（generalized savage test），可用于两个或多个生存分布的比较。仍用例 12.1 的资料说明本检验的计算过程，为叙述方便，现将中药组称为 A 组，对照组称为 B 组。本检验的 $H_0$、$H_1$ 同前，其计算步骤为：

（1）将两组生存数据混合由小到大排列，当截尾数据与非截尾数据数值相同时，截尾数据排列在后。并指明各生存数据的状态（死或活）及所属组别（见表 12.4 中第 1～3 列）。

（2）列出 $A$、$B$ 两组各生存时间上的期初人数及死亡人数，分别以 $n_{1i}$、$d_{1i}$、$n_{2i}$、$d_{2i}$ 表示（见表 12.4 中第 4～7 列）。

（3）在完全数据的相应行中计算合并死亡率 $P_i$。

$$P_i = (d_{1i} + d_{2i})/(n_{1i} + n_{2i})$$

(12-16)

（4）在两组中任选一组（本处用 $B$ 组）计算各生存时间点上的期望死亡人数，它由该组期初人数乘以合并死亡率而得：

$$E(d_{2i}) = n_{2i}P_i \tag{12-17}$$

参见表 12.4 中第 8、9 两列。

**表 12.4  例 12.1 资料两疗法生存分布比较的 Cox-Mantel 检验**

| 时间<br>$t_i$ | 状态<br>$s_i$ | 组别 | A组<br>期初人数<br>$n_{1i}$ | A组<br>死亡数<br>$d_{1i}$ | B组<br>期初人数<br>$n_{2i}$ | B组<br>死亡数<br>$d2i$ | 合并死亡率<br>$p_i$ | 期望死亡数（B组） |
|---|---|---|---|---|---|---|---|---|
| ① | ② | ③ | ④ | ⑤ | ⑥ | ⑦ | ⑧=(⑤+⑦)/<br>(④+⑥) | ⑨=⑥×⑧ |
| 1 | 死 | B | 16 | | 10 | 1 | 0.038 462 | 0.384 62 |
| 2 | 活 | B | 16 | | 9 | | | |
| 2 | 活 | A | 16 | | 9 | | | |
| 3 | 死 | B | 15 | | 8 | 1 | 0.043 478 | 0.347 826 |
| 4 | 死 | A | 15 | 1 | 7 | | 0.045 455 | 0.318 181 |
| 6 | 死 | B | 14 | | 7 | 1 | 0.047 619 | 0.333 333 |
| 6 | 活 | A | 14 | | 6 | | | |
| 6 | 活 | A | 14 | | 6 | | | |
| 7 | 死 | B | 12 | | 6 | 1 | 0.055 556 | 0.333 333 |
| 7 | 活 | B | 12 | | 6 | | | |
| 8 | 活 | A | 12 | | 4 | | | |
| 9 | 死 | A | 11 | 1 | 4 | | 0.066 667 | 0.266 667 |
| 9 | 活 | A | 11 | | 4 | | | |
| 10 | 死 | A | 9 | 1 | 4 | | 0.076 923 | 0.307 692 |
| 11 | 死 | B | 8 | | 4 | 1 | 0.083 333 | 0.333 333 |
| 11 | 活 | B | 8 | | 4 | | | |
| 12 | 活 | A | 8 | | 2 | | | |
| 13 | 死 | A,B | 7 | 1 | 2 | 1 | 0.222 222 | 0.444 444 |
| 17 | 死 | B | 6 | | 1 | 1 | 0.142 857 | 0.142 857 |
| 18 | 死 | A | 6 | 1 | 0 | | 0.166 667 | 0 |
| 19 | 活 | A | 5 | | 0 | | | |
| 24 | 死 | A | 4 | 1 | 0 | | 0.250 000 | 0 |
| 26 | 死 | A | 3 | 1 | 0 | | 0.333 333 | 0 |
| 31 | 死 | A | 2 | 1 | 0 | | 0.500 000 | 0 |
| 43 | 活 | A | 1 | | 0 | | | |
| 合计 | | | | | | | | 3.212 284 |

（5）所指定的组别（本处 B 组）死亡人数的期望值与方差为：

$$E\left(\sum d_{2i}\right) = \sum n_{2i}P_i \tag{12-18}$$

$$V\left(\sum d_{2i}\right) = \sum \left[n_{1i}n_{2i}/(n_{1i}+n_{2i}-1)\right]P_i(1-P_i) \tag{12-19}$$

计算服从标准正态分布的统计量 $Z$：

$$Z = \left[\sum d_{2i} - E\left(\sum d_{2i}\right)\right] \Big/ \sqrt{V\left(\sum d_{21}\right)} \tag{12-20}$$

可据 $Z_{0.05}=1.96$、$Z_{0.01}=2.58$ 作出统计推断。

代入本例资料有：

$$\sum d_{2i}=7, \quad E\left(\sum d_{2i}\right)=3.212\,284, \quad V\left(\sum d_{2i}\right)=1.916\,190, \quad Z=2.736\,3$$

故 $P<0.01$，拒绝 $H_0$，认为两种疗法的生存期不相同。

### 三、广义 Wilcoxon 检验

广义 Wilcoxon 检验（generalized wilcoxon test）又称为 Breslow 检验法（Breslow Test），可用于两个或两个以上生存分布的比较，其 $H_0$、$H_1$ 同前。本处仍用例 12.1 的资料说明其计算过程。

表 12.5　例 12.1 资料中两疗法生存分布比较的广义 Wilcoxon 检验

| 时间 $t_i$ ① | 状态 $s_i$ ② | 组别 ③ | 累积生存率 $\hat{S}(t_i)$ ④ | 计分值 $U_i$ ⑤ | A组计分值 $U_i(A)$ ⑥ |
|---|---|---|---|---|---|
| 1 | 死 | B | 0.9615 | 0.9615 | |
| 2 | 活 | B | | −0.0385 | |
| 2 | 活 | A | | −0.0385 | −0.0385 |
| 3 | 死 | B | 0.9197 | 0.8812 | . |
| 4 | 死 | A | 0.8779 | 0.7976 | 0.7976 |
| 6 | 死 | B | 0.8361 | 0.714 | |
| 6 | 活 | A | | −0.1639 | −0.1639 |
| 6 | 活 | A | −0.1639 | −0.1639 | |
| 7 | 死 | B | 0.7897 | 0.6258 | |
| 7 | 活 | B | | −0.2103 | |
| 8 | 活 | A | | −0.2103 | −0.2103 |
| 9 | 死 | A | 0.7370 | 0.5267 | 0.5267 |
| 9 | 活 | A | . | −0.2630 | −0.2630 |
| 10 | 死 | A | 0.6803 | 0.4173 | 0.4173 |
| 11 | 死 | B | 0.6236 | 0.3039 | |
| 11 | 活 | B | | −0.3764 | |
| 12 | 活 | A | | −0.3764 | −0.3764 |
| 13 | 死 | A | 0.4851 | 0.1087 | 0.1087 |
| 13 | 死 | B | 0.4851 | 0.1087 | |
| 17 | 死 | B | 0.4158 | −0.0991 | |
| 18 | 死 | A | 0.3465 | −0.2377 | −0.2377 |
| 19 | 活 | A | | −0.6535 | −0.6535 |
| 24 | 死 | A | 0.2598 | −0.3937 | −0.3937 |
| 26 | 死 | A | 0.1732 | −0.5670 | −0.5670 |
| 31 | 死 | A | 0.0866 | −0.7402 | −0.7402 |
| 43 | 活 | A | | −0.9134 | −0.9134 |

（1）将两组生存数据混合由小到大排列，当截尾数据与完全数据数值相同时，截尾数据排列在后。并写出每个生存数据的状态（死或活）及所属组别（见表 12.5 中第 1～3 列）。

（2）用积限估计法对两组合并资料估计生存率（即累积生存率）$\hat{S}(t_i)$，列于表中第 4 列（具

体计算过程参见生存率的积限估计法一节，本处略去）。

（3）计算各生存时间点的计分值 $U_i$。

$$U_i = \hat{S}(t_i - 1) + \hat{S}(t_i) - 1 \qquad 观察值为完全数据$$

$$\hat{S}(ti) - 1 \qquad 观察值为截尾数据 \qquad (12\text{-}21)$$

式中 $\hat{S}(0) = 1$

例如，第一个时间点 $T_i = 1$ 是完全数据（死亡），故 $U_1 = 1 + 0.9615 - 1 = 0.9615$。

第 2、3 个时间点为截尾数据，$U_2 = U_3 = 0.9615 - 1 = -0.0385$。

第 4 个时间点为完全数据，$U_4 = 0.9615 + 0.9197 - 1 = 0.8812$，余类推。

（4）计算任一组的计分值之和的绝对值，本处选择 A 组，其计分值已记入第 6 列中，

$$T = \left| \sum U_i(A) \right| \qquad (12\text{-}22)$$

$T$ 的期望值为 0，方差为：

$$V(T) = m_1 m_2 \sum U_2 / [(m_1 + m_2)(m_1 + m_2 - 1)] \qquad (12\text{-}23)$$

式 12-23 中 $\sum U_2$ 是指全部生存时间点的 $U$ 值平方和。

$$Z = T / \sqrt{V(T)} \qquad (12\text{-}24)$$

$Z$ 服从标准正态分布，故可据 $Z0.05 = 1.96$，$Z0.01 = 2.58$ 作出统计推断。

本例资料有 $T = 2.8712$，$\sum U_2 = 6.6559$，$V(T) = 1.6384$，$Z = 2.243$，$P < 0.05$，拒绝 $H_0$，认为两种治疗方法的生存期不相同。

# 第四节　估计和比较生存函数的 SAS 程序

## 一、用乘积极限法估计生存函数

以例 12.1 为例，求中药组和对照组两组的生存函数并作比较。SAS 参考程序如下：

**程序 12.1**

```
data dat1;
  do group=1 to 2;
   input n;
   do i=1 to n;
    input x censor @@;
    output;
   end;
  end;
cards;
16
10 0 2 1 12 1 13 0 18 0 6 1 19 1 26 0 9 1 81
6 1 43 1 9 0 40 31 0 24 0
10
```

2 1 13 0 7 1 11 1 6 0 1 0 11 0 3 0 17 0 7 0

;

run；

proc lifetest data＝dat1 method＝pl；

　time x*censor(1)；

　strata group；

run；

**程序 12.1 说明：**

（1）数据输入时用两个变量表示生存期，$X$ 表示所观测到的时间，CENSOR 表示终点状态，用"0"表示死亡（完全数据）；"1"表示存活（截尾数据）。

（2）用 LIFETEST 过程求生存函数。选择项"METHOD＝PL"表示要求用乘积极限法（Product-Limit）求生存函数。

（3）如要求画出生存函数图，可在后面加上选择项"PLOT＝(S)"。

（4）TIME 语句指出生存期变量。其格式为：

生存期变量名 * 表示终点状态的变量名(代表截尾的值)

（5）STRATA 语句要求对所指定的分组变量各组分别计算生存函数并作各组生存函数的统计学检验。如不用 STRATA 语句，则不再分组，对全部数据计算生存函数。

**程序 12.1 输出结果：**

The LIFETEST Procedure　　①

Stratum 1：group＝1

Product-Limit Survival Estimates

| x | Survival | Failure | Survival Standard Error | Number Faled | Number Left |
|---|---|---|---|---|---|
| 0.0000 | 1.0000 | 0 | 0 | 0 | 16 |
| 2.0000* | . | . | . | 0 | 15 |
| 4.0000 | 0.9333 | 0.0667 | 0.0644 | 1 | 14 |
| 6.0000* | . | . | . | 1 | 13 |
| 6.0000* | . | . | . | 1 | 12 |
| 8.0000* | . | . | . | 1 | 11 |
| 9.0000 | 0.8485 | 0.1515 | 0.0999 | 2 | 10 |
| 9.0000* | . | . | . | 2 | 9 |
| 10.0000 | 0.7542 | 0.2458 | 0.1256 | 3 | 8 |
| 12.0000* | . | . | . | 3 | 7 |
| 13.0000 | 0.6465 | 0.3535 | 0.1468 | 4 | 6 |
| 18.0000 | 0.5387 | 0.4613 | 0.1570 | 5 | 5 |

| | | | | 5 | 4 |
|---|---|---|---|---|---|
| 19. 0000* | . | . | . | 5 | 4 |
| 24. 0000 | 0. 4040 | 0. 5960 | 0. 1657 | 6 | 3 |
| 26. 0000 | 0. 2694 | 0. 7306 | 0. 1559 | 7 | 2 |
| 31. 0000 | 0. 1347 | 0. 8653 | 0. 1231 | 8 | 1 |
| 43. 0000* | . | . | . | 8 | 0 |

NOTE：The marked survival times are censored observations.

Summary Statistics for Time Variable x　②

Quartile Estimates

| | Point | 95% Confidence Interval | |
|---|---|---|---|
| Percent | Estimate | [Lower | Upper) |
| 75 | 31. 0000 | 18. 0000 | . |
| 50 | 24. 0000 | 13. 0000 | 31. 0000 |
| 25 | 13. 0000 | 9. 0000 | 24. 0000 |

| Mean | Standard Error |
|---|---|
| 20. 3973 | 2. 9475 |

NOTE：The mean survival time and its standard error were underestimated because the largest observation was censored and the estimation was restricted to the largest event time.

Stratum 2：group＝2　③

Product-Limit Survival Estimates

| x | Survival | Failure | Survival Standard Error | Number Faled | Number Left |
|---|---|---|---|---|---|
| 0. 0000 | 1. 0000 | 0 | 0 | 0 | 10 |
| 1. 0000 | 0. 9000 | 0. 1000 | 0. 0949 | 1 | 9 |
| 2. 0000* | . | . | . | 1 | 8 |
| 3. 0000 | 0. 7875 | 0. 2125 | 0. 1340 | 2 | 7 |
| 6. 0000 | 0. 6750 | 0. 3250 | 0. 1551 | 3 | 6 |
| 7. 0000 | 0. 5625 | 0. 4375 | 0. 1651 | 4 | 5 |

| | | | | | |
|---|---|---|---|---|---|
| 7. 0000* | . | . | . | 4 | 4 |
| 11. 0000 | 0. 4219 | 0. 5781 | 0. 1737 | 5 | 3 |
| 11. 0000* | . | . | . | 5 | 2 |
| 13. 0000 | 0. 2109 | 0. 7891 | 0. 1726 | 6 | 1 |
| 17. 0000 | 0 | 1. 0000 | 0 | 7 | 0 |

NOTE：The marked survival times are censored observations.

Summary Statistics for Time Variable x ④

Quartile Estimates

| | Point | 95% Confidence Interval | |
|---|---|---|---|
| Percent | Estimate | [Lower | Upper) |
| 75 | 13. 0000 | 7. 0000 | 17. 0000 |
| 50 | 11. 0000 | 6. 0000 | 17. 0000 |
| 25 | 6. 0000 | 1. 0000 | 13. 0000 |

| Mean | Standard Error |
|---|---|
| 9. 7750 | 1. 9743 |

Summary of the Number of Censored and Uncensored Values ⑤

| Stratum | group | Total | Failed | Censored | Percent Censored |
|---|---|---|---|---|---|
| 1 | 1 | 16 | 8 | 8 | 50. 00 |
| 2 | 2 | 10 | 7 | 3 | 30. 00 |
| Total | | 26 | 15 | 11 | 42. 31 |

The LIFETEST Procedure

Testing Homogeneity of Survival Curves for x over Strata ⑥

Rank Statistics

| group | Log-Rank | Wilcoxon |
|---|---|---|
| 1 | −3. 7877 | −61. 000 |

| 2 | 3.7877 | 61.000 |

Covariance Matrix for the Log-Rank Statistics

| group | 1 | 2 |
| 1 | 2.18063 | −2.18063 |
| 2 | −2.18063 | 2.18063 |

Covariance Matrix for the Wilcoxon Statistics

| group | 1 | 2 |
| 1 | 697.500 | −697.500 |
| 2 | −697.500 | 697.500 |

Test of Equality over Strata

| Test | Chi-Square | DF | Pr>Chi-Square |
| Log-Rank | 6.5792 | 1 | 0.0103 |
| Wilcoxon | 5.3348 | 1 | 0.0209 |
| −2Log(LR) | 3.4497 | 1 | 0.0633 |

输出结果①为第一组(中药组)的生存函数计算结果。主要看时间(第 1 列,X)、生存率(第 2 列,Survival)和生存率的标准误(第 4 列,Survival Standard Error)。

输出结果②为中药组生存函数的百分位数、均数及其标准误。

输出结果③为第二组(对照组)的生存函数计算结果。

输出结果④为对照组生存函数的百分位数、均数及其标准误。

输出结果⑤为各组及总的例数、死亡数、截尾数和截尾百分比。

输出结果⑥为两组生存函数统计学检验的结果。常用 Logrank 检验。其卡方为 6.5792,$P=0.0103$,两组生存函数的差异有统计学意义。

### 二、用寿命表法估计生存函数

**例 12.3**  某院 585 例乳腺癌术后随访资料如下(表 12.6),试进行寿命表分析。

表 12.6  某院 585 例乳腺癌术后随访资料

| 术后年数 | 死亡人数 | 截尾人数 |
| --- | --- | --- |
| 0～ | 59 | 63 |
| 1～ | 69 | 71 |
| 2～ | 43 | 55 |

（续表）

| 术后年数 | 死亡人数 | 截尾人数 |
|---|---|---|
| 3～ | 30 | 38 |
| 4～ | 13 | 31 |
| 5～ | 7 | 26 |
| 6～ | 14 | 21 |
| 7～ | 4 | 11 |
| 8～ | 3 | 15 |
| 9～ | 2 | 6 |
| 10～ | 1 | 3 |

**程序 12. 2**

```
data dat2；
  do i＝0 to 10；
    x＝i＋0.5；
    do censor＝0 to 1；
      input freq @@；
      output；
    end；
  end；
cards；
59 63 69 71 43 55 30 38 13 31 7 26 14 21 4 11 3 15 2 6 1 3
；
run；


proc lifetest data＝dat2 method＝lt width＝1；
 time x*censor(1)；
 freq freq；
run；
```

**程序 12. 2 说明：**

（1）本例输入的是寿命表中的频数资料，频数变量名为 FREQ。每个组段的术后年数用其组中值表示，其变量名为 $X$，$X$ 等于每个组段的下限加上 0.5。终点状态用变量 CENSOR 表示，"0"代表死亡，"1"代表截尾。

（2）选择项"METHOD＝LT"表示要求用寿命表法估计生存函数。

（3）选择项"WIDTH＝1"要求寿命表的组距为 1(1 年)。

（4）FREQ 语句指定一个频数变量，当数据集中的数据是寿命表中的频数资料时，必须用该语句。

**程序 12. 2 输出结果：**

### Life Table Survival Estimates ①

| Interval [Lower, | Upper) | Number Failed | Number Censored | Effective Sample Size | Conditional Probability of Failure | Conditional Probability Standard Error | Survival | Failure |
|---|---|---|---|---|---|---|---|---|
| 0 | 1 | 59 | 63 | 553.5 | 0.1066 | 0.0131 | 1.0000 | 0 |
| 1 | 2 | 69 | 71 | 427.5 | 0.1614 | 0.0178 | 0.8934 | 0.1066 |
| 2 | 3 | 43 | 55 | 295.5 | 0.1455 | 0.0205 | 0.7492 | 0.2508 |
| 3 | 4 | 30 | 38 | 206.0 | 0.1456 | 0.0246 | 0.6402 | 0.3598 |
| 4 | 5 | 13 | 31 | 141.5 | 0.0919 | 0.0243 | 0.5470 | 0.4530 |
| 5 | 6 | 7 | 26 | 100.0 | 0.0700 | 0.0255 | 0.4967 | 0.5033 |
| 6 | 7 | 14 | 21 | 69.5 | 0.2014 | 0.0481 | 0.4619 | 0.5381 |
| 7 | 8 | 4 | 11 | 39.5 | 0.1013 | 0.0480 | 0.3689 | 0.6311 |
| 8 | 9 | 3 | 15 | 22.5 | 0.1333 | 0.0717 | 0.3315 | 0.6685 |
| 9 | 10 | 2 | 6 | 9.0 | 0.2222 | 0.1386 | 0.2873 | 0.7127 |
| 10 | . | 1 | 3 | 2.5 | 0.4000 | 0.3098 | 0.2235 | 0.7765 |

Evaluated at the Midpoint of the Interval

| Interval [Lower, | Upper) | Survival Standard Error | Median Residual Lifetime | Median Standard Error | PDF | PDF Standard Error | Hazard | Hazard Standard Error |
|---|---|---|---|---|---|---|---|---|
| 0 | 1 | 0 | 4.9344 | 0.4229 | 0.1066 | 0.0131 | 0.112595 | 0.014635 |
| 1 | 2 | 0.0131 | 5.1637 | 0.2322 | 0.1442 | 0.0160 | 0.175573 | 0.021055 |
| 2 | 3 | 0.0193 | 4.9385 | 0.2342 | 0.1090 | 0.0156 | 0.156934 | 0.023858 |
| 3 | 4 | 0.0226 | 5.2587 | 0.5045 | 0.0932 | 0.0161 | 0.157068 | 0.028588 |
| 4 | 5 | 0.0249 | 5.2169 | 0.3601 | 0.0503 | 0.0135 | 0.096296 | 0.026677 |
| 5 | 6 | 0.0262 | 4.6104 | 0.3890 | 0.0348 | 0.0128 | 0.072539 | 0.027399 |
| 6 | 7 | 0.0275 | 3.8826 | 0.4339 | 0.0931 | 0.0229 | 0.224 | 0.05949 |
| 7 | 8 | 0.0312 | . | . | 0.0374 | 0.0180 | 0.106667 | 0.053257 |
| 8 | 9 | 0.0332 | . | . | 0.0442 | 0.0242 | 0.142857 | 0.082268 |
| 9 | 10 | 0.0373 | . | . | 0.0638 | 0.0407 | 0.25 | 0.17539 |
| 10 | . | 0.0493 | . | . | . | . | . | . |

### Summary of the Number of Censored and Uncensored Values ②

| Total | Failed | Censored | Percent Censored |
|---|---|---|---|
| 585 | 245 | 340 | 58.12 |

　　输出结果①为寿命表生存估计。内容非常多,分 3 个表打印,主要看中间部分:寿命表组段(Interval)、生存函数(Survival)和它的标准误(Survival Standard Error)。每个组段的生存

函数是作为它下限的生存函数。例如,5 年生存率为 0.496 7,其标准误为 0.026 2。

输出结果②为总例数、死亡数、截尾数和截尾百分比。

**例 12.4**　某院 1003 例食管癌患者手术后的随访资料各指标如下:

$X_1$:性别　男性为 0,女性为 1

$X_2$:年龄　$<40$ 为 0,$40\sim59$ 为 1,$>59$ 为 2

$X_3$:肿瘤部位　上段为 0,中段为 1,下段为 2

$X_4$:侵及深度　分 $0\sim3$ 级

$X_5$:TNM 分期　分 $0\sim6$ 级

$X_6$:病期　分 $0\sim4$ 级

$X_7$:肿瘤长径　分 $0\sim2$ 级

$X_8$:细胞类型　鳞癌为 0,腺癌为 1,未分化癌为 2

$X_9$:淋巴结转移数　分 $0\sim5$ 级

$X_{10}$:淋巴结转移率　0% 为 0,$\leq50\%$ 为 1,$>50\%$ 为 2

$Y$:手术后时间(月)

CENSOR:终点状态　死亡为 0,截尾为 1

数据已存放在数据文件 life.xls 中。试计算淋巴结转移率($X_{10}$)不同的 3 组的寿命表并作 3 组寿命表差别的统计学检验。

**程序 12.3**

```
proc import datafile="C:\Program Files\SAS Institute\SAS\SASCLASS\life.xls"
  out=dat3 replace;
run;


proc lifetest data=dat3 method=lt width=12;
  time y*censor(1);
  strata x10;
run;
```

**程序 12.3 说明:**

本例生存期的单位是"月",所以取"WIDTH=12"使寿命表中的组距为 12 个月,即 1 年。由于本例输入的是原始数据,不是频数,所以不需要用 FREQ 语句。其余语句和选择项的作用见程序 12.1 和程序 12.2。

**程序 12.3 主要输出结果:**

| Life Table Survival Estimates | | | | | | |
|---|---|---|---|---|---|---|
| | | | X10=0 | | | ① |
| | | | | Survival | Median | Median |
| | | | | Standard | Residual | Standard |
| Interval | | | | Error | Lifetime | Error |
| [Lower, | Upper) | Survival | Failure | | | |
| 0 | 12 | 1.0000 | 0 | 0 | . | . |

| 12 | 24 | 0.9120 | 0.0880 | 0.0109 | . | . |
|---|---|---|---|---|---|---|
| 24 | 36 | 0.7650 | 0.2350 | 0.0166 | . | . |
| 36 | 48 | 0.6650 | 0.3350 | 0.0187 | . | . |
| 48 | 60 | 0.5987 | 0.4013 | 0.0196 | . | . |
| 60 | 72 | 0.5802 | 0.4198 | 0.0198 | . | . |
| 72 | 84 | 0.5440 | 0.4560 | 0.0204 | . | . |
| 84 | 96 | 0.5251 | 0.4749 | 0.0209 | . | . |
| 96 | 108 | 0.5173 | 0.4827 | 0.0214 | . | . |
| 108 | 120 | 0.5036 | 0.4964 | 0.0229 | . | . |
| 120 | 132 | 0.5036 | 0.4964 | 0.0229 | . | . |

Life Table Survival Estimates

X10＝1                                                          ②

| Interval | | | | Survival Standard | Median Residual | Median Standard |
|---|---|---|---|---|---|---|
| [Lower, | Upper) | Survival | Failure | Error | Lifetime | Error |
| 0 | 12 | 1.0000 | 0 | 0 | 23.9229 | 1.5238 |
| 12 | 24 | 0.7861 | 0.2139 | 0.0300 | 20.3338 | 2.6676 |
| 24 | 36 | 0.4981 | 0.5019 | 0.0376 | 27.4731 | 7.2277 |
| 36 | 48 | 0.3468 | 0.6532 | 0.0367 | . | . |
| 48 | 60 | 0.2625 | 0.7375 | 0.0344 | . | . |
| 60 | 72 | 0.2160 | 0.7840 | 0.0325 | . | . |
| 72 | 84 | 0.2011 | 0.7989 | 0.0319 | . | . |
| 84 | 96 | 0.1815 | 0.8185 | 0.0317 | . | . |
| 96 | 108 | 0.1815 | 0.8185 | 0.0317 | . | . |
| 108 | 120 | 0.1815 | 0.8185 | 0.0317 | . | . |
| 120 | 132 | 0.1815 | 0.8185 | 0.0317 | . | . |
| 132 | 144 | 0.1815 | 0.8185 | 0.0317 | . | . |
| 144 | . | 0.1815 | 0.8185 | 0.0317 | . | . |

Life Table Survival Estimates

X10＝2                                                          ③

| Interval | | | | Survival Standard | Median Residual | Median Standard |
|---|---|---|---|---|---|---|
| [Lower, | Upper) | Survival | Failure | Error | Lifetime | Error |
| 0 | 12 | 1.0000 | 0 | 0 | 20.5548 | 1.9675 |

| 12 | 24 | 0.6929 | 0.3071 | 0.0409 | 16.2245 | 2.0991 |
| 24 | 36 | 0.4223 | 0.5777 | 0.0444 | 11.7600 | 1.6800 |
| 36 | 48 | 0.2068 | 0.7932 | 0.0372 | 65.8182 | 8.8927 |
| 48 | 60 | 0.1517 | 0.8483 | 0.0334 | . | . |
| 60 | 72 | 0.1412 | 0.8588 | 0.0327 | . | . |
| 72 | 84 | 0.1177 | 0.8823 | 0.0312 | . | . |
| 84 | 96 | 0.1177 | 0.8823 | 0.0312 | . | . |
| 96 | 108 | 0.1177 | 0.8823 | 0.0312 | . | . |
| 108 | 120 | 0.0883 | 0.9117 | 0.0346 | . | . |

Summary of the Number of Censored and Uncensored Values ④

| X10 | Total | Failed | Censored | %Censored |
|---|---|---|---|---|
| 0 | 684 | 293 | 391 | 57.1637 |
| 1 | 191 | 138 | 53 | 27.7487 |
| 2 | 128 | 107 | 21 | 16.4063 |
| Total | 1003 | 538 | 465 | 46.3609 |

Testing Homogeneity of Survival Curves over Strata
Test of Equality over Strata ⑤

| Test | Chi-Square | DF | Pr>Chi-Square |
|---|---|---|---|
| Log-rank | 173.6337 | 2 | 0.0001 |
| Wilcoxon | 154.4081 | 2 | 0.0001 |
| −2Log(LR) | 181.9470 | 2 | 0.0001 |

输出结果①为 $X_{10}=0$，是这组寿命表计算结果的主要部分。

输出结果②为 $X_{10}=1$，是这组寿命表计算结果的主要部分。

输出结果③为 $X_{10}=2$，是这组寿命表计算结果的主要部分。

输出结果④为各组及总的例数、死亡数、截尾数和截尾百分比。

输出结果⑤为 3 组生存函数统计学检验的结果。$P=0.0001$，3 组生存函数的差异有统计学意义。

# 第五节　Cox 回归

**一、Cox 回归模型**

有时医学和生物学的研究目的不仅在于描述患者在不同时间的生存率或风险函数，而且还希望通过一个模型建立生存时间与协变量（自变量，伴随变量或影响变量）间的联系。正如前述，可以按自变量分成若干层次，分层次计算各个生存分布，再作出比较，以反映该自变量的作用。这种分层分析方法适用于自变量较少或层次不太多的情况，各层次的比较就是前述的几个生存分布的比较。如果自变量很多，造成层次太多，太繁复，分层分析就不能应用。1972 年，D、R、Cox 提出了比例风险模型，称为 Cox 回归（Cox regression），可用于分析带有协变量 $X_1$、$X_2 \cdots X_m$ 的生存数据资料，其原始资料形式见表 12.7。

**表 12.7　分析带有协变量生存数据的原始资料形式**

| 病　例 | 协变量 | | | | 生存时间 | 状　态 |
| --- | --- | --- | --- | --- | --- | --- |
| | $X_1$ | $X_2$ | $\cdots$ | $X_m$ | | |
| ⋮ | ⋮ | ⋮ | ⋮ | ⋮ | ⋮ | ⋮ |

其中协变量 $X_1, X_2 \cdots X_m$ 可以是二值变量，也可以是计量值；当为多分类的类别变量时，如果类别是有序的，如不典型增生：$X=1$ 为轻度，$X=2$ 为中度，$X=3$ 为重度，作为等级资料可以和计量值一样进入模型。当类别无序时，就只能分解成若干个二值变量（哑变量，参见第十一章危险度分析及 Logistic 回归第三节内容）。例如，当职业分为工人、农民、学生 3 种时，Occu 变量赋值如下：

$$\text{Occu} = \begin{array}{ll} 1 & \text{工人} \\ 2 & \text{农民} \\ 3 & \text{学生} \end{array}$$

这里变量 Occu 是无序的类别变量，绝不能视作计量值。一种解决方法是哑变量化，分解为下列两个二值变量：

$$\text{OC}_1 = \begin{array}{ll} 1 & \text{工人} \\ 0 & \text{其他} \end{array}$$

$$\text{OC}_2 = \begin{array}{ll} 1 & \text{工人} \\ 0 & \text{其他} \end{array}$$

统计软件包中需写出这种变换的语句，各 $X_i$ 是待分析的影响生存时间的因素；生存时间变量反映生存时间的长短，可以预先计算好生存时间列入该列内，也可以直接用起始年月日与终止年月日，由统计软件根据此直接计算出生存时间。状态变量（反应变量）是二值变量，一般用"1"代表反应值（例如死亡），用"0"代表非反应值（例如存活）。

一般地，在时间 $t$ 的风险函数（Hazard Function）或风险率（Hazard Rate）$h(t)$ 可表达为：

$$h(t) = h_0(t)\exp(\beta_1 X_1 + \beta_2 X_2 + \cdots + \beta_m X_m) \tag{12-25}$$

称此模型为 Cox 模型（Cox model）或比例风险模型（Proportional Hazard Model），上述回归称为 Cox 回归。其中 $h_0(t)$ 表示基础风险函数，它是全部协变量都为"0"或标准状态下的风险函数，也可以理解为各个 $X_i$ 都对生存时间无影响时（这时各个 $\beta_i$ 皆为 0）时间 $t$ 的风险函数。$h_0(t)$ 一般是未知的。

$\beta_i$ 称为回归系数，它由样本估计而得。$\beta_i$ 为正时表示该协变量是危险因子，会增加风险函数值，也就是对生存时间出现负的作用，其值越大，生存时间越短，$\beta_i$ 为负时，表示该协变量是保护因子，会减少风险函数值，即延长生存时间。

式 12-25 可化成：

$$\ln \frac{h(t)}{h_0(t)} = \beta_1 X_1 + \beta_2 X_2 + \cdots + \beta_m X_m \tag{12-26}$$

等式左边的含义为相对风险度的自然对数值。当固定其他变量时,仅将 $X_k$ 改变至 $X_k^*$ 时有:

$$\ln \frac{\text{h}^*(t)}{\text{h}_0(t)} = \beta_1 X_1 + \cdots + \beta_k X_k^* + \cdots + \beta_m X_m \tag{12-27}$$

12-27 与 12-26 两式相减可得:

$$\ln \frac{\text{h}^*(t)}{\text{h}(t)} = \beta_k (X_k^* - X_k) \tag{12-28}$$

故 $\exp(\beta_k(X_k^* - X_k))$ 表示 $X_k$ 改变至 $X_k^*$ 时的相对风险度,它可以作为相对危险度的估计值。特别地,当 $X_k$ 为二值变量(如吸烟为 1,不吸烟为 0),$e^{\beta_k}$ 就是 $X_k$ 由不吸烟改变为吸烟的状态变量的相对危险度。

Cox 回归计算较为复杂,需借助于统计软件包完成计算,一般采用逐步的方式,像逐步回归一样,其基本思想为在供选择的协变量 $X_i$ 中按其对生存时间影响的作用大小,即计算 $\chi^2$ 及其 $P$ 值,选取作用最大的协变量(即最大的 $\chi^2$ 值或最小的 $P$ 值)进行统计学检验,如为有统计学意义则选入回归方程,同时对已选入的协变量计算其 $\chi^2$ 及 $P$ 值,选取作用最小的协变量(即最小的 $\chi^2$ 或最大的 $P$ 值)进行统计学检验,如果没有统计学意义则剔除该协变量,如有统计学意义,则在从未选入的协变量中挑选,每一步选进或剔除一个协变量,直至既没有新的协变量能进入回归,也没有协变量可予剔除为止,得到 Cox 回归方程,作出统计推断。

### 二、Cox 回归实例和 SAS 程序

**例 12.5**　对于例 12.4 的资料进行逐步 Cox 回归。

**程序 12.4**

```
proc import datafile="C:\Program Files\SAS Institute\SAS\SASCLASS\life.xls"
 out=dat3 replace;
run;

data dat4;
 set dat3;
  x3b=(x3=1);
  x3c=(x3=2);
  x8b=(x8=1);
  x8c=(x8=2);
run;

proc phreg data=dat4;
 model y*censor(1)=x1 x2 x3b x3c x4-x7 x8b x8c x9 x10
  / selection=stepwise sle=0.05 sls=0.05 details risklimits;
run;
```

**程序 12.4 说明:**

(1) $X_3$(肿瘤部位)和 $X_8$(细胞类型)这两个指标是无序 3 项分类变量,须进行哑变量转换。例如 $X_3$ 原始取值为 0、1、2,若以 $X_3 = 0$ 为参照水平,可以用 $x_{3_b}$、$x_{3_c}$ 两个哑变量取代 $X_3$

变量所含信息,通过"$x_{3_b} = (x_3 = 1)$;$x_{3_c} = (x_3 = 2)$;"两个语句实现哑变量化。$x_8$ 变量依此类推。

(2) 用 PHREG 过程进行 Cox 回归。

(3) MODEL 语句定义 Cox 回归的应变量和协变量。等号左边为应变量,即生存期,格式为:生存期变量名 * 表示终点状态的变量名(代表截尾的值)。等号右边为各协变量名。斜杠后面为各种选择项。

(4) 选择项"SELECTION=STEPWISE"表示进行逐步 Cox 回归。如不用该选择项,则不剔选变量。

(5) 选择项"SLE="和"SLS="指定选入和剔除变量的统计学检验水平。

(6) 选择项"details"要求输出剔除变量的详细过程,"risklimits"要求输出风险比 HR 的 95% 置信区间。

**程序 12.4 输出结果:**

The PHREG Procedure ①

Model Information

| | | |
|---|---|---|
| Data Set | WORK. DAT4 | |
| Dependent Variable | y | y |
| Censoring Variable | censor | censor |
| Censoring Value(s) | 1 | |
| Ties Handling | BRESLOW | |

Summary of the Number of Event and Censored Values

| Total | Event | Censored | Percent Censored |
|---|---|---|---|
| 1003 | 538 | 465 | 46.36 |

Analysis of Variables Not in the Model ②

| Variable | Score Chi-Square | Pr>ChiSq | Label |
|---|---|---|---|
| x1 | 1.5478 | 0.2135 | x1 |
| x2 | 1.8347 | 0.1756 | x2 |
| x3b | 3.9838 | 0.0459 | |
| x3c | 4.7980 | 0.0285 | |
| x4 | 43.4100 | <.0001 | x4 |
| x5 | 182.2997 | <.0001 | x5 |
| x6 | 180.8932 | <.0001 | x6 |
| x7 | 26.3617 | <.0001 | x7 |
| x8b | 0.1926 | 0.6608 | |

|     |          |        |     |
| --- | -------- | ------ | --- |
| x8c | 9.0762   | 0.0026 |     |
| x9  | 219.7421 | <.0001 | x9  |
| x10 | 166.4457 | <.0001 | x10 |

Residual Chi-Square Test

| Chi-Square | DF | Pr>ChiSq |
| ---------- | -- | -------- |
| 267.6416   | 12 | <.0001   |

Step 1. Variable x9 is entered. The model contains the following explanatory variables:

x9

Convergence Status

Convergence criterion (GCONV=1E-8) satisfied.

Model Fit Statistics

| Criterion | Without Covariates | With Covariates |
| --------- | ------------------ | --------------- |
| −2 LOG L  | 6941.795           | 6793.050        |
| AIC       | 6941.795           | 6795.050        |
| SBC       | 6941.795           | 6799.338        |

Testing Global Null Hypothesis: BETA=0

| Test             | Chi-Square | DF | Pr>ChiSq |
| ---------------- | ---------- | -- | -------- |
| Likelihood Ratio | 148.7452   | 1  | <.0001   |
| Score            | 219.7421   | 1  | <.0001   |
| Wald             | 196.3816   | 1  | <.0001   |

Analysis of Maximum Likelihood Estimates

| Variable | DF | Parameter Estimate | Standard Error | Chi-Square | Pr>ChiSq | Hazard Ratio | 95% Hazard Ratio Confidence Limits | |
| -------- | -- | ------------------ | -------------- | ---------- | -------- | ------------ | --- | --- |
| x9       | 1  | 0.41084            | 0.02932        | 196.3816   | <.0001   | 1.508        | 1.424 | 1.597 |

Analysis of Variables Not in the Model

③

|  | Score |  |  |
| Variable | Chi-Square | Pr>ChiSq | Label |
|---|---|---|---|
| x1 | 0.5836 | 0.4449 | x1 |
| x2 | 1.6658 | 0.1968 | x2 |
| x3b | 4.7051 | 0.0301 | |
| x3c | 6.2512 | 0.0124 | |
| x4 | 30.9571 | <.0001 | x4 |
| x5 | 40.8642 | <.0001 | x5 |
| x6 | 37.9340 | <.0001 | x6 |
| x7 | 11.9268 | 0.0006 | x7 |
| x8b | 0.6062 | 0.4362 | |
| x8c | 4.4647 | 0.0346 | |
| x10 | 11.0028 | 0.0009 | x10 |

Residual Chi-Square Test

| Chi-Square | DF | Pr>ChiSq |
|---|---|---|
| 67.7419 | 11 | <.0001 |

Step 2. Variable x5 is entered. The model contains the following explanatory variables:

x5  x9

Convergence Status

Convergence criterion (GCONV=1E-8) satisfied.

Model Fit Statistics

| Criterion | Without Covariates | With Covariates |
|---|---|---|
| −2 LOG L | 6941.795 | 6753.281 |
| AIC | 6941.795 | 6757.281 |
| SBC | 6941.795 | 6765.857 |

Testing Global Null Hypothesis: BETA=0

| Test | Chi-Square | DF | Pr>ChiSq |
|---|---|---|---|
| Likelihood Ratio | 188.5139 | 2 | <.0001 |
| Score | 236.5252 | 2 | <.0001 |
| Wald | 206.6375 | 2 | <.0001 |

## Analysis of Maximum Likelihood Estimates

| Variable | DF | Parameter Estimate | Standard Error | Chi-Square | Pr>ChiSq | Hazard Ratio | 95% Hazard Ratio Confidence Limits | |
|----------|----|--------------------|-----------------|-----------|-----------|--------------|-------------|-------|
| x5 | 1 | 0.23311 | 0.03657 | 40.6265 | <.0001 | 1.263 | 1.175 | 1.356 |
| x9 | 1 | 0.21877 | 0.04444 | 24.2331 | <.0001 | 1.245 | 1.141 | 1.358 |

## Analysis of Variables Not in the Model ④

| Variable | Score Chi-Square | Pr>ChiSq | Label |
|----------|------------------|----------|-------|
| x1 | 0.3347 | 0.5629 | x1 |
| x2 | 1.7239 | 0.1892 | x2 |
| x3b | 4.5926 | 0.0321 | |
| x3c | 6.5659 | 0.0104 | |
| x4 | 9.2282 | 0.0024 | x4 |
| x6 | 0.0926 | 0.7609 | x6 |
| x7 | 4.3773 | 0.0364 | x7 |
| x8b | 0.1311 | 0.7173 | |
| x8c | 3.5345 | 0.0601 | |
| x10 | 0.5728 | 0.4492 | x10 |

## Residual Chi-Square Test

| Chi-Square | DF | Pr>ChiSq |
|-----------|----|----------|
| 32.5020 | 10 | 0.0003 |

Step 3. Variable x4 is entered. The model contains the following explanatory variables:

x4  x5  x9

## Convergence Status

Convergence criterion (GCONV=1E-8) satisfied.

## Model Fit Statistics

| Criterion | Without Covariates | With Covariates |
|-----------|--------------------|-----------------|
| −2 LOG L | 6941.795 | 6743.615 |
| AIC | 6941.795 | 6749.615 |

SBC         6941.795     6762.478

### Testing Global Null Hypothesis: BETA=0

| Test | Chi-Square | DF | Pr>ChiSq |
|------|-----------|-----|----------|
| Likelihood Ratio | 198.1805 | 3 | <.0001 |
| Score | 245.6526 | 3 | <.0001 |
| Wald | 214.1770 | 3 | <.0001 |

### Analysis of Maximum Likelihood Estimates

| Variable | DF | Parameter Estimate | Standard Error | Chi-Square | Pr>ChiSq | Hazard Ratio | 95% Hazard Ratio Confidence Limits | |
|----------|-----|--------------------|----------------|------------|----------|--------------|-----|-----|
| x4 | 1 | 0.31595 | 0.10429 | 9.1781 | 0.0024 | 1.372 | 1.118 | 1.683 |
| x5 | 1 | 0.16514 | 0.04349 | 14.4184 | 0.0001 | 1.180 | 1.083 | 1.285 |
| x9 | 1 | 0.26292 | 0.04617 | 32.4312 | <.0001 | 1.301 | 1.188 | 1.424 |

### Analysis of Variables Not in the Model ⑤
#### Score

| Variable | Chi-Square | Pr>ChiSq | Label |
|----------|-----------|----------|-------|
| x1 | 0.1305 | 0.7179 | x1 |
| x2 | 2.0914 | 0.1481 | x2 |
| x3b | 5.1394 | 0.0234 | |
| x3c | 7.4154 | 0.0065 | |
| x6 | 0.9781 | 0.3227 | x6 |
| x7 | 2.1383 | 0.1437 | x7 |
| x8b | 0.3377 | 0.5611 | |
| x8c | 4.7662 | 0.0290 | |
| x10 | 0.4123 | 0.5208 | x10 |

### Residual Chi-Square Test

| Chi-Square | DF | Pr>ChiSq |
|-----------|-----|----------|
| 24.8168 | 9 | 0.0032 |

Step 4. Variable x3c is entered. The model contains the following explanatory variables:

x3c   x4   x5   x9

Convergence Status

Convergence criterion (GCONV＝1E-8) satisfied.

Model Fit Statistics

| Criterion | Without Covariates | With Covariates |
|---|---|---|
| －2 LOG L | 6941.795 | 6735.783 |
| AIC | 6941.795 | 6743.783 |
| SBC | 6941.795 | 6760.935 |

Testing Global Null Hypothesis: BETA＝0

| Test | Chi-Square | DF | Pr＞ChiSq |
|---|---|---|---|
| Likelihood Ratio | 206.0120 | 4 | ＜.0001 |
| Score | 251.9024 | 4 | ＜.0001 |
| Wald | 220.6148 | 4 | ＜.0001 |

Analysis of Maximum Likelihood Estimates

| Variable | DF | Parameter Estimate | Standard Error | Chi-Square | Pr＞ChiSq | Hazard Ratio | 95％ Hazard Ratio Confidence Limits | |
|---|---|---|---|---|---|---|---|---|
| x3c | 1 | －0.30397 | 0.11205 | 7.3592 | 0.0067 | 0.738 | 0.592 | 0.919 |
| x4 | 1 | 0.33133 | 0.10462 | 10.0293 | 0.0015 | 1.393 | 1.135 | 1.710 |
| x5 | 1 | 0.16388 | 0.04368 | 14.0752 | 0.0002 | 1.178 | 1.081 | 1.283 |
| x9 | 1 | 0.26695 | 0.04655 | 32.8821 | ＜.0001 | 1.306 | 1.192 | 1.431 |

Analysis of Variables Not in the Model ⑥

| Variable | Score Chi-Square | Pr＞ChiSq | Label |
|---|---|---|---|
| x1 | 0.1435 | 0.7048 | x1 |
| x2 | 1.9149 | 0.1664 | x2 |
| x3b | 4.0160 | 0.0451 | |
| x6 | 1.0897 | 0.2965 | x6 |
| x7 | 3.1996 | 0.0737 | x7 |
| x8b | 0.0343 | 0.8530 | |
| x8c | 4.3554 | 0.0369 | |
| x10 | 0.5652 | 0.4522 | x10 |

Residual Chi-Square Test

| Chi-Square | DF | Pr>ChiSq |
|---|---|---|
| 17.0514 | 8 | 0.0296 |

Step 5. Variable x8c is entered. The model contains the following explanatory variables:

x3c   x4   x5   x8c   x9

Convergence Status

Convergence criterion (GCONV=1E-8) satisfied.

Model Fit Statistics

| Criterion | Without Covariates | With Covariates |
|---|---|---|
| −2 LOG L | 6941.795 | 6732.378 |
| AIC | 6941.795 | 6742.378 |
| SBC | 6941.795 | 6763.817 |

Testing Global Null Hypothesis: BETA=0

| Test | Chi-Square | DF | Pr>ChiSq |
|---|---|---|---|
| Likelihood Ratio | 209.4170 | 5 | <.0001 |
| Score | 257.1406 | 5 | <.0001 |
| Wald | 225.0244 | 5 | <.0001 |

Analysis of Maximum Likelihood Estimates

| Variable | DF | Parameter Estimate | Standard Error | Chi-Square | Pr>ChiSq | Hazard Ratio | 95% Hazard Ratio Confidence Limits | |
|---|---|---|---|---|---|---|---|---|
| x3c | 1 | −0.29888 | 0.11209 | 7.1092 | 0.0077 | 0.742 | 0.595 | 0.924 |
| x4 | 1 | 0.34606 | 0.10533 | 10.7952 | 0.0010 | 1.413 | 1.150 | 1.738 |
| x5 | 1 | 0.15766 | 0.04393 | 12.8775 | 0.0003 | 1.171 | 1.074 | 1.276 |
| x8c | 1 | 0.69387 | 0.33915 | 4.1857 | 0.0408 | 2.001 | 1.030 | 3.891 |
| x9 | 1 | 0.26922 | 0.04664 | 33.3146 | <.0001 | 1.309 | 1.195 | 1.434 |

Analysis of Variables Not in the Model ⑦

| | Score | | |
|---|---|---|---|
| Variable | Chi-Square | Pr>ChiSq | Label |

| | | | |
|---|---|---|---|
| x1 | 0.3410 | 0.5592 | x1 |
| x2 | 1.9642 | 0.1611 | x2 |
| x3b | 4.1217 | 0.0423 | |
| x6 | 1.2113 | 0.2711 | x6 |
| x7 | 3.5587 | 0.0592 | x7 |
| x8b | 0.0308 | 0.8607 | |
| x10 | 0.8166 | 0.3662 | x10 |

Residual Chi-Square Test

| Chi-Square | DF | Pr>ChiSq |
|---|---|---|
| 12.6999 | 7 | 0.0798 |

Step 6. Variable x3b is entered. The model contains the following explanatory variables：

x3b  x3c  x4  x5  x8c  x9

Convergence Status

Convergence criterion (GCONV=1E-8) satisfied.

Model Fit Statistics

| Criterion | Without Covariates | With Covariates |
|---|---|---|
| −2 LOG L | 6941.795 | 6729.179 |
| AIC | 6941.795 | 6741.179 |
| SBC | 6941.795 | 6766.906 |

Testing Global Null Hypothesis：BETA=0

| Test | Chi-Square | DF | Pr>ChiSq |
|---|---|---|---|
| Likelihood Ratio | 212.6159 | 6 | <.0001 |
| Score | 259.5842 | 6 | <.0001 |
| Wald | 227.1617 | 6 | <.0001 |

Analysis of Maximum Likelihood Estimates

| Variable | DF | Parameter Estimate | Standard Error | Chi-Square | Pr>ChiSq | Hazard Ratio | 95% Hazard Ratio Confidence Limits | |
|---|---|---|---|---|---|---|---|---|
| x3b | 1 | −0.71693 | 0.36073 | 3.9501 | 0.0469 | 0.488 | 0.241 | 0.990 |

| x3c | 1 | −1.00766 | 0.37235 | 7.3237 | 0.0068 | 0.365 | 0.176 | 0.757 |
| x4 | 1 | 0.35851 | 0.10569 | 11.5065 | 0.0007 | 1.431 | 1.163 | 1.761 |
| x5 | 1 | 0.16027 | 0.04396 | 13.2936 | 0.0003 | 1.174 | 1.077 | 1.279 |
| x8c | 1 | 0.70197 | 0.33921 | 4.2826 | 0.0385 | 2.018 | 1.038 | 3.923 |
| x9 | 1 | 0.27029 | 0.04661 | 33.6249 | <.0001 | 1.310 | 1.196 | 1.436 |

Analysis of Variables Not in the Model ⑧

Score

| Variable | Chi-Square | Pr>ChiSq | Label |
|----------|------------|----------|-------|
| x1 | 0.2920 | 0.5890 | x1 |
| x2 | 1.9953 | 0.1578 | x2 |
| x6 | 1.1487 | 0.2838 | x6 |
| x7 | 3.5776 | 0.0586 | x7 |
| x8b | 0.0314 | 0.8594 | |
| x10 | 0.8356 | 0.3606 | x10 |

Residual Chi-Square Test

| Chi-Square | DF | Pr>ChiSq |
|------------|----|----------|
| 8.5530 | 6 | 0.2003 |

NOTE: No (additional) variables met the 0.05 level for entry into the model.

Summary of Stepwise Selection ⑨

| Step | Variable Entered Removed | Number In | Score Chi-Square | Wald Chi-Square | Pr>ChiSq | Variable Label |
|------|--------------------------|-----------|------------------|-----------------|----------|----------------|
| 1 | x9 | 1 | 219.7421 | . | <.0001 | x9 |
| 2 | x5 | 2 | 40.8642 | . | <.0001 | x5 |
| 3 | x4 | 3 | 9.2282 | . | 0.0024 | x4 |
| 4 | x3c | 4 | 7.4154 | . | 0.0065 | |
| 5 | x8c | 5 | 4.3554 | . | 0.0369 | |
| 6 | x3b | 6 | 4.1217 | . | 0.0423 | |

　　输出结果①为模型的一般情况。包括所用的数据集,应变量名、终点状态变量名、代表截尾的值、对相等数据的处理方法、总例数、死亡数、截尾数以及截尾百分比。

　　输出结果②为第一步剔选变量结果,选入 $X_9$。同时给出当时模型的总的统计学检验结果。用 3 种方法检验。均为 $P=0.0001$。最后给出这时的 LOGISTIC 回归方程参数估计值及其统计学检验结果。

　　输出结果③④⑤⑥⑦分别为第 2 步、第 3 步、第 4 步、第 5 步和第 6 步剔选变量结果。共选入 6 个变量。

输出结果⑦最后给出方程内 6 个变量的 Cox 回归方程参数估计值及统计学检验结果等。各列依次为：选入方程的协变量名、自由度、回归系数估计值、其标准误、统计学检验的 WALD 卡方值、$P$ 值和相对危险度。

输出结果⑧为第 7 步剔选变量结果。由于方程外变量的 $P$ 值均$>0.05$，无变量可选入方程，剔选过程结束。

输出结果⑨为剔选过程的总结。

从剔选变量最后一步即输出⑦ Step6 末尾中的"Analysis of Maximum Likelihood Estimates"得到 Cox 回归方程为：

$$h(t,x) = h_0(t)\exp(-0.716\,9x_{3b} - 1.007\,66x_{3c} +$$
$$0.358\,5x_4 + 0.160\,3x_5 + 0.701\,9x_{8c} + 0.270\,3x_9)$$

Cox 回归结果提示：与肿瘤部位为上段者相比较，肿瘤部位为中段、下段者生存期较长；细胞类型为未分化癌则生存期相对较短；侵及深度越深、TNM 分期越大、淋巴结转移等级越高则生存期越短。

（王柏松　王炳顺）

# 第十三章 临床诊断试验

临床医生常根据患者的病史、体格检查、各种实验室检查,如生化、血液学指标综合对患者所患的疾病、病情的严重程度以及预后情况做出判断。从广义上讲,这些检查的内容都可以称为诊断试验。如何对现有的诊断试验进行评价和应用,如何发展简便、易行、价廉、对受检者损伤小的新诊断试验就显得尤其重要。

## 第一节 试验设计中的基本概念

### 一、金标准

临床诊断试验的研究对象在接受某种新诊断试验检测同时,还要接受金标准(golden standard)试验检测,以对新的诊断试验效果做出正确评价。所谓金标准,是指被学术界公认的确诊某一疾病的最佳诊断方法,如病理学检查、外科手术所见、计算机断层造影(CT)、磁共振成像(MRI)、血管造影等。

### 二、研究对象的选取

应尽可能地将病情严重程度不同、病程不同、临床表现亚型不同的患者纳入研究范畴,且他们的构成比应该尽可能与理论上所有的该病患者总体构成相近,以使所研究样本对研究总体具有良好的代表性。此外,还应将进行鉴别诊断的非本病患者也纳入研究范畴,以对所测试的诊断试验区分能力进行评价。不能为了省事只对典型病例和健康志愿者进行分析,这样将难以对所测试的诊断试验做出正确评价。如在评价甲胎蛋白诊断原发性肝癌时,慢性活动性肝炎、生殖系统肿瘤等需要进行鉴别诊断的患者均可被视作"正常人"(即"非原发性肝癌患者")。

### 三、试验结果的判定

采用盲法的原则,判断者应在不知道受试者患病与否的情况下对受试者进行检测,并独立对检测结果做出判断,以避免观察者偏倚。

## 第二节 常用诊断试验的评价指标

一组受试者根据金标准分为两组,某病患者和非该病患者。对同一组受试者按某种诊断试验结果也可以区分成阳性组和阴性组。两次判断结果可整理成如下的四格表形式(表 13.1),据此可计算多种评价诊断试验正确性的指标(图13.1)。

**表 13.1 诊断试验结果与金标准诊断结果的关系**

| 诊断试验 | 金标准诊断结果 | | 合 计 |
|---|---|---|---|
| | 患病($D_+$) | 未患病($D_-$) | |
| 阳性 | $a$(真阳性) | $b$(假阳性) | $a+b$ |
| 阴性 | $c$(假阴性) | $d$(真阴性) | $c+d$ |
| 合计 | $a+c$ | $b+d$ | $N=a+b+c+d$ |

### 一、敏感度与特异度

（1）敏感度(sensitivity，Se)：该病患者中被诊断试验正确判断为阳性的比例，也叫真阳性率(true positive rate，TPR)，反映了诊断试验正确识别患者的能力。

$$Se = \frac{a}{a+c} \tag{13-1}$$

（2）特异度(specificity，Sp)：非本病患者中被诊断试验正确判断为阴性的比例，也叫真阴性率(true negative rate，TNR)，反映了诊断实验正确鉴别非本病的能力。

$$Sp = \frac{d}{b+d} \tag{13-2}$$

（3）假阴性率(false negative rate，FNR)：患者被诊断试验错误地判断为阴性的比例，即漏诊率。

$$FNR = \frac{c}{a+c} = 1 - Se \tag{13-3}$$

（4）假阳性率(false positive rate，FPR)：非本病患者被诊断试验错误地判断为阳性的比例，即误诊率。

$$FPR = \frac{b}{b+d} = 1 - Sp \tag{13-4}$$

上述 4 个指标都可以称作率，实际上它们都是比例(proportion)，对它们进行区间估计和假设检验均可参照二项分布的有关理论进行。

### 二、预测值

（1）阳性预测值(positive predictive value，$PV_+$)：诊断试验判断为阳性者中，真正患有本病的比例。

$$PV_+ = \frac{a}{a+b} \tag{13-5}$$

（2）阴性预测值(negative predictive value，$PV_-$)：诊断试验诊断为阴性者中，确实不存在本病的概率。

$$PV_- = \frac{d}{c+d} \tag{13-6}$$

诊断试验的预测值与其敏感度、特异度及受检人群中该病的患病率均有关。由 Bayes 条件概率公式可得出：

$$PV_+ = \frac{敏感度 \times 患病率}{敏感度 \times 患病率 + (1-特异度) \times (1-患病率)} \tag{13-7}$$

$$PV_- = \frac{特异度 \times (1-患病率)}{(1-敏感度) \times 患病率 + 特异度 \times (1-患病率)} \tag{13-8}$$

由图 13.1 可以看出，特异度高的诊断试验，其阳性预测值也高。同样还可以绘制阴性预测值与敏感度、特异度及人群患病率的关系图,敏感度越高的诊断试验,其阴性预测值越高。由式 13-7 和 13-8 可知,预测值与人群患病率也相关。但当人群患病率很低时,即使灵敏度、特异度都很高的诊断试验其阳性预测值也可能很低。

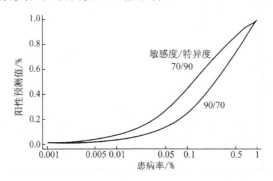

图 13.1　阳性预测值、敏感度、特异度与人群患病率的关系

### 三、似然比

似然比是该病患者与正常人中出现某种检验结果的比例之比,反映了根据检验结果进行诊断的正确性高低。似然比等于 1,说明在该病患者和正常人中出现阳性(或阴性)结果的比例相同,说明该诊断试验无区分能力,对该病无诊断价值。而似然比越远离 1,表明该项诊断试验的区分能力越强。

阳性似然比(positive likelihood ratio,LR$^+$),等于该病患者中被诊断试验判断为阳性的比例与正常人被判断为阳性的比例之比,即敏感度与误诊率之比。此值越大,表明诊断试验判断患该病的正确性越高。

阴性似然比(negative likelihood ratio,LR$^-$),等于该病患者中被诊断试验判断为阴性的比例与正常人被判断为阴性的比例之比,即漏诊率与特异度之比。此值越小,表明诊断试验排除患该病的正确性越高。

与预测值相比,似然比不受患病率的影响,因而比预测值更能反映诊断试验的真实性。

**例 13.1**　表 13.2 为 118 例受试者应用金标准及某项新的诊断试验检测结果,请注意表 13.1 与表 13.2 阳性、阴性顺序略有不同,试计算诊断试验的阳性、阴性似然比。

**表 13.2　118 例受试者诊断试验、金标准检测结果**

| 诊断试验 | 金标准 | | 合　计 |
| --- | --- | --- | --- |
| | 阴　性 | 阳　性 | |
| 阴性 | 20 | 5 | 25 |
| 阳性 | 8 | 85 | 93 |
| 合计 | 28 | 90 | 118 |

按前述公式:

$$敏感度 = 85/(5+85) = 0.944\ 4$$

$$特异度 = 20/(20+8) = 0.714\ 3$$

$$LR^+ = \frac{敏感度}{误诊率} = \frac{敏感度}{1-特异度} = \frac{0.944\ 4}{1-0.714\ 3} = 3.305\ 6$$

$$LR^- = \frac{漏诊率}{特异度} = \frac{1-敏感度}{特异度} = \frac{1-0.944\ 4}{0.714\ 3} = 0.077\ 8$$

### 四、Youden 指数

Youden 指数是指真阳性率与假阳性率之差。

$$J = TPR - FPR = Se - (1 - Sp)$$

Youden 指数的取值范围在$(-1, 1)$之间,其值越接近 1,诊断价值越大。

**例 13.2**　采用 SAS 计算表 13.2 诊断试验的各项评价指标。

步骤如下:

(1) 建立数据集,包括 2 个变量 test、dig。test＝0,表示诊断试验的结果为阴性;test＝1,表示诊断试验的结果为阳性。dig＝0,表示使用金标准的结果为阴性;dig＝1,表示使用金标准的结果为阳性。

(2) 计算特异度和敏感度:使用 SAS 中的 Freq 过程步,程序见 ch13_1. sas。

```
data li13_1;
 do test=0 to 1;
  do dig=0 to 1;
  input f@@;
  output;
 end;
end;
cards;
 20 5
 8 85
;
proc freq data=li13_1;tables dig*test/nocol nopercent;
weight f;
run;
```

**程序说明:**

以下为输出结果:由于在 SAS 软件中没有特定的过程步来分析诊断试验的各项指标,对于特异度和敏感度可借助 Freq 过程步来完成。但是对于似然比、预测值和 Youden 指数就需要在计算出特异度和敏感度后借助 SAS 数据步来完成。

**输出结果:**

| | | | | |
|---|---|---|---|---|
| The FREQ Procedure | | | | |
| Table of dig by test | | | | |
| dig | test | | | |
| Frequency | | | | |
| Row Pct | | 0 | 1 | Total |
| 0 | | 20 | 8 | 28 |
| | | 71.43 | 28.57 | |
| 1 | | 5 | 85 | 90 |
| | | 5.56 | 94.44 | |
| Total | | 25 | 93 | 118 |

结果说明:以金标准为行、诊断试验为列,则第 1 行的百分比与特异度(71.43%)、假阳性率(28.57%)相互对应,第 2 行的百分比与假阴性率(5.56%)和敏感度(94.44%)相互对应。

计算预测值首先就要确定受检人群的患病率,本例以由金标准确定的当前受检人群的患病率 76.27%(=90/118)作为此种疾病的患病率。

SAS 程序见 ch13_2.sas.,如下:

```
Data li13_2;
Se=0.9444;sp=0.7143;p=0.7627;
Ppv=se*p/(se*p+(1-sp)*(1-p));
Npv=sp*(1-p)/((1-se)*p+sp*(1-p));
Plr=se/(1-sp);
Nlr=(1-se)/sp;
proc print data=li13_2;
Run;
```

**程序说明:**

变量 $Se$ 为敏感度,变量 $sp$ 为特异度,$p$ 为患病率,$Ppv$ 为阳性预测值,$Npv$ 为阴性预测值,$Plr$ 为阳性似然比,$Nlr$ 为阴性似然比。

**输出结果如下:**

| Obs | Se | sp | p | Ppv | Npv | Plr | Nlr |
|-----|--------|--------|--------|---------|---------|---------|----------|
| 1 | 0.9444 | 0.7143 | 0.7627 | 0.91397 | 0.79989 | 3.30557 | 0.077838 |

实际上,社区人群中患病率可能远低于 77.97%,所以上面输出的阳性预测值并不等于应用该诊断试验对社区人群进行检测时判断结果为阳性者真正是该病患者的概率,对于阴性预测值亦如此。对于一给定诊断试验而言,其特异度和敏感度是稳定的,若将其分别应用于健康体检、高危人群、不同级别医院的就诊者检查,由于这几个人群的患病率各不相同,因而相应预测值也不同。

以上指标都是用来评价诊断试验正确性的指标,对于评价诊断试验可靠性指标可用标准差,变异系数、Kappa 系数等,具体详见其他章节。

# 第三节 ROC 曲线的应用

ROC 是接受者工作特征曲线(Receiver Operating Characteristic)的缩写,也有人译作接受者操作特征曲线。ROC 最初用于雷达信号检测的分析,用于区别"噪声"与"信号",后来用于对医学诊断试验的评价。目前,ROC 曲线及曲线下面积 AUC(area under curve)已作为对某一诊断试验进行准确性评价的标准评估方法。ROC 曲线主要有以下 3 种用途:

(1) 通过计算 ROC 曲线下面积,评估某诊断试验的分辨能力。

(2) 通过比较多个试验的 ROC 曲线下面积,筛选出最佳诊断方案。

(3) 找出诊断试验的最佳诊断界值。

很多情况下,患者与"正常人"的医学检查结果资料(连续型资料)分布之间存在一定程度的重叠(图 13.2)。研究者可根据不同的诊断界值将受试者判断为患者或"正常人",敏感度和特异度也随着界值的变化而变化。若将图 13.2 将诊断标准左移,则患者被判断为阳性的比例增加,即真阳性率增大,也就是敏感度增大,而特异度减小。反之,将诊断标准右移,则敏感度减小,特异度增大,正常人被判断为阴性的比例增加,即真阴性率增大。

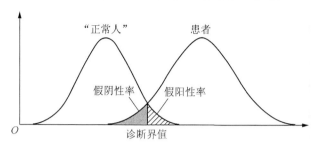

图 13.2 "正常人"与患者某项指标的分布

### 一、ROC 曲线的绘制和及曲线下面积的计算

根据检验指标的测定值范围,从小到大选取不同的值作为诊断界值,并计算所对应的 1-特异度、敏感度。将对应不同诊断界值的 1-特异度与敏感度确定的点描绘在以(1-特异度)为横坐标,敏感度为纵坐标的直角坐标系中,并将各点相连,所绘制的曲线就是 ROC 曲线。

AUC 及其标准误的计算目前最常用的是非参数法,公式比较复杂,本章不予介绍,有兴趣的读者可参阅相关文献。SAS 提供了单条 ROC 曲线的绘制和计算 AUC 的宏程序。

**例 13.3** 某医院为评价某血清酶对心肌梗死患者的诊断价值,对 40 例可疑为心肌梗死患者进行检测。同时,应用预先确定的金标准确诊心肌梗死患者 24 例、非心肌梗死者 16 例。试绘制 ROC 曲线并计算其曲线下面积。

表 13.3　40 名受试者血清酶检测结果

| 心梗患者 | 血清酶检测结果 | | | | | | | |
|---|---|---|---|---|---|---|---|---|
| 是 | 104 | 108 | 110 | 110 | 112 | 119 | 120 | 120 | 121 |
| | 121 | 123 | 124 | 126 | 128 | 129 | 130 | 130 | 131 |
| | 131 | 134 | 137 | 138 | 139 | 140 | | | |
| 否 | 77 | 83 | 86 | 93 | 94 | 94 | 97 | 97 | 98 |
| | 99 | 99 | 101 | 102 | 104 | 108 | 108 | | |

以不同的血清酶检测值为界值,求其相应的敏感度及 1-特异度如表13.4所示:

表 13.4　不同的界值下的敏感度和特异度

| 界值(若大于等于则判断为患者) | 真实情况与判断结果 | | | 灵敏度 | 特异度 | 1-特异度 |
|---|---|---|---|---|---|---|
| 77 | 试验 | 患者 | 正常人 | $\dfrac{24}{24+0}=1.0000$ | $\dfrac{0}{0+16}=0.0000$ | 1.0000 |
| | 阳性 | 24 | 16 | | | |
| | 阴性 | 0 | 0 | | | |
| | 合计 | 24 | 16 | | | |
| 83 | 试验 | 患者 | 正常人 | $\dfrac{24}{24+0}=1.0000$ | $\dfrac{1}{1+15}=0.0625$ | 0.9375 |
| | 阳性 | 24 | 15 | | | |
| | 阴性 | 0 | 1 | | | |
| | 合计 | 24 | 16 | | | |
| ⋮ | ⋮ | | | ⋮ | ⋮ | ⋮ |

（续表）

| 界值（若大于等于<br>则判断为患者） | 真实情况与判断结果 | | | 灵敏度 | 特异度 | 1-特异度 |
|---|---|---|---|---|---|---|
| 108 | 试验 | 患者 | 正常人 | $\frac{23}{23+1}=0.9583$ | $\frac{14}{14+2}=0.8750$ | 0.1250 |
| | 阳性 | 23 | 2 | | | |
| | 阴性 | 1 | 14 | | | |
| | 合计 | 24 | 16 | | | |
| ⋮ | ⋮ | | | ⋮ | ⋮ | ⋮ |
| 140 | 试验 | 患者 | 正常人 | $\frac{0}{0+24}=0.0000$ | $\frac{16}{16+0}=1.0000$ | 0.0000 |
| | 阳性 | 0 | 16 | | | |
| | 阴性 | 24 | 0 | | | |
| | 合计 | 24 | 16 | | | |

将以上各数据点描绘于以（1-特异度）为横坐标、敏感度为纵坐标的直角坐标系中，绘制 ROC 曲线如图 13.3 所示。

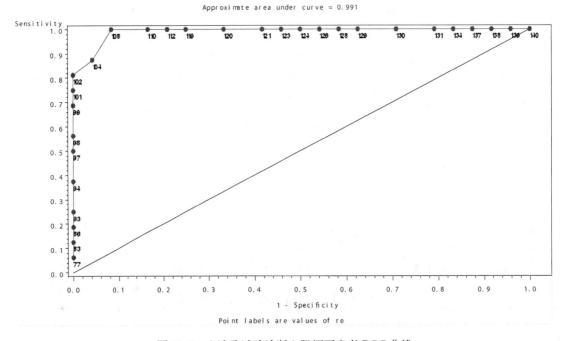

图 13.3　血清酶试验诊断心肌梗死患者 ROC 曲线

在 SAS 中计算 AUC 调用 Logistic 过程步，拟和 Logistic 方程，输出结果中的 C 统计量是 AUC。在利用 Logistic 过程步产生预测概率，利用预测概率来绘制 ROC 曲线。

宏程序见附录。

调用宏程序如下：ch13_3. sas.

**data** li13_3;

　do dis＝0 to 1;

　　input n;

　　　do i=1 to n;

```
    input re@@;output;
  end;
 end;
cards;
16
 77 83 86 93 94 94 97 97 98
 99 99 101 102 104 108 108
24
104 108 110 110 112 119 120 120 121
121 123 124 126 128 129 130 130 131
131 134 137 138 139 140
;
run;


proc logistic data=li13_3;
    model dis=re / outroc=roc1 roceps=0;
    output out=outp p=phat;
    ods output association=assoc;
    run;



    data _null_;
    set assoc;
    if label2='c' then call symput("area",cvalue2);
    run;
title "Approximate area under curve=&area";
%rocplot(outroc=roc1,
        out=outp,
          p=phat,
        id=re)
```

**程序说明：**

dis 为诊断的组别（"0"="正常人"，"1"=患者），re 为血清酶的测定值。

**输出结果：**

| Association of Predicted Probabilities and Observed Responses | | | |
|---|---|---|---|
| Percent Concordant | 98.7 | Somers' D | 0.982 |
| Percent Discordant | 0.5 | Gamma | 0.990 |
| Percent Tied | 0.8 | Tau-a | 0.483 |
| Pairs | 384 | c | 0.991 |

输出结果中的 $c$ 值即为 ROC 曲线下面积 $AUC=0.991$。

ROC 曲线通过 $(0,0)$ 和 $(1,1)$ 两点。此两点对应于敏感度为 0、特异度为 1，敏感度为 1、特异度为 0。由图 13.3 所绘制的 ROC 曲线可以看出，$AUC$ 实际上是对敏感度进行积分计算的结果，而图中的横坐标轴（1－特异度）最大有效刻度为 1，所以 $AUC$ 的大小反映了一个诊断试验的平均敏感度。$AUC$ 越大，则平均敏感度也越大，反之亦然。若将图 10.3 逆时针旋转 $90°$，此时图中 ROC 曲线之外的面积可被视作平均的 1－特异度，反过来可推论 $AUC$ 也是平均特异度。$AUC$ 越大，则平均特异度也越大，反之亦然。所以说 $AUC$ 综合评价了一个诊断实验的敏感度和特异度。如果一个诊断试验能够把患者与正常人完全区别开，即其特异度和敏感度均为 1，此时 ROC 曲线由 1－特异度＝0 和敏感度＝1 的两条直线组成，$AUC=1$。如果一个诊断试验完全不能区分患者与正常人，只能将受试者随机地判断为患者与正常人，将所得资料整理成表 13.1 格式，则 4 个单元格中数据 $a/c=b/d$。此时敏感度等于 1－特异度（即假阳性率），也就是阳性似然比＝1，所绘制的 ROC 曲线为左下角至右上角的对角线，这条线称为机会线（chance line），$AUC=0.5$。

如上所述，可通过检验总体 ROC 曲线下面积是否等于 0.5 来评价某诊断试验有无价值。前文介绍过的区间估计与相应的假设检验等价，此时可通过考察 ROC 曲线下面积的 95％可信区间是否包括 0.5 判断该诊断检验是否有价值。

建立如下假设检验：

$H_0$：总体 ROC 曲线下面积等于 0.5；

$H_1$：总体 ROC 曲线下面积不等于 0.5；

$\alpha=0.05$。

计算 $AUC$ 95％可信区间需要调用 SAS 中两条或多条 ROC 曲线下面积的比较的宏程序，可信区间估计方法为 Delong • Delong • Clarke-Pearson 的方法。具体见附录。

调用程序如下：

```
%roc(data=li13_3,
    var=re,
    response=dis);
```

**输出结果如下：**

| ROC Curve Areas and 95％ Confidence Intervals | | | |
|---|---|---|---|
| | ROC Area | Std Error | Confidence Limits |
| re | 0.9909 | 0.0087 | 0.9737 1.0080 |

本例中，ROC 曲线下面积的 95％可信区间为 $[0.97374,1]$。可信区间上限值＞1 时，取 1。

按 $\alpha=0.05$ 水准，拒绝 $H_0$，接受 $H_1$。认为该诊断试验有判断能力。

AUC 的大小反映了一个诊断试验的价值大小，一般认为：0.50～0.70 之间，诊断价值较低；0.70～0.90 之间，诊断价值中等；＞0.90，诊断价值较高。本例诊断试验的诊断价值较高。

**二、两条(多条)ROC 曲线下面积的比较**

与计量资料分析中比较两总体均数是否相同类似，实际工作中也常需对两条或多条 ROC

曲线下面积差别是否有统计学意义进行统计学检验,相应的检验假设为:

　　$H_0$:两总体的 AUC 相等;

　　$H_1$:两总体的 AUC 不等;

　　$\alpha=0.05$。

　　SAS 软件提供的宏程序使用的是 Delong・Delong・Clarke-Pearson 的方法,由于公式比较复杂,本篇不再介绍,有兴趣的读者可参阅相关文献。

　　**例 13.4**　应用甲、乙两种检查方法对 55 名某病患者、45 名正常人进行检查,数据见 SAS程序 ch13_4。

**data** li13_4;

input id diag test1 test2;

cards;

| | | | |
|---|---|---|---|
| 1 | 1 | 112.700 | 124.000 |
| 2 | 1 | 104.000 | 135.800 |
| 3 | 1 | 126.700 | 122.700 |
| 4 | 1 | 123.300 | 158.400 |
| 5 | 1 | 120.500 | 141.200 |
| 6 | 1 | 130.300 | 131.100 |
| 7 | 1 | 129.600 | 148.000 |
| 8 | 0 | 97.900 | 130.600 |
| 9 | 0 | 94.900 | 120.000 |
| 10 | 1 | 140.200 | 140.900 |
| 11 | 1 | 119.700 | 142.100 |
| 12 | 0 | 98.600 | 133.000 |
| 13 | 0 | 77.300 | 121.700 |
| 14 | 1 | 139.900 | 128.800 |
| 15 | 0 | 97.900 | 116.600 |
| 16 | 1 | 134.200 | 130.900 |
| 17 | 1 | 137.500 | 150.500 |
| 18 | 1 | 131.200 | 131.000 |
| 19 | 1 | 110.000 | 140.200 |
| 20 | 0 | 99.700 | 117.500 |
| 21 | 1 | 121.000 | 135.500 |
| 22 | 1 | 131.100 | 131.500 |
| 23 | 1 | 108.900 | 147.500 |
| 24 | 1 | 121.200 | 138.000 |
| 25 | 0 | 83.000 | 132.100 |
| 26 | 1 | 124.300 | 135.400 |
| 27 | 0 | 102.500 | 133.900 |
| 28 | 0 | 104.500 | 147.000 |

| 29 | 1 | 128.700 | 133.800 |
|----|---|---------|---------|
| 30 | 1 | 130.800 | 119.300 |
| 31 | 0 | 108.900 | 108.400 |
| 32 | 0 | 93.200 | 115.800 |
| 33 | 0 | 101.300 | 114.700 |
| 34 | 1 | 138.800 | 137.100 |
| 35 | 1 | 110.400 | 141.800 |
| 36 | 0 | 99.800 | 119.700 |
| 37 | 0 | 108.300 | 108.700 |
| 38 | 0 | 86.000 | 137.900 |
| 39 | 1 | 120.600 | 125.500 |
| 40 | 0 | 94.900 | 126.600 |
| 41 | 1 | 102.700 | 142.800 |
| 42 | 1 | 126.600 | 147.500 |
| 43 | 0 | 103.200 | 122.400 |
| 44 | 1 | 123.000 | 151.000 |
| 45 | 1 | 119.900 | 149.800 |
| 46 | 1 | 95.000 | 131.300 |
| 47 | 1 | 143.600 | 136.200 |
| 48 | 0 | 84.000 | 128.300 |
| 49 | 0 | 84.200 | 138.800 |
| 50 | 0 | 112.900 | 126.800 |
| 51 | 1 | 110.500 | 129.100 |
| 52 | 1 | 126.800 | 143.400 |
| 53 | 1 | 115.600 | 155.400 |
| 54 | 1 | 110.500 | 157.400 |
| 55 | 1 | 127.000 | 159.400 |
| 56 | 1 | 131.600 | 175.700 |
| 57 | 1 | 128.200 | 157.200 |
| 58 | 0 | 106.900 | 141.700 |
| 59 | 0 | 107.900 | 141.000 |
| 60 | 1 | 118.400 | 153.600 |
| 61 | 1 | 128.000 | 153.900 |
| 62 | 1 | 126.800 | 154.600 |
| 63 | 1 | 104.900 | 164.000 |
| 64 | 0 | 100.300 | 129.300 |
| 65 | 0 | 133.400 | 136.000 |
| 66 | 0 | 90.600 | 144.800 |
| 67 | 0 | 102.900 | 136.600 |

| 68 | 1 | 134.800 | 165.800 |
|---|---|---|---|
| 69 | 0 | 86.400 | 144.000 |
| 70 | 1 | 132.800 | 166.600 |
| 71 | 0 | 107.700 | 167.500 |
| 72 | 1 | 128.900 | 144.900 |
| 73 | 1 | 123.100 | 152.400 |
| 74 | 1 | 135.700 | 139.100 |
| 75 | 1 | 124.500 | 160.600 |
| 76 | 0 | 98.800 | 142.200 |
| 77 | 0 | 100.200 | 144.400 |
| 78 | 0 | 105.400 | 155.400 |
| 79 | 0 | 95.100 | 155.900 |
| 80 | 1 | 110.700 | 160.900 |
| 81 | 0 | 85.600 | 149.900 |
| 82 | 0 | 102.500 | 132.100 |
| 83 | 0 | 108.900 | 133.500 |
| 84 | 0 | 112.200 | 152.800 |
| 85 | 0 | 102.800 | 139.000 |
| 86 | 1 | 119.200 | 144.600 |
| 87 | 1 | 131.100 | 154.500 |
| 88 | 0 | 92.400 | 127.700 |
| 89 | 1 | 133.100 | 157.400 |
| 90 | 1 | 114.600 | 171.200 |
| 91 | 0 | 94.000 | 162.500 |
| 92 | 1 | 131.800 | 141.900 |
| 93 | 0 | 94.100 | 142.100 |
| 94 | 0 | 77.400 | 138.100 |
| 95 | 0 | 96.800 | 157.400 |
| 96 | 0 | 114.800 | 142.800 |
| 97 | 0 | 86.200 | 144.500 |
| 98 | 1 | 113.100 | 136.900 |
| 99 | 0 | 88.900 | 149.800 |
| 100 | 1 | 132.500 | 158.900 |

;
**run**;


**proc logistic** data=li13_4;

   model diag（event='1'）=test1 / outroc=or roceps=0;

```
      output out=out p=p;
      ods output association=assoc;
    run;

  data _null_;
      set assoc;
      if label2='c' then call symput("area",cvalue2);
      run;

  title2 "Approximate area under curve=&area";
  %rocplot(out=out, outroc=or, p=p, id=test1)
  title2;

  data joint;
      set _rocplot;
      length index $ 13;
      Index='test1';
    run;

  title "ROC plot for Total test2";
  proc logistic data=li13_4;
      model diag (event='1')=test2 / outroc=or roceps=0;
      output out=out p=p;
      ods output association=assoc;
    run;

  data _null_;
      set assoc;
      if label2='c' then call symput("area",cvalue2);
      run;

  title2 "Approximate area under curve=&area";
  %rocplot(out=out, outroc=or, p=p, id=test2)
  title2;

  data test2;
      set _rocplot;
      length index $ 13;
      Index='test2';
```

```
    run;

data joint;
    set joint test2;
    run;


%roc(data=li13_4,
    var=test1 test2,
    response=diag)


symbol1 i=join v=circle c=blue line=33;
symbol2 i=join v=dot c=green line=1;


proc gplot data=joint;
    title2 "Test of H₀: equal areas under curves − p=&pvalue";
    label index="Index";
    plot _sensit_ * _1mspec_=Index /
        vaxis=0 to 1 by .1 haxis=0 to 1 by .1 cframe=ligr;
    run;
    quit;
title;
title2;
footnote;
```

变量名称:id 为病例记录号,diag 为诊断的组别("0"=正常人,"1"=患者),test1 为甲检查方法的测定值,test 2 为乙检查方法的测定值。

**输出结果:**

```
        ROC Curve Areas and 95% Confidence Intervals
        ROC Area Std Error Confidence Limits
        test1   0.9467  0.0241  0.8995  0.9939
        test2   0.6788  0.0537  0.5735  0.7841


                Contrast Test Results
        Chi-Square    DF    Pr>ChiSq
        21.5438       1     <.0001
```

结论:两总体的 AUC 不等,甲检查方法的 AUC>乙检查方法的 AUC(图 13.4)。对于多个 ROC 曲线下面积的比较,SAS 命令同上,请读者自行练习。

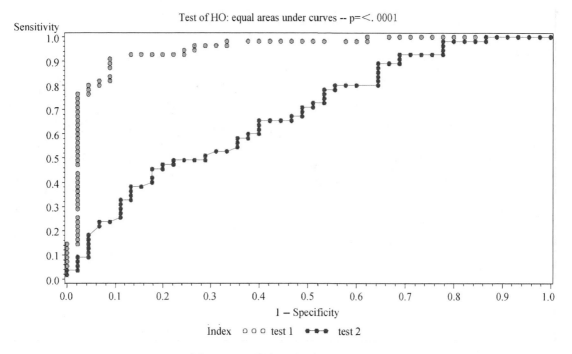

图 13.4　两种检查项目的 ROC 曲线

### 三、诊断界值的确定

人们总希望敏感度与特异度均为"1"，但实际工作中往往难以达到，故退而求其次，希望找到一个点，在以这一点作为诊断界值时，敏感度与特异度均接近"1"。由于横轴为 1-特异度，所以横轴的原点就是特异度为 1 的点，所以我们要找的点就是距 ROC 曲线图中左上角最近的点，也就是灵敏度＋特异度取得最大值时的点。

以例 13.3 甲方法为例，单独绘制 ROC 曲线如下：

诊断界值的确定由图13.5可知，距左上角最近的点坐标为 1-特异度＝0.09，敏感度＝0.909 1，确定界值＝110。

如果认为灵敏度的重要性是特异度重要性的 $\alpha$ 倍，此时可选取 $\alpha \times$ 灵敏度＋1×特异度，取最大值点，在实际应用中，可根据不同研究目的确定阈值，如果试验目的是筛查本病时，宜选在误诊率允许的范围内灵敏度较高的截断点，此时保证了漏诊率低；若试验目的为确诊本病，则宜选在漏诊率允许范围内特异度较高的截断点，此时误诊率低。

ROC 曲线不仅可以评价某种试验检查方法（不管结果是定性资料还是定量资料抑或是等级资料）的准确性，还可用于评价所建立的 Logistic 回归方程（二分类）进行判定、预测的效果。此时可将待判个体的自变量代入方程，当求出的概率 $P$ 大于界值（如 $\geq 0.6$）时，则判定该个体为某病患者，从而计算出相应的灵敏度、特异度。变换界值，可以计算出以不同概率为界值的灵敏度、特异度。以此灵敏度、特异度绘制 ROC 曲线，可以给出 Logistic 回归方程判定效果的图形化结果，更为直观。

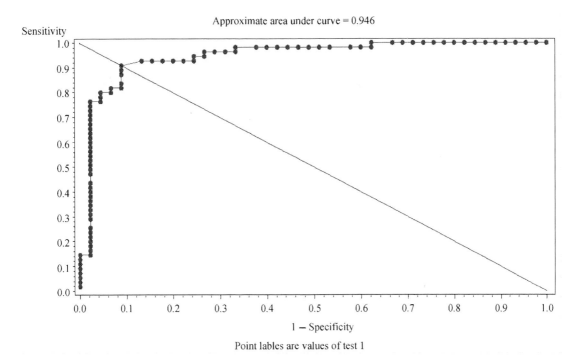

图 13.5 诊断试验诊断界值的确定

（宋艳艳）

# 第十四章 医学研究资料的统计分析策略

科学研究一般先有严谨的研究设计,按照研究方案以经济有效的方法收集有关资料。当一批资料收集完毕,数据往往看似杂乱无章,尚不能立刻回答所关注的研究问题。通过前面各章节的学习,我们已经能够理解统计学提供了整理资料、化繁为简的科学思路,它首先从繁杂的资料中归纳出几个特征数或展示为图表,再进一步进行统计学推断。研究者从简单明了而又系统的统计分析结果就可以了解批量资料中所蕴含的信息,读者一看统计分析结果就可以初步了解资料的内容及结果所代表的意义。前面各章介绍了医学研究资料的常用统计分析方法。实际上,对医学研究资料的处理常常需要综合运用多种统计方法,因此掌握正确的统计分析策略、恰当选择统计分析方法是从医学研究资料中获得可靠研究结论的保证。

## 第一节 医学研究的求真目的及统计学的作用

生物医学领域观测值的波动性往往很大,观测的数量又常常有限,这时却又要对所关注的问题作判断与决策。找专家委员会咨询? 专业圈内民主投票决定? 正如著名统计学家 C. Radhakrishna Rao 所说:"如果有什么问题要解决的话,应求助于统计学而不是某个专家委员会。比起收集少数专家的智慧来说,统计学和统计分析能力能给解决问题带来更多光明"。统计学帮助人们从设计开始就设想如何去有效收集数据(如随机化、盲法等技术)、如何从数据中提取信息、如何处理不确定性并作出风险最小化的决策,引进统计学思想必将提高科学研究活动的价值。由此可见,当人类探索事物的技术手段不断进步,统计学作为探求真理的工具必将有助于人类的认识更进一步接近所关注事物之本质。

医学研究的核心目的是精确而无偏见地描述医学现象、真实反映医学现象的客观规律,旨在把握事物本质、正确应用所认识的规律,从而防治疾病、促进健康。由于研究资源及时间所限,可以说即使最认真负责的科学家也不能结论性地证明他的成果能完全精确地描述客观世界的相应特征,可见医学科研成果对医学现象的认识必定有其时效性/暂时性,在这个意义上,所有的科学成果都可能存在错误。排除伪造(制造数据或结果)、作假(篡改数据或结果)以及剽窃等违背科研道德的有意欺骗行为所致错误外 *,我们所说的研究中的错误主要是指由于

---

   \* 由此我们可以理解经马克·吐温所引用而传播开来的英国首相 Benjamin Disraeli(1804～1881)说过的一句名言 "There are three kinds of lies: lies, damned lies, and statistics"。试想当伪劣的科研成果披上统计学粉饰的漂亮外衣后成为了医疗实践的指南时其后果的严重性(有关科学研究的负责行为参见: *Being a scientist*: *Responsible Conduct in Research*. National Academy Press,1995 以及何传启的中译本)。当然,由此也反映了对于统计的误用、滥用往往导致人们对统计学的误解与怀疑。

疏忽大意、试验条件和方法本身导致的错误和由于一些无法控制因素影响导致的错误。除了在试验过程中粗心大意等人为因素引起的差错（mistake）外，我们往往采用误差（error）来表示试验中一些已知和（或）未知因素所引起的观测值偏离真值的差异。

某些特定因素往往使实际观测值方向性、系统性、周期性地偏离客观真实值，这类错误可称之为系统误差（systematic error）或偏倚（bias）。在研究各环节中若发生偏倚，事后往往无法弥补，将会歪曲研究结论。科学研究中应当极力避免系统误差，需要注意：①研究设计是否合理？②样本选择是否有代表性？③是否保持盲法等措施以避免主观判断？④数据的采集过程是否可靠？等等。例如在临床试验中常用的随机化和盲法技术就是为了尽量减少偏倚，尽可能排除已知和未知影响因素的干扰。

受一些偶然的、不确定的、无法控制的因素的影响，实际观测值往往呈现大小、方向不一的随机变化，与系统误差相对应，我们称这种无规则波动为随机误差（random error），误差变量一般服从正态分布。有时又将随机误差细分为随机测量误差和绪论中提到的随机抽样误差。随机误差主要与试验操作者熟练程度、研究对象的变异程度、抽样方法、样本大小等有关。随机误差不可避免、无法消除，但是可以通过统计学方法进行估计。

系统误差和随机误差的区别可以血压测量为例进行说明（图14.1）。假若我们以直接动脉内测量血压为"金标准"方法，直接由动脉内测量所得舒张压值即为"真值"。平常我们用汞柱式血压计测定血压，尽管我们认认真真、操作规范，当反复测量时，所得舒张压观测值之间仍然会存在一定的差异，这就是偶然性因素导致的随机误差。而汞柱式血压计测得舒张压观测值与直接由动脉内测量所得舒张压真值之间的差异就是系统误差。

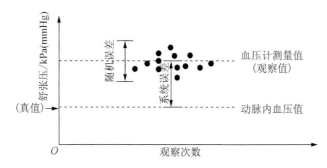

图14.1　系统误差和随机误差的区别示意图（以舒张压测量为例）

可以说系统误差是研究中的准确度（accuracy）问题或者说是真实性（validity）问题，即观测值与真值的接近的程度；随机误差是研究中的精密度（precision）问题或者说是可靠性（reliability）问题，即多次重复观测值彼此接近的程度。系统误差、随机误差和准确度、精密度之间的关系见图14.2。

统计工作采用样本统计量来推断总体参数，因而可以用统计量接近参数真值的程度来度量统计量准确度的高低；用样本中变量（指标）变异程度的大小来度量该样本精确度的高低。当试验存在严重系统误差/偏倚时，统计分析所得的误差和参数估计等结果都会是错误的。因而周密的研究设计和严格的操作过程是结果正确性的前提。统计分析的有效性首先需要确保研究方法、实施过程尽可能避免人为过失和各种偏倚，确保获取真实有效的数据，此时才有理由假设样本观测值的波动主要是由随机误差所引起，才能借助统计学分析以判断一个试验结果主要是由研究因素引起还是随机误差所致，才能排除偶然性、机遇性的干扰去揭示医学现象

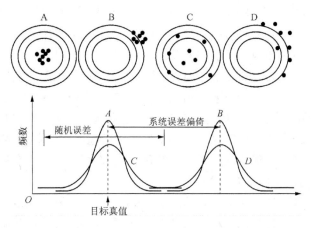

图 14.2　系统误差、随机误差及准确度、精密度的示意图

注：系统误差小则准确、有效；随机误差小则精密、可靠。

A. 既精密又准确；B. 精密但不准确；C. 不精密但"准确"（平均值）；D. 既不精密又不准确

的必然规律。当然,统计方法只是从事物的外在数量表现去推断该事物可能的规律性,它本身不能说明何以会有这个规律性,这是各医学专门学科的任务。

# 第二节　医学研究资料的统计分析步骤

在排除了系统误差的干扰,获取了有效的研究数据后,就可进行具体的数据统计分析过程,目标是判断研究结果是偶然性所致还是本质规律的反映。医学研究资料的统计分析大致可分为如下 4 个步骤:资料整理、统计描述、统计推断和结果表达。

## 一、资料整理

资料收集完毕后先进行数据的核查,合理处理异常观测值(outliers)和缺失值(missing)。数据登记时注意避免誊写错误,研究资料进行量化编码后录入数据库时注意避免数据录入差错。一般情况下,收集的原始数据可能为表 14.1 的形式,为符合统计分析需要应当整理成如表 14.2 的数据库结构,每一观测对象(observation)为一行,称为一个记录(record),每个指标占一列称为一个变量(variable)。建议变量名用英文字母表示,资料量化后尽量用数值表示,以方便数据录入及后续利用统计软件进行分析。

表 14.1　某药物临床试验源数据

| ID | 姓名 | 性别 | 年龄 | 疗法 | … |
|---|---|---|---|---|---|
| 001 | 张三 | 女 | 23 | A 药 | … |
| 002 | 李四 | 女 | 34 | B 药 | … |
| 003 | 王五 | 男 | 25 | B 药 | … |
| 004 | 赵六 | 男 | 56 | A 药 | … |
| 005 | 孙七 | 女 | 47 | A 药 | … |
| 006 | 钱八 | 男 | 28 | B 药 | … |
| 007 | 刘九 | 女 | 39 | A 药 | … |
| … | … | … | … | … | … |

表 14.2　临床试验数据库结构

| ID | sex | age | group | … |
|---|---|---|---|---|
| 001 | 0 | 23 | 1 | … |
| 002 | 0 | 34 | 2 | … |
| 003 | 1 | 25 | 2 | … |
| 004 | 1 | 56 | 1 | … |
| 005 | 0 | 47 | 1 | … |
| 006 | 1 | 28 | 2 | … |
| 007 | 0 | 39 | 1 | … |
| … | … | … | … | … |

## 二、统计描述

描述性统计分析是统计检验的基础,能提供数据的大致轮廓,不论在最后的研究报告中描述性统计分析的结果占多大的比重,它都是实际的资料分析过程中的起点。它为选择进一步的分析方法如选择合理的变量提供重要的信息。

所以,第1步应当考察资料数据的分布特点。计数资料或等级资料可以进行频数列表、计算率、百分比或构成比等。计量资料按照控制因素或分组因素分组计算基本统计量,如均数、中位数、四分位数间距、标准差、变异系数、标准误等。通过统计量的计算或探索性图示(如茎叶图、直方图、盒式图等),可以进一步发现原始资料中的错误,基本了解资料的性质,明确进一步统计分析的方向。

忽略必须的描述性统计分析往往是导致统计方法应用不当的原因。教材中介绍的多数分析方法需要满足:数据相互独立、正态分布、方差齐性。应当检验数据是否满足特定统计分析方法的条件要求等。例如,计算算术均数前应考察资料数据是否基本上呈对称分布,进行成组设计的方差分析前判断各组的总体方差是否相等。有必要时针对数据特点采取相应的数据变换方法以满足正态分布、方差齐性要求。

## 三、统计推断

选择和运用恰当的统计分析方法对资料数据做进一步的详细分析,统计分析方法的具体选用情况见下一节。如对结局指标计算参数估计的95%置信区间,均数差异的比较时依据数据特点进行参数法中的 $t$ 检验或方差分析、非参数法中的秩和检验,两变量的相互关系做相关、回归分析等。统计推断的结论主要依据是假设检验所得的 $P$ 值。应当注意,目前许多医学刊物论文发表时要求作者除了报告 $P$ 值外,应同时给出点估计、区间估计和检验统计量的具体数值。需要重视区间估计的意义而不能仅仅将注意力集中于是否" $P \leqslant 0.05$ "。

## 四、结果表达

将统计分析的结果清楚简明地表达出来,为进行专业分析讨论提供清晰的统计学背景支撑。实验性基础研究与临床或人群研究的结果表达往往各有特点,各专业期刊杂志也各自有其认可的范式。一般情况下,统计分析的结果常常可用统计表或统计图的形式来表达,下一章将进一步详细讨论。

需要注意的是,结果表达应当与材料与方法中的统计学分析等部分相呼应,良好的研究结果报告不仅仅是数据的罗列,从试验设计到具体实施以及统计分析等等都应当明晰表述。如果发表的文章遗漏了方法学的关键部分,读者就无从知道研究的具体实施情况。例如,报告不充分的随机对照试验会导致不恰当地评估治疗效果。方法学调查表明,不恰当的报告及试验设计将使治疗措施的效果产生偏倚。为了提高随机对照试验报告质量,20 世纪 90 年代中期,国际临床试验者、统计学家、临床流行病学家和生物医学编辑们共同制定了一项声明简称为 CONSORT(Consolidated Standards of Reporting Trials)的试验报告统一标准。CONSORT 声明由一个核对清单和一个流程图组成。这一指导文件提供了一整套建议,为临床研究者提高随机对照试验报告质量提供了指南,使得评价和解释随机对照试验结果更方便。许多优秀期刊和重要国际性编辑组织已经采用 CONSORT 声明,而且该声明在不断修订完善。CONSORT 声明的说明和详述文件可在www. consort-statement. org 免费下载。

# 第三节　统计分析方法的正确选用

不同的统计分析方法都有其各自的应用条件和适用范围。一般而言,我们在选用统计分析方法时,必须根据医学研究目的、资料的设计类型和性质、样本的大小以及分析过程中所遇到的各种实际情况等,并结合相关专业知识来恰当地选择和运用,这样才能做出正确的、符合客观实际的结论。即在应用统计方法时全面周密地考虑全部有关材料,要把统计学知识和其他有关专业知识紧密结合起来,才能更好地发挥统计这一工具的作用。

选择统计分析方法时需要考虑 6 个方面的问题:第一,反应变量是单变量、双变量还是多变量;第二,要分析的资料属于哪种类型,是定量资料、计数资料还是等级资料;第三,资料的设计类型,是完全随机设计、配对设计、随机区组设计还是其他的设计类型;第四,资料是单一样本、两组样本还是多组样本;第五,影响因素是单因素还是多因素;第六,资料是否满足拟采用统计分析方法的应用条件,必要时可进行变量变换。

## 一、单变量计量资料的统计分析

单变量计量资料的统计分析思路见图 14.3a~c,可见,统计分析方法的选用必须要与资料的设计类型、资料性质等相匹配。

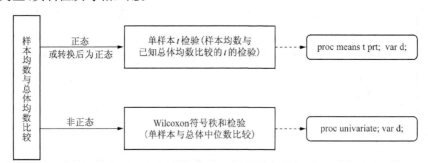

图 14.3a　单变量计量资料的分析思路示意图(1)

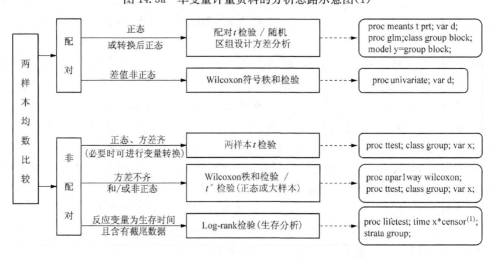

图 14.3b　单变量计量资料的分析思路示意图(2)

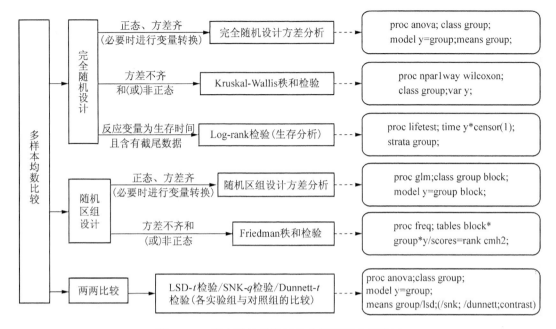

图 14.3c　单变量计量资料的分析思路示意图(3)

**（一）样本均数与已知总体均数的比较**

进行该类资料的统计分析前需考虑的方面为：

（1）反应变量是单变量。

（2）要分析的资料为定量资料。

（3）样本均数与已知总体均数的比较。

（4）资料是否服从正态分布。若服从正态分布，则选用单样本 $t$ 检验；若不服从，则考虑进行变量变换或选用非参数的统计检验方法。

**（二）配对样本均数比较**

进行该类资料的统计分析前需考虑的方面为：

（1）反应变量是否是单变量。

（2）要分析的资料是否为定量资料。

（3）配对设计的样本均数比较。

（4）资料是否服从正态分布。若服从正态分布，则选用配对 $t$ 检验；若不服从，则考虑进行变量变换或选用配对的秩和检验。

**（三）两样本均数的比较**

进行该类资料的统计分析前需考虑的方面为：

（1）反应变量是否是单变量。

（2）要分析的资料是否为定量资料。

（3）完全随机设计的两样本均数比较。

（4）资料是否服从正态分布、方差是否相等。若资料满足正态分布和方差相等的条件，则选用两样本均数比较的 $t$ 检验；若不满足，则考虑进行变量变换或选用两样本均数比较的秩和检验。

**（四）多个样本均数的比较**

单变量的多个样本($k>2$)均数的比较,常可分为两种情况:完全随机设计的单因素比较和随机区组设计的两因素比较。

1. 完全随机设计的单因素方差分析

如果各组样本数据服从正态分布,而且方差相等,则选用单因数方差分析(one-way ANOVA);若各组样本数据不满足以上条件,则可选用成组设计多样本的秩和检验(kruskal-wallis test)。若统计检验的结果有统计学意义,则往往还需进行均数之间的两两比较,如 LSD-$t$ 检验、SNK-$q$ 检验、Dunnett-$t$ 检验等。

2. 随机区组设计的两因素比较方差分析

该类资料涉及两个分组因素,一个是处理因素,另一个是区组因素。如果资料数据服从正态分布并且方差相等,则选用随机区组设计的两因素比较方差分析;如不满足以上条件,则采用随机区组设计资料的秩和检验(Friedman test)。

3. 其他类型资料的方差分析

如重复测量设计资料的方差分析,在该类资料中,同一受试对象在不同时点的观察值之间彼此不独立,可视为有多个反应变量;若资料数据服从正态分布并且方差相等,则可选用广义线性模型的方差分析,如不满足以上条件,则选用非参数方法。

**二、单变量计数资料的统计分析**

单变量计数资料的统计分析思路见图 14.4a～b 所示。

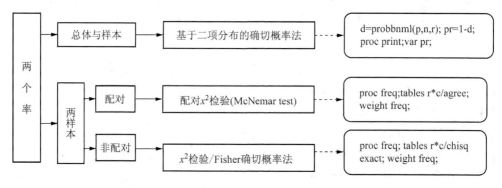

图 14.4a　单变量计数资料的分析思路示意图(1)

**三、单变量等级资料的统计分析**

单变量等级资料的统计分析思路见图 14.5。

若为两组配对等级资料的比较,可选用 Wilcoxon 符号秩和检验;若为成组设计的两样本等级资料的比较,可选 Wilcoxon 两样本比较的秩和检验;若为成组设计的多样本等级资料的比较,可选用 Kruskal-Wallis 秩和检验。

**四、双(多)变量资料的统计分析**

双(多)变量资料的统计分析思路见图 14.6。

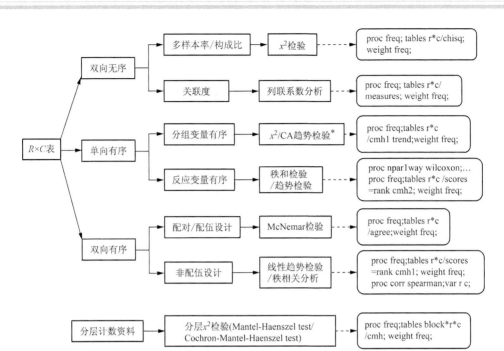

图 14.4b 单变量计数资料的分析思路示意图(2)

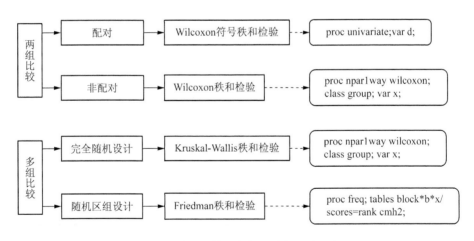

图 14.5 单变量等级资料的分析思路示意图

**（一）两变量的相关关系分析**

若两变量服从双变量正态分布,可选用 Pearson 直线相关分析;若不服从双变量正态分布或是等级资料,可选用 Spearman 秩相关分析。

**（二）两变量的回归关系分析**

若两变量的关系呈线性关系,可选用直线回归分析。若两变量的关系呈曲线关系,可按曲线类型作相应曲线回归分析,如指数曲线、多项式曲线、生长曲线等,也可进行曲线直线化变换,还可选用非线性回归分析方法。

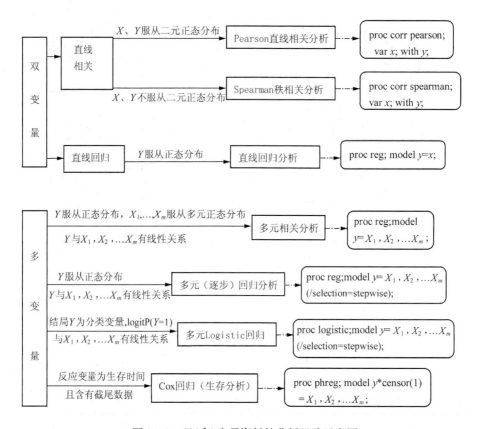

图 14.6　双(多)变量资料的分析思路示意图

（三）多变量的相关关系分析

若 $Y$ 服从正态分布，$X_1, X_2 \cdots X_m$ 服从多元正态分布，并且 $Y$ 与 $X_1, X_2 \cdots X_m$ 有线性关系，可选用多元相关分析。

（四）多变量的回归关系分析

若 $Y$ 服从正态分布，同时 $Y$ 与 $X_1, X_2 \cdots X_m$ 有线性关系，可选用多元（逐步）回归分析。

# 第四节　统计分析中其他有关事项

## 一、事件的独立性

我们学习的各种统计方法基本上都需要满足独立性条件。独立性的定义是对任意事件 A 和 B，若 $P(AB) = P(A) \cdot P(B)$，则称 A、B 是独立的。

实际问题中，两事件是否独立常常是由概率统计以外的专业知识来进行判断。我们常常由试验方式来判断试验的独立性，由试验的独立性来判断事件的独立性。即依据问题的实质，直观上从某一事件的发生是否影响另一事件的发生来判断。例如，随机入组的两名患者在相同医疗条件下进行治疗，"甲治愈与否"与"乙治愈与否"互不影响，这样就可以说甲治疗与乙治疗结局的两事件是相互独立的。如果对实际问题中的事件还难以判断它们是否独立，则需要通过已知的资料进行统计学分析（请参见有关文献）。

尽管大多数医学研究资料都满足独立性条件,然而,若没有一定的把握不要贸然断定研究数据满足独立性条件。例如,常规致畸试验是通过动物实验评价受试动物的胚胎/胎仔毒性和致畸性,是对外来化学物进行安全性评价不可缺少的项目之一。而致畸试验数据存在"窝效应"(litter effects):由于遗传因素、宫内发育环境和化学物代谢环境相似,与异窝胎仔相比,同窝胎仔之间对毒性作用发生某反应的概率趋于相同,即同窝内数据为聚集性数据(cluster-correlated data),这就是一种常见的非独立数据。结果分析中,假如简单忽略数据的窝内相关性是有风险的:由于同一孕鼠所产 $k$ 个胎仔的观测值之间存在共性,它们所提供的信息不及 $k$ 个独立的来自不同孕鼠所产胎仔的观测值所提供的信息,当窝内相关性越大,其信息量越少。这类聚集性数据均数的标准误要比独立数据的标准误大。因此,若直接采用传统的基于各观察独立性(independently identically distributed)条件的统计分析方法,当用传统线性模型方法计算相应指标就会夸大信息量,增加犯Ⅰ类错误的概率,即假阳性的机会增大,降低试验的有效性。

医学研究中还有许多非独立数据,例如:纵向的多次随访研究、对同一受试对象的同一观察指标在不同时间/环境下多次重复测量、多阶段整群抽样调查等数据。当采用常规统计方法处理这类数据时,是以损失部分信息为代价的,更有甚者会导致错误的结论,将科研结论引入歧途。针对这类数据的特殊统计学方法有广义估计方程(GEE)、多水平/混合效应模型等内容(请参阅陈峰、余松林等教授的有关著述)。

## 二、假设检验与置信区间

通过前面章节各种统计学方法的介绍,读者已经熟悉了假设检验的特点和过程,下面着重介绍置信区间的特点和两者之间的关系。

（一）置信区间的特点

(1) 置信区间包含了较多附加信息:如图 14.7("Δ"为实际意义界限)所示,图中 1、2、3 的资料若进行假设检验,则 $P > \alpha$,研究结果都是没有统计学意义,然而三者有区别,如第 3 种情况虽然没有统计学意义但是可能有实际意义,有必要进一步实施加大样本含量的确证性研究,而第 2 种情况既没有统计学意义又没有实际意义,而且置信区间较窄,提示可能没有进一步开

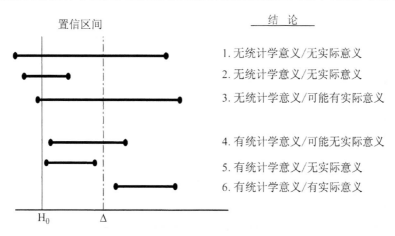

图 14.7　统计学推断中置信区间所提供的信息示意图

展同类研究的必要。图中 4、5、6 的资料若作假设检验则 $P<\alpha$，研究结果都是有统计学意义，然而三者也有区别，其中第 5 种情况虽然有统计学意义但无实际意义。总之，研究结论要从多方面综合考虑，不能单纯依靠统计学假设检验结果是否 $P\leqslant0.05$ 而草率定论了事。

（2）置信区间形象直观：例如，临床试验常见的 3 种比较类型：优效、等效、非劣效性检验，使用假设检验方法表述和统计学检验时较繁琐，而且单侧双侧界值的选择要恰当，以两样本均数比较为例（$\mu_T$、$\mu_C$ 分别为试验组、对照组均数）：

优效性试验[*]：$H_0: \mu_T \leqslant \mu_C$   $H_1: \mu_T > \mu_C$

$$t = \frac{\bar{x}_1 - \bar{x}_2}{\sqrt{s_c(1/n_1 + 1/n_2)}} \tag{14-1}$$

等效性试验：$H_0: |\mu_T - \mu_C| \geqslant \Delta$   $H_1: |\mu_T - \mu_C| < \Delta$

$$t = \frac{\Delta - |\bar{x}_1 - \bar{x}_2|}{\sqrt{s_c(1/n_1 + 1/n_2)}} \tag{14-2}$$

非劣效性试验：$H_0: \mu_C - \mu_T \geqslant \Delta$   $H_1: \mu_C - \mu_T < \Delta$

$$t = \frac{\Delta - |\bar{x}_1 - \bar{x}_2|}{\sqrt{s_c(1/n_1 + 1/n_2)}} \tag{14-3}$$

注意：式 14-2 与式 14-3 检验采用的界值不同。

当采用置信区间法表达就显得直观明了，计算出置信区间后如图 14.8（$\Delta$ 为临床意义界值），可以得出相应的结论。

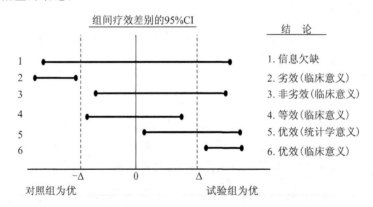

图 14.8　临床试验 3 种常见比较类型：优效、等效和非劣效的置信区间示意图

（二）假设检验和置信区间之间的关系

（1）两者直观上有一定差异：假设检验是依据 $H_0$ 建立理论分布，再来判断实际观察值是否小概率事件；区间估计则是把观察值视为最可能的目标真值的取值（点估计），再以它为中心在一定置信度水平下建立一个区间范围。

（2）两者结果是一致的（来自于同一不等式）：两者用的是同一个样本、同一个统计量，因而可由区间估计问题转换成假设检验问题，也可由假设检验问题转换成区间估计问题。这种互相转换形成了区间估计与假设检验的对偶性。因此必要时也可使用置信区间进行假设检验：只要看看 $H_0$ 中的理论值是否落在置信区间中就可以了。例如：

---

\* 当采用"两步法"来确定优效性时也可以设定 $H_0: \mu_T = \mu_C$ 及 $H_1: \mu_T \neq \mu_C$，即拒绝 $H_0$ 后且 $\mu_T > \mu_C$。

（ⅰ）在配对 $t$ 检验中,在 $\alpha$ 水平下双侧检验拒绝无效假设 $H_0: d=0$,当且仅当 $(1-\alpha)$ 100%置信区间中不包含 0。即 $d$ 值的 95%CI 若不包含 0 就等价于假设检验结果 $P<0.05$。

（ⅱ）病例—对照研究中,在 $\alpha$ 水平下双侧检验拒绝无效假设 $H_0: OR=1$,当且仅当 $(1-\alpha)$ 100%置信区间中不包含 1。即 $OR$ 值的 95%CI 若不包含 1 就等价于假设检验结果 $P<0.05$。

（3）置信区间和假设检验可以相互补充:假设检验得到的 $P$ 值反映了仅仅由于偶然性得到目前实际观察结果的可能性,可以较精确地说明结论的概率保证,但是 $P$ 值不能反映效应的大小。置信区间虽然有前述特点,但它只能告诉我们在 $\alpha$ 水准上有无统计学意义,不能像 $P$ 值那样提供精确的概率来表明下研究结论的可靠程度的高低。综合起来看,置信区间和假设检验两者结合起来表达研究结果将会提供更丰富的信息。

注意:当 $P<\alpha$,我们说研究结果有统计学意义,英文为"statistically significant",significant 这个词在统计学中是指概率低到足以拒绝的程度,有其精确的数学涵义。不要将"差异显著"误解为相差很大或非常大,也不能认为在专业上一定就有重要或很重要的价值。统计学"显著"与临床意义"显著"有着不同的语意[*]。

### 三、多重性问题

在方差分析一章已经提到在均数的多重比较时随着比较的次数的增多,Ⅰ类错误的概率就会增大,这是多重性问题(problems of multiplicity)的来源之一。以临床试验为例,多重性问题常见的来源有下列几种:①一项研究同时需要关注多个结局(如疗效评估同时考虑数个指标),有多个组别进行组间比较;②数据收集过程中多次期中分析(interim analysis);③亚组间多重比较;④协变量调整和交互作用分析等。

在对待多重性问题上,确证性研究(confirmatory study)要比探索性研究(exploratory study)要求严格。处理这类多重性问题的原则有:①预先计划进行多重比较;②限制比较的次数;③多重比较时采用更严格的界值标准;④多重比较须在生物学上言之有理等。一般情况下,处理多重性问题是围绕控制整个比较过程的假阳性错误即总的Ⅰ类错误发生率(experiment-wise error rate 或者 family-wise error rate)。最简便易行的一种常用方法是 Bonferroni 技术。该法可以独立于所采用的检验统计量而通过调整显著性水平来控制 family-wise error rate:如果有 $c$ 次比较,总的Ⅰ类错误发生概率要控制在 $\alpha$,则每次比较在 $\alpha/c$ 检验水准下进行检验。为了提高功效,还有一些 Bonferroni 技术的改进方法如序贯 Bonferroni 程序(Sequential Bonferroni)。例如 Hochberg 在 1988 年提出一种校正方法:所有比较中最大的 $P$ 值在 $\alpha$ 水平进行检验,如果有统计学意义,则同时拒绝所有其他的检验;否则在 $\alpha/2$ 水平下进行下一个 $P$ 值的检验等,相对而言,该方法有较高的效率。

当有大量比较时,基于 $P$ 值的校正方法显得保守,检验效能太低,以致于实验研究人员在实际工作中较少运用。例如,后基因组时代,生命科学研究产生大量的生物信息,面对复杂系统及大型数据,多重比较的数目成百上千,传统的 Neyman-Pearson 假设检验架构、由控制Ⅰ类错误所衍生的一些方法可能不再适用。于是有贝叶斯方法的运用以及"generalized family-wise error rate"、"false discovery rate"和"fasle coverage rate"等概念与方法的产生。如

---

[*]　为此国内医学统计学家主张将"the difference is statistically significant"翻译为"差别具有统计学意义",而非"差别显著",以免与临床意义上的"差别显著"混淆。

Benjamini 和 Hochberg 所提出的方案是检验控制伪发现率（false discovery rate，FDR），FDR 是在所有拒绝 $H_0$ 的假设检验结果中发生错误的期望比例。感兴趣的读者可以参考并跟踪有关文献报道。实际上，多重性问题一直是统计学界探讨的热点问题，基于现实数据分析需求和随着统计技术的演进，必定会催生一些新的统计学思想和方法。

（刘丹萍　王炳顺）

# 第十五章 医学研究资料的结果表达

医学研究资料的结果常采用统计表（statistical table）和统计图（statistical graph）的形式表达，它们的应用非常广泛。统计表将统计分析的变量及其统计指标用表格的形式表达出来。统计图是用点、线、条、面等各种形式表达统计数据及其分析结果。合理的统计表使数据条理化和系统化，可简明明了地表达统计数据和分析结果，便于计算、分析和比较。合理的统计图可形象地表达数据和分析结果，将事物间的数量关系更直观地反映出来，但与统计表比较而言，统计图对数量的表达较粗糙。在实际中，统计表和统计图常一起使用。

## 第一节 常用统计表

### 一、统计表的基本结构

（一）标题

统计表的总名称，对表的主要内容进行高度概括，一般包括资料的时间、地点、对象和主要统计指标，放置于表上方。

（二）标目

一般包括横标目和纵标目。横标目位于表头的左侧，说明表格中各行数字的意义；纵标目位于表头的右侧，说明表格中各列数字的意义。

（三）线条

线条不宜画得过多，一般画 3 条线，即表格的顶线、底线和纵标目下横线。部分表格另在合计上方或在两重纵标目之间画一短横线，以便区别。其他竖线和斜线一般都省去。

（四）数字

用阿拉伯数字表示。同一指标的小数位数应保持一致且位置要对齐。表内不留空格，数值为 0 则记为"0"，无数字用"—"表示，缺失数字用"…"表示。

### 二、编制统计表的原则

编制统计表时，要遵循 3 条基本原则。首先是重点突出，即一张统计表一般只包括一个中心内容，避免用一个复杂的大表来表达过多的内容。如内容较多，可考虑将不同的指标和内容用不同的表格来表示。其次，要注意主谓分明，层次清楚，即标目的安排和分组要符合逻辑，便于进行分析比较。第三，统计表应简单明了，文字、数字和线条都应尽量精练，不要重复使用单位符号。

### 三、统计表的种类

按分组变量的多少统计表可分为简单表（simple table）与组合表（combinative table）。

简单表只有一个分组变量(表 15.1),分组变量为年份,可比较某省不同年份的门诊费用;组合表又称复合表,有两个或两个以上的分组变量(表 15.2),分组变量包括年份和地区,可比较某省不同年份、不同地区的门诊费用。为便于理解,一张表内分组变量最好不超过 3 个。

**表 15.1 1993、1998、2003 年某省的门诊费用/元·人次⁻¹**

| 年　份 | 门诊费用 |
|---|---|
| 1993 | 33 |
| 1998 | 35 |
| 2003 | 66 |

**表 15.2 1993、1998、2003 年某省不同地区的门诊费用/元·人次⁻¹**

| 年　份 | 地　区 | |
|---|---|---|
| | 城　市 | 农　村 |
| 1993 | 49 | 22 |
| 1998 | 65 | 25 |
| 2003 | 120 | 50 |

### 四、误表实例与分析

**例 15.1** 指出表 15.3 的不足之处,并加以修改。

**表 15.3 两地农村已婚育龄妇女的患病情况**

| 疾　病 | 地　区 | 调查人数 | 患病率 | |
|---|---|---|---|---|
| | | | 例　数 | 百分比/% |
| 宫颈炎 | 甲 | 1 055 | 591 | 56.02 |
| | 乙 | 958 | 745 | 77.77 |
| 阴道炎 | 甲 | 1 055 | 217 | 20.57 |
| | 乙 | 958 | 246 | 25.68 |
| 盆腔炎 | 甲 | 1 055 | 38 | 3.60 |
| | 乙 | 958 | 78 | 8.14 |

表 15.3 旨在说明甲乙两地农村已婚育龄妇女宫颈炎、阴道炎、盆腔炎的患病情况。该表存在的主要不足之处是:标题不明确;主、谓语位置颠倒;标目组合重复,甲和乙及其调查人数多处出现;总标目(患病率)错误;误用"百分比"来代替"患病率";此外,该表使用的线条过多。可修改如表 15.4 所示。

**表 15.4 甲乙两地农村已婚育龄妇女 3 种疾病的患病情况(修改表)**

| 地区 | 调查人数 | 宫颈炎 | | 阴道炎 | | 盆腔炎 | |
|---|---|---|---|---|---|---|---|
| | | 患病人数 | 患病率/% | 患病人数 | 患病率/% | 患病人数 | 患病率/% |
| 甲 | 1 055 | 591 | 56.02 | 217 | 20.57 | 38 | 3.60 |
| 乙 | 958 | 745 | 77.77 | 246 | 25.68 | 78 | 8.14 |

**例 15.2** 指出表 15.5 的不足之处,并加以修改。

**表 15.5 复方猪胆胶囊对两种类型老年性慢性气管炎病例的疗效观察**

| 分度及疗效 \ 分型 | | 单纯性慢性气管炎 | | | 喘息性慢性气管炎 | | |
|---|---|---|---|---|---|---|---|
| 分度 | 度别 | 重 | 中 | 轻 | 重 | 中 | 轻 |
| | 例数 | 136 | 54 | 31 | 93 | 56 | 33 |
| 疗效 | 指标 | 治愈 | 显效 | 好转 | 无效 | 治愈 | 显效 | 好转 | 无效 |
| | 例数 | 60 | 98 | 51 | 12 | 23 | 83 | 65 | 11 |
| | 小计% | 95% | | 5% | | 94.0% | | 6.0% | |
| 合 计 | | 94.4% | | | | | | |

　　表 15.5 旨在说明两类老年性慢性气管炎病例的病情和疗效。该表存在的主要不足之处是：标题过于繁琐；主、谓语位置不合理；标目组合重复，度别(重、中、轻)和指标(治愈、显效、好转、无效)重复出现，层次乱；小数位数不统一；小计和合计的意义不明确；表内线条过多。可修改如表 15.6 所示。

**表 15.6 复方猪胆胶囊治疗老年性慢性气管炎的疗效(修改表)**

| 类　型 | 病例数 | 病　情 | | | 疗　效 | | | | 有效率/% |
|---|---|---|---|---|---|---|---|---|---|
| | | 重 | 中 | 轻 | 治愈 | 显效 | 好转 | 无效 | |
| 单纯性 | 221 | 136 | 54 | 31 | 60 | 98 | 51 | 12 | 94.6 |
| 喘息性 | 182 | 93 | 56 | 33 | 23 | 83 | 65 | 11 | 94.0 |
| 合　计 | 403 | 229 | 110 | 64 | 83 | 181 | 116 | 23 | 94.3 |

# 第二节　常用统计图

## 一、统计图的基本结构

**(一)标题**

与统计表类似，统计图用标题来高度概括图资料来源的时间、地点以及主要内容。标题应简明扼要，其位置一般在图的下方中央，同时注意标题前要标注图形的编号。

**(二)图域**

即绘制图形的空间，图域的纵横比例一般以 5∶7 或 7∶5 为宜。

**(三)标目**

如图形以横轴和纵轴为坐标绘制，一般以两轴交点为起点，绘制在第一象限。横轴的下方和纵轴的左侧应分别放置横标目和纵标目，表明横轴和纵轴所代表的指标，并注明度量衡单位。

**(四)刻度**

指在横轴和纵轴上的坐标。横轴刻度由左向右，纵轴刻度自下向上，按从小到大的顺序排列，间隔应适宜。

（五）图例

当一张统计图内表达不同事物和对象的统计量时，须用不同的线条和颜色来表示。此时，通常需要用附图例来说明这些线条和颜色所代表的事物。图例的位置一般在图下方或图的右上角空隙处。

## 二、绘制统计图的一般原则

绘制统计图的一般原则是：合理、准确、简明和协调。首先，应根据资料的性质与分析目的正确选用适当的统计图形。如描述某连续性变量的频数分布宜选用直方图，分析、比较不连续的或独立的多个类别或组的统计量时宜选用条图，描述或比较事物内部的构成情况时宜选用圆图或百分比条图，要表达某指标随某连续性变量如时间的变化而变化的趋势时可选用线图等。其次，应尽可能形象地表达出统计指标的数量关系。最后，绘制图形应注意准确、美观、协调，给人以清晰的印象。

## 三、常用统计图

常用的统计图包括条图、圆图和百分比条图、线图、直方图、散点图、箱式图、统计地图等。

（一）条图

条图（bar chart）又称直条图，是用等宽度直条的长短来表示某统计指标的数值大小和它们之间的对比关系。适用于独立的或离散变量的多个类别或组的相同指标的比较。指标数值既可以是绝对数，也可以是相对数。常用的条图有单式条图和复式条图两种：①单式条图，具有一个统计指标、一个分组因素；②复式条图，具有一个统计指标、两个分组因素。

条图绘制的主要要点

（1）通常横轴安排相互独立的事物，纵轴表示欲比较指标的相应数值，直条竖放；当分析的事物较多时，可将直条横放，此时纵轴安排相互独立的事物，横轴表示欲比较指标的相应数值。

（2）各直条的宽度应相等，间隔一般与直条等宽或为其一半，不能相隔过窄或过宽。

（3）直条尺度必须从"0"开始，且要等距，否则会改变各对比组间的比例关系。

（4）各直条的排列可按指标值的大小顺序排列，也可按分组的自然顺序排列。

**例 15.3** 某地区 1993 年、1998 年、2003 年居民的 2 周患病率比较情况见表 15.7。根据该表绘制的直条图如图 15.1。

该图按年份进行分组，为单式条图。

表 15.7 1993、1998、2003 年某地居民 2 周患病率

| 年 份 | 2 周患病率/‰ |
|---|---|
| 1993 | 140.1 |
| 1998 | 149.8 |
| 2003 | 143.2 |

**例 15.4** 某地区 1993 年、1998 年、2003 年不同性别居民的 2 周患病率比较情况见表 15.8。根据该表绘制的直条图如图 15.2。

该图按年份和性别两个因素分类，为复式条图。

表 15.8 1993、1998、2003 年某地不同性别居民 2 周患病率

| 年 份 | 患病率/‰ | |
| --- | --- | --- |
| | 男 性 | 女 性 |
| 1993 | 128.4 | 151.9 |
| 1998 | 136.2 | 164.1 |
| 2003 | 130.4 | 155.8 |

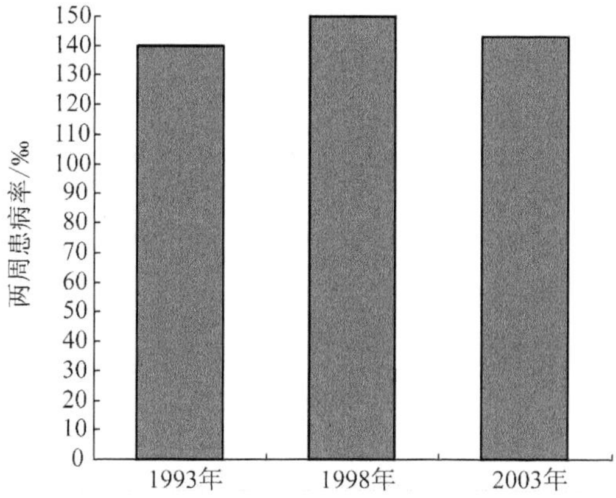

图 15.1 1993、1998、2003 年
某地居民 2 周患病率

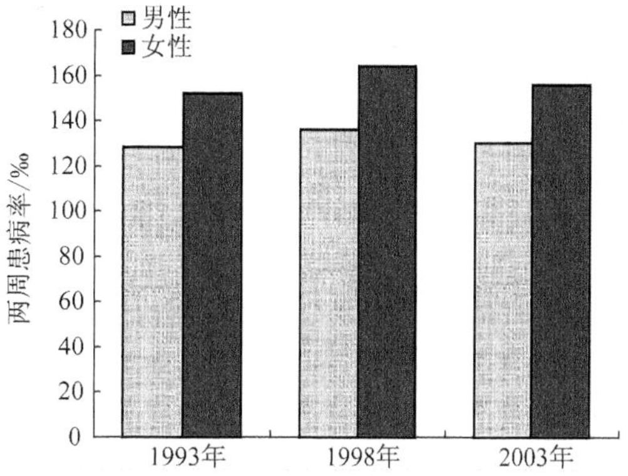

图 15.2 1993、1998、2003 年
某地不同性别居民 2 周患病率

**（二）圆图和百分比条图**

圆图（pie chart）和百分比条图（percent bar chart）都用于表示全体中各组成部分所占的比重。前者以圆的总面积表示事物的全部，以圆内各扇面的面积代表事物内部各组成部分所占的比重。后者以某一矩形条的总长度表示事物的全部，将该矩形条分割成不同长度的段来表示各组成部分所占的比重。

圆图绘制的主要要点：

（1）以圆形的全面积为 100%，1% 相当于 3.6°角的面积，以各组成部分所占的构成百分比数乘以 3.6°即得各组成部分扇面的角度数。

（2）各扇面的排列，一般从相当于时钟 12 点处位置作为起点，按角度数从大到小，沿顺时针方向依次排列，注意其他项排最后。

（3）不同扇面用不同的纹理或颜色区别，同时需要用图例说明各种纹理或颜色代表的类别；当分类较少或空间足够时，也可将分类的标目及其构成比直接标注在图域中。

（4）如要比较两种或多种相似的资料，对应的两个或多个圆的直径应相等，同时每个圆内各组成部分的排列顺序应该保持一致。

百分比条图绘制的主要要点：

（1）以矩形条的总长度为 100%，长条中各段的长度代表各组成部分的构成百分比。

（2）各段的排列，按其长度从大到小或类别的自然顺序依次排列，其他项放最后。

（3）不同的段用不同的纹理或颜色区别，在各分段上标出对应的构成百分比数。

（4）如要比较两种或多种相似的资料，对应的两个或多个矩形条的长度和宽度应相等，在同一起点上平行排列，各矩形条之间的空隙一般为矩形条宽度的一半。

**例 15.5** 某省 15 岁及以上居民自身健康状况评价构成情况如表 15.9 所示。根据该表

绘制的圆图见图 15.3,绘制的百分比条图见图 15.4。

表 15.9　某省城市和农村 15 岁及以上居民自身健康状况评价构成情况/%

| 自评结果 | 城　市 | 农　村 |
|---|---|---|
| 很好 | 30.59 | 37.49 |
| 好 | 34.98 | 35.34 |
| 一般 | 25.28 | 17.99 |
| 差 | 6.48 | 6.54 |
| 很差 | 2.68 | 2.65 |

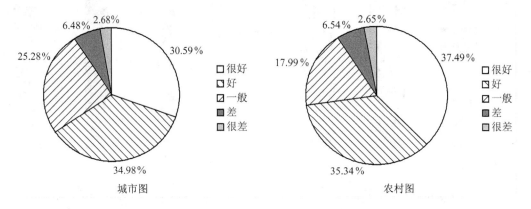

图 15.3　某省城市和农村 15 岁及以上居民自身健康状况评价构成情况

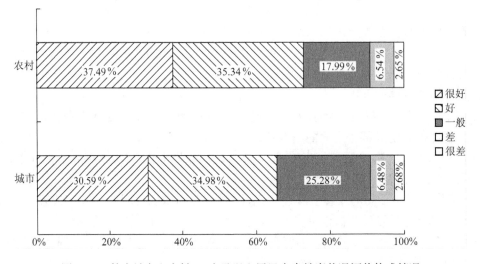

图 15.4　某省城市和农村 15 岁及以上居民自身健康状况评价构成情况

（三）线图

线图(line chart)是用线段的升降来表示数值的变化,适合于描述某统计指标随另一连续性变量变化而变化的趋势,如随时间变化而变化的趋势。根据纵轴所采用尺度的不同,线图可分为两种类型:普通线图和半对数线图(semi-logarithmic linear chart)。普通线图描述绝对变化趋势,其横轴和纵轴都是算术尺度;半对数线图描述相对变化趋势,其横轴是算术尺度,而纵轴是对数尺度,它特别适合用来比较某统计指标不同组别的变化速度。

普通线图绘制的主要要点：

(1) 横轴通常是时间或其他连续性变量,纵轴是统计指标。

(2) 纵轴一般以 0 点作为起点,横轴可视需要而定。

(3) 横轴和纵轴尺度的间隔应相适宜,横轴和纵轴的比例一般为 5:7 或 7:5,以避免人为缩小或夸大变化的趋势。

(4) 相邻测定值的标记点用直线连接,不可描成光滑曲线。

(5) 不同的组别可用不同的线段如实线、虚线等表示。

半对数线图绘制的主要要点：

(1) 与普通线图一样,横轴通常是时间或其他连续性变量,纵轴是统计指标。

(2) 通常在特制的半对数坐标纸上绘制;也可将纵轴指标的实际观察值换算成对数值后,然后再在普通坐标纸上绘制。

(3) 注意纵轴没有 0 点。

**例 15.6**　某省居民的年龄别两周患病率情况如表 15.10 所示。根据该表绘制的普通线图如图 15.5,绘制的半对数线图如图 15.6。

普通线图描述了 1998 年、2003 年某省居民 2 周患病率随年龄变化的趋势;半对数线图则描述了随年龄变化的速度。

**表 15.10　某省居民的年龄别 2 周患病率情况/‰**

| 年龄别/岁 | 1998 年 | 2003 年 |
|---|---|---|
| 0～ | 201.8 | 133.0 |
| 5～ | 100.6 | 72.2 |
| 15～ | 64.7 | 49.8 |
| 25～ | 106.8 | 82.5 |
| 35～ | 154.3 | 126.2 |
| 45～ | 196.2 | 191.5 |
| 55～ | 259.1 | 251.8 |
| 65～ | 294.1 | 338.3 |

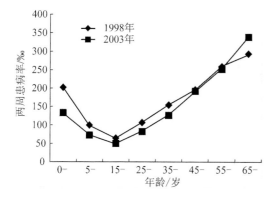

图 15.5　某省居民 1998 年、2003 年的
年龄别 2 周患病率(普通线图)

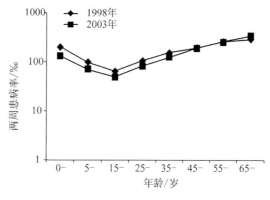

图 15.6　某省居民 1998 年、2003 年的
年龄别 2 周患病率(半对数线图)

（四）直方图

直方图（histogram）是用直方条的面积代表各组频数的多少，各直方条面积的总和代表各组频数之和，它适用于表示连续性变量的频数分布情况。

直方图绘制的主要要点：

（1）横轴代表频数分布数列的变量值；纵轴代表各变量值相对应的频数，且其尺度必须从"0"开始。

（2）各直方条之间无空隙，也可不用垂线分割，只在左右两端用垂线与横轴垂直。

（3）注意：当如各组的组距不等时，要折合成等距后再绘图。

**例 15.7** 某厂 130 名健康男性工人的血红蛋白含量（g/L）见表 15.11 所示。根据该表绘制的直方图见图 15.7。

表 15.11　某厂 130 名健康男性工人的血红蛋白含量

| 血红蛋白/g/L$^{-1}$ | 人 数 |
|---|---|
| 100～ | 2 |
| 110～ | 6 |
| 120～ | 15 |
| 130～ | 32 |
| 140～ | 41 |
| 150～ | 26 |
| 160～ | 7 |
| 170～180 | 1 |
| 合计 | 130 |

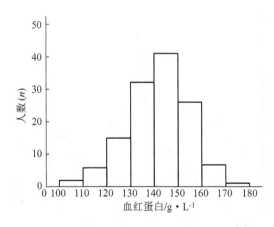

图 15.7　某厂 130 名健康男性工人的血红蛋白含量/g·L$^{-1}$

（五）散点图

散点图（scatter diagram）是用直角坐标上点的密集程度和趋势来表示两变量之间的相关关系。

散点图绘制的主要要点：

（1）横轴通常代表自变量，纵轴代表因变量。

（2）横轴和纵轴都不一定以"0"作为起点。

（3）每组观察值由一个自变量和一个因变量组成，在图中用一点表示。

（4）与线图不同的是，相邻点之间不能用直线连接。

**例 15.8** 12 名克山病区健康儿童发硒与血硒的含量情况如表 15.12 所示。根据该表绘制的散点图见图 15.8。

表 15.12 12 名克山病区健康儿童发硒与血硒含量/$1\,000 \times 10^{-6}$

| 儿童编号 | 1 | 2 | 3 | 4 | 5 | 6 | 7 | 8 | 9 | 10 | 11 | 12 |
|---|---|---|---|---|---|---|---|---|---|---|---|---|
| 发硒 X | 78 | 83 | 67 | 64 | 89 | 72 | 63 | 59 | 75 | 81 | 91 | 77 |
| 血硒 Y | 15 | 16 | 10 | 8 | 16 | 9 | 7 | 5 | 11 | 12 | 17 | 10 |

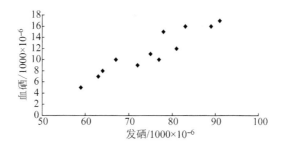

图 15.8 克山病区健康儿童发硒与血硒散点图

**（六）箱式图**

箱式图（box plot）用于比较两组或多组连续性资料的平均指标和变异指标，表达它们的分布特征。箱子越长，表示资料数据越分散，即变异程度越大。箱式图特别适合多组数据分布的比较。

箱式图绘制的主要要点：

（1）箱子上端是上四分位数 $P_{75}$，下端是下四分位数 $P_{25}$，中间横线为中位数 $M$ 的位置，如中间横线越靠近箱子的中点，表明资料数据的分布越对称，否则越不对称。

（2）箱子两端的柄分别代表除异常值以外的最大值和最小值。

**例 15.9** 新药与常规药治疗儿童贫血后血红蛋白增加量见表 15.13 所示。根据该表绘制的箱式图见图 15.9。

表 15.13 新药与常规药治疗儿童贫血的血红蛋白增加量/$g \cdot L^{-1}$

| 常规药组 | | | 新药组 | | |
|---|---|---|---|---|---|
| 21 | 19 | 23 | 26 | 28 | 34 |
| 23 | 16 | 17 | 32 | 24 | 21 |
| 18 | 22 | 15 | 25 | 19 | 20 |
| 24 | 20 | 26 | 22 | 29 | 23 |
| 23 | 25 | 22 | 20 | 17 | 27 |

**（七）统计地图**

统计地图（statistical map）是用不同的颜色或纹理表示统计量的值在地理上的分布，适用于描述不同地域某研究指标的对比关系。绘制统计地图时，要先绘制按行政区域或地理特征分区的地图，然后根据各区域统计指标值分别标记不同颜色或纹理，并加上图例说明不同颜色或纹理所代表的意义。

此外，统计图还包括质量控制图、判别分析的类别分布图、聚类分析的谱系图等。

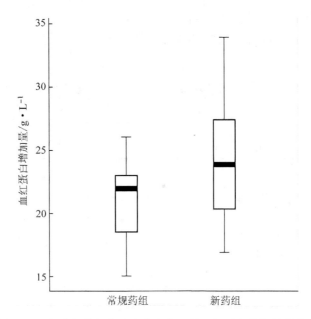

图 15.9　新药与常规药治疗儿童贫血的血红蛋白增加量的分布

　　总之,绘制统计表和统计图时要按照一定的原则和要求,力求简明、准确、美观地表达统计数据和分析结果。MS Office 中的 Excel 就能满足一般的作图需要,当然还有许多如 SigmaPlot 等专用作图软件可以作出漂亮的图形。下面以简单的 SAS 程序为例,初步完成以上例题中的作图任务。

（八）参考 SAS 程序及程序说明

**程序 15_1,根据例题 15.3 数据作图:**

**data** a;

input year$ x;

cards;

1993 年 140.1

1998 年 149.8

2003 年 143.2

;

**proc gchart** data＝a ;

　vbar year/sumvar＝x raxis＝**0** to **152** by **10**;

　label x＝'两周患病率(‰)' year＝'年份';

**run**;

**quit**;

数据步:year 表示年份,$x$ 表示 2 周患病率(‰)。

过程步:gchart 过程可以生成条形图、饼形图等。Data＝指定数据集,vbar 语句指定垂直条形图,其后的变量 year 为分类轴,sumvar＝指定要计算总和或者平均值的变量,type＝指定要计算的统计量,分别为 mean(均数)或 sum(总和),默认为总和。Raxis 语句为纵轴指定值范围和刻度,Label 语句分别为纵轴和横轴指定标签。

**程序 15_2,根据例题 15.4 数据作图:**

```
data a;
 input year$;
  do sex='男','女';
   input x@@;
   output;
 end;
cards;
1993 年
128. 4   151. 9
1998 年
136. 2   164. 1
2003 年
130. 4   155. 8
;
run;
proc gchart data=a;
 vbar sex/sumvar=x group=year raxis=0 to 165 by 10;
 label x='两周患病率(‰)' year='年份';
run;
quit;
```

数据步:year 表示年份,sex 表示性别,$x$ 表示两周患病率(‰)。

过程步:此例中需要做复式条图,vbar 语句指定垂直条形图,其后的变量 year 为分类轴,sumvar=指定要计算总和或者平均值的变量。语句 Group=可将变量分组,此例即按 year 分组来计算统计量,即根据性别和年份做复式条图。

**程序 15_3,根据例题 15.5 数据作图:**

```
data a;
input result$;
do place='城市','农村';
input x@@;
output;
end;
cards;
很好
30. 59 37. 49
好
34. 98 35. 34
一般
25. 28 17. 99
```

差

6. 48 6. 54

很差

2. 68 2. 65

;

**proc gchart** data＝a；

pie result/sumvar＝x explode＝′很好′ fill＝x ；

where place＝′城市′；

**run；quit；**

**proc gchart** data＝a；

pie result/sumvar＝x explode＝′很好′ fill＝x ；

where place＝′农村′；

**run；quit；**

**proc gchart** data＝a；

hbar place/sumvar＝x subgroup＝result type＝percent raxis＝**0** to **100** by **5**；

**run；**

**quit；**

过程步：此例中需要做圆图，pie 语句指定做圆图的分类变量，sumvar＝指定要计算总和或者平均值的变量。语句 explode＝指定特别强调圆图的某些部分，此例将"很好"的部分在圆图中突出显示，fill＝指定圆图的填充模式，$X$ 表示交叉线填充，$S$ 表示全部填满，默认为 $S$；where 语句分别指定"城市"和"农村"数据。Hbar 表示水平的条图，type＝percent 指定条图中表示各部分所占百分比，subgroup＝result 表示每个条图中自评结果的各部分分别显示。

程序 15_4，根据例题 15. 6 数据作图：

data a；

input age x1 x2；

cards；

 0 201. 8 133. 0

 5 100. 6 72. 2

15 64. 7 49. 8

25 106. 8 82. 5

35 154. 3 126. 2

45 196. 2 191. 5

55 259. 1 251. 8

65 294. 1 338. 3

;

legend1 label＝(″年份″)

        position＝(left middle)

```
value=(tick=1 justify=c '1998 年'
        tick=2 justify=c '2003 年');
```

```
proc gplot data=a;
plot (x1 x2)*age/overlay legend=legend1;
symbol1 v=square i=join w=1 c=red;
symbol2 v=square i=join w=3 c=blue;
label x1='两周患病率(‰)' x2='两周患病率(‰)' age='年龄(岁)';
run;
quit;
```

数据步:设变量 age 表示年龄,$x1$ 表示 1998 年两周患病率,$x2$ 表示 2003 年两周患病率。

过程步:gplot 过程可以作各种线图;data=指定数据集,plot vertical-variable*horizontal-variable/options 指定要作纵横坐标变量,vertiacal-variable 为纵坐标变量,horizonal-variable 为横坐标变量,overlay 选项表示多个曲线作在一个坐标系中。Symbol 语句可以定义数据点符号、是否在数据点划线及定义数据点和线的颜色,$v$=代表数据点的符号,square 表示正方形符号,$i$=指定数据点连线方式,join 表示用直线连接数据点;$w$=指定线的宽度;$c$=指定线的颜色;根据曲线的顺序,会按序号大小依次应用 symbol 语句内容。此例中 $x1$*age 曲线应用了 symbol1,$x2$*age 曲线应用了 symbol2。Legend 语句指定图示的名称、位置、各部分名称、颜色等,legend=语句指定应用 legend 语句内容。

**程序 15\_5,根据例题 15.7 数据作图:**

```
data a;
input x f;
do i=1 to f;
output;
end;
cards;
10. 5 2
11. 5 6
12. 5 15
13. 5 32
14. 5 41
15. 5 26
16. 5 7
17. 5 1
;
run;

proc univariate data=a noprint;
```

```
        var x;
        histogram x/midpoints=10.5 to 17.5 by 1;
run;
```

数据步:$x$ 表示组中值,$f$ 表示频数。

过程步:var 指定要分析变量,histogram 指定要做直方图变量,midpoints=指定直方图各段的中点。

**程序 15_6,根据例题 15.8 数据作图:**

```
data a;
input x y;
cards;
78 15
83 16
67 10
64 8
89 16
72 16
63 7
59 5
75 11
81 12
91 17
77 10
;
run;

proc gplot data=a;
    plot y*x/noframe;
label x='Se of hair' y='Se of blood';
run;
quit;
```

数据步:$x$ 为发硒,$y$ 为血硒。

程序步:此例仍用 gplot 过程绘散点图,plot $y*x$ 指定纵轴和横轴变量,label 语句指定标签。

**程序 15_7,根据例题 15.9 数据作图:**

```
data a;
do group='常规药组','新药组';
do i=1 to 15;
```

```
input x@@;
output;
end;
end;
cards;
21  19  23
23  16  17
18  22  15
24  20  26
23  25  22

26  28  34
32  24  21
25  19  20
22  29  23
20  17  27
;

proc boxplot data=a;
      plot x*group /noframe ;
        label group='分组';
        label x='血红蛋白增加量';
run;
quit;
```

数据步:group 表示组别,$x$ 表示血红蛋白增加量。

过程步:boxplot 过程可做各种箱式图,PLOT analysis-variable*group-variable 语句指定分析变量和分组变量,此处 $x$ 为分析变量,即做 $x$ 的箱式图,group 为分组变量,即两个组分别做箱式图。Noframe 语句可去除图的外框,label 语句为纵轴、横轴指定标签。

(刘丹萍 王柏松)

# 附录 1　实习题

## 实习 1

1. 请思考:

(1) 一个黑箱里面共有 100 粒质地均匀、大小一致的圆球,其中有 80 粒白球,20 粒黑球。当黑箱中黑白球混匀后:①如果你保持盲态随手抓了 1 粒球,请问放手打开看之前你认为此粒球会是黑球吗? 你估计此粒球是黑球的可能性是多少? ②如果你保持盲态总共随机抓出了 20 粒球,若细数下来,你认为这 20 粒球中最可能会有多少粒黑球?

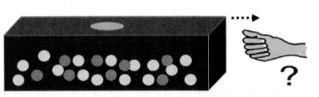

图 1　已知箱子里的信息,你手里是什么?(概率论)

(2) 当您只知道某巨大暗箱中有黑白两种球,但不知黑白球具体数目,甚至不知黑白球总数,如何操作去判断黑球占多少比例?

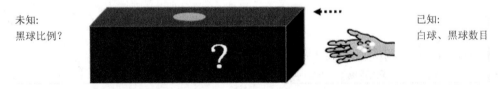

图 2　已知你手里的信息,箱子里是什么?(统计学)

注:图 16.1、16.2 改编自 *Statistics*,*Norma Gilbert*,W. B. Saunders Co.,1976

2. 请思考:

(1)上海市卫生管理机构想了解当年上海市 18 岁以上人群高血压患病率(按照统一诊断标准判断:未服抗高血压药情况下,收缩压≥140 mmHg 和(或)舒张压≥90 mmHg),这个项目是调查研究还是实验研究? 请你设想该如何开展工作?

(2)这个项目中的"总体"是什么? 抽样研究时应当注意什么?

(3) 收集到的资料中"高血压测量值"、"是否患高血压"各是什么资料类型? 假如按一定标准将高血压分为"正常、轻、中、重"时又是什么资料类型?

3. 请思考:

(1) 某药企要研发生产一种新的降压药,为了注册上市,进行了随机、双盲、安慰剂对照的临床试验,临床研究者获得的样本资料显示试验药与安慰剂两组疗效不同,请问产生差异的可能原因是什么？如何来判断新的降压药是否真正具有降压作用？

（2）假如临床研究结果显示试验药与安慰剂两组疗效相近，统计学检验表明组间差别没有统计学意义，请问产生这种情况的可能原因是什么？

# 实习 2（上机）

1. 开机后进入 SAS，熟悉 SAS 各个窗口和菜单。
2. 做书中示例程序，观察 LOG 窗口及 OUTPUT 窗口内容。
3. 观察 HELP 窗口中的各层次内容，学会使用 HELP 窗口。
4. 访问 SAS 网站，查找自己感兴趣 SAS 帮助内容：例如找到 Means 过程的帮助。
5. 某院研究血脂和疾病的关系。测得部分的病例和指标如下。

| SEX | AGE | TC | TG | LDL | HDL | APOA | APOB | CHD |
|---|---|---|---|---|---|---|---|---|
| 1 | 55 | 4.17 | 1.38 | 2.38 | 1.16 | 143.4 | 93.7 | 1 |
| 1 | 50 | 5.81 | 6.20 | 1.88 | 1.09 | 144.3 | 96.1 | 1 |
| 1 | 56 | 4.23 | 0.71 | 2.81 | 1.10 | 131.0 | 79.4 | 1 |
| 1 | 38 | 4.50 | 1.47 | 3.13 | 0.92 | 132.0 | 102.0 | 1 |
| 0 | 56 | 4.54 | 2.27 | 2.37 | 1.13 | 92.7 | 67.8 | 1 |
| 0 | 71 | 7.31 | 1.45 | 5.16 | 1.49 | 121.8 | 133.9 | 1 |
| 0 | 72 | 3.80 | 2.24 | 2.17 | 0.61 | 88.9 | 90.8 | 1 |
| 1 | 60 | 5.57 | 1.11 | 3.77 | 1.29 | 130.1 | 112.6 | 1 |
| 0 | 52 | 5.20 | 0.66 | 2.98 | 0.98 | 152.8 | 99.2 | 1 |
| 0 | 65 | 5.60 | 1.34 | 3.51 | 1.73 | 149.1 | 103.6 | 0 |
| 0 | 67 | 5.90 | 1.70 | 4.02 | 1.36 | 121.1 | 110.7 | 0 |
| 0 | 62 | 5.04 | 2.16 | 3.11 | 1.36 | 121.6 | 92.4 | 0 |
| 1 | 62 | 4.27 | 0.76 | 2.11 | 1.79 | 131.0 | 72.4 | 0 |
| 1 | 65 | 4.54 | 0.69 | 2.55 | 1.92 | 158.0 | 91.8 | 0 |
| 1 | 63 | 4.33 | 1.61 | 2.13 | 1.73 | 117.0 | 72.3 | 0 |
| 1 | 52 | 5.09 | 0.74 | 3.23 | 1.63 | 120.8 | 131.0 | 0 |

（1）用 CARDS 语句输入以上数据，建立 SAS 数据集 A，各变量名同上。

（2）打印出数据集 A 中的数据。

（3）从数据集 A 中取出 2 个子集，建立数据集 $A_1$ 及 $A_2$。$A_1$ 包括所有女性（sex＝0）患者。$A_2$ 包括所有男性（sex＝1）患者。分别打印出数据集 $A_1$ 和 $A_2$ 中的数据。

6. 把 SAS 数据盘中的外部数据文件 eye1. xls 转换成 SAS 数据集 C。

# 实习 3（上机）

1. 随机抽取 40 名学生测定他们血中葡萄糖的含量（mg/100 ml）如下：

5.1　4.7　3.6　3.8　2.2　4.7　4.1　3.6　4.0　4.4

3.4　4.2　4.1　4.4　5.0　3.7　3.6　2.9　3.7　4.7

4.0　3.9　4.8　3.3　3.3　3.6　4.6　3.4　4.5　3.3

6.0  3.4  4.0  3.8  4.1  3.8  4.4  4.9  4.9  4.3

试求其均数,标准差和标准误。

2. 对于上机实习 2 第 6 题中的数据:

(1) 求各数值型变量的均数、标准差、最大值、最小值、标准误和变异系数。

(2) 分别求出分组变量 GROUP 为 $A_1$、$A_2$ 或 $A_3$ 时这 3 组内各变量的均数、标准差、最大值、最小值、标准误和变异系数。

(3) 对第 6 个变量 av 进行正态性检验,并求出其第 25、第 50 及第 75 的百分位数。

3. 对 30 名麻疹易感儿童经气溶胶免疫 1 个月,测得其血凝抑制抗体滴度资料如下,试计算其平均滴度。

| 抗体滴度 | 1:8 | 1:16 | 1:32 | 1:64 | 1:128 | 1:256 | 1:512 | 合　计 |
|---|---|---|---|---|---|---|---|---|
| 例　数 | 2 | 6 | 5 | 10 | 4 | 2 | 1 | 30 |

4. 1573 例妇女子宫内膜腔长度的频数分布如下表,试计算其平均子宫内膜腔长度及其标准差。

| 组　段 | 频　数 |
|---|---|
| 2.0~ | 18 |
| 2.5~ | 42 |
| 3.0~ | 229 |
| 3.5~ | 409 |
| 4.0~ | 471 |
| 4.5~ | 279 |
| 5.0~ | 98 |
| 5.5~6.0 | 27 |

# 实习 4(上机)

1. 对于上机实习 2 第 6 题中的数据分别检验分组变量 GROUP 为 $A_1$、$A_2$ 或 $A_3$ 时,第 6 个变量 av 的总体均数是否等于 280?

2. 某医院对 9 例慢性苯中毒患者用中草药抗苯一号治疗,记录治疗前后的白细胞总数如下。问该药是否对患者的白细胞总数有影响?

| 病例号 | 1 | 2 | 3 | 4 | 5 | 6 | 7 | 8 | 9 |
|---|---|---|---|---|---|---|---|---|---|
| 治疗前 | 6.0 | 4.8 | 5.0 | 3.4 | 7.0 | 3.8 | 6.0 | 3.5 | 4.3 |
| 治疗后 | 4.2 | 5.4 | 6.3 | 3.8 | 4.4 | 4.0 | 5.9 | 8.0 | 5.0 |

3. 为研究黄芪对细胞中 RNA 代谢的影响,在人肌皮肤二倍体细胞(HF7)培养上进行黄芪对 $3^{H^-}$ 尿嘧啶核苷的掺入试验。试比较黄芪组与对照组两个均数之差别。

黄芪组:419.0 380.6 601.5 314.7 259.7 146.5 128.5 191.0

289.0 516.5 220.5 296.0

对照组:417.0 349.0 507.5 437.7 848.0 323.5 589.0 206.5
235.0 763.5

4. 观察地尔硫䓬(恬尔心)和硝苯地平(心痛定)两种药物治疗前后舒张压(mmHg)的变化资料如下:

| 恬尔心 | | 心痛定 | |
|---|---|---|---|
| 治疗前 | 治疗后 | 治疗前 | 治疗后 |
| 100 | 80 | 100 | 80 |
| 120 | 100 | 100 | 80 |
| 110 | 80 | 100 | 80 |
| 135 | 100 | 130 | 90 |
| 100 | 80 | 105 | 70 |
| 120 | 100 | 120 | 90 |
| 105 | 90 | 110 | 80 |
| 110 | 90 | 120 | 95 |
| 105 | 80 | 120 | 95 |
| 115 | 100 | 120 | 100 |
| 130 | 95 | 120 | 100 |
| 120 | 100 | 100 | 90 |
| 110 | 90 | 100 | 80 |
| 100 | 90 | 110 | 80 |
| 100 | 90 | 120 | 95 |
| 110 | 100 | 120 | 90 |
| 135 | 120 | 105 | 85 |
| 120 | 110 | 110 | 80 |
| 140 | 120 | 100 | 75 |
| 120 | 91 | 110 | 80 |
| 120 | 80 | | |
| 130 | 110 | | |
| 120 | 80 | | |

(1) 这两种药物是否有降低舒张压的作用?
(2) 这两种药物降低舒张压作用的多少是否有差异?

# 实习5(上机)

1. 某职业病防治所对不同期次肺硅沉着病(矽肺)的30名矿工分别测定血清铜蓝蛋白含量(活性单位/100 ml),资料如下。试问各期肺硅沉着病的血清铜蓝蛋白含量的测定结果是否有差别?

| 0 期: | 8.0 | 9.0 | 6.3 | 5.4 | 8.5 | 5.6 | 5.4 | 5.5 | 7.2 | 5.6 | 5.8 |
|---|---|---|---|---|---|---|---|---|---|---|---|
| 0～Ⅰ期: | 8.5 | 4.3 | 11.0 | 9.0 | 6.7 | 9.0 | 10.5 | 7.7 | 7.7 | | |
| Ⅰ期: | 11.3 | 7.0 | 9.5 | 8.5 | 9.6 | 10.8 | 9.0 | 12.6 | 13.9 | 6.5 | |

2. 5 种不同品种防锈剂的苯扎溴铵(新洁尔灭)溶液抑菌效果试验结果见下表。试问 5 种溶液的抑菌效果间是否有差异? 对 4 种细菌的抑菌效果间的差异有无统计学意义?

| 溶液种类 | 抑菌圈直径/mm | | | |
| --- | --- | --- | --- | --- |
| | 大肠埃希菌 | 铜绿假单胞菌 | 金葡菌 | 痢疾杆菌 |
| A | 15 | 11 | 25 | 20 |
| B | 17 | 12 | 28 | 17 |
| C | 15 | 14 | 25 | 19 |
| D | 14 | 13 | 30 | 13 |
| E | 12 | 9 | 22 | 17 |

3. 为研究注射甲状腺素对甲状腺体的影响,以豚鼠 5 个种系,每个种系各 5 只,分养于 5 个笼子。每笼内放各种系豚鼠各 1 只。并以甲状腺素的 5 个不同剂量分别予以注射。注射甲状腺素后的甲状腺体重量(mg)见下表。试比较 5 个剂量组间的均数。同时比较 5 个种系间及 5 个笼子间的均数。

| 种系 | 笼 号 | | | | | | | | | |
| --- | --- | --- | --- | --- | --- | --- | --- | --- | --- | --- |
| | 1 | | 2 | | 3 | | 4 | | 5 | |
| 甲 | C | 62 | E | 85 | A | 57 | B | 49 | D | 79 |
| 乙 | E | 82 | B | 63 | D | 77 | C | 70 | A | 46 |
| 丙 | A | 73 | D | 68 | C | 51 | E | 76 | B | 52 |
| 丁 | D | 72 | C | 67 | B | 63 | A | 41 | E | 68 |
| 戊 | B | 81 | A | 56 | E | 99 | D | 75 | C | 66 |

4. 在白鼠皮肤上涂以放射性锡标记的三乙基硫酸锡,3 小时后处死。测肝中放射性锡含量。在这一试验中,药物剂型分为干药与水药,涂药后处置方法分为敞开与密闭。结果如下。

问:不同药物剂型间是否有差异? 不同处置方法间是否有差异? 药物剂型和处置方法间有无交互作用?

| 处置方法 | 剂 型 | |
| --- | --- | --- |
| | 干药($A_1$) | 水药($A_2$) |
| 敞开($B_1$) | 0.00 | 1.82 |
| | 0.42 | 2.79 |
| | 0.42 | 3.07 |
| | 0.59 | 4.19 |
| | 0.97 | 4.47 |
| 密闭($B_2$) | 0.66 | 3.67 |
| | 0.71 | 4.46 |
| | 0.75 | 4.51 |
| | 0.83 | 5.07 |
| | 1.49 | 6.02 |

# 实习 6(上机)

1. 13 名糖尿病患者的血糖水平与胰岛素水平测定值如下:

| 病例 | 胰岛素/(UU/100 ml) | 血糖/(mg/100 ml) |
|---|---|---|
| 1 | 14.66 | 12.00 |
| 2 | 15.33 | 15.46 |
| 3 | 17.73 | 13.46 |
| 4 | 17.73 | 17.46 |
| 5 | 16.80 | 14.66 |
| 6 | 14.40 | 11.73 |
| 7 | 14.66 | 12.26 |
| 8 | 14.66 | 13.86 |
| 9 | 18.66 | 16.80 |
| 10 | 13.86 | 11.46 |
| 11 | 21.33 | 15.20 |
| 12 | 16.00 | 11.73 |
| 13 | 16.00 | 14.93 |

（1）求血糖水平与胰导素水平的相关系数。

（2）以血糖水平为应变量,作直线回归。

2. 某小学 10 名 9 岁男学生 6 个项目的智力测验得分资料如下。求各指标的两两相关系数。

| 被测试者编号 $i$ | 常识 $x_1$ | 算术 $x_2$ | 理解 $x_3$ | 填图 $x_4$ | 积目 $x_5$ | 译码 $x_6$ |
|---|---|---|---|---|---|---|
| 1 | 14 | 13 | 28 | 14 | 22 | 39 |
| 2 | 10 | 14 | 15 | 14 | 34 | 35 |
| 3 | 11 | 12 | 19 | 13 | 24 | 39 |
| 4 | 7 | 7 | 7 | 9 | 20 | 23 |
| 5 | 13 | 12 | 24 | 12 | 26 | 38 |
| 6 | 19 | 14 | 22 | 16 | 23 | 37 |
| 7 | 20 | 16 | 26 | 21 | 38 | 69 |
| 8 | 9 | 10 | 14 | 9 | 31 | 46 |
| 9 | 9 | 8 | 15 | 13 | 14 | 46 |
| 10 | 9 | 9 | 12 | 10 | 23 | 46 |

3. 用下表资料进行逐步回归分析(剔选变量的 $P$ 值均为 0.10)。

| 例号 | $X_1$ | $X_2$ | $X_3$ | $X_4$ | $Y$ |
|---|---|---|---|---|---|
| 1 | 7 | 26 | 6 | 60 | 78.5 |
| 2 | 1 | 29 | 15 | 52 | 74.3 |
| 3 | 11 | 56 | 8 | 20 | 104.3 |
| 4 | 11 | 31 | 8 | 47 | 87.6 |
| 5 | 7 | 52 | 6 | 33 | 95.9 |
| 6 | 11 | 55 | 9 | 22 | 109.2 |
| 7 | 3 | 71 | 17 | 6 | 102.7 |

（续表）

| 例号 | $X_1$ | $X_2$ | $X_3$ | $X_4$ | $Y$ |
|------|-------|-------|-------|-------|------|
| 8 | 1 | 31 | 22 | 44 | 72.5 |
| 9 | 2 | 54 | 18 | 22 | 93.1 |
| 10 | 21 | 47 | 4 | 26 | 115.9 |
| 11 | 1 | 40 | 23 | 34 | 83.8 |
| 12 | 11 | 66 | 9 | 12 | 113.3 |
| 13 | 10 | 68 | 8 | 12 | 109.4 |

4. 某中医研究室欲用各种易测得的指标来推算每搏心输出量。测得 329 例资料,各指标意义如下:

(1) SEX:性别(女为 0,男为 1);　　　　(6) MT:脉图形态(分 0、1、2、3);

(2) AGE:年龄(岁);　　　　　　　　　(7) AS:脉图收缩期面积;

(3) PS:收缩压(mmHg);　　　　　　　(8) AD:脉图舒张期面积;

(4) PD 舒张压(mmHg);　　　　　　　(9) $Y$:每搏心输出量。

(5) PR:脉搏(次/min);

原始数据已存放在"qn97a. xls"文件中。以 $Y$ 为应变量,其他各指标为自变量进行多元回归和逐步回归(剔选变量的 $P$ 值均为 0.05)。

# 实习 7(上机)

1. 将 15 只公鼠用随机抽样法分为两组,第 1 组 10 只白鼠饲以母乳,第 2 组 5 只白鼠饲以奶粉。现将两组白鼠 9 周内之食物消耗量($X$,g)及所增体重($Y$,g)列表如下,问摄取两种不同饲料的白鼠所增体重的均数有无不同?

| 母 乳 | | 奶 粉 | |
|-------|-------|-------|-------|
| $X$ | $Y$ | $X$ | $Y$ |
| 549.1 | 123.5 | 704.0 | 171.0 |
| 532.0 | 117.0 | 690.2 | 170.0 |
| 510.0 | 124.5 | 517.1 | 113.0 |
| 526.0 | 104.0 | 576.6 | 126.0 |
| 373.7 | 89.0 | 566.0 | 121.0 |
| 560.0 | 142.5 | | |
| 571.1 | 127.0 | | |
| 618.7 | 140.0 | | |
| 470.9 | 102.5 | | |
| 500.9 | 111.2 | | |

2. 用 32 只大白鼠,以随机抽样的方法将其分为 4 组,每组 8 只,分别饲以不同猪油脂的饲料,在饲养 65 天后,测得其食物消耗量($X$,g)及所增体重($Y$,g)的数值列于下表,问各组所增体重的修正均数是否有差异?

| 猪板油组 | | 猪胃油组 | | 猪胃油＋白猪油组 | | 猪皮油组 | |
|---|---|---|---|---|---|---|---|
| X | Y | X | Y | X | Y | X | Y |
| 634.6 | 145.1 | 665.8 | 146.4 | 621.2 | 127.0 | 591.7 | 118.8 |
| 581.9 | 104.2 | 624.0 | 135.5 | 605.6 | 124.3 | 612.4 | 129.2 |
| 610.8 | 136.1 | 607.9 | 150.4 | 614.8 | 141.7 | 542.7 | 115.6 |
| 568.2 | 99.2 | 624.8 | 136.8 | 649.0 | 136.8 | 600.4 | 132.5 |
| 459.7 | 55.6 | 592.6 | 112.4 | 563.2 | 86.5 | 618.3 | 104.5 |
| 506.6 | 74.3 | 589.2 | 116.6 | 604.0 | 94.1 | 562.1 | 82.7 |
| 586.9 | 88.8 | 586.8 | 92.5 | 447.8 | 80.9 | 550.0 | 75.6 |
| 580.2 | 93.3 | 566.2 | 94.9 | 600.5 | 100.6 | 618.2 | 101.8 |

3. 将体重相近的大白鼠 36 只,按照窝别、性别等条件分成 12 组,每组 3 只,随机分到 3 个不同饲料组进行喂养。观察 3 组白鼠进食量($X$,g)与所增体重($Y$,g)记录列于下表,问核黄素缺乏对体重增长是否有影响?

| 组别 | 核黄素缺乏组 | | 限食量组 | | 不限食量组 | |
|---|---|---|---|---|---|---|
| | X | Y | X | Y | X | Y |
| 1 | 256 | 25.0 | 260 | 32.0 | 404 | 110.3 |
| 2 | 271 | 39.7 | 271 | 47.7 | 431 | 116.1 |
| 3 | 210 | 23.0 | 214 | 36.7 | 448 | 124.6 |
| 4 | 300 | 50.0 | 300 | 65.0 | 406 | 94.8 |
| 5 | 262 | 12.5 | 269 | 39.0 | 354 | 86.3 |
| 6 | 304 | 46.8 | 307 | 37.9 | 376 | 82.8 |
| 7 | 272 | 46.0 | 278 | 51.5 | 366 | 109.4 |
| 8 | 248 | 7.5 | 256 | 26.7 | 399 | 113.7 |
| 9 | 242 | 35.0 | 240 | 41.0 | 430 | 117.0 |
| 10 | 342 | 54.5 | 340 | 61.3 | 410 | 95.8 |
| 11 | 356 | 74.0 | 356 | 102.1 | 409 | 99.8 |
| 12 | 198 | 7.2 | 199 | 8.1 | 421 | 114.3 |

4. 利用上机实习 4 第 4 题的资料,以治疗前的舒张压作为协变量,比较两种药物治疗后的舒张压对于治疗前的舒张压进行修正以后的修正均数之间有无差异?

# 实习 8(上机)

1. 某治疗肿瘤的临床试验中,试验组共治疗 103 例,对照组 100 例。两种药物的治疗情况如下表,请分析试验药和对照药的有效率有无差别。

| | 有 效 | 无 效 | 合 计 |
|---|---|---|---|
| 试验组 | 26 (25.2 %) | 77 (74.8 %) | 103 |
| 对照组 | 15 (15.0 %) | 85 (85.0 %) | 100 |

2. 某治疗肿瘤的临床试验中,试验组共入组 112 例,有 9 例脱落,对照组入组 102 例,有 2 例脱落。请分析试验药和对照药的脱落率有无差别。

3. 某研究要分析试验药和对照药的入组的受试者的生命质量量表(QOL)的总分是否均

衡,得到下面的表。请问两组的 QOL 总分是否均衡。

|  |  | 试验组 | 对照组 |
|---|---|---|---|
|  | 一般 | 14 (13.6 %) | 12 (12.0 %) |
| QOL-总分等级 | 较好 | 34 (33.0 %) | 31 (31.0 %) |
|  | 良好 | 55 (53.4 %) | 57 (57.0 %) |

4. 阿罗格点刺试验是目前临床检查粉尘螨过敏的常用方法,按照过敏的程度分为 0～4 级。现在某公司新开发了粉尘螨皮肤点刺诊断试剂盒,按照过敏的程度也分为 0～4 级。用这两种方法检查了 150 名粉尘螨过敏的患者得到下面数据,请分析两种检验方法的相关性。

| 粉尘螨皮肤点刺诊断试剂盒 | 阿罗格点刺试验 |  |  |  |  | 合　计 |
|---|---|---|---|---|---|---|
|  | 0 | 1 | 2 | 3 | 4 |  |
| 1 | 3 | 3 | 3 | 0 | 1 | 10 |
| 2 | 0 | 8 | 9 | 2 | 1 | 20 |
| 3 | 2 | 7 | 12 | 7 | 3 | 31 |
| 4 | 5 | 3 | 18 | 33 | 30 | 89 |
| 合　计 | 10 | 21 | 42 | 42 | 35 | 150 |

5. 两种检验方法(荧光抗体法与常规培养法)对某食品做沙门菌检验得结果如下:

| 荧光抗体法 | 常规培养法 | 样品数 |
|---|---|---|
| 阳性 | 阳性 | 160 |
| 阳性 | 阴性 | 206 |
| 阴性 | 阳性 | 5 |
| 阴性 | 阴性 | 48 |

请分析两种方法的阳性率是否有差别。

请计算 Kappa 值。

# 实习 9(上机)

1. 下表资料是 8 名健康成年男子服用肠溶醋酸酚片前后的精液检查结果,服用时间为 1～3 个月,问服药前后精液中精子浓度有无下降?

| 编　号 | 1 | 2 | 3 | 4 | 5 | 6 | 7 | 8 |
|---|---|---|---|---|---|---|---|---|
| 服药前 | 6 000 | 22 000 | 5 900 | 4 400 | 6 000 | 6 500 | 26 000 | 5 800 |
| 服药后 | 660 | 5 600 | 3 700 | 5 000 | 6 300 | 1 200 | 1 800 | 2 200 |

2. 分别对 8 名未患妊娠合并症的孕妇和 10 名患有妊娠合并症的孕妇进行葡萄糖耐受水平的测试,结果见下表。问两类孕妇的葡萄糖耐受能力是否不同?

| 未患妊娠合并组 | 110 | 119 | 133 | 127 | 141 | 117 | 135 | 122 |  |  |
|---|---|---|---|---|---|---|---|---|---|---|
| 患有妊娠合并组 | 120 | 170 | 162 | 184 | 112 | 178 | 177 | 143 | 181 | 167 |

3. 某医师研究在产程的不同阶段羊水中前列腺素含量(ng)变化,在不同时机随机抽样和测定产妇羊水前列腺素含量如下表,请分析在产程的不同阶段羊水前列腺素含量有无变化?

| 产妇编号 | 用药前 | 用药后1小时 | 产程开始 | 分娩时 |
|---|---|---|---|---|
| 1 | 0.032 | 0.040 | 4.90 | 22.2 |
| 2 | 0.040 | 0.074 | 4.80 | 21.1 |
| 3 | 0.070 | 0.093 | 1.70 | 17.7 |
| 4 | 0.011 | 0.099 | 1.04 | 3.93 |
| 5 | 0.078 | 0.074 | 2.12 | 14.58 |
| 6 | 0.289 | 0.300 | 7.04 | 13.93 |

4. 随机分配4组小鼠,观察摘除垂体后分别给予不同剂量的肾上腺皮质激素时小鼠的生存时间(d),资料如下表,试分析不同激素水平对摘除垂体后的小鼠的生存时间有无影响?

| A(不给激素) | B处理 | C处理 | D处理 |
|---|---|---|---|
| 3 | 2 | 4 | 12 |
| 2 | 1 | 3 | 13 |
| 1 | 3 | 4 | 7 |
| 2 | 5 | 4 | 6 |
| 3 | 7 | 6 | 8 |
| 5 | 14 | 5 | 19 |
| 4 | 8 | 4 | 20 |
| 2 | 15 | 3 | 5 |
| 2 | 3 | 5 | 2 |
| 3 | 4 | 5 | 12 |

5. 测定了19例重症肝炎婴儿与30例一般肝炎婴儿的血清总胆红质(mg%),结果见下表,问两组婴儿的血清总胆红质值有否差异?

| 总胆红质 | <1 | 1~ | 5~ | 10~ | 15~ | 20~ | 25~ | 合　计 |
|---|---|---|---|---|---|---|---|---|
| 一般组 | 4 | 11 | 15 | 0 | 0 | 0 | 0 | 30 |
| 重症组 | 0 | 0 | 2 | 10 | 1 | 4 | 2 | 19 |

6. 用复方江剪刀草合剂治疗大批慢性气管炎患者,有相当疗效;今发现新药胆麻片,不知比复方江剪刀草合剂疗效如何,进行了94人的临床试验,结果如下表。以江剪刀草合剂为标准组,用 Ridit 检验比较两药疗效的差异性。

| 组别 | 无效 | 好转 | 显效 | 控制 | 合计 |
|---|---|---|---|---|---|
| 江剪刀草合剂 | 760 | 1870 | 670 | 30 | 3330 |
| 胆麻片 | 9 | 51 | 21 | 13 | 94 |

7. 有一组临床资料如下表,用 Ridit 检验分析莫雷西嗪对不同疾病引起室性早搏的疗效之间的差别是否有差异。

| 疾 病 | 例 数 | | | |
|---|---|---|---|---|
| | 显 效 | 有 效 | 无 效 | 合 计 |
| 冠心病 | 29 | 12 | 14 | 55 |
| 高血压 | 10 | 6 | 7 | 23 |
| 心肌病 | 24 | 10 | 12 | 46 |
| 失调症 | 26 | 11 | 8 | 45 |
| 合 计 | 89 | 39 | 41 | 169 |

8. 对上题用 K-W 检验分析莫雷西嗪对不同疾病引起室性早搏的疗效之间的差别是否有差异。

9. 某医师采用免疫方法治疗肢体硬化试验,治疗 6 个月后,整理资料如下表,试分析病程与残废指数间的关系。

| 编 号 | 1 | 2 | 3 | 4 | 5 | 6 | 7 | 8 | 9 | 10 | 11 |
|---|---|---|---|---|---|---|---|---|---|---|---|
| 病程/年 | 1 | 1 | 1 | 1 | 1 | 2 | 2 | 4 | 6 | 6 | 9 |
| 残废指数 | 3 | 2 | 5 | 6 | 5 | 7 | 6 | 6 | 7 | 7 | 7 |

# 实习 10(上机)

1. 在大骨节病的研究中,为探讨血清天冬氨酸氨基转移酶(AST)、$\alpha$ 羟丁酸脱氢酶($\alpha$-HBDH)活力与大骨节病的关系,在某患区测定了 15 名已确诊的大骨节病患者和 18 名健康者,结果如下表,试作 Bayes 判别分析。

**大骨节患者与健康人 AST 和 HBDH 测定值/(U/100 ml)**

| 病人组 | | | 健康人组 | | |
|---|---|---|---|---|---|
| 编号 | $X_1$(AST) | $X_2$($\alpha$-HBDH) | 编号 | $X_1$(AST) | $X_2$($\alpha$-HBDH) |
| 1 | 47.4 | 243 | 1 | 40.4 | 204 |
| 2 | 54.4 | 245 | 2 | 29.4 | 262 |
| 3 | 39.8 | 257 | 3 | 33.1 | 277 |
| 4 | 44.0 | 285 | 4 | 47.0 | 223 |
| 5 | 53.0 | 278 | 5 | 32.4 | 190 |
| 6 | 48.2 | 276 | 6 | 32.3 | 237 |
| 7 | 37.7 | 288 | 7 | 32.0 | 229 |
| 8 | 43.9 | 248 | 8 | 26.5 | 204 |
| 9 | 47.9 | 262 | 9 | 40.0 | 253 |
| 10 | 68.7 | 262 | 10 | 48.1 | 223 |
| 11 | 45.2 | 271 | 11 | 32.0 | 243 |
| 12 | 52.6 | 329 | 12 | 31.6 | 195 |
| 13 | 51.1 | 294 | 13 | 33.6 | 225 |
| 14 | 52.8 | 263 | 14 | 39.1 | 232 |
| 15 | 40.8 | 246 | 15 | 33.8 | 230 |
| | | | 16 | 33.1 | 214 |
| | | | 17 | 44.2 | 201 |
| | | | 18 | 44.4 | 224 |

2. 对上题作 Fisher 判别分析。

3. 某研究者欲用 10 个指标$(X_1, X_2 \cdots X_{10})$对 3 种疾病进行鉴别诊断。共收集 122 例。原始数据存放在 SAS 数据盘中的 e1. xls 中。3 种疾病分别用 $A_1$，$A_2$ 和 $A_3$ 表示，其变量名为 group。此外又收集了 40 例作为组外考核。存放在 SAS 数据盘中的 e2. xls 中。试用该资料进行逐步判别分析。剔选变量的 $P$ 值均为 0.05，要求输出 $A_1$，$A_2$，$A_3$ 各类别中 3 变量的均数和标准差以及三类合在一起的各变量的均数和标准差，判别函数及其统计学检验结果，方程内各变量的统计学检验结果，组内考核、刀切法考核和组外考核结果。

4. 对第 3 题数据 e1. xls 用逐步判别分析的结果作 Fisher 判别分析。

# 实习 11(上机)

1. 为研究某白血病抗原与某种疾病的关系，将人群分成具有白细胞抗原与不具有该抗原的两组各 120 人。经 5 年观察，具有该抗原组有 42 人发病，不具有该抗原组有 21 发病。求该抗原对于该疾病发病的相对危险度及 95% 的可信区间。

2. 为研究口服避孕药与心肌损伤的关系，进行病例-对照研究。结果发现心肌损伤组 350 人中经常口服避孕药者有 41 人，无心肌损伤组 1274 人中经常口服避孕药者 51 人。求经常口服避孕药对心肌损伤的相对危险度及 95% 可信区间。

3. 为研究两种药物 A 和 B 治疗胃溃疡的效果，在某医院进行了队列研究，资料整理如下表。患者疾病严重程度不同可能造成对分析结果的影响，因而将原始数据中两个治疗组的患者按疾病严重程度分层，整理成如下表格，试分析 A、B 两种药物疗效是否存在差别。

| 胃溃疡严重程度 | 药物组别 | 有效 | 无效 | 小计 |
| --- | --- | --- | --- | --- |
| 轻 | A | 12 | 18 | 30 |
| | B | 15 | 15 | 30 |
| | 小计 | 27 | 33 | 60 |
| 中 | A | 31 | 9 | 40 |
| | B | 34 | 6 | 49 |
| | 小计 | 65 | 15 | 80 |
| 重 | A | 16 | 14 | 30 |
| | B | 15 | 15 | 30 |
| | 小计 | 31 | 29 | 60 |

4. 为研究胃癌手术后预后的影响因素，进行了队列研究，共收集 98 例患者的相关信息，各数据的意义如下：

$N_O$：例号；

$X_1$：胃癌位置(1 胃底，2 胃体；3 胃窦)；

$X_2$：胃癌大小(分 0、1、2、3、4、5 级)；

$X_3$：大体类型(1 溃疡，2 肿块，3 浸润)；

$X_4$：组织学类型(1 腺癌，2 黏液癌，3 未分化癌，4 混合癌)；

$X_5$：深度(分 1、2、3、4、5、6 级)；

$X_6$：淋巴结转移(分 0、1、2、3 级)；

$X_7$:手术方式(1Ⅰ式,2Ⅱ式,3 近胃,4 全切除);

$X_8$:血红蛋白(g/L);

$X_9$:白细胞(个/mm³);

$X_{10}$:手术时年龄(岁);

$X_{11}$:性别(1 男性,2 女性);

$X_{12}$:是否化疗(1 是,2 否);

$Y$:手术后到死亡或截尾时存活时间(月);

DEAD:终点状态(1 死亡,0 存活)。

原始数据保存为 Excel 格式,存放在 cancer. xls 文件中。利用该数据进行逐步 Logistic 回归分析。应变量定义为手术后 3 年死亡为 1,存活为 2。剔选变量的检验水准均为 0.05。

5. 为研究肥胖、口服避孕药雌激素史与子宫内膜癌的关系,对每一病例按年龄和是否已有生育配比选取一个健康对照。其中肥胖取值 1、0 分别表示肥胖和正常;雌激素取值 1、0 分别表示服用和不服用。共计病例-对照 20 对,具体数据资料整理如下,试作危险度分析。

| 配对号 | 病例组 | | | 对照组 | | |
|---|---|---|---|---|---|---|
| | 肥胖 | 雌激素 | 内膜癌 | 肥胖 | 雌激素 | 内膜癌 |
| 1 | 1 | 1 | 1 | 1 | 0 | 0 |
| 2 | 1 | 1 | 1 | 1 | 1 | 0 |
| 3 | 1 | 1 | 1 | 1 | 1 | 0 |
| 4 | 0 | 1 | 1 | 0 | 0 | 0 |
| 5 | 0 | 0 | 1 | 1 | 0 | 0 |
| 6 | 1 | 1 | 1 | 0 | 0 | 0 |
| 7 | 1 | 1 | 1 | 0 | 0 | 0 |
| 8 | 1 | 1 | 1 | 1 | 0 | 0 |
| 9 | 1 | 0 | 1 | 1 | 0 | 0 |
| 10 | 0 | 1 | 1 | 0 | 0 | 0 |
| 11 | 0 | 0 | 1 | 0 | 1 | 0 |
| 12 | 0 | 0 | 1 | 0 | 0 | 0 |
| 13 | 1 | 1 | 1 | 0 | 0 | 0 |
| 14 | 1 | 1 | 1 | 0 | 0 | 0 |
| 15 | 0 | 0 | 1 | 0 | 0 | 0 |
| 16 | 0 | 1 | 1 | 0 | 1 | 0 |
| 17 | 0 | 1 | 1 | 0 | 0 | 0 |
| 18 | 1 | 1 | 1 | 1 | 1 | 0 |
| 19 | 1 | 0 | 1 | 1 | 0 | 0 |
| 20 | 1 | 1 | 1 | 1 | 1 | 0 |

# 实习 12(上机)

1. 用两种方法治疗某肿瘤,各做 12 例,各组的生存期(单位为年)如下:

| A组 | 0.5 | 0.8 | 1.5 | 2.0 | 2.0+ | 2.4 | 2.8+ | 3.2 | 3.2+ | 3.5 | 5.5+ | 5.8 |
| B组 | 1.5 | 3.2 | 3.8 | 4.0 | 4.0+ | 4.5 | 5.5+ | 6.0 | 6.2+ | 7.4 | 8.6+ | 9.5 |

计算两组的生存率并做统计学检验。

2. 某医院总结随访的 374 例某种肿瘤患者术后生存情况如下表：

| 术后年数 | 期内死亡人数 | 期内失访人数 |
|---|---|---|
| 0～ | 90 | 0 |
| 1～ | 76 | 0 |
| 2～ | 51 | 0 |
| 3～ | 25 | 12 |
| 4～ | 20 | 5 |
| 5～ | 7 | 9 |
| 6～ | 4 | 9 |
| 7～ | 1 | 3 |
| 8～ | 3 | 5 |
| 9～ | 2 | 5 |
| 10～11 | 1 | 46 |

试分析其术后生存率。

3. 利用上机实习 11 中第 4 题的 98 例胃癌手术后预后因素分析资料。

(1) 作出胃癌大体类型($X_3$)中溃疡、肿块及浸润 3 组的寿命表，并进行统计学检验。

(2) 作出血红蛋白($X_8$)<10 和血红蛋白≥10 两组的寿命表，并进行统计学检验。

4. 利用上机实习 11 中第 4 题的 98 例胃癌手术后预后因素分析资料作逐步 Cox 回归，剔选变量的检验水平均取 0.05。

# 实习 13(上机)

1. 分别测量 57 例确诊抑郁症患者和 92 名正常人某量表的得分，以超过 20 分者为抑郁症患者，结果如下表，试求此量表的敏感度和特异度。

**149 例受检查者检测结果**

| 量表得分结果 | 抑　郁 | | 合计 |
| | 有 | 无 | |
|---|---|---|---|
| 抑郁 | 38 | 2 | 40 |
| 非抑郁 | 19 | 90 | 109 |

2. 分别考察血清肌酸磷酸激酶(CPK, U/L)与乳酸脱氢酶(LDH, $\mu$mol · $s^{-1}$/L)对急性心肌梗死的诊断价值，共收集了 79 例急性心肌梗死患者与 70 正常人的血清中 CPK 与 LDH 的资料(roc. xls)如下表，试对以上两种血清酶检查对急性心肌梗死诊断价值进行评价。

**149 例受检查者检测结果**

正常人

| LDH | CPK | LDH | CPK | LDH | CPK | LDH | CPK | LDH | CPK |
|-----|-----|-----|-----|-----|-----|-----|-----|-----|-----|
| 1.5 | 79 | 1.5 | 70 | 1.1 | 58 | 1.5 | 70 | 1.0 | 65 |
| 1.1 | 63 | 1.7 | 75 | 1.7 | 90 | 0.9 | 52 | 1.2 | 78 |
| 1.7 | 72 | 1.3 | 71 | 0.9 | 57 | 1.3 | 85 | 1.5 | 84 |
| 1.3 | 60 | 1.5 | 79 | 1.8 | 75 | 0.9 | 54 | 1.5 | 79 |
| 1.3 | 74 | 1.5 | 84 | 1.0 | 65 | 1.2 | 75 | 1.7 | 85 |
| 1.3 | 67 | 1.1 | 60 | 1.6 | 73 | 1.2 | 71 | 1.8 | 85 |
| 1.5 | 74 | 0.9 | 57 | 1.2 | 73 | 1.7 | 82 | 1.3 | 77 |
| 1.2 | 68 | 1.1 | 70 | 1.6 | 93 | 1.4 | 67 | 1.3 | 79 |
| 1.6 | 79 | 1.7 | 93 | 1.1 | 55 | 1.1 | 63 | 1.3 | 73 |
| 1.8 | 77 | 1.3 | 67 | 1.0 | 59 | 1.5 | 72 | 0.9 | 57 |
| 1.8 | 74 | 1.2 | 76 | 1.7 | 87 | 2.2 | 86 | 1.3 | 80 |
| 1.3 | 72 | 1.1 | 60 | 1.3 | 63 | 1.1 | 50 | 1.0 | 65 |
| 1.2 | 62 | 0.9 | 59 | 1.4 | 68 | 1.0 | 56 | 1.3 | 71 |
| 1.1 | 59 | 1.3 | 71 | 1.2 | 76 | 1.0 | 67 | 1.4 | 76 |

心肌梗死患者

| LDH | CPK | LDH | CPK | LDH | CPK | LDH | CPK | LDH | CPK |
|-----|-----|-----|-----|-----|-----|-----|-----|-----|-----|
| 2.1 | 91 | 1.8 | 92 | 1.8 | 94 | 1.8 | 82 | 1.8 | 93 |
| 1.4 | 79 | 2.2 | 79 | 2.4 | 123 | 1.4 | 79 | 1.9 | 90 |
| 1.9 | 109 | 1.4 | 103 | 2.0 | 91 | 1.7 | 93 | 1.9 | 102 |
| 2.4 | 119 | 1.3 | 76 | 1.9 | 87 | 1.3 | 74 | 1.5 | 63 |
| 2.2 | 110 | 2.5 | 138 | 1.7 | 104 | 1.9 | 108 | 1.5 | 75 |
| 2.2 | 106 | 2.4 | 112 | 2.0 | 101 | 1.5 | 106 | 1.7 | 105 |
| 2.3 | 105 | 2.2 | 81 | 1.6 | 77 | 2.3 | 86 | 2.5 | 87 |
| 2.3 | 97 | 2.1 | 92 | 2.1 | 84 | 1.9 | 116 | 2.1 | 86 |
| 2.0 | 90 | 1.7 | 108 | 1.7 | 76 | 1.7 | 105 | 1.8 | 99 |
| 1.5 | 103 | 2.1 | 91 | 1.9 | 78 | 2.1 | 122 | 1.9 | 82 |
| 2.0 | 78 | 1.8 | 91 | 1.4 | 84 | 1.8 | 90 | 2.0 | 95 |
| 2.0 | 137 | 1.9 | 95 | 2.4 | 109 | 2.4 | 121 | 1.8 | 84 |
| 2.1 | 93 | 1.6 | 89 | 1.7 | 78 | 1.8 | 108 | 1.8 | 111 |
| 1.7 | 86 | 2.2 | 102 | 2.2 | 93 | 1.9 | 123 | 2.3 | 149 |
| 2.2 | 82 | 2.1 | 89 | 2.1 | 98 | 1.6 | 94 | 2.3 | 97 |
| 1.9 | 99 | 1.5 | 101 | 2.2 | 123 | 1.5 | 86 |  |  |

# 实习 14（上机）

　　在一个减肥药治疗单纯性肥胖的多中心临床试验中，入组病例随机分为两组共 240 例合格病例；试验组 122 例给以减肥药治疗，对照组 118 例给以安慰剂。源数据在 SASEXER 文件夹的 Excel 数据文件 trial. xls 中，各指标及其意义如下：

HOSPITAL　医院　1＝瑞金,2＝中山,3＝长海
GROUP　　　组别　1＝试验组,2＝对照组
SEX　　　　性别　1＝男性,2＝女性
AGE　　　　年龄(岁)
$WEIGHT_0$　治疗前体重(kg)
$WEIGHT_1$　治疗后体重(kg)
$S_0$　　　治疗前食欲　1＝差,2＝一般,3＝强烈,4＝很强烈
$S_1$　　　治疗后食欲　1＝差,2＝一般,3＝强烈,4＝很强烈
RANK　　　临床综合疗效　1＝无效,2＝有效,3＝显效

1. 读入数据建立 SAS 数据集,同时产生 3 个新变量:

(1) W0_1＝$WEIGHT_0$－$WEIGHT_1$,表示治疗后体重减轻量。

(2) S0_1＝$S_0$－$S_1$,表示治疗后食欲减退情况。

(3) EFFECT 表示治疗是否有效。

如果 RANK＝1,那么 EFFECT＝1,表示治疗无效;

如果 RANK＝2 或 RANK＝3,那么 EFFECT＝2,表示治疗有效。

2. 进行如下统计分析:

(1) 性别和年龄的两组比较。

(2) 两组治疗前后体重的变化情况和比较。

(3) 3 个医院间试验组体重减轻情况的比较。

(4) 两组治疗前后食欲情况的变化和比较。

(5) 两组临床综合疗效的情况和比较。

(6) 两组有效率的比较。

# 实习 15(上机)

1. 我国部分县两个年份死因别死亡率(1/10 万)如下表,请绘制合适统计图说明其趋势。

**我国部分县两个年份死因别死亡率/(1/10 万)**

| 死亡原因 | 死亡率 | |
|---|---|---|
| | 1957 年 | 1988 年 |
| 呼吸系统病 | 120.3 | 162.6 |
| 急性传染病 | 56.6 | 16.8 |
| 肺结核 | 54.6 | 18.7 |
| 消化系统病 | 52.1 | 34.4 |
| 心脏病 | 47.2 | 74.4 |
| 脑血管病 | 39.0 | 100.8 |
| 恶性肿瘤 | 36.9 | 95.0 |
| 损伤和中毒 | 19.0 | 74.8 |

2. 某地居民 1950～1966 年伤寒与结核病死亡率如下表,请选择合适统计图描述其趋势。

**某地居民 1950~1966 年伤寒与结核病死亡率/(1/10 万)**

| 年份 | 伤寒死亡率 | 结核病死亡率 |
|------|-----------|-------------|
| 1950 | 31.3 | 174.5 |
| 1952 | 22.4 | 157.1 |
| 1954 | 18.0 | 142.0 |
| 1956 | 9.2 | 127.2 |
| 1958 | 5.0 | 97.7 |
| 1960 | 3.8 | 71.3 |
| 1962 | 1.6 | 59.2 |
| 1964 | 0.8 | 46.0 |
| 1966 | 0.3 | 37.5 |

3. 我国 1988 年部分市县前 5 位死因构成如下表,请选择合适的统计图描述死因构成的大小。

**我国 1988 年部分县前 5 位死因构成**

| 死亡原因 | 占总死亡/% |
|---------|-----------|
| 呼吸系统病 | 25.70 |
| 脑血管病 | 16.07 |
| 恶性肿瘤 | 15.04 |
| 损伤与中毒 | 11.56 |
| 心脏疾病 | 11.41 |
| 其他 | 20.22 |

# 附录 2　统计用表

## 附表 1　标准正态分布曲线下的面积

[本表为自 $-\infty$ 到 $-u$ 的面积 $\Phi(-u)$，$\Phi(u)=1-\Phi(-u)$]

| u | .00 | .01 | .02 | .03 | .04 | .05 | .06 | .07 | .08 | .09 |
|---|-----|-----|-----|-----|-----|-----|-----|-----|-----|-----|
| −3.0 | .0013 | .0013 | .0013 | .0012 | .0012 | .0011 | .0011 | .0011 | .0010 | .0010 |
| −2.9 | .0019 | .0018 | .0018 | .0017 | .0016 | .0016 | .0015 | .0015 | .0014 | .0014 |
| −2.8 | .0026 | .0025 | .0024 | .0023 | .0023 | .0022 | .0021 | .0021 | .0020 | .0019 |
| −2.7 | .0035 | .0034 | .0033 | .0032 | .0031 | .0030 | .0029 | .0028 | .0027 | .0026 |
| −2.6 | .0047 | .0045 | .0044 | .0043 | .0041 | .0040 | .0039 | .0038 | .0037 | .0036 |
| −2.5 | .0062 | .0060 | .0059 | .0057 | .0055 | .0054 | .0052 | .0051 | .0049 | .0048 |
| −2.4 | .0082 | .0080 | .0078 | .0075 | .0073 | .0071 | .0066 | .0068 | .0066 | .0064 |
| −2.3 | .0107 | .0104 | .0102 | .0099 | .0096 | .0094 | .0091 | .0089 | .0087 | .0084 |
| −2.2 | .0139 | .0136 | .0132 | .0129 | .0125 | .0122 | .0119 | .0116 | .0113 | .0110 |
| −2.1 | .0179 | .0174 | .0170 | .0166 | .0162 | .0158 | .0154 | .0150 | .0146 | .0143 |
| −2.0 | .0228 | .0222 | .0217 | .0212 | .0207 | .0202 | .0197 | .0192 | .0188 | .0183 |
| −1.9 | .0287 | .0281 | .0274 | .0268 | .0262 | .0256 | .0250 | .0244 | .0239 | .0233 |
| −1.8 | .0359 | .0351 | .0344 | .0336 | .0329 | .0322 | .0314 | .0307 | .0301 | .0294 |
| −1.7 | .0446 | .0436 | .0427 | .0418 | .0409 | .0401 | .0392 | .0384 | .0375 | .0367 |
| −1.6 | .0548 | .0537 | .0526 | .0516 | .0505 | .0495 | .0485 | .0475 | .0465 | .0455 |
| −1.5 | .0668 | .0655 | .0643 | .0630 | .0618 | .0606 | .0594 | .0582 | .0571 | .0559 |
| −1.4 | .0808 | .0793 | .0778 | .0764 | .0749 | .0735 | .0721 | .0708 | .0694 | .0681 |
| −1.3 | .0968 | .0951 | .0934 | .0918 | .0901 | .0885 | .0869 | .0853 | .0838 | .0823 |
| −1.2 | .1151 | .1131 | .1112 | .1093 | .1075 | .1056 | .1038 | .1020 | .1003 | .0985 |
| −1.1 | .1357 | .1335 | .1314 | .1292 | .1271 | .1251 | .1230 | .1210 | .1190 | .1170 |
| −1.0 | .1587 | .1562 | .1539 | .1515 | .1492 | .1469 | .1446 | .1423 | .1401 | .1379 |
| −0.9 | .1841 | .1814 | .1788 | .1762 | .1736 | .1711 | .1685 | .1660 | .1635 | .1611 |
| −0.8 | .2119 | .2090 | .2061 | .2033 | .2005 | .1977 | .1949 | .1922 | .1894 | .1867 |
| −0.7 | .2420 | .2389 | .2358 | .2327 | .2296 | .2266 | .2236 | .2206 | .2177 | .2148 |
| −0.6 | .2743 | .2709 | .2676 | .2643 | .2611 | .2578 | .2546 | .2514 | .2483 | .2451 |
| −0.5 | .3085 | .3050 | .3015 | .2981 | .2946 | .2912 | .2877 | .2843 | .2810 | .2776 |
| −0.4 | .3446 | .3409 | .3372 | .3336 | .3300 | .3264 | .3228 | .3192 | .3156 | .3121 |
| −0.3 | .3821 | .3783 | .3745 | .3707 | .3669 | .3632 | .3594 | .3557 | .3520 | .3483 |
| −0.2 | .4207 | .4168 | .4129 | .4090 | .4052 | .4013 | .3974 | .3936 | .3897 | .3859 |
| −0.1 | .4602 | .4562 | .4522 | .4483 | .4443 | .4404 | .4364 | .4325 | .4286 | .4247 |
| −0.0 | .5000 | .4960 | .4920 | .4880 | .4840 | .4801 | .4761 | .4721 | .4681 | .4641 |

摘自：《中国医学百科全书（医学统计学）》，p26，表 1. 上海科学技术出版社，1985。

# 附表 2  t 分布的分位数表(t 界值表)

| ν | P(1): 0.250 P(2): 0.500 | 0.100 0.200 | 0.050 0.100 | 0.025 0.050 | 0.010 0.020 | 0.005 0.010 |
|---|---|---|---|---|---|---|
| 1 | 1.000 | 3.078 | 6.314 | 12.706 | 31.821 | 63.657 |
| 2 | 0.816 | 1.886 | 2.920 | 4.303 | 6.965 | 9.925 |
| 3 | 0.765 | 1.638 | 2.353 | 3.182 | 4.541 | 5.841 |
| 4 | 0.741 | 1.533 | 2.132 | 2.776 | 3.747 | 4.604 |
| 5 | 0.727 | 1.476 | 2.015 | 5.571 | 3.365 | 4.032 |
| 6 | 0.718 | 1.440 | 1.943 | 2.447 | 3.143 | 3.707 |
| 7 | 0.711 | 1.415 | 1.895 | 2.365 | 2.998 | 3.499 |
| 8 | 0.706 | 1.397 | 1.860 | 2.306 | 2.896 | 3.355 |
| 9 | 0.703 | 1.383 | 1.833 | 2.262 | 2.821 | 3.250 |
| 10 | 0.700 | 1.372 | 1.812 | 2.228 | 2.764 | 3.169 |
| 11 | 0.697 | 1.363 | 1.796 | 2.201 | 2.718 | 3.106 |
| 12 | 0.695 | 1.356 | 1.782 | 2.179 | 2.681 | 3.055 |
| 13 | 0.694 | 1.350 | 1.771 | 2.160 | 2.650 | 3.012 |
| 14 | 0.692 | 1.345 | 1.761 | 2.145 | 2.624 | 2.977 |
| 15 | 0.691 | 1.341 | 1.753 | 2.131 | 2.602 | 2.947 |
| 16 | 0.690 | 1.337 | 1.746 | 2.120 | 2.583 | 2.921 |
| 17 | 0.689 | 1.333 | 1.740 | 2.110 | 2.567 | 2.898 |
| 18 | 0.688 | 1.330 | 1.734 | 2.101 | 2.552 | 2.878 |
| 19 | 0.688 | 1.328 | 1.729 | 2.093 | 2.539 | 2.861 |
| 20 | 0.687 | 1.325 | 1.725 | 2.086 | 2.528 | 2.845 |
| 21 | 0.686 | 1.323 | 1.721 | 2.080 | 2.518 | 2.831 |
| 22 | 0.686 | 1.321 | 1.717 | 2.074 | 2.508 | 2.819 |
| 23 | 0.685 | 1.319 | 1.714 | 2.069 | 2.500 | 2.807 |
| 24 | 0.685 | 1.318 | 1.711 | 2.064 | 2.492 | 2.797 |
| 25 | 0.684 | 1.316 | 1.708 | 2.060 | 2.485 | 2.787 |
| 26 | 0.684 | 1.315 | 1.706 | 2.056 | 2.479 | 2.779 |
| 27 | 0.684 | 1.314 | 1.703 | 2.052 | 2.473 | 2.771 |
| 28 | 0.683 | 1.313 | 1.701 | 2.048 | 2.467 | 2.763 |
| 29 | 0.683 | 1.311 | 1.699 | 2.045 | 2.462 | 2.756 |
| 30 | 0.683 | 1.310 | 1.697 | 2.042 | 2.457 | 2.750 |
| 31 | 0.682 | 1.309 | 1.696 | 2.040 | 2.453 | 2.744 |
| 32 | 0.682 | 1.309 | 1.694 | 2.037 | 2.449 | 2.738 |
| 33 | 0.682 | 1.308 | 1.692 | 2.035 | 2.445 | 2.733 |
| 34 | 0.682 | 1.307 | 1.691 | 2.032 | 2.441 | 2.728 |
| 35 | 0.682 | 1.306 | 1.690 | 2.030 | 2.437 | 2.724 |
| 36 | 0.681 | 1.306 | 1.688 | 2.028 | 2.434 | 2.719 |
| 37 | 0.681 | 1.305 | 1.687 | 2.026 | 2.431 | 2.715 |
| 38 | 0.681 | 1.304 | 1.686 | 2.024 | 2.429 | 2.712 |
| 39 | 0.681 | 1.304 | 1.685 | 2.023 | 2.426 | 2.708 |
| 40 | 0.681 | 1.303 | 1.684 | 2.021 | 2.423 | 2.704 |
| 41 | 0.681 | 1.303 | 1.683 | 2.020 | 2.421 | 2.701 |
| 42 | 0.680 | 1.302 | 1.682 | 2.018 | 2.418 | 2.698 |
| 43 | 0.680 | 1.302 | 1.681 | 2.017 | 2.416 | 2.695 |
| 44 | 0.680 | 1.301 | 1.680 | 2.015 | 2.414 | 2.692 |

（续表）

| $\nu$ | P(1)：<br>P(2)： | 0.250<br>0.500 | 0.100<br>0.200 | 0.050<br>0.100 | 0.025<br>0.050 | 0.010<br>0.020 | 0.005<br>0.010 |
|---|---|---|---|---|---|---|---|
| 45 | | 0.680 | 1.301 | 1.679 | 2.014 | 2.412 | 2.690 |
| 46 | | 0.680 | 1.300 | 1.679 | 2.013 | 2.410 | 2.687 |
| 47 | | 0.680 | 1.300 | 1.678 | 2.012 | 2.408 | 2.685 |
| 48 | | 0.680 | 1.299 | 1.677 | 2.011 | 2.407 | 2.682 |
| 49 | | 0.680 | 1.299 | 1.677 | 2.010 | 2.405 | 2.680 |
| 50 | | 0.679 | 1.299 | 1.676 | 2.009 | 2.403 | 2.678 |
| 60 | | 0.679 | 1.296 | 1.671 | 2.000 | 2.390 | 2.660 |
| 80 | | 0.678 | 1.292 | 1.664 | 1.990 | 2.374 | 2.639 |
| 120 | | 0.677 | 1.289 | 1.658 | 1.980 | 2.358 | 2.617 |
| 240 | | 0.676 | 1.285 | 1.651 | 1.970 | 2.342 | 2.596 |
| $\infty$ | | 0.674 | 1.282 | 1.645 | 1.960 | 2.326 | 2.576 |

摘自：山内二郎：统计数值表，p30，JSA-1972。

# 附表 3　$\chi^2$ 分布的分位数表（$\chi^2$ 界值表）

| | | | | P | | | | |
|---|---|---|---|---|---|---|---|---|
| | 0.995 | 0.975 | 0.950 | 0.500 | 0.050 | 0.025 | 0.010 | 0.005 |
| 1 | — | — | — | 0.45 | 3.84 | 5.02 | 6.63 | 7.88 |
| 2 | 0.01 | 0.05 | 0.10 | 1.39 | 5.99 | 7.38 | 9.21 | 10.60 |
| 3 | 0.07 | 0.22 | 0.35 | 2.37 | 7.81 | 9.35 | 11.34 | 12.84 |
| 4 | 0.21 | 0.48 | 0.71 | 3.36 | 9.49 | 11.14 | 13.28 | 14.86 |
| 5 | 0.41 | 0.83 | 1.15 | 4.35 | 11.07 | 12.83 | 15.09 | 16.75 |
| 6 | 0.68 | 1.24 | 1.64 | 5.35 | 12.59 | 14.45 | 16.81 | 18.55 |
| 7 | 0.99 | 1.69 | 2.17 | 6.35 | 14.07 | 16.01 | 18.48 | 20.28 |
| 8 | 1.34 | 2.18 | 2.73 | 7.34 | 15.51 | 17.53 | 20.09 | 21.95 |
| 9 | 1.73 | 2.70 | 3.33 | 8.34 | 16.92 | 19.02 | 21.67 | 23.59 |
| 10 | 2.16 | 3.25 | 3.94 | 9.34 | 18.31 | 20.48 | 23.21 | 25.19 |
| 11 | 2.60 | 3.82 | 4.57 | 10.34 | 19.68 | 21.92 | 24.72 | 26.76 |
| 12 | 3.07 | 4.40 | 5.23 | 11.34 | 21.03 | 23.34 | 26.22 | 28.30 |
| 13 | 3.57 | 5.01 | 5.89 | 12.34 | 22.36 | 24.74 | 27.69 | 29.82 |
| 14 | 4.07 | 5.63 | 6.57 | 13.34 | 23.68 | 26.12 | 29.14 | 31.32 |
| 15 | 4.60 | 6.26 | 7.26 | 14.34 | 25.00 | 27.49 | 30.58 | 32.80 |
| 16 | 5.14 | 6.91 | 7.96 | 15.34 | 26.30 | 28.85 | 32.00 | 34.27 |
| 17 | 5.70 | 7.56 | 8.67 | 16.34 | 27.59 | 30.19 | 33.41 | 35.72 |
| 18 | 6.26 | 8.23 | 9.39 | 17.34 | 28.87 | 31.53 | 34.81 | 37.16 |
| 19 | 6.84 | 8.91 | 10.12 | 18.34 | 30.14 | 32.85 | 36.19 | 38.58 |
| 20 | 7.43 | 9.59 | 10.85 | 19.34 | 31.41 | 34.17 | 37.57 | 40.00 |
| 21 | 8.03 | 10.28 | 11.59 | 20.34 | 32.67 | 35.48 | 38.93 | 41.40 |
| 22 | 8.64 | 10.98 | 12.34 | 21.34 | 33.92 | 36.78 | 40.29 | 42.80 |
| 23 | 9.26 | 11.69 | 13.09 | 22.34 | 35.17 | 38.08 | 41.64 | 44.18 |
| 24 | 9.89 | 12.40 | 13.85 | 23.34 | 36.42 | 39.36 | 42.98 | 45.56 |
| 25 | 10.52 | 13.12 | 14.61 | 24.34 | 37.65 | 40.65 | 44.31 | 46.93 |
| 26 | 11.16 | 13.84 | 15.38 | 25.34 | 38.89 | 41.92 | 45.64 | 48.29 |
| 27 | 11.81 | 14.57 | 16.15 | 26.34 | 40.11 | 43.19 | 46.96 | 49.64 |
| 28 | 12.46 | 15.31 | 16.93 | 27.34 | 41.34 | 44.46 | 48.28 | 50.99 |
| 29 | 13.12 | 16.05 | 17.71 | 28.34 | 42.56 | 45.72 | 49.59 | 52.34 |
| 30 | 13.79 | 16.79 | 18.49 | 49.34 | 43.77 | 46.98 | 50.89 | 53.67 |

摘自：山内二郎：《统计数值表》，p6～7，JSA-1972。

## 附表 4　F 分布的分位数表一(F 界值表)

[方差齐性检验用, $P=0.05$]

| $\nu_2$(较小均方的自由度) | $\nu_1$(较大均方的自由度) | | | | | | | | | |
|---|---|---|---|---|---|---|---|---|---|---|
| | 2 | 4 | 6 | 8 | 10 | 12 | 15 | 20 | 30 | $\infty$ |
| 2 | 39.00 | 39.25 | 39.33 | 39.37 | 39.40 | 39.41 | 39.43 | 39.45 | 39.46 | 39.50 |
| 3 | 16.04 | 15.10 | 14.73 | 14.54 | 14.42 | 14.34 | 14.25 | 14.17 | 14.08 | 13.09 |
| 4 | 10.65 | 9.60 | 9.20 | 8.98 | 8.84 | 8.75 | 8.66 | 8.56 | 8.46 | 8.26 |
| 5 | 8.43 | 7.39 | 6.98 | 6.76 | 6.62 | 6.52 | 6.43 | 6.33 | 6.23 | 6.02 |
| 6 | 7.26 | 6.23 | 5.82 | 5.60 | 5.46 | 5.37 | 5.27 | 5.17 | 5.07 | 4.85 |
| 7 | 6.54 | 5.52 | 5.12 | 4.90 | 4.76 | 4.67 | 4.57 | 4.47 | 4.36 | 4.14 |
| 8 | 6.06 | 5.05 | 4.65 | 4.43 | 4.30 | 4.42 | 4.10 | 4.00 | 3.89 | 3.67 |
| 9 | 5.71 | 4.72 | 4.32 | 4.10 | 3.96 | 3.87 | 3.77 | 3.67 | 3.56 | 3.38 |
| 10 | 5.46 | 4.47 | 4.07 | 3.85 | 3.72 | 3.62 | 3.52 | 3.42 | 3.31 | 3.08 |
| 12 | 5.10 | 4.12 | 3.73 | 3.51 | 3.37 | 3.28 | 3.18 | 3.07 | 2.96 | 2.72 |
| 15 | 4.77 | 3.80 | 3.41 | 3.20 | 3.06 | 2.96 | 2.86 | 2.76 | 2.64 | 2.40 |
| 20 | 4.46 | 3.51 | 3.13 | 2.91 | 2.77 | 2.68 | 2.57 | 2.46 | 2.35 | 2.09 |
| 30 | 4.18 | 3.25 | 2.87 | 2.65 | 2.51 | 2.41 | 2.31 | 2.20 | 2.07 | 1.79 |
| $\infty$ | 3.69 | 2.79 | 2.41 | 2.19 | 2.05 | 1.94 | 1.83 | 1.71 | 1.15 | 1.00 |

摘自:Beyer WH: Handbook of Tables for Probability and Statistics, second edition, p307, CRC Press, Inc. , 1979。

## 附表 5　F 分布的分位数表二(F 界值表)

[方差分析用, 上行:$P=0.05$, 下行:$P=0.01$]

| $\nu_2$(较小均方的自由度) | $\nu_1$(较大均方的自由度) | | | | | | | | | | |
|---|---|---|---|---|---|---|---|---|---|---|---|
| | 1 | 2 | 3 | 4 | 5 | 6 | 7 | 8 | 12 | 24 | $\infty$ |
| 1 | 161.4 | 199.5 | 215.7 | 224.6 | 230.2 | 234.0 | 236.8 | 238.9 | 243.9 | 249.1 | 254.3 |
| | 4052 | 4999.5 | 5403 | 5625 | 5764 | 5859 | 5928 | 5982 | 6106 | 6235 | 6366 |
| 2 | 18.51 | 19.00 | 19.16 | 19.25 | 19.30 | 19.33 | 19.35 | 19.37 | 19.41 | 19.45 | 19.50 |
| | 98.50 | 99.00 | 99.17 | 99.25 | 99.30 | 99.33 | 99.36 | 99.37 | 99.42 | 99.46 | 99.50 |
| 3 | 10.13 | 9.55 | 9.28 | 9.12 | 9.01 | 8.94 | 8.89 | 8.85 | 8.74 | 8.64 | 8.53 |
| | 34.12 | 30.82 | 29.46 | 28.71 | 28.24 | 27.91 | 27.67 | 27.49 | 27.05 | 26.60 | 26.13 |
| 4 | 7.71 | 6.94 | 6.59 | 6.39 | 6.26 | 6.16 | 6.09 | 6.04 | 5.91 | 5.77 | 5.63 |
| | 21.20 | 18.00 | 16.69 | 15.98 | 15.52 | 15.21 | 14.98 | 14.80 | 14.37 | 13.93 | 13.46 |
| 5 | 6.61 | 5.79 | 5.41 | 5.19 | 5.05 | 4.95 | 4.88 | 4.82 | 4.68 | 4.53 | 4.36 |
| | 16.26 | 13.27 | 12.06 | 11.39 | 11.97 | 10.67 | 10.46 | 10.29 | 9.89 | 9.47 | 9.02 |
| 6 | 5.99 | 5.14 | 4.76 | 4.53 | 4.39 | 4.28 | 4.21 | 4.15 | 4.00 | 3.84 | 3.67 |
| | 13.75 | 10.92 | 9.78 | 9.15 | 8.75 | 8.47 | 8.26 | 8.10 | 7.72 | 7.31 | 6.88 |
| 7 | 5.59 | 4.74 | 4.35 | 4.12 | 3.97 | 3.87 | 3.79 | 3.73 | 3.57 | 3.41 | 3.23 |
| | 12.25 | 9.55 | 8.45 | 7.85 | 7.46 | 7.19 | 6.99 | 6.84 | 6.47 | 6.07 | 5.65 |
| 8 | 5.32 | 4.46 | 4.07 | 3.84 | 3.69 | 3.58 | 3.50 | 3.44 | 3.28 | 3.12 | 2.93 |
| | 11.26 | 8.65 | 7.59 | 7.01 | 6.63 | 6.37 | 6.18 | 6.03 | 5.67 | 5.28 | 4.86 |
| 9 | 5.12 | 4.26 | 3.86 | 3.63 | 3.48 | 3.37 | 3.29 | 3.23 | 3.07 | 2.90 | 2.71 |
| | 10.56 | 5.02 | 6.99 | 6.42 | 6.06 | 5.80 | 5.61 | 5.47 | 5.11 | 4.73 | 4.31 |
| 10 | 4.96 | 4.10 | 3.71 | 3.48 | 3.33 | 3.22 | 3.14 | 3.07 | 2.91 | 2.74 | 2.54 |
| | 10.04 | 7.56 | 6.55 | 5.99 | 5.64 | 5.39 | 5.20 | 5.06 | 4.71 | 4.33 | 3.91 |
| 12 | 4.75 | 3.89 | 3.49 | 3.26 | 3.11 | 3.00 | 2.91 | 2.85 | 2.69 | 2.51 | 2.30 |
| | 9.33 | 6.93 | 5.95 | 5.41 | 5.06 | 4.82 | 4.64 | 4.50 | 4.16 | 3.78 | 3.36 |

（续表）

| $\nu_2$（较小均方的自由度） | $\nu_1$（较大均方的自由度） | | | | | | | | | | |
|---|---|---|---|---|---|---|---|---|---|---|---|
| | 1 | 2 | 3 | 4 | 5 | 6 | 7 | 8 | 12 | 24 | $\infty$ |
| 14 | 4.60 | 3.74 | 3.34 | 3.11 | 2.96 | 2.85 | 2.76 | 2.70 | 2.53 | 2.35 | 2.13 |
| | 8.86 | 6.51 | 5.56 | 5.04 | 4.69 | 4.46 | 4.28 | 4.14 | 3.80 | 3.43 | 3.00 |
| 16 | 4.49 | 3.63 | 3.24 | 3.01 | 2.85 | 2.74 | 2.66 | 2.59 | 2.42 | 2.24 | 2.01 |
| | 8.53 | 6.23 | 5.29 | 4.77 | 4.44 | 4.20 | 4.03 | 3.89 | 3.55 | 3.18 | 2.75 |
| 18 | 4.41 | 3.55 | 3.16 | 2.93 | 2.77 | 2.66 | 2.58 | 2.51 | 2.34 | 2.15 | 1.92 |
| | 8.29 | 6.01 | 5.09 | 4.58 | 4.25 | 4.01 | 3.84 | 3.71 | 3.37 | 3.00 | 2.57 |
| 20 | 4.35 | 3.49 | 3.10 | 2.87 | 2.71 | 2.60 | 2.51 | 2.45 | 2.28 | 2.08 | 1.84 |
| | 8.10 | 5.85 | 4.94 | 4.43 | 4.10 | 3.87 | 3.70 | 3.56 | 3.23 | 2.86 | 2.42 |
| 30 | 4.17 | 3.32 | 2.92 | 2.69 | 2.53 | 2.42 | 2.33 | 2.27 | 2.09 | 1.89 | 1.62 |
| | 7.56 | 5.39 | 4.51 | 4.02 | 3.70 | 3.47 | 3.30 | 3.17 | 2.84 | 2.47 | 2.01 |
| 40 | 4.08 | 3.23 | 2.84 | 2.61 | 2.45 | 2.34 | 2.25 | 2.18 | 2.00 | 1.79 | 1.51 |
| | 7.31 | 5.18 | 4.31 | 3.83 | 3.51 | 3.29 | 3.12 | 2.99 | 2.66 | 2.29 | 1.80 |
| 60 | 4.00 | 3.15 | 2.76 | 2.53 | 2.37 | 2.25 | 2.17 | 2.10 | 1.92 | 1.70 | 1.39 |
| | 7.08 | 4.98 | 4.13 | 3.65 | 3.34 | 3.12 | 2.95 | 2.82 | 2.50 | 2.12 | 1.60 |
| 120 | 3.92 | 3.07 | 2.68 | 2.45 | 2.29 | 2.17 | 2.09 | 2.02 | 1.83 | 1.61 | 1.25 |
| | 6.85 | 4.79 | 3.95 | 3.48 | 3.17 | 2.96 | 2.79 | 2.66 | 2.34 | 1.95 | 1.38 |
| $\infty$ | 3.84 | 3.00 | 2.60 | 2.37 | 2.21 | 2.10 | 2.01 | 1.94 | 1.75 | 1.52 | 1.00 |
| | 6.63 | 4.61 | 3.78 | 3.32 | 3.02 | 2.80 | 2.64 | 2.51 | 2.18 | 1.79 | 1.00 |

摘自：Beyer WH：Handbook of Tables for Probability and Statistics, second edition, p306, 308, CRC Press, Inc., 1979。

# 附表 6　Newman-Keuls 检验用 $q$ 界值表

[上行：$P=0.05$，下行：$P=0.01$]

| $\nu$ | 组数（$a$） | | | | | | | | |
|---|---|---|---|---|---|---|---|---|---|
| | 2 | 3 | 4 | 5 | 6 | 7 | 8 | 9 | 10 |
| 5 | 3.64 | 4.60 | 5.22 | 5.67 | 6.03 | 6.33 | 6.58 | 6.80 | 6.99 |
| | 5.70 | 6.98 | 7.80 | 8.42 | 8.91 | 9.32 | 9.67 | 9.97 | 10.24 |
| 6 | 3.46 | 4.34 | 4.90 | 5.30 | 5.63 | 5.90 | 6.12 | 6.32 | 6.49 |
| | 5.24 | 6.33 | 7.03 | 7.56 | 7.97 | 8.32 | 8.61 | 8.87 | 9.10 |
| 7 | 3.34 | 4.16 | 4.68 | 5.06 | 5.36 | 5.61 | 5.82 | 6.00 | 6.16 |
| | 4.95 | 5.92 | 6.54 | 7.01 | 7.37 | 7.68 | 7.94 | 8.17 | 8.37 |
| 8 | 3.26 | 4.04 | 4.53 | 4.89 | 5.17 | 5.40 | 5.60 | 5.77 | 5.92 |
| | 4.75 | 5.64 | 6.20 | 6.62 | 6.96 | 7.24 | 7.47 | 7.68 | 7.86 |
| 9 | 3.20 | 3.95 | 4.41 | 4.76 | 5.02 | 5.24 | 5.43 | 5.59 | 5.74 |
| | 4.60 | 5.43 | 5.96 | 6.35 | 6.66 | 6.91 | 7.13 | 7.33 | 7.49 |
| 10 | 3.15 | 3.88 | 4.33 | 4.65 | 4.91 | 5.12 | 5.30 | 5.46 | 5.60 |
| | 4.48 | 5.27 | 5.77 | 6.14 | 6.43 | 6.67 | 6.87 | 7.05 | 7.21 |
| 12 | 3.08 | 3.77 | 4.20 | 5.51 | 4.75 | 4.95 | 5.12 | 5.27 | 5.39 |
| | 4.32 | 5.05 | 5.50 | 5.84 | 6.10 | 6.32 | 6.51 | 6.67 | 6.81 |
| 14 | 3.03 | 3.70 | 4.11 | 4.41 | 4.64 | 4.83 | 4.99 | 5.13 | 5.25 |
| | 4.21 | 4.89 | 5.32 | 5.63 | 5.88 | 6.08 | 6.26 | 6.41 | 6.54 |
| 16 | 3.00 | 3.65 | 4.05 | 4.33 | 4.56 | 4.74 | 4.90 | 5.03 | 5.15 |
| | 4.13 | 4.79 | 5.19 | 5.49 | 5.72 | 5.92 | 6.08 | 6.22 | 6.35 |
| 18 | 2.97 | 3.61 | 4.00 | 4.28 | 4.49 | 4.67 | 4.82 | 4.96 | 5.07 |
| | 4.07 | 4.70 | 5.09 | 5.38 | 5.60 | 5.79 | 5.94 | 6.08 | 6.20 |
| 20 | 2.95 | 3.58 | 3.96 | 4.23 | 4.45 | 4.62 | 4.77 | 4.90 | 5.01 |
| | 4.02 | 4.64 | 5.02 | 5.29 | 5.51 | 5.69 | 5.84 | 5.97 | 6.09 |

（续表）

| $\nu$ | 组数($a$) | | | | | | | | |
|---|---|---|---|---|---|---|---|---|---|
| | 2 | 3 | 4 | 5 | 6 | 7 | 8 | 9 | 10 |
| 30 | 2.89 | 3.49 | 3.85 | 4.10 | 4.30 | 4.46 | 4.60 | 4.72 | 4.82 |
| | 3.89 | 4.45 | 4.80 | 5.05 | 5.24 | 5.40 | 5.54 | 5.65 | 5.76 |
| 40 | 2.86 | 3.44 | 3.79 | 4.04 | 4.23 | 4.39 | 4.52 | 4.63 | 4.73 |
| | 3.82 | 4.37 | 4.70 | 4.93 | 5.11 | 5.26 | 5.39 | 5.50 | 5.60 |
| 60 | 2.83 | 3.40 | 3.74 | 3.98 | 4.16 | 4.31 | 4.44 | 4.55 | 4.65 |
| | 3.76 | 4.28 | 4.59 | 4.82 | 4.99 | 5.13 | 5.25 | 5.36 | 5.45 |
| 120 | 2.80 | 3.36 | 3.68 | 3.92 | 4.10 | 4.24 | 4.36 | 4.47 | 4.56 |
| | 3.70 | 4.20 | 4.50 | 4.71 | 4.87 | 5.01 | 5.12 | 5.21 | 5.30 |
| $\infty$ | 2.77 | 3.31 | 3.63 | 3.86 | 4.03 | 4.17 | 4.29 | 4.39 | 4.47 |
| | 3.64 | 4.12 | 4.40 | 4.60 | 4.76 | 4.88 | 4.99 | 5.08 | 5.16 |

摘自：Beyer WH：*Handbook of Tables for Probability and Statistics*，second edition，p362，p364，CRC Press，Inc，1979。

# 附表 7　相关系数 $r$ 界值表

| $\nu$ | $P(1)$： | 0.05 | 0.025 | 0.01 | 0.005 |
|---|---|---|---|---|---|
| | $P(2)$： | 0.10 | 0.05 | 0.02 | 0.01 |
| 1 | | 0.988 | 0.997 | 1.000 | 1.000 |
| 2 | | 0.900 | 0.950 | 0.980 | 0.990 |
| 3 | | 0.805 | 0.878 | 0.934 | 0.959 |
| 4 | | 0.729 | 0.811 | 0.882 | 0.917 |
| 5 | | 0.669 | 0.754 | 0.833 | 0.875 |
| 6 | | 0.621 | 0.707 | 0.789 | 0.834 |
| 7 | | 0.582 | 0.666 | 0.750 | 0.798 |
| 8 | | 0.549 | 0.632 | 0.715 | 0.765 |
| 9 | | 0.521 | 0.602 | 0.685 | 0.735 |
| 10 | | 0.497 | 0.576 | 0.658 | 0.708 |
| 11 | | 0.476 | 0.553 | 0.634 | 0.684 |
| 12 | | 0.457 | 0.532 | 0.612 | 0.661 |
| 13 | | 0.441 | 0.514 | 0.592 | 0.641 |
| 14 | | 0.426 | 0.497 | 0.574 | 0.623 |
| 15 | | 0.412 | 0.482 | 0.558 | 0.606 |
| 16 | | 0.400 | 0.468 | 0.534 | 0.590 |
| 17 | | 0.389 | 0.456 | 0.529 | 0.575 |
| 18 | | 0.378 | 0.444 | 0.516 | 0.561 |
| 19 | | 0.369 | 0.433 | 0.503 | 0.549 |
| 20 | | 0.360 | 0.423 | 0.492 | 0.537 |
| 25 | | 0.323 | 0.381 | 0.445 | 0.487 |
| 30 | | 0.296 | 0.349 | 0.409 | 0.449 |
| 35 | | 0.275 | 0.325 | 0.381 | 0.418 |
| 40 | | 0.257 | 0.304 | 0.358 | 0.393 |
| 45 | | 0.243 | 0.288 | 0.338 | 0.372 |
| 50 | | 0.231 | 0.273 | 0.322 | 0.354 |
| 60 | | 0.211 | 0.250 | 0.295 | 0.325 |
| 70 | | 0.195 | 0.232 | 0.274 | 0.302 |
| 80 | | 0.183 | 0.217 | 0.257 | 0.283 |
| 90 | | 0.173 | 0.205 | 0.242 | 0.267 |
| 100 | | 0.164 | 0.195 | 0.230 | 0.254 |

摘自：《中国医学百科全书（医学统计学）》，p154，表 1，上海科学技术出版社，1985。

# 附表 8　相当于概率 5% 与 1% 之 $r$ 值与 $R$ 值

| 自由度 | 变数之个数 | | | | 自由度 | 变数之个数 | | | |
|---|---|---|---|---|---|---|---|---|---|
| | 2 | 3 | 4 | 5 | | 2 | 3 | 4 | 5 |
| 1 | .997 | .999 | .999 | .999 | 24 | .338 | .470 | .523 | .562 |
| | 1.000 | 1.000 | 1.000 | 1.000 | | .496 | .566 | .609 | .642 |
| 2 | .950 | .975 | .983 | .987 | 25 | .381 | .462 | .514 | .553 |
| | .990 | .995 | .997 | .998 | | .487 | .555 | .600 | .633 |
| 3 | .878 | .930 | .950 | .961 | 26 | .374 | .454 | .506 | .545 |
| | .959 | .976 | .983 | .987 | | .478 | .546 | .590 | .624 |
| 4 | .811 | .881 | .912 | .930 | 27 | .367 | .446 | .498 | .536 |
| | .917 | .949 | .962 | .970 | | .470 | .538 | .582 | .615 |
| 5 | .754 | .836 | .874 | .898 | 28 | .361 | .439 | .490 | .529 |
| | .874 | .917 | .937 | .949 | | .463 | .530 | .573 | .606 |
| 6 | .707 | .795 | .839 | .867 | 29 | .355 | .432 | .482 | .521 |
| | .834 | .886 | .911 | .927 | | .456 | .522 | .565 | .598 |
| 7 | .666 | .758 | .807 | .838 | 30 | .349 | .426 | .476 | .514 |
| | .798 | .855 | .885 | .904 | | .449 | .514 | .558 | .591 |
| 8 | .632 | .726 | .777 | .811 | 35 | .325 | .397 | .445 | .482 |
| | .765 | .827 | .860 | .882 | | .418 | .481 | .523 | .556 |
| 9 | .602 | .697 | .750 | .786 | 40 | .304 | .373 | .419 | .455 |
| | .735 | .800 | .836 | .861 | | .393 | .454 | .494 | .526 |
| 10 | .576 | .671 | .726 | .763 | 45 | .288 | .353 | .397 | .432 |
| | .708 | .776 | .814 | .840 | | .372 | .430 | .470 | .501 |
| 11 | .553 | .648 | .703 | .741 | 50 | .273 | .336 | .379 | .412 |
| | .684 | .753 | .793 | .821 | | .354 | .410 | .449 | .479 |
| 12 | .532 | .627 | .683 | .722 | 60 | .250 | .308 | .348 | .380 |
| | .661 | .732 | .773 | .802 | | .325 | .377 | .414 | .442 |
| 13 | .514 | .608 | .664 | .703 | 70 | .232 | .286 | .324 | .254 |
| | .641 | .712 | .755 | .785 | | .302 | .351 | .386 | .413 |
| 14 | .497 | .590 | .646 | .686 | 80 | .217 | .269 | .304 | .332 |
| | .623 | .694 | .737 | .768 | | .283 | .330 | .362 | .389 |
| 15 | .482 | .574 | .630 | .670 | 90 | .205 | .254 | .288 | .315 |
| | .606 | .677 | .721 | .752 | | .267 | .312 | .343 | .368 |
| 16 | .468 | .559 | .615 | .655 | 100 | .195 | .241 | .274 | .300 |
| | .590 | .662 | .706 | .738 | | .254 | .297 | .327 | .351 |
| 17 | .456 | .454 | .601 | .641 | 125 | .174 | .216 | .246 | .269 |
| | .575 | .647 | .691 | .724 | | 228 | .226 | .294 | .316 |
| 18 | .444 | .532 | .587 | .628 | 150 | .159 | .198 | .225 | .247 |
| | .561 | .633 | .678 | .710 | | .208 | .244 | .270 | .290 |
| 19 | .433 | .520 | .575 | .615 | 200 | .138 | .172 | .196 | .215 |
| | .549 | .620 | .665 | .698 | | .181 | .212 | .234 | .253 |
| 20 | .423 | .509 | .563 | .604 | 300 | .113 | .141 | .160 | .176 |
| | .537 | .608 | .652 | .685 | | .148 | .174 | .192 | .208 |
| 21 | .413 | .498 | .552 | .592 | 400 | .098 | .122 | .139 | .153 |
| | .526 | .596 | .641 | .674 | | .128 | .151 | .167 | .186 |
| 22 | .404 | .488 | .542 | .582 | 500 | .088 | .109 | .124 | .137 |
| | .515 | .585 | .630 | .663 | | .115 | .135 | .150 | .162 |
| 23 | .396 | .479 | .532 | .572 | 1000 | .062 | .077 | .088 | .097 |
| | .505 | .574 | .619 | .652 | | .081 | .096 | .106 | .115 |

摘自:郭祖超.《医用数理统计方法(第 3 版)》,表 26,人民卫生出版社,1985。

# 附表 9  二项分布率的 $95\%$ 可信区间

| 阳性数 | 样本含量($n$) | | | | | | | | | | | |
|---|---|---|---|---|---|---|---|---|---|---|---|---|
| $X$ | 10 | 15 | 20 | 25 | 30 | 40 | 50 | 60 | 70 | 80 | 90 | 100 |
| 0 | 0~31 | 0~22 | 0~17 | 0~14 | 0~12 | 0~9 | 0~7 | 0~6 | 0~6 | 0~5 | 0~4 | 0~4 |
| 1 | 0~45 | 0~32 | 0~25 | 0~20 | 0~17 | 0~13 | 0~11 | 0~9 | 0~8 | 0~7 | 0~6 | 0~5 |
| 2 | 3~56 | 2~41 | 1~32 | 1~26 | 1~22 | 1~17 | 1~14 | 1~11 | 0~10 | 0~9 | 0~8 | 0~7 |
| 3 | 7~65 | 4~48 | 3~38 | 3~31 | 2~27 | 2~21 | 2~17 | 1~14 | 1~12 | 1~11 | 1~10 | 1~8 |
| 4 | 12~74 | 8~55 | 6~44 | 5~36 | 4~31 | 3~24 | 2~19 | 2~16 | 2~14 | 2~13 | 1~11 | 1~10 |
| 5 | 19~81 | 12~62 | 9~49 | 7~41 | 6~35 | 4~27 | 3~22 | 3~18 | 3~16 | 2~14 | 2~13 | 2~11 |
| 6 | | 16~68 | 12~54 | 9~45 | 8~39 | 6~30 | 5~24 | 4~20 | 3~18 | 3~16 | 3~14 | 3~12 |
| 7 | | 21~73 | 15~59 | 12~49 | 10~42 | 8~33 | 6~26 | 5~23 | 4~20 | 4~17 | 3~15 | 3~14 |
| 8 | | 27~79 | 19~64 | 15~54 | 12~46 | 9~35 | 7~29 | 6~25 | 5~21 | 5~19 | 4~17 | 4~15 |
| 9 | | | 23~69 | 18~58 | 15~49 | 11~38 | 9~31 | 7~26 | 6~23 | 5~20 | 5~18 | 4~16 |
| 10 | | | 27~73 | 21~61 | 17~53 | 13~41 | 10~34 | 8~29 | 7~26 | 6~22 | 6~20 | 5~18 |
| 11 | | | | 24~65 | 20~56 | 15~44 | 11~36 | 10~30 | 8~26 | 7~23 | 6~21 | 6~19 |
| 12 | | | | 28~69 | 23~59 | 17~47 | 13~38 | 11~32 | 9~28 | 8~25 | 7~22 | 6~20 |
| 13 | | | | 31~72 | 26~63 | 19~49 | 15~41 | 12~34 | 10~30 | 9~26 | 8~23 | 7~21 |
| 14 | | | | | 28~66 | 21~52 | 16~43 | 13~36 | 11~31 | 10~27 | 9~25 | 8~22 |
| 15 | | | | | 31~69 | 23~54 | 18~45 | 15~38 | 13~33 | 11~29 | 10~26 | 9~23 |
| 16 | | | | | | 25~57 | 20~47 | 16~40 | 14~34 | 12~30 | 11~27 | 10~24 |
| 17 | | | | | | 27~59 | 21~49 | 18~41 | 15~36 | 13~32 | 12~28 | 10~25 |
| 18 | | | | | | 29~62 | 23~51 | 19~43 | 16~37 | 14~33 | 12~30 | 11~27 |
| 19 | | | | | | 32~64 | 25~53 | 20~45 | 17~39 | 15~34 | 13~31 | 12~28 |
| 20 | | | | | | 34~66 | 26~55 | 22~47 | 18~41 | 16~36 | 14~32 | 13~29 |
| 21 | | | | | | | 28~57 | 23~49 | 20~42 | 17~37 | 15~33 | 13~30 |
| 22 | | | | | | | 30~59 | 25~50 | 21~43 | 18~39 | 16~35 | 14~31 |
| 23 | | | | | | | 32~61 | 26~52 | 22~45 | 19~40 | 17~36 | 15~32 |
| 24 | | | | | | | 34~63 | 28~53 | 23~46 | 20~41 | 18~37 | 16~33 |
| 25 | | | | | | | 36~65 | 29~55 | 25~48 | 21~43 | 19~38 | 17~34 |
| 26 | | | | | | | | 31~57 | 26~49 | 23~44 | 20~39 | 18~35 |
| 27 | | | | | | | | 32~58 | 27~51 | 24~45 | 21~40 | 19~37 |
| 28 | | | | | | | | 34~60 | 29~52 | 25~46 | 22~42 | 20~38 |
| 29 | | | | | | | | 35~62 | 30~54 | 26~48 | 23~43 | 20~39 |
| 30 | | | | | | | | 37~63 | 31~55 | 27~49 | 24~44 | 21~40 |
| 31 | | | | | | | | | 33~57 | 28~50 | 25~45 | 22~41 |
| 32 | | | | | | | | | 34~58 | 29~51 | 26~46 | 23~42 |
| 33 | | | | | | | | | 35~59 | 31~53 | 27~47 | 24~43 |
| 34 | | | | | | | | | 36~61 | 32~54 | 28~48 | 25~44 |
| 35 | | | | | | | | | 38~62 | 33~55 | 29~50 | 26~45 |
| 36 | | | | | | | | | | 34~56 | 30~51 | 27~46 |
| 37 | | | | | | | | | | 35~58 | 31~52 | 28~47 |
| 38 | | | | | | | | | | 36~59 | 32~53 | 29~48 |
| 39 | | | | | | | | | | 37~60 | 33~54 | 29~49 |
| 40 | | | | | | | | | | 39~61 | 34~55 | 30~50 |
| 41 | | | | | | | | | | | 35~56 | 31~51 |
| 42 | | | | | | | | | | | 36~57 | 32~52 |
| 43 | | | | | | | | | | | 37~59 | 33~53 |
| 44 | | | | | | | | | | | 38~60 | 34~54 |
| 45 | | | | | | | | | | | 39~61 | 35~55 |
| 46 | | | | | | | | | | | | 36~56 |
| 47 | | | | | | | | | | | | 37~57 |
| 48 | | | | | | | | | | | | 38~58 |
| 49 | | | | | | | | | | | | 39~59 |
| 50 | | | | | | | | | | | | 40~60 |

摘自:陆守曾,董玉恒.《医用统计工具表》,p1,吉林人民出版社,1978。

# 附表 10  符号秩和检验用 $T$ 界值表

| $n$ | $P(1)$: $P(2)$: | 0.05 0.10 | 0.025 0.05 | 0.01 0.02 | 0.005 0.01 |
|---|---|---|---|---|---|
| 5 | | 0 | | | |
| 6 | | 2 | 0 | | |
| 7 | | 3 | 2 | 0 | |
| 8 | | 5 | 3 | 1 | 0 |
| 9 | | 8 | 5 | 3 | 1 |
| 10 | | 10 | 8 | 5 | 3 |
| 11 | | 13 | 10 | 7 | 5 |
| 12 | | 17 | 13 | 9 | 7 |
| 13 | | 21 | 17 | 12 | 9 |
| 14 | | 25 | 21 | 15 | 12 |
| 15 | | 30 | 25 | 19 | 15 |
| 16 | | 35 | 29 | 23 | 19 |
| 17 | | 41 | 34 | 27 | 23 |
| 18 | | 47 | 40 | 32 | 27 |
| 19 | | 53 | 46 | 37 | 32 |
| 20 | | 60 | 52 | 43 | 37 |
| 21 | | 67 | 58 | 49 | 42 |
| 22 | | 75 | 65 | 55 | 48 |
| 23 | | 83 | 73 | 62 | 54 |
| 24 | | 91 | 81 | 69 | 61 |
| 25 | | 100 | 89 | 76 | 68 |

摘自：山内二郎.《统计数值表》,p267,JSA-1972。

# 附表 11  秩和检验用 $T$ 界值表

| | | $P(1)$ | $P(2)$ |
|---|---|---|---|
| 每组 | 1行 | 0.05 | 0.10 |
| | 2行 | 0.025 | 0.05 |
| | 3行 | 0.01 | 0.02 |
| | 4行 | 0.005 | 0.01 |

| $n_1$ (较小者) | $n_2 - n_1$ | | | | | | | | | | |
|---|---|---|---|---|---|---|---|---|---|---|---|
| | 0 | 1 | 2 | 3 | 4 | 5 | 6 | 7 | 8 | 9 | 10 |
| 2 | | | | 3~13 | 3~15 | 3~17 | 4~18 | 4~20 | 4~22 | 4~24 | 5~25 |
| | | | | | | | 3~19 | 3~21 | 3~23 | 3~25 | 4~26 |
| 3 | 6~15 | 6~18 | 7~20 | 8~22 | 8~25 | 9~27 | 10~29 | 10~32 | 11~34 | 11~37 | 12~39 |
| | | | 6~21 | 7~23 | 7~26 | 8~28 | 8~31 | 9~33 | 9~36 | 10~38 | 10~41 |
| | | | | | 6~27 | 6~30 | 7~32 | 7~35 | 7~38 | 8~40 | 8~43 |
| | | | | | | | 6~33 | 6~36 | 6~39 | 7~41 | 7~44 |
| 4 | 11~25 | 12~28 | 13~31 | 14~34 | 15~37 | 16~40 | 17~43 | 18~46 | 19~49 | 20~52 | 21~55 |
| | 10~26 | 11~29 | 13~32 | 13~35 | 14~38 | 14~42 | 15~45 | 16~48 | 17~51 | 18~54 | 19~57 |
| | | | 10~30 | 11~33 | 11~37 | 12~40 | 13~43 | 13~47 | 14~50 | 15~53 | 15~57 | 16~60 |
| | | | | 10~34 | 10~38 | 11~41 | 11~45 | 12~48 | 12~52 | 13~55 | 13~59 | 14~62 |

（续表）

| $n_1$（较小者） | $n_2-n_1$ | | | | | | | | | | |
|---|---|---|---|---|---|---|---|---|---|---|---|
| | 0 | 1 | 2 | 3 | 4 | 5 | 6 | 7 | 8 | 9 | 10 |
| 5 | 19~36 | 20~40 | 21~44 | 23~47 | 24~51 | 26~54 | 27~58 | 28~62 | 30~65 | 31~69 | 33~72 |
| | 17~38 | 18~42 | 20~45 | 21~49 | 22~53 | 23~57 | 24~61 | 26~64 | 27~68 | 28~72 | 29~76 |
| | 16~39 | 17~43 | 18~47 | 19~51 | 20~55 | 21~59 | 22~63 | 23~67 | 24~71 | 24~75 | 26~79 |
| | 15~40 | 16~44 | 16~49 | 17~53 | 18~57 | 19~61 | 20~65 | 21~69 | 22~73 | 22~78 | 23~82 |
| 6 | 28~50 | 29~55 | 31~59 | 33~63 | 35~67 | 37~71 | 38~76 | 40~80 | 42~84 | 44~88 | 46~92 |
| | 56~52 | 27~57 | 29~61 | 31~65 | 32~70 | 34~74 | 35~79 | 37~83 | 38~88 | 40~92 | 42~96 |
| | 24~54 | 25~59 | 27~63 | 28~68 | 29~73 | 30~78 | 32~82 | 33~87 | 34~92 | 36~96 | 37~101 |
| | 23~55 | 24~60 | 25~65 | 26~70 | 27~75 | 28~80 | 30~84 | 31~89 | 32~94 | 33~99 | 34~104 |
| 7 | 39~66 | 41~71 | 43~76 | 45~81 | 47~86 | 49~91 | 52~95 | 54~100 | 56~105 | 58~110 | 61~114 |
| | 36~69 | 38~74 | 40~79 | 42~84 | 44~89 | 46~94 | 48~99 | 50~104 | 52~109 | 54~114 | 56~119 |
| | 34~71 | 35~77 | 37~82 | 39~87 | 40~93 | 42~98 | 44~103 | 45~109 | 47~114 | 49~119 | 51~124 |
| | 32~73 | 34~78 | 35~84 | 37~89 | 38~95 | 40~100 | 41~106 | 43~111 | 44~117 | 46~122 | 47~128 |
| 8 | 51~85 | 54~90 | 56~96 | 59~101 | 62~106 | 64~112 | 67~117 | 69~123 | 72~128 | 75~133 | 77~139 |
| | 40~87 | 51~93 | 53~99 | 55~105 | 58~110 | 60~116 | 62~122 | 65~127 | 67~133 | 70~138 | 72~144 |
| | 45~91 | 47~97 | 49~103 | 51~109 | 53~115 | 56~120 | 58~126 | 60~132 | 62~138 | 64~144 | 66~150 |
| | 43~93 | 45~99 | 47~105 | 49~111 | 51~117 | 53~123 | 54~130 | 56~136 | 58~142 | 60~148 | 62~154 |
| 9 | 66~105 | 69~111 | 72~117 | 75~123 | 78~129 | 81~135 | 84~141 | 87~147 | 90~153 | 93~159 | 96~165 |
| | 62~109 | 65~115 | 68~121 | 71~127 | 73~134 | 76~140 | 79~146 | 82~152 | 84~159 | 87~165 | 90~171 |
| | 59~112 | 61~119 | 63~126 | 66~132 | 68~139 | 71~145 | 73~152 | 76~158 | 78~165 | 81~171 | 83~178 |
| | 56~115 | 58~122 | 61~128 | 63~135 | 65~142 | 67~149 | 69~156 | 72~162 | 74~169 | 76~176 | 78~183 |
| 10 | 82~128 | 86~134 | 89~141 | 92~148 | 96~154 | 99~161 | 103~167 | 106~174 | 110~180 | 113~187 | 117~193 |
| | 78~132 | 81~139 | 84~146 | 88~152 | 91~159 | 94~166 | 97~173 | 100~180 | 103~187 | 107~193 | 110~200 |
| | 74~136 | 77~143 | 79~151 | 82~158 | 85~165 | 88~172 | 91~179 | 93~187 | 96~194 | 99~201 | 102~208 |
| | 71~139 | 73~147 | 76~154 | 79~161 | 81~169 | 84~176 | 86~184 | 89~191 | 92~198 | 94~206 | 97~213 |

摘自：山内二郎.《统计数值表》，p267，JSA-1972。

## 附表 12　完全随机化设计秩和检验 $H$ 界值表

| $n$ | $n_1$ | $n_2$ | $n_3$ | $P$ | | $n$ | $n_1$ | $n_2$ | $n_3$ | $F$ | |
|---|---|---|---|---|---|---|---|---|---|---|---|
| | | | | 0.05 | 0.01 | | | | | 0.5 | 0.01 |
| 7 | 3 | 2 | 2 | 4.71 | | | 5 | 3 | 2 | 5.25 | 6.82 |
| | 3 | 3 | 1 | 5.14 | | | 5 | 4 | 1 | 4.99 | 6.95 |
| 8 | 3 | 3 | 2 | 5.36 | | 11 | 4 | 4 | 3 | 5.60 | 7.14 |
| | 4 | 2 | 2 | 5.33 | | | 5 | 3 | 3 | 5.65 | 7.08 |
| | 4 | 3 | 1 | 5.21 | | | 5 | 4 | 2 | 5.27 | 7.12 |
| | 5 | 2 | 1 | 5.00 | | | 5 | 5 | 1 | 5.13 | 7.31 |
| 9 | 3 | 3 | 3 | 5.60 | 7.20 | 12 | 4 | 4 | 4 | 5.69 | 7.65 |
| | 4 | 3 | 2 | 5.44 | 6.44 | | 5 | 4 | 3 | 5.63 | 7.44 |
| | 4 | 4 | 1 | 4.97 | 6.67 | | 5 | 5 | 2 | 5.34 | 7.27 |
| | 5 | 2 | 2 | 5.16 | 6.53 | 13 | 5 | 4 | 4 | 5.62 | 7.76 |
| | 5 | 3 | 1 | 4.96 | | | 5 | 5 | 3 | 5.71 | 7.54 |
| 10 | 4 | 3 | 3 | 5.73 | 6.75 | 14 | 5 | 5 | 4 | 5.64 | 7.79 |
| | 4 | 4 | 2 | 5.45 | 7.04 | 15 | 5 | 5 | 5 | 5.78 | 7.98 |

摘自：Beyer WH：*Handbook of Tables for Probability and Statistics*, second edition, p431, CRC Press, Inc., 1979.

## 附表 13 随机单位组设计秩和检验 $H$ 界值表

| $n$ | $P$: | $k=3$ | | $k=4$ | |
|---|---|---|---|---|---|
| | | 0.05 | 0.01 | 0.05 | 0.01 |
| 2 | | | | 6.00 | |
| 3 | | 6.00 | | 7.40 | 9.00 |
| 4 | | 6.50 | 8.00 | 7.80 | 9.60 |
| 5 | | 6.40 | 8.40 | 7.80 | 9.96 |
| 6 | | 7.00 | 9.00 | 7.60 | 10.20 |
| 7 | | 7.14 | 8.86 | 7.80 | 10.37 |
| 8 | | 6.25 | 9.00 | 7.65 | 10.35 |
| 9 | | 6.22 | 8.67 | | |
| 10 | | 6.20 | 9.60 | | |
| 11 | | 6.55 | 9.46 | | |
| 12 | | 6.17 | 9.50 | | |
| 13 | | 6.00 | 9.39 | | |
| 14 | | 6.14 | 9.00 | | |
| 15 | | 6.40 | 8.93 | | |

摘自:Owen DB: *Handbook of Statistical Tables*, p408, Addison-Wesley Publishing Company, Inc., 1962。

## 附表 14 等级相关系数 $r_s$ 界值表

| $n$ | $P(1)$: | 0.05 | 0.025 | 0.01 | 0.005 |
|---|---|---|---|---|---|
| | $P(2)$: | 0.10 | 0.05 | 0.02 | 0.01 |
| 4 | | 1.00 | | | |
| 5 | | 0.900 | 1.000 | 1.000 | |
| 6 | | 0.829 | 0.886 | 0.943 | 1.000 |
| 7 | | 0.714 | 0.786 | 0.893 | 0.929 |
| 8 | | 0.643 | 0.738 | 0.833 | 0.881 |
| 9 | | 0.600 | 0.700 | 0.783 | 0.833 |
| 10 | | 0.564 | 0.648 | 0.745 | 0.794 |
| 11 | | 0.536 | 0.618 | 0.709 | 0.755 |
| 12 | | 0.503 | 0.587 | 0.678 | 0.727 |
| 13 | | 0.484 | 0.560 | 0.648 | 0.703 |
| 14 | | 0.464 | 0.538 | 0.626 | 0.679 |
| 15 | | 0.446 | 0.521 | 0.604 | 0.654 |
| 16 | | 0.429 | 0.503 | 0.582 | 0.635 |
| 17 | | 0.414 | 0.485 | 0.566 | 0.615 |
| 18 | | 0.401 | 0.472 | 0.550 | 0.600 |
| 19 | | 0.391 | 0.460 | 0.535 | 0.584 |
| 20 | | 0.380 | 0.447 | 0.520 | 0.570 |
| 25 | | 0.337 | 0.398 | 0.466 | 0.511 |
| 30 | | 0.306 | 0.362 | 0.425 | 0.467 |
| 35 | | 0.283 | 0.335 | 0.394 | 0.433 |
| 40 | | 0.264 | 0.313 | 0.368 | 0.405 |
| 45 | | 0.248 | 0.294 | 0.347 | 0.382 |
| 50 | | 0.235 | 0.279 | 0.329 | 0.363 |

（续表）

| $n$ | $P(1)$: | 0.05 | 0.025 | 0.01 | 0.005 |
|-----|---------|------|-------|------|-------|
|     | $P(2)$: | 0.10 | 0.05  | 0.02 | 0.01  |
| 60  |         | 0.214 | 0.255 | 0.300 | 0.331 |
| 70  |         | 0.198 | 0.235 | 0.278 | 0.307 |
| 80  |         | 0.185 | 0.220 | 0.260 | 0.287 |
| 90  |         | 0.174 | 0.207 | 0.245 | 0.271 |
| 100 |         | 0.165 | 0.197 | 0.233 | 0.257 |

摘自：Zar JH：*Biostatistical Analysis*，p498，Prentice-Hall，Inc.，1974。

# 附录 3　例题中的数据文件内容

1. 第十章判别分析例 10.1 以及上机实习 2 第 6 题及上机实习 3、4 中数据文件"eye1.xls"中的数据内容：

| age | time | glucose | vision | at | av | bt | bv | qpt | qpv | group |
|---|---|---|---|---|---|---|---|---|---|---|
| 49 | 2 | 191 | 1.5 | 12.25 | 235.4 | 52.5 | 417.57 | 78.5 | 27.43 | A1 |
| 49 | 2 | 191 | 1.2 | 13.5 | 225.15 | 52 | 391.2 | 78.5 | 46.69 | A1 |
| 63 | 4 | 200 | 1 | 14.25 | 318.92 | 53.25 | 616.35 | 77.5 | 35.38 | A1 |
| 63 | 4 | 200 | 0.6 | 14 | 361.9 | 55 | 723.3 | 77 | 47.01 | A1 |
| 54 | 10 | 137 | 0.6 | 13.75 | 269.59 | 55.5 | 451.27 | 78 | 33.7 | A2 |
| 59 | 15 | 173 | 0.4 | 13.75 | 245.17 | 52 | 369.22 | 77.5 | 20.67 | A2 |
| 59 | 15 | 173 | 0.5 | 13.25 | 303.78 | 51.5 | 420.5 | 77 | 33.02 | A2 |
| 44 | 2 | 105 | 0.9 | 13.5 | 320.38 | 48.5 | 509.88 | 76 | 77.91 | A1 |
| 50 | 10 | 327 | 1 | 14 | 272.52 | 55 | 554.8 | 78 | 33.13 | A1 |
| 50 | 10 | 327 | 1 | 14 | 432.22 | 54.5 | 740.4 | 76.5 | 49.48 | A1 |
| 35 | 0.33 | 122 | 1.5 | 12.75 | 329.17 | 43.5 | 420.01 | 77.5 | 44.14 | A1 |
| 35 | 0.33 | 122 | 1.5 | 12 | 375.08 | 46 | 467.39 | 77 | 43.12 | A1 |
| 42 | 2 | 162 | 1 | 12.75 | 355.55 | 46.25 | 557.25 | 76 | 40.48 | A1 |
| 51 | 1 | 156 | 0.9 | 13.5 | 309.64 | 52.5 | 510.86 | 82.5 | 27.37 | A1 |
| 51 | 1 | 156 | 0.9 | 13.25 | 307.69 | 52 | 483.02 | 82 | 33.86 | A1 |
| 33 | 0.66 | 240 | 1.5 | 13.5 | 325.76 | 55.25 | 514.27 | 79 | 54.98 | A1 |
| 43 | 3 | 254 | 1 | 13 | 342.85 | 56 | 457.62 | 77 | 33.59 | A1 |
| 84 | 20 | 154 | 0.4 | 14.75 | 298.89 | 44 | 542.11 | 77 | 28.83 | A2 |
| 84 | 20 | 154 | 0.6 | 15.5 | 231 | 49 | 436.13 | 76.5 | 19.76 | A2 |
| 56 | 0.08 | 180 | 1 | 13.25 | 255.92 | 48.75 | 405.36 | 75.5 | 42.07 | A1 |
| 30 | 2 | 150 | 0.9 | 14.25 | 313.06 | 63.5 | 547.48 | 79 | 21.13 | A3 |
| 30 | 2 | 150 | 1.2 | 14.5 | 273 | 61 | 450.78 | 78.5 | 7.62 | A1 |
| 55 | 2 | 170 | 1 | 13.75 | 282.29 | 49.5 | 449.81 | 78.5 | 29.34 | A1 |
| 55 | 2 | 170 | 1 | 13.5 | 301.82 | 49.5 | 452.74 | 78.5 | 23.39 | A1 |
| 59 | 1.08 | 204 | 1 | 13 | 336.01 | 44.75 | 384.36 | 78 | 41.2 | A1 |
| 59 | 0.59 | 126 | 0.8 | 13.5 | 258.36 | 48.25 | 430.27 | 77 | 44.66 | A1 |
| 71 | 6 | 140 | 0.7 | 13.25 | 191.41 | 54.5 | 516.27 | 79 | 18.56 | A2 |
| 58 | 3 | 232 | 0.8 | 13.25 | 260.8 | 58.25 | 363.85 | 79 | 34.13 | A1 |
| 53 | 0.16 | 208 | 0.6 | 13 | 237.85 | 54.25 | 354.57 | 77 | 45.22 | A2 |
| 74 | 15 | 285 | 0.4 | 13 | 392.18 | 45.5 | 531.37 | 76 | 35.88 | A2 |
| 58 | 0.08 | 194 | 1 | 13.25 | 298.89 | 47 | 578.74 | 75.5 | 70.75 | A1 |
| 58 | 0.08 | 194 | 1.2 | 13.25 | 324.78 | 44 | 602.18 | 76 | 88.64 | A1 |

（续表）

| age | time | glucose | vision | at | av | bt | bv | qpt | qpv | group |
|---|---|---|---|---|---|---|---|---|---|---|
| 57 | 0.08 | 275 | 0.9 | 12.75 | 276.43 | 51.75 | 516.23 | 75.5 | 12.51 | A1 |
| 77 | 0.04 | 197 | 1 | 14.5 | 196.33 | 52.75 | 309.15 | 76.5 | 13.85 | A1 |
| 57 | 0.08 | 177 | 1 | 12.75 | 254.94 | 55 | 402.43 | 76 | 20.51 | A1 |
| 57 | 0.08 | 177 | 1 | 13.75 | 312.57 | 55 | 491.81 | 76.5 | 33.46 | A1 |
| 57 | 0.25 | 173 | 1.2 | 14 | 305.24 | 46.25 | 454.69 | 75.5 | 41.7 | A1 |
| 56 | 0.59 | 100 | 0.2 | 13.25 | 194.38 | 57.25 | 377.04 | 76.5 | 19.17 | A2 |
| 56 | 0.69 | 100 | 0.3 | 14 | 168.98 | 54.75 | 385.83 | 77.5 | 17.87 | A2 |
| 68 | 0.5 | 116 | 1.2 | 12.75 | 268.13 | 48.25 | 341.87 | 75.5 | 49.53 | A1 |
| 57 | 2 | 147 | 1 | 14.5 | 199.26 | 52 | 338.45 | 77.5 | 13.61 | A1 |
| 57 | 2 | 147 | 1 | 14.5 | 270.57 | 52.75 | 384.36 | 77 | 16.92 | A1 |
| 64 | 0.5 | 168 | 1 | 14.5 | 233.45 | 51.25 | 342.85 | 78 | 44.19 | A1 |
| 64 | 0.5 | 168 | 0.8 | 14 | 274.47 | 52.25 | 402.92 | 77 | 29.1 | A1 |
| 56 | 1 | 177 | 1 | 14.5 | 181.19 | 52.75 | 294.99 | 77.5 | 30.89 | A1 |
| 67 | 10 | 196 | 0.7 | 13.5 | 389.73 | 53 | 466.9 | 77.5 | 46.54 | A1 |
| 67 | 10 | 196 | 0.6 | 14.5 | 420.5 | 53.5 | 419.64 | 77.5 | 28.89 | A2 |
| 43 | 1 | 149 | 1.5 | 13.25 | 314.03 | 43.75 | 367.27 | 78 | 23.12 | A1 |
| 70 | 10 | 154 | 0.8 | 12.75 | 204.15 | 39.25 | 288.64 | 75 | 35.38 | A2 |
| 70 | 10 | 154 | 0.9 | 12.75 | 240.78 | 38.75 | 307.69 | 76 | 35.24 | A1 |
| 35 | 6 | 75 | 1.5 | 13.25 | 272.52 | 51 | 292.06 | 77 | 36.47 | A1 |
| 35 | 6 | 75 | 1.5 | 13.5 | 278.38 | 51 | 300.36 | 77 | 65.53 | A1 |
| 58 | 0.17 | 102 | 0.9 | 13.5 | 395.11 | 48.75 | 621.23 | 76 | 61.85 | A1 |
| 65 | 0.4 | 142 | 0.6 | 14 | 176.8 | 54 | 285.71 | 88 | 40.5 | A2 |
| 65 | 0.4 | 142 | 0.8 | 14.5 | 206.59 | 54 | 267.15 | 77 | 31.86 | A2 |
| 54 | 0.17 | 122 | 0.8 | 11.75 | 174.36 | 49.5 | 233.94 | 79.5 | 14.29 | A2 |
| 75 | 30 | 117 | 0.5 | 16.75 | 347.24 | 50.5 | 612.44 | 77.5 | 40.71 | A1 |
| 38 | 1.5 | 233 | 1 | 14.25 | 292.06 | 50.5 | 383.39 | 77 | 43.18 | A1 |
| 38 | 1.5 | 233 | 1 | 14 | 299.38 | 50.25 | 383.39 | 77 | 52.24 | A1 |
| 58 | 0.25 | 164 | 1 | 14 | 339.43 | 52.5 | 642.32 | 76.5 | 65.64 | A1 |
| 63 | 0.02 | 121 | 1 | 13.75 | 310.62 | 49.75 | 543.58 | 75.5 | 27.03 | A1 |
| 63 | 0.02 | 121 | 1 | 13.75 | 305.24 | 50.75 | 544.06 | 76 | 27.92 | A1 |
| 42 | 1 | 215 | 1.2 | 11.5 | 248.1 | 47.75 | 380.45 | 77 | 34.31 | A1 |
| 42 | 1 | 215 | 1 | 11.25 | 249.08 | 47.75 | 387.29 | 76 | 42.96 | A1 |
| 63 | 0.17 | 137 | 0.7 | 14.75 | 211.96 | 37.75 | 393.15 | 77 | 40.05 | A2 |
| 58 | 8 | 234 | 0.6 | 14.25 | 279.85 | 51.5 | 241.75 | 79 | 19.17 | A2 |
| 57 | 0.08 | 147 | 1 | 12.5 | 238.33 | 50.25 | 434.18 | 75.5 | 38.62 | A1 |
| 57 | 0.08 | 147 | 1 | 13.75 | 298.89 | 50.25 | 465.92 | 74.5 | 31.11 | A1 |
| 39 | 0.17 | 131 | 1.5 | 11.25 | 327.22 | 44.5 | 525.02 | 75 | 44.89 | A1 |
| 39 | 0.17 | 131 | 1.5 | 13.25 | 348.71 | 49.5 | 561.16 | 75 | 42.34 | A1 |
| 70 | 0.33 | 62 | 0.5 | 13.25 | 215.38 | 43.25 | 341.38 | 76 | 28.32 | A2 |
| 70 | 0.33 | 62 | 0.9 | 13.5 | 206.59 | 39.25 | 352.61 | 75.5 | 29.63 | A1 |
| 57 | 1 | 129 | 0.8 | 13 | 410.73 | 58.25 | 514.27 | 76 | 23.43 | A1 |
| 57 | 6 | 140 | 0.9 | 15 | 275.94 | 51 | 453.71 | 76.5 | 35.72 | A1 |

（续表）

| age | time | glucose | vision | at | av | bt | bv | qpt | qpv | group |
|---|---|---|---|---|---|---|---|---|---|---|
| 76 | 0.08 | 120 | 1 | 14 | 391.69 | 56 | 449.81 | 76.5 | 9.8 | A1 |
| 67 | 3 | 108 | 0.6 | 14.75 | 340.41 | 53 | 667.63 | 77.5 | 25.28 | A1 |
| 63 | 2.5 | 115 | 0.9 | 14.25 | 255.43 | 55.5 | 261.78 | 78 | 21.94 | A2 |
| 45 | 3 | 142 | 1 | 12.5 | 244.69 | 46 | 373.63 | 76 | 22.64 | A1 |
| 45 | 3 | 142 | 1 | 12.5 | 295.48 | 46.5 | 452.75 | 76 | 24.2 | A1 |
| 47 | 5 | 226 | 0.8 | 14.25 | 219.29 | 44 | 396.08 | 76.5 | 67.6 | A1 |
| 58 | 3 | 232 | 0.8 | 14.5 | 261.78 | 58.5 | 397.06 | 79.5 | 40.79 | A2 |
| 65 | 0.25 | 99 | 0.8 | 14 | 253.47 | 49 | 341.38 | 77.5 | 23.43 | A2 |
| 49 | 7 | 167 | 1 | 11 | 274.96 | 49 | 414.15 | 75.5 | 53.11 | A1 |
| 49 | 7 | 167 | 1 | 12.5 | 386.32 | 53 | 581.18 | 76 | 58.29 | A1 |
| 63 | 10 | 140 | 1 | 13.75 | 391.2 | 57 | 556.27 | 83 | 20.13 | A1 |
| 63 | 10 | 140 | 1 | 14 | 357.5 | 56.75 | 510.37 | 76.5 | 11.47 | A1 |
| 62 | 1 | 142 | 0.5 | 14.25 | 145.05 | 54 | 266.17 | 78 | 33.02 | A2 |
| 62 | 1 | 142 | 0.5 | 14.25 | 165.08 | 54 | 293.52 | 78 | 38.32 | A2 |
| 78 | 1 | 119 | 0.4 | 14.25 | 273.5 | 46.75 | 278.87 | 78 | 17.42 | A2 |
| 68 | 20 | 207 | 0.7 | 14.75 | 236.87 | 54.75 | 400.45 | 77 | 8.29 | A2 |
| 68 | 20 | 207 | 0.5 | 15.25 | 279.85 | 54.5 | 422.46 | 76.5 | 17.94 | A2 |
| 61 | 3 | 153 | 0.6 | 14.5 | 210 | 47.5 | 334.06 | 78 | 42.55 | A2 |
| 60 | 1 | 190 | 0.9 | 14 | 227.1 | 54.25 | 401.94 | 77 | 43.33 | A1 |
| 60 | 1 | 190 | 1 | 14 | 268.61 | 54.25 | 418.55 | 77 | 23.99 | A1 |
| 39 | 1 | 200 | 0.6 | 15.25 | 185.59 | 51 | 273.99 | 76.5 | 34.77 | A3 |
| 39 | 1 | 200 | 0.4 | 15.5 | 164.59 | 51.75 | 261.29 | 77.5 | 30.76 | A3 |
| 67 | 23 | 105 | 0.9 | 15 | 303.29 | 47 | 364.83 | 77.5 | 20.57 | A2 |
| 62 | 0.08 | 210 | 0.3 | 13.5 | 205.12 | 44.25 | 323.31 | 76 | 27.87 | A2 |
| 62 | 0.08 | 210 | 0.3 | 13 | 211.47 | 43.75 | 337.48 | 76 | 29.7 | A2 |
| 43 | 3 | 254 | 1 | 12.25 | 285.71 | 45.75 | 399.01 | 77 | 39.28 | A1 |
| 59 | 28 | 170 | 0.5 | 13.75 | 254.45 | 46.75 | 336.5 | 79 | 11.62 | A2 |
| 59 | 28 | 170 | 0.9 | 13.75 | 260.8 | 45.75 | 349.2 | 79 | 12.16 | A2 |
| 64 | 8 | 300 | 0.5 | 15.75 | 214.89 | 59.75 | 361.9 | 78 | 11.97 | A3 |
| 64 | 8 | 300 | 0.7 | 15.5 | 193.4 | 55 | 291.57 | 78 | 15.71 | A2 |
| 73 | 15 | 150 | 0.7 | 15.75 | 251.03 | 60.25 | 421.48 | 81 | 8.48 | A2 |
| 73 | 15 | 150 | 0.3 | 15.75 | 207.57 | 60.25 | 371.18 | 81 | 10.2 | A2 |
| 60 | 1 | 192 | 1 | 13.5 | 345.78 | 51 | 504.02 | 77.5 | 36.17 | A1 |
| 68 | 2 | 160 | 0.4 | 14.75 | 294.01 | 51.75 | 582.16 | 76 | 35.13 | A2 |
| 71 | 6 | 140 | 0.6 | 13.25 | 338.94 | 54.25 | 530.88 | 79 | 17.78 | A2 |
| 59 | 0.6 | 126 | 0.7 | 13.5 | 267.64 | 51.25 | 452.74 | 77 | 22.4 | A2 |
| 56 | 1 | 180 | 0.8 | 14.25 | 318.92 | 50.5 | 352.62 | 76.5 | 28.6 | A2 |
| 56 | 1 | 180 | 0.8 | 13.75 | 368.73 | 53.5 | 404.87 | 77 | 26.76 | A2 |
| 60 | 10 | 194 | 0.4 | 15 | 215.87 | 60.5 | 453.71 | 77 | 26.67 | A2 |
| 60 | 1 | 192 | 0.6 | 14 | 244.68 | 51 | 404.87 | 77.5 | 22.62 | A2 |
| 62 | 10 | 160 | 0.2 | 16 | 266.17 | 62.5 | 389.25 | 80 | 14.83 | A3 |
| 35 | 2 | 125 | 0.6 | 15.75 | 339.92 | 51.5 | 481.06 | 77 | 13.65 | A3 |

（续表）

| age | time | glucose | vision | at | av | bt | bv | qpt | qpv | group |
|---|---|---|---|---|---|---|---|---|---|---|
| 35 | 2 | 125 | 0.3 | 17 | 361.41 | 51.5 | 486.92 | 78.5 | 6.34 | A3 |
| 59 | 25 | 104 | 0.4 | 15 | 270.57 | 52.5 | 460.06 | 79.5 | 15.69 | A3 |
| 77 | 20 | 220 | 0.08 | 17.75 | 201.22 | 56.75 | 428.32 | 80.5 | 14.69 | A3 |
| 56 | 4 | 230 | 0.2 | 15.25 | 253.96 | 52 | 446.39 | 78 | 12.55 | A3 |
| 67 | 22 | 152 | 0.7 | 17.25 | 288.15 | 63.75 | 406.34 | 79.5 | 9.52 | A3 |
| 77 | 11 | 240 | 0.4 | 14.25 | 272.52 | 56.75 | 334.55 | 77.5 | 8.19 | A2 |
| 60 | 6 | 182 | 0.5 | 16.25 | 245.17 | 63.5 | 443.46 | 76 | 24.97 | A3 |
| 60 | 6 | 182 | 0.8 | 15 | 275.45 | 63.5 | 453.24 | 76.5 | 25.94 | A3 |
| 68 | 35 | 228 | 0.01 | 18.25 | 222.71 | 46.5 | 324.29 | 79 | 9.56 | A3 |
| 57 | 10 | 190 | 0.2 | 15 | 252.01 | 58.5 | 398.64 | 78 | 9.73 | A3 |
| 47 | 6 | 130 | 0.3 | 15 | 290.59 | 56.25 | 435.64 | 75.5 | 20.39 | A3 |
| 47 | 6 | 130 | 0.6 | 14.5 | 375.08 | 57.75 | 500.6 | 76.5 | 15.89 | A3 |
| 55 | 19 | 300 | 0.3 | 16.5 | 197.31 | 53.25 | 358.48 | 80.5 | 12.43 | A3 |
| 55 | 19 | 300 | 0.3 | 17.75 | 212.45 | 52.75 | 390.22 | 82 | 14.56 | A3 |
| 60 | 1 | 134 | 0.4 | 15.5 | 393.64 | 54 | 541.13 | 76.5 | 17.96 | A3 |

2. 第十章判别分析例 10.2 中数据文件"eye2. xls"中的数据内容：

| age | time | glucose | vision | at | av | bt | bv | qpt | qpv | group |
|---|---|---|---|---|---|---|---|---|---|---|
| 54 | 10 | 137 | 0.7 | 13.75 | 275.94 | 55.5 | 492.3 | 77.5 | 35.32 | A1 |
| 44 | 2 | 105 | 0.9 | 13 | 340.41 | 48.5 | 523.06 | 75.5 | 68.25 | A1 |
| 42 | 2 | 162 | 0.9 | 12.75 | 369.71 | 46.75 | 578.74 | 76.5 | 35.48 | A1 |
| 33 | 0.66 | 240 | 1.5 | 13.25 | 347.33 | 54 | 510.85 | 78 | 22.05 | A1 |
| 56 | 0.08 | 180 | 0.7 | 13.5 | 283.75 | 52.25 | 474.23 | 75.5 | 46.26 | A1 |
| 59 | 1.08 | 204 | 0.9 | 14.5 | 274.47 | 49 | 343.34 | 78 | 36.67 | A1 |
| 65 | 0.25 | 99 | 1 | 13.75 | 289.61 | 49 | 370.2 | 77.5 | 33.66 | A1 |
| 57 | 0.08 | 275 | 1 | 12.75 | 216.36 | 49.75 | 382.41 | 74.5 | 11.96 | A1 |
| 57 | 0.25 | 173 | 1.2 | 13.75 | 328.2 | 46.25 | 559.2 | 75.5 | 36.1 | A1 |
| 68 | 0.5 | 116 | 1 | 12.75 | 292.06 | 47 | 342.36 | 75.5 | 47.21 | A1 |
| 56 | 1 | 177 | 0.9 | 14.5 | 196.33 | 52.75 | 309.15 | 76.5 | 19.18 | A2 |
| 43 | 1 | 149 | 1.5 | 13 | 359.94 | 47 | 423.43 | 77.5 | 24.4 | A1 |
| 58 | 0.17 | 102 | 0.8 | 14.5 | 354.57 | 49 | 540.16 | 76 | 47.76 | A1 |
| 54 | 0.17 | 122 | 0.8 | 13.75 | 210.98 | 51.75 | 294.99 | 79.5 | 14.7 | A2 |
| 58 | 0.25 | 164 | 1 | 13.5 | 316.48 | 52.5 | 628.56 | 76 | 64.94 | A1 |
| 63 | 0.17 | 137 | 0.7 | 14.25 | 215.87 | 45 | 478.13 | 77 | 50.43 | A1 |
| 61 | 0.08 | 214 | 0.7 | 15 | 210.49 | 50 | 350.66 | 77 | 22.62 | A2 |
| 57 | 1 | 129 | 0.8 | 13.5 | 375.01 | 58.25 | 509.39 | 76.5 | 31.13 | A1 |
| 67 | 3 | 108 | 0.5 | 14.5 | 337.48 | 53 | 592.9 | 77.5 | 30.35 | A2 |
| 68 | 9 | 153 | 0.4 | 16 | 258.36 | 54.5 | 348.22 | 79 | 37.02 | A2 |
| 53 | 0.17 | 208 | 0.8 | 12.25 | 246.64 | 54.5 | 374.59 | 77 | 43.72 | A2 |
| 78 | 1 | 119 | 0.4 | 13.75 | 210.5 | 45 | 241.26 | 79.5 | 28.28 | A2 |
| 61 | 3 | 153 | 0.6 | 14.5 | 237.85 | 48.75 | 368.25 | 77 | 23.99 | A2 |
| 67 | 23 | 105 | 0.9 | 14.75 | 397.55 | 48 | 398.04 | 77.5 | 17.14 | A2 |

（续表）

| age | time | glucose | vision | at | av | bt | bv | qpt | qpv | group |
|---|---|---|---|---|---|---|---|---|---|---|
| 68 | 9 | 153 | 0.3 | 15.5 | 264.22 | 54.5 | 429.78 | 79.5 | 21.3 | A2 |
| 63 | 15 | 142 | 0.4 | 16.75 | 263.24 | 63.75 | 548.46 | 80 | 7.71 | A3 |
| 68 | 2 | 160 | 0.4 | 14 | 294.01 | 49.5 | 526.97 | 76.5 | 46.6 | A2 |
| 60 | 10 | 194 | 0.4 | 15.5 | 191.94 | 59.75 | 352.13 | 76.5 | 20.82 | A3 |
| 68 | 5 | 163 | 0.1 | 16 | 379.97 | 67.5 | 587.04 | 81 | 3.44 | A3 |
| 59 | 25 | 104 | 0.4 | 15 | 320.87 | 52.5 | 534.79 | 80.5 | 17.52 | A3 |
| 52 | 18 | 296 | 0.5 | 15.25 | 258.36 | 51.25 | 439.06 | 80.5 | 7.89 | A3 |

3. 第十一章危险度分析及 Logistic 回归例 12.4 中数据文件"table11_4a.xls"、"table11_4b.xls"中的数据结构（总共 78 例，两个文件差别只在于 age 与 age group 两个变量）：

| id | y | age | age group | sex | ECG |
|---|---|---|---|---|---|
| 1 | 0 | 28 | 1 | 0 | 0 |
| 2 | 1 | 42 | 2 | 1 | 0 |
| 3 | 0 | 46 | 2 | 0 | 1 |
| 4 | 0 | 45 | 2 | 1 | 1 |
| 5 | 0 | 34 | 1 | 0 | 0 |
| 6 | 1 | 44 | 2 | 1 | 0 |
| 7 | 1 | 48 | 2 | 0 | 1 |
| 8 | 1 | 45 | 2 | 1 | 1 |
| 9 | 0 | 38 | 1 | 0 | 0 |
| 10 | 0 | 45 | 2 | 1 | 0 |
| ... | | | | | ... |
| ... | | | | | ... |
| 69 | 0 | 35 | 1 | 0 | 1 |
| 70 | 0 | 43 | 2 | 1 | 1 |
| 71 | 0 | 39 | 1 | 1 | 0 |
| 72 | 1 | 59 | 3 | 1 | 2 |
| 73 | 0 | 39 | 1 | 0 | 1 |
| 74 | 1 | 43 | 2 | 1 | 1 |
| 75 | 0 | 42 | 2 | 1 | 0 |
| 76 | 1 | 60 | 3 | 1 | 2 |
| 77 | 0 | 40 | 1 | 0 | 1 |
| 78 | 1 | 44 | 2 | 1 | 1 |

4. 第十二章生存分析例 12.4 中数据文件"life.xls"中的数据结构（总共 1003 例）：

| $X_1$ | $X_2$ | $X_3$ | $X_4$ | $X_5$ | $X_6$ | $X_7$ | $X_8$ | $X_9$ | $X_{10}$ | $Y$ | CENSOR |
|---|---|---|---|---|---|---|---|---|---|---|---|
| 0 | 1 | 1 | 3 | 6 | 4 | 1 | 0 | 2 | 2 | 24 | 0 |
| 1 | 1 | 1 | 3 | 6 | 4 | 2 | 0 | 1 | 1 | 15 | 0 |
| 0 | 1 | 1 | 3 | 3 | 2 | 1 | 0 | 0 | 0 | 10 | 0 |
| 0 | 1 | 1 | 2 | 5 | 3 | 2 | 0 | 1 | 1 | 47 | 0 |
| 0 | 2 | 1 | 3 | 6 | 4 | 2 | 0 | 1 | 1 | 24 | 0 |

（续表）

| $X_1$ | $X_2$ | $X_3$ | $X_4$ | $X_5$ | $X_6$ | $X_7$ | $X_8$ | $X_9$ | $X_{10}$ | $Y$ | CENSOR |
|---|---|---|---|---|---|---|---|---|---|---|---|
| 1 | 1 | 1 | 3 | 6 | 4 | 0 | 0 | 1 | 2 | 69 | 0 |
| 0 | 1 | 1 | 2 | 5 | 3 | 1 | 0 | 4 | 2 | 26 | 0 |
| 1 | 1 | 1 | 3 | 6 | 4 | 2 | 0 | 2 | 2 | 7 | 0 |
| 0 | 1 | 1 | 3 | 3 | 2 | 2 | 0 | 0 | 0 | 122 | 1 |
| 0 | 1 | 1 | 3 | 6 | 4 | 2 | 0 | 1 | 1 | 47 | 0 |
| … | | | | | | | | | | | … |
| … | | | | | | | | | | | … |
| 0 | 1 | 1 | 3 | 6 | 4 | 2 | 0 | 2 | 1 | 7 | 0 |
| 0 | 1 | 1 | 3 | 3 | 2 | 2 | 0 | 0 | 0 | 24 | 0 |
| 0 | 1 | 1 | 3 | 3 | 2 | 2 | 0 | 0 | 0 | 68 | 1 |
| 0 | 1 | 1 | 0 | 0 | 0 | 0 | 0 | 0 | 0 | 68 | 1 |
| 0 | 1 | 1 | 2 | 2 | 2 | 1 | 0 | 0 | 0 | 25 | 1 |
| 1 | 1 | 1 | 3 | 3 | 2 | 1 | 0 | 0 | 0 | 48 | 1 |
| 0 | 2 | 1 | 3 | 3 | 2 | 1 | 0 | 0 | 0 | 53 | 1 |
| 0 | 1 | 1 | 3 | 3 | 2 | 1 | 0 | 0 | 0 | 13 | 0 |
| 0 | 2 | 1 | 2 | 2 | 2 | 2 | 0 | 0 | 0 | 53 | 1 |
| 0 | 1 | 1 | 1 | 1 | 1 | 0 | 0 | 0 | 0 | 68 | 1 |
| 1 | 1 | 1 | 3 | 3 | 2 | 2 | 0 | 0 | 0 | 58 | 1 |

5. 上机实习 6 中数据文件"qn97a. xls"的数据结构（总共 329 例）：

| sex | age | ps | pd | pr | mt | as | ad | y |
|---|---|---|---|---|---|---|---|---|
| 1 | 60 | 128 | 80 | 63 | 2 | 38 | 55. 2 | 88 |
| 1 | 60 | 100 | 60 | 56 | 2 | 25. 64 | 52. 04 | 144 |
| 1 | 60 | 130 | 80 | 71 | 2 | 33. 07 | 52. 63 | 66 |
| 1 | 62 | 170 | 92 | 72 | 2 | 47. 17 | 57. 92 | 101 |
| 1 | 62 | 90 | 60 | 60 | 3 | 23. 22 | 47. 91 | 64 |
| 1 | 61 | 140 | 90 | 58 | 2 | 37. 12 | 78. 01 | 58. 3 |
| 1 | 63 | 140 | 100 | 48 | 2 | 41. 94 | 99. 54 | 115 |
| 1 | 64 | 130 | 92 | 77 | 2 | 33. 19 | 49. 8 | 86 |
| 1 | 64 | 160 | 92 | 71 | 2 | 38. 77 | 61. 89 | 53. 7 |
| 1 | 64 | 130 | 80 | 83 | 2 | 27. 38 | 41. 69 | 68 |
| … | | | | | | | | … |
| … | | | | | | | | … |
| 0 | 34 | 114 | 68 | 73 | 1 | 27. 669 | 40. 971 | 64. 8 |
| 0 | 33 | 110 | 70 | 65 | 0 | 26. 497 | 49. 103 | 62. 87 |
| 0 | 34 | 120 | 70 | 71 | 1 | 27. 605 | 48. 695 | 61. 11 |
| 0 | 33 | 86 | 50 | 67 | 1 | 22. 949 | 33. 434 | 64. 21 |
| 0 | 47 | 100 | 64 | 58 | 1 | 25. 824 | 51. 968 | 76 |
| 0 | 44 | 100 | 66 | 62 | 1 | 29. 77 | 48. 347 | 44. 6 |
| 0 | 49 | 110 | 70 | 79 | 1 | 27. 354 | 37. 91 | 61. 71 |
| 0 | 48 | 106 | 80 | 60 | 1 | 31. 02 | 56. 54 | 54. 15 |
| 0 | 56 | 100 | 68 | 83 | 1 | 25. 04 | 34 | 28. 4 |
| 0 | 45 | 108 | 70 | 58 | 1 | 31. 194 | 53. 166 | 66. 04 |

6. 上机实习 10 中数据文件 e2. xls 的数据内容：

| $X_1$ | $X_2$ | $X_3$ | $X_4$ | $X_5$ | $X_6$ | $X_7$ | $X_8$ | $X_9$ | $X_{10}$ | GROUP |
|---|---|---|---|---|---|---|---|---|---|---|
| 361.9 | 55 | 723.3 | 77 | 47.01 | 63 | 4 | 200 | 0.6 | 14 | A1 |
| 320.38 | 48.5 | 509.88 | 76 | 77.91 | 44 | 2 | 105 | 0.9 | 13.5 | A1 |
| 375.08 | 46 | 467.39 | 77 | 43.12 | 35 | 0.33 | 122 | 1.5 | 12 | A1 |
| 325.76 | 55.25 | 514.27 | 79 | 54.98 | 33 | 0.66 | 240 | 1.5 | 13.5 | A1 |
| 255.92 | 48.75 | 405.36 | 75.5 | 42.07 | 56 | 0.08 | 180 | 1 | 13.25 | A1 |
| 301.82 | 49.5 | 452.74 | 78.5 | 23.39 | 55 | 2 | 170 | 1 | 13.75 | A1 |
| 260.8 | 58.25 | 363.85 | 79 | 34.13 | 58 | 3 | 232 | 0.8 | 13.25 | A1 |
| 324.78 | 44 | 602.18 | 76 | 88.64 | 58 | 0.08 | 194 | 1.2 | 13.25 | A1 |
| 312.57 | 55 | 491.81 | 76.5 | 33.46 | 57 | 0.08 | 177 | 1 | 13.75 | A1 |
| 268.13 | 48.25 | 341.87 | 75.5 | 49.53 | 68 | 0.5 | 116 | 1.2 | 12.75 | A1 |
| 274.47 | 52.25 | 402.92 | 77 | 29.1 | 64 | 0.5 | 168 | 0.8 | 14 | A1 |
| 314.03 | 43.75 | 367.27 | 78 | 23.12 | 43 | 1 | 149 | 1.5 | 13.25 | A1 |
| 278.38 | 51 | 300.36 | 77 | 65.53 | 35 | 6 | 75 | 1.5 | 13.5 | A1 |
| 174.36 | 49.5 | 233.94 | 79.5 | 14.29 | 54 | 0.17 | 122 | 0.8 | 11.75 | A2 |
| 339.43 | 52.5 | 642.32 | 76.5 | 65.64 | 58 | 0.25 | 164 | 1 | 14 | A1 |
| 249.08 | 47.75 | 387.29 | 76 | 42.96 | 42 | 1 | 215 | 1 | 11.25 | A1 |
| 298.89 | 50.25 | 465.92 | 74.5 | 31.11 | 57 | 0.08 | 147 | 1 | 13.75 | A1 |
| 206.59 | 39.25 | 352.61 | 75.5 | 29.63 | 70 | 0.33 | 62 | 0.9 | 13.5 | A1 |
| 340.41 | 53 | 667.63 | 77.5 | 25.28 | 67 | 3 | 108 | 0.6 | 14.75 | A1 |
| 219.29 | 44 | 396.08 | 76.5 | 67.6 | 47 | 5 | 226 | 0.8 | 14.25 | A1 |
| 386.32 | 53 | 581.18 | 76 | 58.29 | 49 | 7 | 167 | 1 | 12.5 | A1 |
| 165.08 | 54 | 293.52 | 78 | 38.32 | 62 | 1 | 142 | 0.5 | 14.25 | A2 |
| 210 | 47.5 | 334.06 | 78 | 42.55 | 61 | 3 | 153 | 0.6 | 14.5 | A2 |
| 164.59 | 51.75 | 261.29 | 77.5 | 30.76 | 39 | 1 | 200 | 0.4 | 15.5 | A3 |
| 285.71 | 45.75 | 399.01 | 77 | 39.28 | 43 | 3 | 254 | 1 | 12.25 | A1 |
| 193.4 | 55 | 291.57 | 78 | 15.71 | 64 | 8 | 300 | 0.7 | 15.5 | A2 |
| 294.01 | 51.75 | 582.16 | 76 | 35.13 | 68 | 2 | 160 | 0.4 | 14.75 | A2 |
| 368.73 | 53.5 | 404.87 | 77 | 26.76 | 56 | 1 | 180 | 0.8 | 13.75 | A2 |
| 339.92 | 51.5 | 481.06 | 77 | 13.65 | 35 | 2 | 125 | 0.6 | 15.75 | A3 |
| 253.96 | 52 | 446.39 | 78 | 12.55 | 56 | 4 | 230 | 0.2 | 15.25 | A3 |
| 275.45 | 63.5 | 453.24 | 76.5 | 25.94 | 60 | 6 | 182 | 0.8 | 15 | A3 |
| 375.08 | 57.75 | 500.6 | 76.5 | 15.89 | 47 | 6 | 130 | 0.6 | 14.5 | A3 |
| 275.94 | 55.5 | 492.3 | 77.5 | 35.32 | 54 | 10 | 137 | 0.7 | 13.75 | A1 |
| 283.75 | 52.25 | 474.23 | 75.5 | 46.26 | 56 | 0.08 | 180 | 0.7 | 13.5 | A1 |
| 328.2 | 46.25 | 559.2 | 75.5 | 36.1 | 57 | 0.25 | 173 | 1.2 | 13.75 | A1 |
| 354.57 | 49 | 540.16 | 76 | 47.76 | 58 | 0.17 | 102 | 0.8 | 14.5 | A1 |
| 210.49 | 50 | 350.66 | 77 | 22.62 | 61 | 0.08 | 214 | 0.7 | 15 | A2 |
| 246.64 | 54.5 | 374.59 | 77 | 43.72 | 53 | 0.17 | 208 | 0.8 | 12.25 | A2 |
| 264.22 | 54.5 | 429.78 | 79.5 | 21.3 | 68 | 9 | 153 | 0.3 | 15.5 | A2 |
| 379.97 | 67.5 | 587.04 | 81 | 3.44 | 68 | 5 | 163 | 0.1 | 16 | A3 |

7. 上机实习 11 第 4 题中数据文件"cancer. xls"的数据内容：

| NO. | $X_1$ | $X_2$ | $X_3$ | $X_4$ | $X_5$ | $X_6$ | $X_7$ | $X_8$ | $X_9$ | $X_{10}$ | $X_{11}$ | $X_{12}$ | $Y$ | DEAD |
|---|---|---|---|---|---|---|---|---|---|---|---|---|---|---|
| 1 | 3 | 2 | 1 | 1 | 2 | 0 | 1 | 13.1 | 4408 | 35 | 1 | 1 | 57 | 1 |
| 2 | 3 | 1 | 1 | 1 | 2 | 0 | 2 | 13.4 | 5726 | 25 | 1 | 1 | 59 | 0 |
| 3 | 3 | 2 | 1 | 2 | 2 | 0 | 1 | 13.7 | 5979 | 65 | 1 | 1 | 58 | 0 |
| 4 | 3 | 3 | 1 | 1 | 6 | 3 | 2 | 8.5 | 6026 | 25 | 0 | 1 | 25 | 1 |
| 5 | 3 | 1 | 1 | 1 | 6 | 0 | 1 | 10.3 | 9610 | 55 | 1 | 1 | 69 | 0 |
| 6 | 3 | 2 | 1 | 3 | 5 | 3 | 2 | 10 | 8000 | 45 | 0 | 0 | 5 | 1 |
| 7 | 3 | 1 | 1 | 4 | 4 | 0 | 2 | 14 | 8100 | 55 | 1 | 1 | 40 | 1 |
| 8 | 3 | 2 | 1 | 2 | 6 | 1 | 2 | 12.5 | 4451 | 65 | 1 | 1 | 15 | 1 |
| 9 | 3 | 3 | 1 | 1 | 6 | 2 | 2 | 5.7 | 4984 | 65 | 0 | 1 | 24 | 1 |
| 10 | 3 | 1 | 1 | 1 | 6 | 3 | 2 | 11.3 | 4944 | 45 | 1 | 1 | 80 | 0 |
| 11 | 3 | 2 | 1 | 1 | 6 | 1 | 2 | 9 | 4733 | 55 | 1 | 1 | 8 | 1 |
| 12 | 3 | 1 | 1 | 1 | 3 | 0 | 2 | 14.8 | 8974 | 55 | 1 | 1 | 83 | 0 |
| 13 | 3 | 1 | 1 | 1 | 3 | 0 | 2 | 13.5 | 6329 | 55 | 1 | 1 | 81 | 0 |
| 14 | 2 | 2 | 1 | 1 | 6 | 1 | 2 | 10.7 | 7906 | 55 | 1 | 0 | 1 | 1 |
| 15 | 3 | 1 | 1 | 3 | 6 | 2 | 2 | 10.5 | 5265 | 45 | 1 | 0 | 20 | 1 |
| 16 | 3 | 1 | 3 | 2 | 3 | 2 | 2 | 7.4 | 3812 | 55 | 0 | 0 | 56 | 0 |
| 17 | 2 | 0 | 1 | 1 | 2 | 0 | 3 | 6.6 | 7801 | 65 | 0 | 1 | 78 | 0 |
| 18 | 3 | 2 | 1 | 2 | 6 | 1 | 2 | 12.5 | 4321 | 65 | 1 | 1 | 15 | 1 |
| 19 | 3 | 2 | 1 | 3 | 5 | 1 | 2 | 8.8 | 3331 | 45 | 1 | 0 | 89 | 0 |
| 20 | 3 | 1 | 1 | 1 | 1 | 0 | 2 | 11.8 | 4737 | 55 | 1 | 0 | 83 | 0 |
| 21 | 3 | 1 | 3 | 3 | 6 | 1 | 2 | 11 | 4637 | 55 | 0 | 0 | 1 | 1 |
| 22 | 3 | 0 | 2 | 4 | 3 | 1 | 2 | 13.1 | 3899 | 45 | 1 | 1 | 80 | 0 |
| 23 | 3 | 0 | 1 | 4 | 1 | 1 | 2 | 12.6 | 5144 | 35 | 0 | 0 | 86 | 0 |
| 24 | 2 | 4 | 3 | 1 | 6 | 1 | 4 | 8.4 | 6611 | 65 | 0 | 1 | 2 | 1 |
| 25 | 3 | 1 | 1 | 1 | 3 | 0 | 1 | 11.3 | 4509 | 25 | 0 | 0 | 81 | 0 |
| 26 | 3 | 2 | 3 | 4 | 5 | 1 | 2 | 9.9 | 4169 | 35 | 1 | 0 | 17 | 1 |
| 27 | 3 | 2 | 1 | 1 | 3 | 2 | 2 | 6.1 | 2153 | 45 | 0 | 1 | 8 | 1 |
| 28 | 3 | 2 | 3 | 1 | 5 | 1 | 2 | 9.9 | 5347 | 65 | 1 | 1 | 19 | 1 |
| 29 | 3 | 2 | 1 | 4 | 6 | 1 | 2 | 11.1 | 4038 | 65 | 0 | 1 | 86 | 0 |
| 30 | 3 | 2 | 1 | 3 | 5 | 1 | 2 | 10.4 | 1238 | 55 | 0 | 1 | 84 | 0 |
| 31 | 3 | 3 | 2 | 4 | 3 | 1 | 2 | 12.6 | 4960 | 35 | 1 | 1 | 40 | 1 |
| 32 | 3 | 2 | 1 | 1 | 6 | 1 | 2 | 3.5 | 5005 | 65 | 0 | 1 | 36 | 1 |
| 33 | 3 | 0 | 1 | 1 | 2 | 0 | 2 | 11.4 | 4814 | 55 | 1 | 1 | 81 | 0 |
| 34 | 3 | 1 | 1 | 2 | 3 | 0 | 2 | 11.3 | 4758 | 45 | 0 | 1 | 91 | 0 |
| 35 | 3 | 1 | 3 | 2 | 3 | 0 | 2 | 11.2 | 9823 | 65 | 0 | 0 | 90 | 0 |
| 36 | 3 | 1 | 1 | 1 | 1 | 1 | 2 | 10.5 | 5326 | 55 | 1 | 0 | 41 | 1 |
| 37 | 3 | 2 | 1 | 1 | 2 | 0 | 2 | 10.9 | 4314 | 55 | 1 | 0 | 46 | 1 |
| 38 | 3 | 0 | 1 | 4 | 2 | 0 | 1 | 9.4 | 3921 | 55 | 1 | 1 | 96 | 0 |
| 39 | 3 | 1 | 1 | 1 | 2 | 1 | 2 | 12.2 | 4705 | 55 | 1 | 1 | 98 | 0 |
| 40 | 3 | 1 | 1 | 1 | 5 | 0 | 2 | 14.7 | 4458 | 25 | 1 | 1 | 47 | 1 |
| 41 | 3 | 4 | 3 | 1 | 5 | 1 | 2 | 6.2 | 10217 | 65 | 1 | 0 | 9 | 1 |
| 42 | 1 | 2 | 1 | 1 | 6 | 1 | 3 | 8.1 | 7381 | 45 | 1 | 1 | 2 | 1 |
| 43 | 3 | 2 | 1 | 4 | 5 | 2 | 2 | 11.9 | 5600 | 55 | 1 | 1 | 6 | 1 |

（续表）

| NO. | $X_1$ | $X_2$ | $X_3$ | $X_4$ | $X_5$ | $X_6$ | $X_7$ | $X_8$ | $X_9$ | $X_{10}$ | $X_{11}$ | $X_{12}$ | $Y$ | DEAD |
|-----|-------|-------|-------|-------|-------|-------|-------|-------|-------|----------|----------|----------|-----|------|
| 44 | 3 | 2 | 1 | 4 | 6 | 0 | 2 | 13.7 | 6760 | 55 | 0 | 1 | 93 | 0 |
| 45 | 3 | 3 | 1 | 1 | 1 | 1 | 2 | 8.6 | 6604 | 65 | 1 | 1 | 58 | 1 |
| 46 | 3 | 2 | 1 | 3 | 3 | 0 | 1 | 5.7 | 7499 | 55 | 1 | 1 | 1 | 1 |
| 47 | 3 | 2 | 1 | 4 | 2 | 0 | 1 | 15.1 | 5819 | 35 | 1 | 1 | 94 | 0 |
| 48 | 3 | 3 | 1 | 4 | 2 | 0 | 2 | 9.5 | 7151 | 45 | 0 | 1 | 96 | 0 |
| 49 | 2 | 3 | 3 | 4 | 6 | 3 | 2 | 10.7 | 6264 | 45 | 0 | 0 | 1 | 1 |
| 50 | 3 | 4 | 1 | 1 | 5 | 0 | 2 | 8.1 | 7299 | 45 | 1 | 0 | 100 | 0 |
| 51 | 3 | 1 | 1 | 1 | 1 | 0 | 1 | 13.1 | 6913 | 35 | 1 | 0 | 101 | 0 |
| 52 | 3 | 3 | 1 | 4 | 5 | 1 | 2 | 10.4 | 4761 | 55 | 1 | 1 | 2 | 1 |
| 53 | 2 | 4 | 1 | 1 | 5 | 1 | 2 | 9.5 | 7151 | 55 | 1 | 0 | 1 | 1 |
| 54 | 3 | 2 | 1 | 1 | 3 | 3 | 2 | 6.2 | 4388 | 65 | 1 | 0 | 6 | 1 |
| 55 | 3 | 1 | 2 | 4 | 5 | 1 | 2 | 13.6 | 6747 | 15 | 1 | 1 | 99 | 0 |
| 56 | 3 | 1 | 1 | 1 | 5 | 3 | 2 | 8.9 | 4761 | 35 | 0 | 1 | 5 | 1 |
| 57 | 3 | 3 | 2 | 4 | 6 | 2 | 2 | 12.1 | 4513 | 55 | 1 | 1 | 48 | 1 |
| 58 | 3 | 1 | 3 | 1 | 3 | 0 | 2 | 12.4 | 5233 | 55 | 1 | 1 | 103 | 1 |
| 59 | 3 | 1 | 1 | 1 | 3 | 2 | 2 | 8.9 | 8026 | 55 | 1 | 0 | 14 | 1 |
| 60 | 3 | 2 | 3 | 1 | 3 | 1 | 2 | 12.8 | 9531 | 45 | 1 | 0 | 16 | 1 |
| 61 | 2 | 0 | 3 | 1 | 3 | 0 | 4 | 10.6 | 4146 | 45 | 0 | 0 | 57 | 1 |
| 62 | 3 | 2 | 3 | 1 | 3 | 1 | 2 | 1.2 | 8989 | 45 | 1 | 0 | 16 | 1 |
| 63 | 3 | 3 | 1 | 1 | 6 | 2 | 2 | 6.7 | 6221 | 45 | 1 | 0 | 17 | 1 |
| 64 | 3 | 2 | 1 | 1 | 6 | 2 | 2 | 6.9 | 7724 | 55 | 1 | 0 | 9 | 1 |
| 65 | 2 | 2 | 1 | 4 | 5 | 1 | 3 | 13 | 8680 | 45 | 1 | 1 | 43 | 1 |
| 66 | 3 | 2 | 1 | 1 | 5 | 0 | 2 | 6.6 | 3410 | 55 | 1 | 0 | 50 | 1 |
| 67 | 3 | 3 | 3 | 4 | 3 | 1 | 2 | 9.3 | 3384 | 15 | 0 | 1 | 36 | 1 |
| 68 | 2 | 2 | 3 | 4 | 6 | 1 | 2 | 10.6 | 5036 | 35 | 0 | 0 | 10 | 1 |
| 69 | 3 | 2 | 1 | 1 | 6 | 2 | 2 | 12.6 | 4610 | 45 | 1 | 0 | 14 | 1 |
| 70 | 2 | 2 | 1 | 1 | 3 | 0 | 2 | 11.4 | 6513 | 45 | 1 | 1 | 123 | 0 |
| 71 | 3 | 1 | 1 | 1 | 5 | 0 | 2 | 10.2 | 5714 | 55 | 0 | 0 | 120 | 0 |
| 72 | 2 | 5 | 1 | 2 | 3 | 0 | 2 | 6.9 | 6170 | 65 | 0 | 0 | 70 | 1 |
| 73 | 1 | 1 | 1 | 1 | 3 | 1 | 3 | 11.1 | 5267 | 55 | 1 | 1 | 126 | 0 |
| 74 | 3 | 2 | 1 | 4 | 6 | 1 | 2 | 10 | 8123 | 55 | 1 | 1 | 11 | 1 |
| 75 | 3 | 2 | 1 | 4 | 6 | 2 | 2 | 9 | 8000 | 55 | 0 | 0 | 11 | 1 |
| 76 | 3 | 5 | 3 | 3 | 6 | 1 | 2 | 9.9 | 10092 | 55 | 1 | 1 | 8 | 1 |
| 77 | 3 | 1 | 1 | 1 | 6 | 1 | 2 | 7 | 5299 | 55 | 0 | 1 | 30 | 1 |
| 78 | 3 | 1 | 1 | 1 | 3 | 0 | 2 | 11.4 | 7430 | 35 | 0 | 0 | 120 | 0 |
| 79 | 3 | 4 | 1 | 2 | 6 | 2 | 2 | 6.3 | 6048 | 65 | 1 | 0 | 10 | 1 |
| 80 | 3 | 2 | 1 | 1 | 3 | 2 | 2 | 7.2 | 4071 | 45 | 0 | 0 | 34 | 1 |
| 81 | 1 | 2 | 2 | 1 | 6 | 1 | 3 | 3.4 | 5525 | 45 | 0 | 0 | 25 | 1 |
| 82 | 3 | 4 | 1 | 1 | 6 | 3 | 2 | 5.5 | 4167 | 55 | 0 | 0 | 35 | 1 |
| 83 | 3 | 1 | 3 | 1 | 3 | 1 | 2 | 10.3 | 7408 | 25 | 1 | 0 | 15 | 1 |
| 84 | 3 | 2 | 1 | 1 | 6 | 3 | 2 | 3.7 | 3602 | 45 | 0 | 1 | 21 | 1 |
| 85 | 3 | 3 | 1 | 2 | 6 | 1 | 2 | 7 | 6791 | 55 | 0 | 0 | 5 | 1 |

（续表）

| NO. | $X_1$ | $X_2$ | $X_3$ | $X_4$ | $X_5$ | $X_6$ | $X_7$ | $X_8$ | $X_9$ | $X_{10}$ | $X_{11}$ | $X_{12}$ | Y | DEAD |
|-----|-------|-------|-------|-------|-------|-------|-------|-------|-------|----------|----------|----------|-----|------|
| 86 | 3 | 2 | 1 | 1 | 3 | 0 | 2 | 8.4 | 4703 | 55 | 0 | 1 | 130 | 0 |
| 87 | 3 | 3 | 3 | 2 | 6 | 1 | 2 | 8.1 | 7424 | 55 | 1 | 0 | 24 | 1 |
| 88 | 3 | 4 | 1 | 2 | 6 | 1 | 2 | 6.5 | 8300 | 45 | 0 | 0 | 7 | 1 |
| 89 | 3 | 5 | 1 | 1 | 6 | 0 | 2 | 4.3 | 6974 | 55 | 1 | 0 | 3 | 1 |
| 90 | 3 | 2 | 1 | 4 | 5 | 2 | 2 | 5.3 | 7079 | 55 | 0 | 0 | 2 | 1 |
| 91 | 3 | 4 | 3 | 3 | 6 | 2 | 2 | 5.9 | 5569 | 35 | 0 | 1 | 18 | 1 |
| 92 | 3 | 3 | 1 | 1 | 6 | 3 | 2 | 5.4 | 4100 | 55 | 0 | 0 | 35 | 1 |
| 93 | 3 | 2 | 1 | 1 | 6 | 0 | 2 | 10.4 | 9053 | 45 | 1 | 1 | 10 | 1 |
| 94 | 3 | 1 | 3 | 1 | 6 | 1 | 2 | 8 | 4164 | 55 | 1 | 0 | 1 | 1 |
| 95 | 1 | 3 | 1 | 1 | 5 | 1 | 3 | 10.6 | 4750 | 35 | 1 | 0 | 5 | 1 |
| 96 | 3 | 5 | 3 | 1 | 6 | 1 | 2 | 7.3 | 4000 | 55 | 1 | 1 | 10 | 1 |
| 97 | 3 | 1 | 3 | 1 | 6 | 1 | 2 | 8 | 4141 | 55 | 0 | 0 | 2 | 1 |
| 98 | 3 | 2 | 1 | 1 | 6 | 0 | 2 | 10.4 | 9100 | 55 | 1 | 0 | 10 | 1 |

8. 上机实习 14 第 4 题中数据文件"trial. xls"的数据结构（总共 240 例）：

| hospital | group | sex | age | $f_0$ | $f_1$ | $s_0$ | $s_1$ | rank |
|----------|-------|-----|-----|-------|-------|-------|-------|------|
| 1 | 1 | 1 | 54 | 97 | 95 | 4 | 3 | 2 |
| 1 | 1 | 1 | 38 | 85.5 | 82.5 | 3 | 2 | 2 |
| 1 | 2 | 2 | 34 | 81 | 81.5 | 2 | 2 | 1 |
| 1 | 1 | 2 | 54 | 78 | 73.5 | 1 | 2 | 3 |
| 1 | 1 | 2 | 31 | 104 | 97 | 3 | 2 | 3 |
| 1 | 2 | 1 | 23 | 92 | 88 | 2 | 2 | 2 |
| 1 | 1 | 1 | 58 | 92 | 89 | 3 | 2 | 2 |
| 1 | 1 | 2 | 19 | 87.5 | 84 | 3 | 2 | 2 |
| 1 | 2 | 1 | 60 | 97 | 99 | 3 | 2 | 1 |
| 1 | 2 | 1 | 24 | 88 | 87.5 | 3 | 2 | 1 |
| … | | | | | | | | … |
| … | | | | | | | | … |
| 3 | 1 | 2 | 50 | 89 | 84 | 3 | 2 | 3 |
| 3 | 1 | 2 | 42 | 68.5 | 64 | 2 | 2 | 3 |
| 3 | 1 | 1 | 19 | 112 | 105 | 3 | 1 | 3 |
| 3 | 2 | 2 | 40 | 72 | 72 | 4 | 3 | 1 |
| 3 | 2 | 2 | 45 | 78 | 79 | 3 | 4 | 1 |
| 3 | 1 | 2 | 39 | 70 | 65 | 2 | 1 | 3 |
| 3 | 2 | 1 | 30 | 84 | 84 | 3 | 3 | 1 |
| 3 | 1 | 2 | 30 | 83 | 81.1 | 4 | 2 | 2 |
| 3 | 2 | 1 | 31 | 80 | 77 | 4 | 2 | 2 |
| 3 | 1 | 2 | 20 | 88 | 82 | 3 | 1 | 3 |

# 附录 4　英汉对照统计学词汇

A　analysis of variance(ANOVA)　　　　　　方差分析

accuracy　　　　　　准确度

alternative hypothesis　　　　　　备择假设

analysis of covariance　　　　　　协方差分析

arithmetic mean　　　　　　算术均数

attributable risk percent，ARP，AR%　　　　　　特异危险度百分比

attributable risk，AR　　　　　　异危险度

average　　　　　　平均数

B　balanced incomplete block design　　　　　　平衡不完全区组设计

bar chart　　　　　　条图

bias　　　　　　偏倚

binomial distribution　　　　　　二项分布

box plot　　　　　　盒式图

C　calculation of exact probability　　　　　　确切概率计算法

canonical discriminant　　　　　　典则判别

case-control study　　　　　　病例—对照研究

central tendency　　　　　　集中趋势

class interval　　　　　　组距

Cochran-Artimage test for trend　　　　　　Cochran-Artimage 趋势检验

coefficient of dispersion　　　　　　离散系数

coefficient of variation　　　　　　变异系数

cohort study　　　　　　队列研究

combinative table　　　　　　组合表

conditional logistic regression　　　　　　条件 Logistic 回归

confidence interval　　　　　　置信区间

confidence level　　　　　　置信水平

confidence limit　　　　　　置信限

continuous data　　　　　　连续型资料

continuous random variable　　　　　　连续型随机变量

covariate　　　　　　协变量

| | | |
|---|---|---|
| | histogram | 直方图 |
| | homogeneity of variance | 方差齐性 |
| | homogeneity test | 齐性检验或一致性检验 |
| | hypothesis testing | 假设检验 |
| | independent variable | 自变量 |
| | individual | 个体 |
| I | interaction | 交互作用 |
| | internal validation | 内考核 |
| | inter-quartile range | 四分位数间距 |
| | interval estimation | 区间估计 |
| J | jackknife cross validation | 刀切法交叉考核 |
| K | Kruskal-Wallis test | Kruskal Wallis 检验 |
| L | latin square design | 拉丁方设计 |
| | lever | 水平 |
| | likelihood ratio test | 似然比检验 |
| | line chart | 线图 |
| | linear correlation | 线性相关 |
| | linear regression | 直线回归 |
| | loglinear model | 对数线性模型 |
| | lower limit | 下限 |
| M | matched case-control study | 配对病例—对照研究 |
| | maximum likelihood estimate，MLE | 最大似然估计法 |
| | mean | 均数 |
| | measurement data | 计量资料 |
| | median | 中位数 |
| | missing | 缺失值 |
| | mode | 众数 |
| | multiple correlation coefficient | 复相关系数 |
| | multiple linear regression | 多元线性回归 |
| N | negative likelihood rate | 阴性似然比 |
| | negative predictive value | 阴性预测值 |
| | negative skew | 负偏态 |
| | nonparametric statistics | 非参数统计 |
| | non-significant | 不显著 |
| | normal distribution | 正态分布 |

| | | |
|---|---|---|
| | quantile-quantile plots | Q-Q 图 |
| | quantitative data | 定量资料 |
| | quartile | 四分位数 |
| R | R×C contingency table | R×C 列联表 |
| | random error | 随机误差 |
| | random factor | 随机因素 |
| | random variable | 随机变量 |
| | randomized block design | 随机区组设计 |
| | range | 全距 |
| | rank correlation | 秩相关 |
| | ranked data | 等级资料 |
| | rate | 率 |
| | rate difference | 率差 |
| | rate ratio | 率比 |
| | ratio | 比 |
| | receiver operating characteristic curve | 接受者工作特征曲线（ROC 曲线） |
| | record | 记录 |
| | reference range | 参考值范围 |
| | relative number | 相对数 |
| | relative ratio | 相对比 |
| | reliability | 可靠性 |
| | retrospective study | 回顾性研究 |
| | risk ratio，RR | 相对危险度 |
| S | sample | 样本 |
| | sample size | 样本量 |
| | sampling | 抽样 |
| | sampling distribution | 抽样分布 |
| | sampling error | 抽样误差 |
| | sampling research | 抽样研究 |
| | scatter diagram | 散点图 |
| | score test | 比分检验 |
| | semi-logarithmic linear chart | 半对数线图 |
| | semi-quantitative data | 半定量资料 |
| | sensitivity | 敏感度 |
| | separate variance estimation t-test | 近似 t 检验 |
| | sign test | 符号检验 |
| | significance testing | 显著性检验 |

# 参考文献

［1］ Alvan R. Feinstein. Principle of Medical Statistics［M］. Chapman & Hall/CRC,2002.

［2］ Bernard Rosner. Fundamentals of Biostatistics. 6th edition［M］. Brooks Cole, 2005.

［3］ Rao C. R.. 统计与真理——怎样运用偶然性［M］. 北京:科学出版社,2004.

［4］ JohnNeter, Michael H. Kutner, Christopher J, Nachtsheim, et al. Applied Linear Statistical Models ［M］. McGraw-Hill,1996.

［5］ Phillip I Good, James W. Hardin. Common Errors in Statistics(and How to Avoid Them)［M］. Hoboken, New Jersey: John Wiley & Sons, Inc. , 2003.

［6］ Raymond S, Greenberg et al. Medical Epidemiology［M］. 3rd ed. The Mc Graw-Hill Companies Inc, 2001.

［7］ S. 伯恩斯坦. 统计学原理(上册)——描述性统计学与概率［M］. 史道济,译. 北京:科学出版社,2002.

［8］ SAS Institute Inc. SAS 9. 1. 3 Language Reference:Dictionary［M］. 3rd ed. Cary, NC: SAS Institute Inc. 2005.

［9］ SAS Institute Inc. SAS/GRAPH® 9. 1 Reference, Volumes 1 and 2［M］. Cary, NC: SAS Institute Inc. 2004.

［10］ SAS Institute Inc. SAS/STAT® 9. 1 User's Guide［M］. Cary, NC: SAS Institute Inc. 2004.

［11］ Sit Vera. Analyzing ANOVA Designs. Biometrics Information Handbook No. 5［M］. Res. br. , B. C. Min. For. , Victoria, B. C. Work. 1995, 7.

［12］ Steven Piantadosi. Clinical Trials: A Methodologic Perspective［M］. 2nd ed. Edition. Hoboken, New Jersey: John Wiley & Sons, Inc. 2005.

［13］ Wang J D. Basic principles and practical applications in epidemiological research［J］. Singapore: World Scientific, 2002.

［14］ 曹素华. 实用医学多因素统计方法［M］. 上海:上海医科大学出版社,1998.

［15］ 曹素华. 卫生统计学方法［M］. 上海:复旦大学出版社,2003.

［16］ 陈峰. 医用多元统计分析方法［M］. 北京:中国统计出版社,2001.

［17］ 陈启光. 医学统计学［M］. 南京:东南大学出版社,2002.

［18］ 董大钧. SAS统计分析软件应用指南［M］. 北京:电子工业出版社,1993.

［19］ 董时富. 生物统计学［M］. 北京:科学出版社,2002.

［20］ 段广才. 临床流行病学与统计学［M］. 郑州:郑州大学出版社,2002.

［21］ 方积乾. 卫生统计学. 供预防医学卫生管理类专业用［M］. 5版. 北京:人民卫生出版社,2003.

［22］ 方积乾. 卫生统计学［M］. 5版. 北京:人民卫生出版社,2005.

［23］ 方积乾. 医学统计学与电脑实验［M］. 2版. 上海:上海科学技术出版社,2001.

［24］ 郭祖超. 医用数理统计方法［M］. 3版. 北京:人民卫生出版社,1964.

［25］ 何清波,等. 医学统计学及其软件包［M］. 上海:上海科学技术文献出版社,2002.

［26］ 贺佳,陆健. 医学统计学中的SAS统计分析［M］. 上海:第二军医大学出版社,2002.

［27］ 胡良平. 现代统计学与SAS应用［M］. 北京:军事医学科学出版社,2000.

［28］ 胡良平. 医学统计实用手册［M］. 北京:人民卫生出版社,2004.

［29］ 胡良平. 医学统计应用错误的诊断与释疑［M］. 北京:军事医学科学出版社,1999.

[30] 黄正南. 医用多因素分析[M]. 3 版. 长沙:湖南科学技术出版社,1995.

[31] 贾俊平. 统计学[M]. 北京:清华大学出版社, 2004.

[32] 姜庆五. 流行病学[M]. 北京:科学出版社,2002.

[33] 金丕焕. 医用统计方法[M]. 上海:上海医科大学出版社,1993.

[34] 李竹,郑俊池. 新编实用医学统计方法与技能[M]. 北京:中国医药科技出版社,1997.

[35] 刘丹红. 医学统计学[M]. 北京:科学技术文献出版社,2005.

[36] 刘桂芬. 卫生统计学[M]. 北京:中国协和医科大学出版社,2003.

[37] 刘勤. 分类数据的统计分析及 SAS 编程[M]. 上海:复旦大学出版社,2002.

[38] 刘筱娴. 医学统计学[M]. 北京:科学出版社,2000.

[39] 马斌荣. 医学统计学[M]. 4 版. 北京:人民卫生出版社,2006.

[40] 倪宗瓒. 医学统计学[M]. 北京:高等教育出版社,2003.

[41] 倪宗瓒. 医学统计学[M]. 2 版. 北京:人民卫生出版社,1998.

[42] 孙振球. 医学统计学[M]. 2 版. 北京:人民卫生出版社,2005.

[43] 谭红专. 现代流行病学[M]. 北京:人民卫生出版社,2001.

[44] 王家良. 临床流行病学——临床科研设计衡量与评价[M]. 2 版. 上海:上海科学技术出版社,2001.

[45] 徐勇勇. 医学统计学[M]. 北京:高等教育出版社,2004.

[46] 颜虹. 医学统计学[M]. 北京:人民卫生出版社,2005.

[47] 杨树勤. 卫生统计学[M]. 3 版. 北京:人民卫生出版社,1994.

[48] 余松林. 医学统计学[M]. 北京:人民卫生出版社, 2002.

[49] 张文彤. SPSS 统计分析高级教程[M]. 北京:高等教育出版社,2004.

[50] 赵耐青. 临床医学研究设计和数据分析[M]. 上海:复旦大学出版社,2005.

[51] 赵耐青. 医学统计学[M]. 北京:高等教育出版社, 2004.